# 张素珍眩晕症诊疗学

ZHANG SUZHEN VERTIGO DIAGNOSIS & TREATMENT

主编　张素珍　吴子明

河南科学技术出版社

· 郑州 ·

## 内容提要

本书共20章，系统阐述了眩晕症的病理生理、临床表现、眩晕分类、诊断定位和各种前庭功能检查技术，详细介绍了梅尼埃病及位置性、中枢性、外伤性、药物性、精神性眩晕的诊断、鉴别诊断与治疗方法，对运动病、前庭神经病变、迷路炎及伴眩晕的各种全身性疾病亦有详细介绍。本书内容先进，图文并茂，基础与临床、理论与实践紧密结合，是作者们特别是张素珍教授几十年医疗、教学、科研工作的总结升华，反映了国内外对眩晕症研究的最新进展，适合耳鼻咽喉科、神经内科、康复科医师及相关专业人员阅读参考，亦可供眩晕症患者求医时参阅。

**图书在版编目（CIP）数据**

张素珍眩晕症诊疗学 / 张素珍，吴子明主编.
郑州 ：河南科学技术出版社，2025. 6. --ISBN 978-7-5725-2097-6

Ⅰ. R764. 34

中国国家版本馆 CIP 数据核字第 2025AB4533 号

---

**出版发行**：河南科学技术出版社
地址：郑州市郑东新区祥盛街27号　　邮编：450016
电话：(0371) 65788613　65788629
网址：www. hnstp. cn

**策划编辑**：杨磊石
**责任编辑**：杨磊石　杨永岐
**责任校对**：龚利霞
**封面设计**：吴朝洪
**版式设计**：崔刚工作室
**责任印制**：程晋荣
**印　　刷**：河南瑞之光印刷股份有限公司
**经　　销**：全国新华书店、医学书店、网店
**开　　本**：787 mm×1092 mm　1/16　　**印张**：19.75·彩页4面　　**字数**：476千字
**版　　次**：2025年6月第1版　　2025年6月第1次印刷
**定　　价**：138.00元

---

# 主编简介

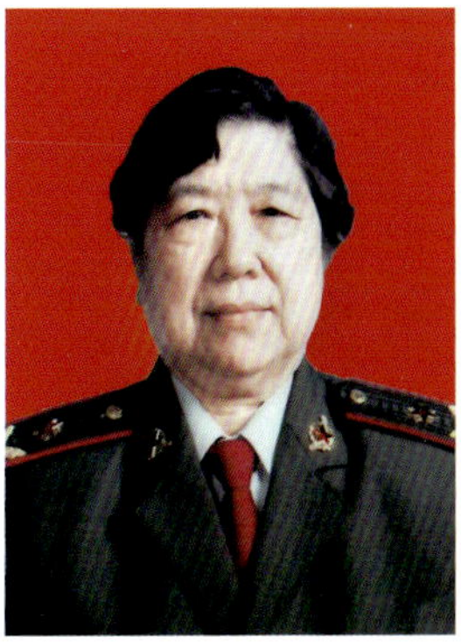

**张素珍**，教授。1956 年毕业于哈尔滨医科大学本科系，毕业后一直在解放军总医院耳鼻咽喉科工作，其间曾以访问学者身份赴美国及加拿大学习，重点研究前庭功能及眩晕诊断。在国内较早引进空气冷热试验；首先发表了“人体姿势图及视动功能检查”的研究文章，建立梅尼埃病内淋巴积水的动物模型，研究积水前后位听功能改变；内淋巴 $K^+$ 浓度及 $Ca^{2+}$-ATP 酶的改变，为梅尼埃病治疗提供了理论依据。1994 年获中央保健委员会奖状 1 项，获国家科技进步奖二等奖 1 项，国家教学奖二等奖 1 项，军队教学奖一等奖 1 项，军队科学技术进步二等奖及三等奖 8 项，教育部科学技术进步奖二等奖 1 项，2012 年获北京市耳鼻咽喉头颈外科分会突出贡献奖。近 30 多年来，侧重眩晕症及前庭功能的研究及临床工作，发表论文 50 余篇，主编专著 2 部，参编图书 20 部，曾任多家杂志编委及定稿员；兼任《中华耳科学杂志》及中国康复医学会颈椎病专业委员会眩晕学组顾问。已培养硕士研究生多人，协助带教博士研究生及博士后 5 人。享受国务院政府特殊津贴。

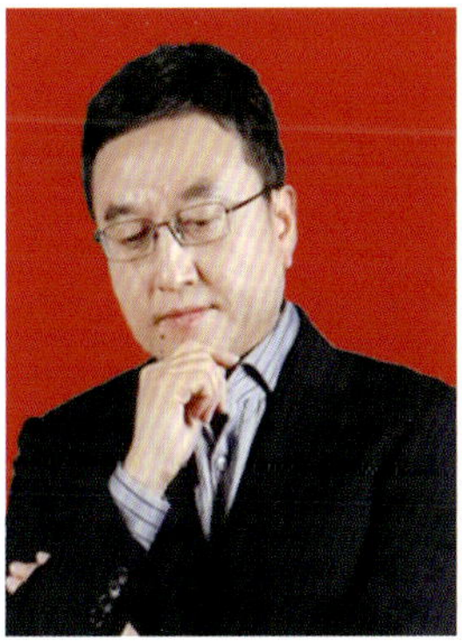

**吴子明**，主任医师，医学博士。解放军总医院耳鼻咽喉头颈外科医学部前庭医学中心主任。中国医药教育协会前庭医学专业委员会主任委员。在国内率先开展椭圆囊（主观垂直视觉）和球囊（前庭诱发的肌源性电位检查）功能临床检查。在国内较早开展良性阵发性位置性眩晕、前庭性偏头痛的诊治研究，以及梅尼埃病的规范化内科治疗。主译《前庭康复》第 2 版（2003）和第 4 版（2018），编写数字出版物《前庭康复操》（2005），主编《实用眩晕诊疗手册》第 1 版（2009）和第 2 版（2017）、《眩晕症的诊断与治疗》第 1～5 版、《头晕与眩晕诊疗攻略》及《临床前庭医学》（2023），副主编专著 3 部。以第一作者及通讯作者发表眩晕行业共识 10 余篇，论文 170 余篇（被引频次 1630 余次）。获中华医学科技奖一等奖、教育部科技进步奖二等奖、军队科技进步奖二等奖各 1 项。主持军队保健专项科研课题 1 项。

# 编著者名单

主编　张素珍　吴子明

编者　（以姓氏笔画为序）

于　刚　山东第一医科大学附属省立医院
王　郁　中国人民解放军总医院
王尔贵　原解放军第四一四医院
王武庆　上海复旦大学附属眼耳鼻喉科医院
王海霞　福建中医药大学附属人民医院
王辉兵　中国人民解放军总医院
王锦玲　空军军医大学西京医院
尹时华　广西医科大学第二附属医院
付　蓉　贵阳市第二人民医院
毕国荣　中国医科大学附属盛京医院
任丽丽　中国人民解放军总医院
刘　波　华中科技大学同济医学院附属协和医院
刘　博　首都医科大学附属北京同仁医院
刘兴健　中国人民解放军总医院
汤　勇　长春市中心医院
杜　一　中国人民解放军总医院
李　文　山东阳光融合医院
李中实　北京中日友好医院
吴　南　中国人民解放军总医院
吴子明　中国人民解放军总医院
张素珍　中国人民解放军总医院
陈　刚　山东第一医科大学附属省立医院
陈　伟　中国人民解放军总医院
陈　曦　福建中医药大学附属人民医院
陈小燕　中国人民解放军总医院
林晓雪　中国人民解放军总医院

郑　虹　四川大学华西医院
赵　辉　中国人民解放军总医院
钟时勋　重庆医科大学附属第一医院
侯昭晖　中国人民解放军总医院
姜荣环　中国人民解放军总医院
娄雅浩　中国脊柱脊髓杂志编辑部
秦　琼　云南省中医医院
贾宏博　空军军医大学空军特色医学中心
徐正燕　中国人民解放军总医院
郭维维　中国人民解放军总医院
董　钊　中国人民解放军总医院
蒋子栋　北京协和医院
韩军良　空军军医大学西京医院
曾祥丽　中山大学附属第三医院

**秘书**　刘兴健　杜　一　徐正燕

**绘图**　杨贵舫

# 序

眩晕症在中医学史中有较多记载，迄今仍是临床最常见综合征之一。据一般统计，眩晕症占耳鼻咽喉科门诊患者的15%，内科患者的5%。眩晕发作时患者产生恐惧心理，对患者有较大威胁，医师常常凭主观症状诊断，客观体征较少，且若明若暗，很难捕捉，给诊断、鉴别诊断带来困难。近40多年来各种前庭功能检查仪相继问世，基础研究成果颇多，大大提高了眩晕症诊断的准确性，但仍存在病理资料不足、疾病命名紊乱、诊断治疗标准不统一及发病机制不清等问题，很有必要整理出版新书。

眩晕症涉及十余个学科几十种疾病，可视为一种交叉学科疾病，要求医师具有广博的医学理论基础及丰富的临床经验。本书著者们均在临床一线工作，有丰富的临床经验，在基础研究方面有较深的造诣，并吸取国外先进经验撰写成书。全书包括各种前庭功能检查及眩晕症的诊断治疗，侧重于临床应用，是一部内容充实、资料丰富、很有参考价值的书，切合国内专业医务工作者需要，不但使耳鼻咽喉科医师受益，对神经科及康复科医技人员亦有裨益。

解放军总医院教授、主任医师
中国工程院院士
姜泗长

2001年2月

# 前 言

张素珍教授的专著《眩晕症的诊断与治疗》于2001年春初版，并在2004年面世。此后，这部前庭医学领域的专著分别于2006、2010、2014、2017年完成了第2～第5版的修订，本书受到该领域医务人员的欢迎，影响了几代临床医师。张素珍教授学风务实、严谨，从其对该书不断再版更新的态度上可见一斑，这非常值得后辈的同道们学习。

《眩晕症的诊断与治疗》第5版面世至今已经7年，此间前庭医学的发展较前明显加快，再版工作再次提到日程。张素珍教授现已年届耄耋，无法亲自担纲。基于此，我们组织国内前庭医学领域的专家，在保持专著原貌的基础上，增补新的内容，使其尽可能反映新的进展，尤其可以继续服务于该领域的年轻一代。

张素珍教授临床、学术活动一直活跃到2021年(88岁)，作为那个时代著名的临床专家，具备鲜明的学术风貌和品格。鉴于此，为了使张素珍教授的学术思想得以更好地传播、继承和发扬，将本书命名为《张素珍眩晕症诊疗学》。

张素珍教授在其第1版《眩晕症的诊断与治疗》中请姜泗长院士作序，后面的多次再版，"序"始终没有改变。因此，本书虽然更名，也依然保留这一传统，不另作序。

相较于我们编写的《眩晕症的诊断与治疗》第5版，本书虽然框架变动不大，但在"前庭器的进化和胚胎发育""前庭系统的解剖和生理""位置性眩晕""外伤性眩晕""偏头痛与眩晕"，以及"前庭功能检查"等章节有很多增添和修订。

最后，感谢本书各位作者和编写秘书的辛苦付出。由于本书作者较多，在写作风格上可能不尽一致，同时，由于作者水平所限，难免有不当之处，请各位读者不吝指教。

吴子明

2024年8月于北京

# 目 录

# 第1章 眩晕概述

眩晕症是最常见临床综合征，Smith(1993)和Brown(1993)报道，占门诊常见症状的第3位、第2位。眩晕症涉及多学科，绝大多数人一生中均经历此症。据统计，眩晕症占内科门诊患者的5%，占耳鼻咽喉科门诊患者的15%。据王新德统计，65岁以上老人眩晕患病率女性占57%，男性占39%。Anderson统计，生活在家中的老人50%～60%有眩晕症，该症占老年门诊的81%～91%。欧洲已出现眩晕症诊疗中心，或耳-神经功能检查治疗中心，集眩晕症有关科室于一体，主要诊断治疗各种眩晕症，每年诊治数千例次，获得较好疗效。国内尚无此种诊治中心，眩晕患者散落在不同科室，由各科单独诊治，难免有片面及互相推诿现象，尚无深入研究及大宗病例报道，故疗效不甚满意。

眩晕的症状分类是前庭系统疾病诊疗的基础，也是前庭医学学术交流的前提条件。巴拉尼协会(Bárány Society)前庭疾病分类委员会2009年发表的前庭症状的定义和分类，构建了前庭医学发展的根基。

## 一、定义及生理病理学基础

### (一)既往的眩晕认识

1. 眩晕定义　Brain(1938)认为，空间定位觉障碍产生的一种运动的幻觉(illusion of motion)或错觉，是患者主观空间定向觉错误，能明确叙述自身转动(自动性)或环境转动(他动性)，称眩晕(vertigo)。vertigo一词来源于拉丁文“Vertere”，谓旋转之意。眩晕亦可认为是人与周围环境之空间关系在大脑皮质的反应失真。大多数学者认为，眩晕具有环境或自身的运动幻觉，包括旋转、滚翻、倾倒、摇摆、浮沉等感觉，与头昏、头晕、头重脚轻等感觉不同。严格来说，头晕包括眩晕，而眩晕不能反过来说成是头晕(dizziness)，现国外文献仍将vertigo与dizziness混用，国内将dizziness译为头晕，vertigo译为眩晕。

2. 眩晕的病理生理学基础　人体维持平衡主要依赖于由前庭系统、视觉、本体感觉组成的平衡三联。前庭系统是维持平衡、感知机体与周围环境相关的主要器官，其末梢是3个半规管之壶腹嵴及前庭两个囊斑，分别感受直线及角加速度刺激，冲动通过前庭一级神经元即Scarpa神经节传到二级神经元，即位于延髓的前庭神经核，再通过前庭脊髓束、网状脊髓束、内侧纵束、小脑和动眼神经诸核，产生姿势调节反射和前庭-眼反射。大脑的前庭代表区为颞上回听系统(stato-kinetic system)，将头动驱使内淋巴流动的机械能转换成控制体位、姿势或眼动的神经冲动，故每个前庭毛细胞等于一个小型换能器。本系统病变或受刺激不能实现机械能到生物电能的转换则引起眩晕。视觉、本体觉也是平衡三联的组成部分，不仅本身负有传送平衡信息的作用，而且与前庭系统在解剖和生理上有密切联系，此两系统引起眩晕的程度轻、时间短，常被视觉、本体觉障碍症状所掩盖。三种定位感觉之一受损，发出异常冲动均可引起眩晕。最常见的是前庭功能紊乱,所输入的信息不代表其真实的空间位置,与另两个平衡感受器输入的信息发生矛盾。平衡皮质下中枢可能在前庭神经核平面,其综合的空间定位信息与原先输入中枢的信息迥异,皮质下中枢不能自动调节便反应到大脑,大脑则感到空间定位失误而产生眩晕。从心理生理机制角度看,在发育过程中人体逐渐将身体各部的关系协调起来,能察觉躯体所占的空间,Brain 将此感觉整合结构定名为躯体图(body schema),人体周围空间结构定名为环境图(environmental schema)。人体运动过程中此两者同时改变,故运动时能识别周围景物。当前庭系统障碍感觉信息不完整时,自身运动误认为是周围物体运动,或周围物体运动误认为是自身运动,此种躯体图的领悟障碍可视作定位障碍的心理生理学基础。随着时间的推移及前庭中枢的代偿,尽管两侧前庭功能仍不对称,这种"不熟悉"的信息逐渐被接纳,转变为"熟悉"的信息,使异常空间定位信息转变为寻常空间定位信息纳入储存过程,则平衡功能恢复,眩晕消失。故前庭受损后,通过前庭训练恢复平衡,也称习服治疗。Norre(1981)报道前庭习服治疗眩晕有效率达 90%以上。

3. 眩晕与平衡功能

(1)平衡功能:平衡功能指人体维持静息状态和正常空间活动的能力。各种姿势,如坐、卧、立、跑、跳及旋转等活动,依赖于视觉、本体觉、前庭系统各种不相同感受器,经网状结构连接、整合,最后统一完成人体在空间的定位觉。当感受到平衡失调时,将"情报"向中枢神经系统传入,经过大脑皮质和皮质下中枢的整合,再由运动系统做出适当的动作,纠正偏差,稳定躯体达到新的平衡。这是一连串复杂的反射过程,可归纳为三个重要环节。

①接收与传递信息:信息来自视觉、本体觉和前庭终器,三者是发生位向感受的基本器官。由视觉得知周围物体的方位,自身与外界物体的关系;本体觉使人时刻了解自身姿势、位置;前庭感受器辨别肢体运动方向,判别躯体所在空间位置。

②效应或反应:躯体重心一旦发生位移,平衡状态发生变化,平衡三联立即将变化"情报"传入中枢,由运动系统传出适当的动作指令,使伸肌、屈肌、内收肌、外展肌的协调弛张及眼肌反位性移动达到新的平衡。

③协调与控制:初级中枢在脑干前庭神经核和小脑,高级中枢在颞叶,其对末梢反应起调节抑制作用。维持平衡既靠潜意识的协调反射,也靠有意识的协调运动。任何参与平衡的末梢感受器病变或中枢与末梢之间的联系破坏,都可造成平衡失调。

(2)眩晕与平衡的关系:眩晕是主观症状,平衡失调是客观表现,眩晕可诱发平衡失调,平衡失调又可加重眩晕,两者的关系有几种可能性。

①眩晕与平衡障碍两者在程度上一致:前庭末梢性病变,如梅尼埃病急性期、浆液性迷路炎,眩晕与平衡障碍的程度相符合,随着病情的好转,眩晕与平衡障碍都恢复,两者的进度一致。

②眩晕轻而平衡障碍重:见于中枢性眩晕、脑桥小脑角之听神经瘤及脑膜瘤、颅颈结合部畸形如颅底凹陷症,以及 Arnold-Chiari 畸形者平衡功能障碍明显,而眩晕不重。本体感受器疾病如脊髓空洞症,可有走路蹒跚、闭眼无法站立,但只有轻度眩晕。许多学者总结为"病变越接近前庭终器,眩晕越重"。

③眩晕重而平衡功能正常:官能症或精神因素为主的疾病往往有明显眩晕而平衡功能正常。诊断精神性眩晕应持慎重态度,LordBrain 曾强调,所有眩晕患者,不论其精神因素多大,均应检查迷路功能;所有眩晕患者不论其器质因素有多大,勿忘记精神性反应。

**(二)眩晕的当今认识**

根据前庭症状的国际分类,前庭症状分

类及定义如下。

1. 眩晕 眩晕指无自身运动时出现的自身动感，或正常头动时出现的自身动感。这种自身动感是内部性前庭感觉，有别于外部性视动感觉，故称为内部性眩晕（internal vertigo）。眩晕一般就是指内部性眩晕，包括旋转性眩晕及晃动、倾斜感、上下移动、跳跃感、滑动感等非旋转性眩晕。站立或行走时才能感觉到的摇摆感，称为不稳感，归入姿势性症状。如果内部性眩晕感伴外部视觉运动的错觉（归入前庭-视觉症状），这种情况既有内部性眩晕，又有外部性眩晕。自发性眩晕主要见于如前庭神经炎、梅尼埃病、前庭型偏头痛等前庭系统疾病。诱发性眩晕依据诱因可见于温度刺激、机械旋转或振动刺激、电刺激等，如 BPPV、前半规管裂等。诱发性眩晕依据诱发机制，具体表现存在明显差异。描述眩晕症状需要 4 个方面的内容。①眩晕的特点；②首次发作的日期；③持续时间；④加重因素等。根据目前前庭症状国际分类的意见，不再使用“真性眩晕”“假性眩晕”“客观眩晕”“主观眩晕”“旋转/旋转眩晕”“线性/平移眩晕”等名词。

（1）自发性眩晕：自发性眩晕是眩晕的出现没有明显的触发因素。头动时可以加重自发性眩晕的症状，此时，症状描述除了自发性眩晕外，还要增加头部运动眩晕这一症状描述。

（2）触发性（triggered）眩晕：该类眩晕症状的出现有明显的触发因素。“明显”触发的存在要求触发刺激和眩晕之间有时间上适当的关系。在大多数情况下，触发刺激和眩晕发作之间的关系可重复。虽然化学触发（如，食物、激素状态、药物）可能是前庭疾病（如梅尼埃病或前庭性偏头痛）患者自发性眩晕的原因，确定触发因素，要求触发因素和眩晕发作之间有明确的关系。

①位置性眩晕：是触发性眩晕，触发因素为头部空间位置相对于重力垂直线改变。需要观察维持头部在触发位置，眩晕的持续时间是＞1min，还是短暂的（＜1min）。如果是短暂的，应记录眩晕持续时间。位置性眩晕与头部运动眩晕不同。位置性眩晕也应该与直立性眩晕鉴别。不再使用变位性眩晕这一表述。

②头部运动性眩晕：是仅在头部运动期间发生的眩晕。这种眩晕或者是由头部运动开始（从没有眩晕的基线状态开始），又或者是头部运动加重了原本的自发性眩晕。头部运动性眩晕的概念为自身运动时产生的眩晕症状。这一眩晕与位置性眩晕不同，后者是在空间中采取新的静止头部位置。头部运动眩晕也应与运动病区分，后者主要症状是持久的恶心等自主神经功能紊乱的表现。

③视觉诱发性眩晕：是由复杂视觉背景刺激的眩晕。视觉刺激包括与身体运动有关的视觉环境相对运动。症状包括视觉诱发的环形或线性自我运动错觉。如果这种感觉是视觉刺激引发的非眩晕性头晕，则归类于视觉诱发性头晕。如果视觉输入受到干扰产生的原发性眼球运动障碍，并诱发了眩晕症状也归入视觉诱发性眩晕。视觉诱发性眩晕也应与晕动病区分。后者的主要症状是持久的恶心感。

④声音诱发的眩晕：是由听觉刺激引起的眩晕。声音引起的眩晕不用于描述由 Valsalva 动作引起的眩晕，鼓膜上的压力变化（如用气耳镜检查）或振动，这应被分类为 Valsalva 引起的眩晕或其他触发性眩晕。不建议使用图利奥现象（Tullio phenomenon）这一名词。

⑤Valsalva 动作引起的眩晕：典型的行为刺激倾向于通过对闭合声门施加胸腔内压力来减少颅内静脉回流，包括呕吐、打喷嚏、用力、举起重物等。相比之下，捏鼻鼓气直接将气体压入中耳腔，胸腔内压力没有明显变化。注意症状是声门 Valsalva 动作，或捏鼻 Valsalva 动作，或两者触发。由鼓气耳镜检

查/吹气和其他“外在的”压力变化而触发的，应归类为其他触发性眩晕。

⑥直立性眩晕：是由起身时（即身体姿势从躺到坐或从坐到站的变化）引发的眩晕。直立性眩晕应区别于位置性眩晕和头部运动性眩晕，因位置症状可能由上升过程中发生的头部运动触发。不建议使用“姿势性眩晕”这一名词。

⑦其他触发性眩晕：是指由上述刺激以外的任何其他刺激触发的眩晕。其触发因素包括脱水、药物、环境压力变化（如深海潜水、高度改变、高压充氧、鼓气耳镜检查期间的气动吹入）、运动/用力、长时间被动运动（如海上航行后发生的）、过度换气、恐惧环境、颈圈紧绷、振动和特殊、非典型触发因素（特定患者独有）。

2. 头晕　指空间定向异常或感觉，而无错误或扭曲的运动感觉。这里定义的头晕不包括眩晕感。该术语通常用于广义上包括虚假运动的感觉，但这里术语眩晕和头晕是明显不同的。在对症状的描述中患者多种症状可能并存或相继出现，如眩晕和头晕。眩晕的存在并不排除头晕的存在。头晕这一名词不用于在没有空间定向异常感觉时的其他症状，如晕厥（晕厥前）的感觉、思维混乱（精神错乱）、脱离现实感（去人格化）等。类似，头晕也不用于全身性或局部运动无力或对不适、疲劳，或健康不佳等描述。因此，根据国际分类眩晕和头晕是可以并存的，这在临床实践中的意义重大。以经典的前庭神经炎为例：①疾病初期可能出现头晕感而无明显旋转等动感；②一段时间后，可出现典型的旋转性眩晕，此时患者体验深刻，往往可以清晰描述；③数天后，旋转感逐渐消退，再次转变为头晕感，没有旋转，只有头晕；④在交界期，两种症状可并存。正确认识这种症状的转变，对临床疾病的识别与诊断有一定意义。

因此，头晕的分类也完全沿用眩晕的自发性和诱发性的分类方法。在眩晕（头晕）中，直立性或位置性眩晕（头晕）需要注意鉴别。直立性眩晕指由平卧到坐位或坐位到站立位时出现的眩晕感，这一症状需要和位置性眩晕进行鉴别。位置性眩晕产生的原因是以头位与重力垂直线的夹角改变为前提。直立性眩晕不如直立性头晕常见，该症状更多与直立性低血压有关。直立性眩晕（头晕）与位置性眩晕（头晕）的鉴别在于后者在平卧翻转时可以出现眩晕（头晕），而前者一般没有症状。

在此定义的基础上，头晕的症状分类完全与眩晕相同，定义也完全类似（故略去解释文字）。

（1）自发性头晕

（2）触发性头晕：①位置性头晕；②头部运动性头晕；③视觉诱发性头晕；④声音诱发的头晕；⑤Valsalva 动作引起的头晕；⑥直立性头晕；⑦其他触发性头晕。

以上分类的诱发环境、事件基本同眩晕部分。

3. 前庭-视觉症状　是前庭系统病变或视觉与前庭系统相互作用所引起的视觉症状。包括不真实的运动感、物体倾斜，以及因前庭功能（非视觉）丧失而导致的视觉变形（模糊）。前庭-视觉症状，包括振动幻视、视觉延迟、视觉倾斜和运动引发的视物模糊。视错觉或幻觉涉及视觉环境中物体的运动，但是视觉环境本身保持静止。而观看移动视觉“漂浮物”、偏头痛视觉的移动闪烁、光环等不是前庭视觉症状。

（1）外部性眩晕：外部性眩晕是指视觉环境的旋转性或流动性的虚假感觉。外部性眩晕的症状，包括在任意的空间平面中视觉的连续或忽动忽停的虚假感觉。与振动幻视的区别在于没有双向（振荡）运动。外部性眩晕（视觉运动）通常伴随一种内在性眩晕（身体运动）。然而，即便没有错误自我运动感（内在性眩晕），单纯的眼震也可能会引发连续的视觉流动的感觉。视觉和身体症状是不同的，并且可能在同一患者中共存。视觉流动的虚假感觉(如外物的旋转)与眩晕(内、外结合的旋转性眩晕)是不同的。

(2)视觉延迟：视觉延迟是一种周围的景物落后于头部运动的错觉，或者是头动后周围景物出现短暂的移动。该症状持续时间一般为1～2s，可伴有与头动有关的眩晕或头晕。

(3)视觉倾斜：视觉倾斜是一种周围的景物偏离垂直线的错觉，持续时间数秒到数分钟，与无症状的主观垂直视觉(SVV)不同。SVV可见于外周或中枢性前庭系统疾病。其他有关的名词如“房间倒错觉”(room tilt illusion或room inverted illusion)，指一种特殊类型角度为90°或180°的视觉偏斜。紧张性头位偏斜、眼球的反向旋转的意义是人自身尝试将视网膜的水平线与地平线调成一致。自发性眼球偏斜反应可能源于耳石器，特别是椭圆囊功能失衡。耳石-眼反射通路在前庭核水平交叉，在交叉平面以上，眼球较高一侧为患侧。外周病变时，向头偏斜侧的眼球垂直向下垂直偏斜(skew deviation)；对侧眼球向上垂直偏斜。同时，头偏斜侧眼球的上极外旋，而对侧眼球的上极内旋(ocular tilt reaction，OTR)。外周迷路病变和外侧延髓病变头位通常偏向患侧。不只是外周前庭病变(耳石器功能障碍)出现SVV，一侧急性脑干病变也可以出现病理性静态SVV。

运动引发的视物模糊指在头部运动过程中或运动后短暂的视力下降。该症状在行走中可持续出现，也可以是短暂的。这种情况下，也可出现振动幻视或视觉延迟。因产生机制完全相同。

(4)振动幻视：振动幻视是前庭功能障碍常见的主诉症状。这是一种将静止物体感知为运动的异常感知，双侧前庭功能低下的患者振动幻视发生概率很高。所谓振动幻视指固定的物体出现的前后或者上下运动的视幻觉。这类患者的主诉是步行时不能读标示牌上的文字。但在头静止不动时，视觉是正常的。这一症状通常是前庭、脑干或小脑受累的体征，偶尔也可见于眼肌麻痹或者视皮质的病变。这一症状归入外在性眩晕。振动幻视时可见后天出现的自发性眼震。例如，单侧外周急性前庭损伤后，如果固视物体的话，视觉模糊不清，并向自发性眼震的快相侧移动，因为眼震的反复，也可见眼震快相产生快速的往复移动。单侧外周急性前庭损伤振动幻视通常持续时间短暂，急性眩晕和自发性眼震消失，这种视幻觉也随之消失。如果是中枢前庭通路病变，振动幻视症状可以为持续性，但往往有脑干受损的其他症状和体征。振动幻视产生的原因是前庭-眼反射异常所致。例如，耳毒性药物所致的双侧对称性VOR功能丧失后，患者不能固视目标，在步行时，出现周围景物晃动或跳动感。垂直平面上人类头动的频率范围是2～3Hz，前庭功能丧失后，单纯依靠视觉跟踪系统无法补偿。这种振动幻视最常见于双侧前庭病。

振动幻视与眩晕不同的是，振动幻视仅发生在睁眼的时候，然而眩晕可以发生在睁眼或者闭眼的时候。患者偶尔也将振动幻视描述为“头晕”。振动幻视有两种类型：①自发振动幻视是获得性眼震所致，是由视网膜运动(视网膜滑脱)导致的明显视觉场景的运动；②头部运动诱导的振动幻视常常发生在双侧前庭眼反射严重损伤患者身上，这些患者常常是经氨基糖苷类等耳毒性药物治疗，这种类型的振动幻视仅发生在头部运动的时候，往往由VOR缺陷导致凝视稳定性下降引起。

垂直复视指的是能够看到两幅在垂直方向排列的影像。如果遮蔽一只眼睛这种复视也就不存在了。垂直复视可由外周或中枢耳石器功能障碍诱发的斜视偏差(strabismus deviation)，也可由眼外肌麻痹诱发。

(5)运动引发的视物模糊:运动引发的视物模糊是头部运动期间或之后的视敏度下降。VOR 的作用就是头部运动过程中视网膜成像的稳定。前庭功能紊乱会导致头动时视网膜滑动,在运动过程中或头部运动后立即出现视力下降。这种视觉模糊感在连续头部运动期间可以是连续的(如行走中)或短暂的(如与头部运动性眩晕或头晕有关)。有些人可出现视觉振荡或者视觉滞后,而不是视觉模糊。

4. 姿势症状　是前庭系统功能的另一个重要内容,在维持平衡的诸多要素中,前庭系统处于核心地位。在新版国际分类中,将平衡有关的症状进行了定义和分类,统称为姿势性症状,并划分为 4 种类型。

(1)不稳:不稳是指在坐、立或行走时的不稳的感觉,无特定的方向性。不论在何种直立位置(坐、立或行走),增加稳定性的动作(如靠住平稳的物体)能显著减轻或消除不稳感。否则,这种不稳感应考虑是否真正为前庭症状。除前庭系统外,许多其他系统的疾病也可以引起不稳。如不稳不伴其他前庭症状,前庭系统疾病的可能性不大。不建议使用"失衡""不平衡"。漂浮感、游泳感,或"脑内"像游泳一样漂浮,这些症状常常由焦虑(恐慌症、广场恐惧症、强迫症)、躯体型障碍疾病(包括体位转换),或抑郁症引起。

(2)方向性倾倒:方向性倾倒指在坐、立或行走时感觉不稳、向特定的方向转向或跌倒的感觉。方向为向左、右侧方、后方或前方。不论在坐、立或行走时,靠住平稳的物体等增加稳定性的动作能显著减轻或消除方向性倾倒,否则应考虑是否真正为前庭症状。

(3)平衡相关的近乎跌倒:平衡相关的近乎跌倒,指强烈的不稳、方向性倾倒或其他前庭症状(如眩晕)有关的将要跌倒(但未完全跌倒)的感觉。需要明确的是,因环境障碍(如绊脚)、无力或近乎意识丧失(如晕厥前)等情况所导致的几乎跌倒则不应归为平衡相关性。近乎跌倒有时缘于视觉倾斜、被推倒或拉向地面的感觉,或是与其他前庭症状相伴随的突发的下肢失去姿势张力。在神经-耳科学领域,这些发作既往通常被称为"耳石危象"或"猝倒发作"(特别是完全摔倒的情况下)。不伴随其他前庭症状的类似的猝倒发作,可源于颈动脉窦综合征、心律失常等多种疾病,如果没有其他前庭症状,不应归为平衡相关的近乎跌倒。

(4)平衡相关的跌倒:平衡相关的跌倒,则指明显的不稳、方向性倾倒或与其他前庭症状有关的完全跌倒。对于非前庭因素(如滑倒、乏力和晕厥、惊厥发作或昏迷等)所致跌倒不归为平衡相关性跌倒。不建议使用"跌倒发作""耳石危象"或者"Tumarkin 危象"。

失衡感可由多种原因导致,包括视力减弱或者复视、前庭功能损失、外周神经缺陷或脊髓病变导致的本体感觉缺陷、中枢神经或外周神经系统缺陷、关节疼痛和心理因素导致的运动功能障碍。摇动或摇摆感觉的患者常常有摇动或摇摆感觉,就像在船上一样,让人非常不安。通常这种感觉会在长时间海上或空中旅行后出现,并且持续数天、数月甚至数年,常见于登陆病(mal de débarquement)。

5. 恶心和呕吐　伴或不伴有呕吐的恶心是延髓孤束和迷走神经中枢受到刺激的结果。当外周前庭损伤,这些症状通常是从轻度到重度,与眩晕程度成比例;良性阵发性位置性眩晕(BPPV)的患者,恶心通常很轻微,呕吐也很少见;在迷路炎或前庭神经炎的患者,恶心常常为中度,呕吐会在快速头动过程中发生。症状的严重程度根据患病的部位,即是否为中央病变而变化。脑卒中患者[如小脑前下动脉综合征(AICA)],恶心和呕吐的程度与外周前庭损伤相似。延髓背侧卒中[如小脑后下动脉综合征(PICA)],恶心和呕吐都非常严重并且与眩晕程度不相关。其他中枢前庭结构(小脑、第四脑室底、间质核、视丘及前庭皮质病变),恶心和呕吐症状非常轻,甚至没有。脑部病变部位不同,恶心呕吐程度可不同,累及前庭神经核及其直接联系结构时,恶心呕吐严重。

## 二、眩晕症的分类

### (一)既往的眩晕症分类

1. 根据解剖部位或病变器官分类

(1)DeWeese 分类法:按疾病解剖部位分为以下两种类型。

①前庭系统性眩晕(vestibular systematic vertigo)或称系统性眩晕。

②非前庭系统性眩晕(non vestibular systematic vertigo)或称非系统性眩晕。一般而论,前庭系疾病多为眩晕,非前庭系疾病多为头晕,这只是大体上概括,并非绝对。某些非前庭系疾病,但累及前庭终器,如动脉硬化所致迷路卒中,引起发作性眩晕;听神经瘤虽属前庭系疾病,但很少引起旋转性眩晕,以听力下降及平衡障碍为主。

(2)Edward 分类法:将眩晕分为颅内和颅外两大类。

①颅内病变所致眩晕:包括中枢性位置性眩晕、颅内占位性病变、癫痫、脑缺血、颅脑外伤等。

②颅外病变所致眩晕:外耳道耵聍、各种中耳急慢性炎症、中耳癌、颈静脉球体瘤、良性位置性眩晕、梅尼埃病、耳硬化症、迟发性膜迷路积水、颞骨骨折等。

(3)病变器官分类法:根据病变器官分为以下几种类型。

①耳源性眩晕,包括外耳、中耳和内耳疾病。

②血管性眩晕。

③中枢性眩晕。

④颈性眩晕。

⑤视性眩晕。

⑥心血管性眩晕。

⑦癔症性眩晕或精神性眩晕。

根据解剖部位或病变器官的三种分类法之缺点是只能定位,不能定性,亦不能说明发病机制。

2. 根据眩晕性质分类 Hojt-Thomas(1980)将眩晕分为真性眩晕和假性眩晕。真性眩晕是由眼、本体觉或前庭系统疾病引起的,有明显的外物或自身旋转感。由于受损部位不同,又可分为眼性、本体感觉障碍性和前庭性眩晕。眼性眩晕可以是生理现象,也可以是病理性的,如在高桥上俯视脚下急逝的流水,会感自身反向移动及眩晕;在山区仰视蓝天流云会觉得自身在移动;在列车上可出现眩晕及铁路性眼震(railroad nystagmus),眼震快相与列车前进方向一致,这些都是视觉和视动刺激诱发生理性眩晕,脱离其境症状就消失。眼视动系统疾病,如急性眼肌麻痹因复视而眩晕,遮蔽患眼眩晕可消失。本体感觉障碍引起的眩晕称姿势感觉性眩晕,见于后索病变,如脊髓空洞症、梅毒患者因深部感觉障碍和运动失调而引起的眩晕。由于视觉和本体觉对位向感受只起辅助作用,故此两系统疾病引起的眩晕都不明显,临床上有视觉和本体觉病变者,其本系统症状远远大于眩晕,即眩晕是第二位乃至第三位的症状,很少以眩晕为主诉就医。前庭系疾病所引起的真性眩晕,在以后章节中分述。假性眩晕多由全身系统性疾病引起,如心血管疾病、脑血管疾病、贫血、尿毒症、药物中毒、内分泌疾病及神经官能症等,几乎都有轻重不等的头晕症状,患者感到“飘飘荡荡”,而没有明确转动感。前庭中枢性病变也可表现为假性眩晕范畴。此种分类笼统,没有明确的定位定性价值。

3. 眩晕症的定位分类法和定性分类法 此种分类是既有解剖部位又有疾病性质的分类法,符合神经耳科学诊断原则,有临床实用价值。

(1)前庭系统性眩晕

①前庭末梢性眩晕

a. 有耳蜗症状的眩晕：分迷路内病变和迷路外病变。迷路内病变包括梅尼埃病[含莱穆瓦耶（Lermoyez）综合征]、迟发性膜迷路积水、突发性聋、外淋巴瘘、急慢性中耳炎与胆脂瘤骨迷路破坏、耳毒性药物中毒性眩晕[丹迪（Dandy）综合征]、内耳供血不足、耳硬化症、迷路震荡、大前庭水管综合征。迷路外病变包括脑桥小脑角肿瘤（听神经瘤）、Rasmay Hunt 综合征、颞骨横行或纵行骨折。

b. 前庭病变无耳蜗症状的眩晕：前庭神经炎和前庭神经供血不足，无耳蜗症状的眩晕；良性阵发性位置性眩晕（benign paroxysmal positional vertigo，BPPV），包括嵴顶结石症（cupulolithiasis）和半规管结石症（canalithiasis）。

c. 运动病。

②前庭中枢性眩晕

a. 血管性：一是外侧延髓综合征（PICA 阻塞）或瓦伦贝格综合征（Wallenberg syndrome）；二是后循环缺血（posterior circulation ischemia，PCI），50%～75%的患者有眩晕症状；三是小脑出血常以眩晕为首发症状。

b. 非血管性：脑干肿瘤、颅颈结合部畸形（扁平颅底、阿-基脑畸形、寰椎枕化、寰枢脱位或融合、颈椎融合）、脑干脑炎、癫痫小发作。

(2)非前庭性眩晕

①眼疾病：眼肌病、青光眼、屈光不正。

②本体感觉系疾病：脊髓结核、慢性乙醇中毒、糙皮病、恶性贫血。

③全身系统疾病：心血管、脑血管、血液、内分泌及消化系统疾病均可引起眩晕。

④颈性眩晕：由颈部不同疾病引起的综合征，有椎动脉受压学说和颈部交感神经受刺激引起椎动脉痉挛学说，颈深部感受器受刺激经 $C_1 \sim C_3$ 神经到前庭神经核引起眩晕。Ikeuau(1977)认为，就诊于耳鼻咽喉科的眩晕至少半数为颈性眩晕。颈部各种疾病引起的眩晕，可能是最常见的眩晕，其可属前庭性眩晕，亦可属非前庭性眩晕，目前尚难严格区分。颈部病变也可能是膜迷路积水和位置性眩晕的原因。

## （二）当今的眩晕症分类

1. 前庭疾病国际分类　国际前庭疾病分类包括 4 个层级（Ⅰ、Ⅱ、ⅢA、ⅢB）。所谓 4 层级，反映了对于前庭疾病诊断总体架构的不断认识与完善。如果把所谓的层级解释为前庭疾病认识的不同阶段，可更直观反映层级的真正含义。多层方法对于目前和将来临床和研究工作是必要的。一些研究须从症状和体征入手，而另一些研究须把重点放在特定疾病或病理生理的机制。

(1)第Ⅰ层（第一阶段）：症状和体征，这一部分已在前庭症状部分进行了详细的阐述，这是前庭疾病诊断构建的基础。

(2)第Ⅱ层（第二阶段）：临床综合征，前庭疾病分类综合征比其他疾病分类更加贴近临床，符合前庭疾病诊断的临床实践和认识规律，便于临床操作。在前庭疾病诊断标准不断完善的阶段，综合征的结构层级凸显其重要性。根据症状和体征，结合必要的前庭功能检查等得出前庭综合征诊断，例如，恶心、呕吐、头动耐受不良、步态不稳、眼震等构成了急性前庭综合征，可能是前庭神经炎或急性小脑梗死。目前前庭疾病的三大综合征包括了大部分前庭表现，世界卫生组织对于前庭综合征给出了明确的定义，用于指导前庭疾病的临床分类（ICD-11）。

①急性前庭综合征：世界卫生组织给出的定义是，持续数天至数周的急性发作、持续眩晕、头晕或不稳感的临床综合征。通常包括新近发生的、正在进行的前庭系统功能障碍（如呕吐、眼球震颤、严重姿势不稳等），也可能有耳蜗或中枢神经系统功能障碍的症状或体征。急性前庭综合征通常由单一前庭功能损伤引起，但它可能表现为开始为复发、缓解，进而逐步加重的疾病过程。急性综合征的典型疾病包括前庭神经炎、急性迷路炎、创伤性前庭病、前庭受累脱髓鞘疾病和影响中

枢或外周前庭结构的卒中。

②发作性前庭综合征：包含复发性疾病和功能失调（如梅尼埃病、前庭型偏头痛、短暂性缺血发作等），世界卫生组织的定义是，短暂的眩晕、头晕或不稳感的临床综合征，持续数秒至数小时，偶尔持续数天，通常有短暂前庭系统功能障碍的特征（如恶心、眼震、突然跌倒等），也可能有耳蜗或中枢神经系统功能障碍的症状或体征。发作性前庭综合征一般是反复发作（自发或触发）的发作性疾病引起的前庭疾病。

③慢性前庭综合征：世界卫生组织的定义是，持续数月至数年的慢性眩晕、头晕或不稳感的临床综合征，通常包括提示持续性前庭系统功能障碍的特征（如振动幻视、眼震、步态不稳定等），也可能有耳蜗或中枢神经系统功能障碍的症状或体征。慢性前庭综合征的疾病病程通常是渐进的、逐渐加重的，也可见急性前庭损伤后稳定的、不完全的恢复，或者反复前庭损害之后持续的慢性症状。包含持续时间超过一定标准的前庭症状和体征的疾病和功能失调，如双侧前庭功能减退、小脑变性或持续性姿势性眩晕（persistent postural-perceptual dizziness，PPPD）。

三大综合征的提出，有利于建立、完善临床诊疗路径。

（3）第ⅢA层（第三阶段）：前庭疾病与前庭疾病的发病机制，这一层级是前庭疾病认识的成熟阶段。目前，疾病认识局限，机制认识又较疾病认识更为局限。大多数前庭疾病都没有单一的能够确定诊断的有效检查。鉴于此，应该给出症状维度（如类型、时间、诱因）或症状群，以及辅助检查结果等以临床实用的标准。支持和否定的标准都会被考虑在内。将标准分为确诊到可能诊断。临床医师可仅对明确诊断的疾病患者采用高风险的治疗手段（如前庭神经切除术），而对可能诊断的疾病采用低风险的方法（如改变饮食习惯）和随访观察。

（4）第ⅢB层（第四阶段）：病理生理机制，前庭疾病的病理解剖、病理生理、病因学机制的认识预计最后完成，随着科学发展，将是最有发展空间的。为了诊断和治疗的需要，临床现象（症状和体征）与发病机制（如基因突变）最终会直接链接，这就是前庭医学研究的重要方向（图1-1）。

2. 高级的前庭功能障碍　前庭疾病除了外周性和中枢性眩晕，还有另一类眩晕——高级前庭功能障碍，包括认知功能障碍和其他非前庭模式的功能障碍。高级前庭功能障碍往往被忽略。高级前庭功能障碍常包括下述疾病。

（1）半侧空间忽略症（hemispatial neglect）：如果空间注意力受到的干扰不那么严重，或者在从忽略恢复的过程中，会出现一种更温和的忽略形式，称为视觉消失。半侧空间忽略通常是右颞顶皮质急性损伤对侧的半视野内的视觉刺激的注意力中断而引起的疾病。极少数短暂的忽略可见于右侧或左侧额叶前运动皮质急性损伤之后。

（2）房间倾斜错觉（room tilt illusion）：房间倾斜错觉是一种罕见的短暂阵发性视觉倒置障碍，反映皮质区视觉-前庭交互作用功能障碍。明显视觉倒置或倾斜90°是对垂直环境知觉错误。空间方向的视觉场景由前庭和视觉线索调节，这两个感觉系统为3D环境中的垂直度的整合提供传入信息。因为人们不能同时感知两种不同的垂直——视觉垂直和前庭垂直，这两种感觉的空间坐标必须匹配。因此，房间倾斜错觉是前庭和视觉坐标系的短暂的失匹配，是进行皮质匹配错误的结果。房间倾斜错觉的病因在皮质下（脑干内，甚至在末梢器官），如双侧前庭低下或梅尼埃病。如同半侧空间忽略，前庭疾病表现为视觉症状。自发的房间倾斜错觉大多为良性。治疗取决于潜在的病因；如卡马西平可用于治疗前庭神经的神经血管交叉压迫等。

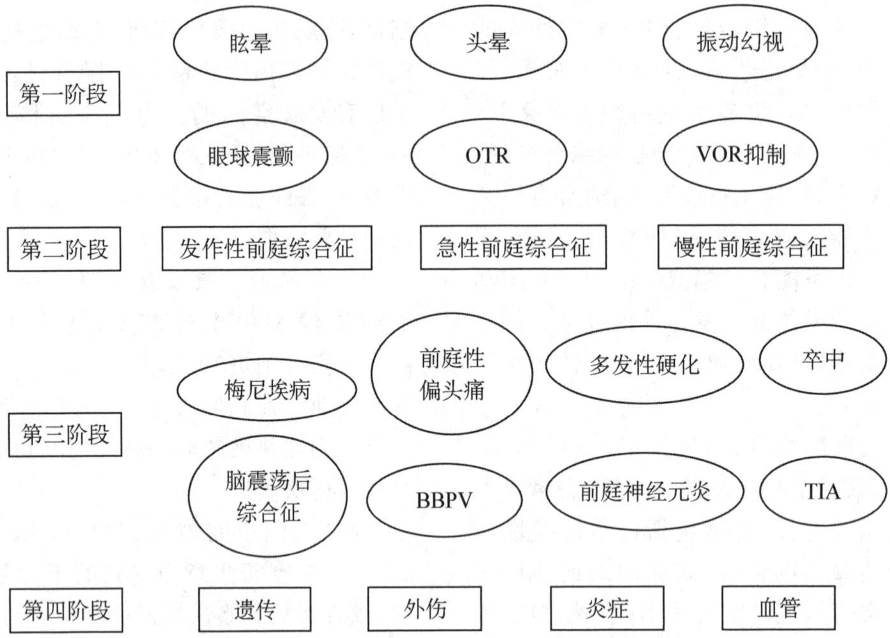


**图 1-1　前庭疾病国际分类四层框架结构(四阶段)**

症状与体征为第一阶段(第Ⅰ层);临床综合征为第二阶段(第Ⅱ层);疾病和功能失调的病因学为第三阶段(第ⅢA层);疾病和功能失调的机制基础为第四阶段(ⅢB层)(引自:吴子明.临床前庭医学.北京:人民卫生出版社)。

(3)推动器综合征(pusher syndrome):卒中的急性期,由于明显感觉到身体在空间中位置倾斜,患者试图通过主动推或侧倾身体来对抗向对侧的倾斜感。这种推的动作,由未偏瘫的臂或腿完成。病变部位可能包括丘脑,更可能在岛叶的后部。这些病变部位包含多感觉皮质前庭网络的组成部分。由于右侧为优势半球,所以右半球卒中与左半球卒中比左侧推动行为出现频率更高,而右侧半球病变导致的恢复更慢。

(4)外周双侧前庭功能丧失(peripheral bilateral vestibular loss)。外周前庭疾病可引起高级前庭功能异常,如慢性双侧前庭功能丧失可以出现空间记忆、定向和导航功能受损。导航要求环境模型及与周边环境的关系不断更新,这些更新需要在3D坐标框架下才能完成,并依赖于前庭觉和视觉输入。即使是不完全的慢性双侧前庭丧失也会导致海马结构萎缩,以及主观和客观的导航缺陷。双侧前庭丧失患者受益于物理治疗;但空间记忆缺陷特定康复方案的疗效尚不明确。

**附:大脑的导航定位功能**

大脑有3种“导航细胞”:①“位置细胞(place cells)”,绘制个体所处地点的地图,经过某地时,指出所在位置;②“头方向细胞(head direction cells)”,类似指南针,指引行进的方向;③“网格细胞(grid cells)”,类似航海的经纬仪,确定行进的距离。动物实验发现,大鼠的位置细胞在海马区,当大鼠在陌生的房间自由走动时,安置在大鼠的大脑海马区的记录电极,可以记录到位置细胞的选择性的兴奋性变化。只有当大鼠活动到房间的特定位置,特定的位置细胞才会兴奋。这相当于给予每个坐标一个记忆，大脑由此记住个体经过的地方。而当把大鼠放到一个新房间，它会自动地将新房间的“地图”重新绘制一遍。这样，相对有限的大脑皮质细胞就可以记住不断出现的新环境。除了位置细胞，大脑还有“导航细胞”，用以计算距离、感知方向。头部方向细胞能够辨别头部朝向的方向。头部朝北时，一组细胞兴奋；而当头部转向朝南时，另一组细胞兴奋。

方向细胞不利用磁场，也不通过单纯的外界刺激输入感受方向，而是通过前庭系统。前庭系统负责平衡，综合视觉、关节和内耳的信息，方向细胞利用这一系统产生特定兴奋性变化。但只有定位和方向感知，还是不够的。大脑确定行进的路径还需要“导航细胞”——网格细胞。网格细胞的作用是建立坐标系，让位置信息都坐标化。这些信息存入大脑，可随时调取使用。虽然网格细胞可以给所有信息一个坐标，信息长期保存还需要大脑海马区的记忆储存功能。阿尔茨海默病等海马区退化的患者常出现迷路，就是“导航细胞”退化及海马区记忆功能减退的结果。

## 三、诊断和定位

### （一）目前确诊存在的问题

1. 近20年来国内外对眩晕症十分重视，虽有大宗病例报道，但许多问题尚未解决，如眩晕的病理资料少，疾病的命名、诊断标准至今不统一，病因及发病机制仍处于推理阶段。

2. 眩晕症涉及面广，须由有关科室共同解决，虽已有神经耳科学的成立，但仍是各科独立研究较多，耳科着重研究前庭性眩晕，神经科致力于中枢神经系统性眩晕，内科侧重心血管系统疾病引起的眩晕，由于研究途径、思考方法不同，对诊治结论各异。

3. 同一疾病，因发生于前庭系不同部位引起不同形式眩晕；同一部位病变，病因不同表现不一，如限于内听道听神经瘤与生长到脑桥小脑角突然压迫或不压迫内听动脉肿瘤的临床表现及检查结果有很大差异；同一患者患几种可诱发眩晕的疾病，主次难分，抓不住要害，治疗效果不好。

4. 诊断眩晕症的手段有很大发展，如眼震电图、姿势图、胃电图进展很快，从无到有，由定性走向定量，但仍不能满足临床需要，不但检查方法烦琐，患者反应重不愿接受，而且结论模棱两可，检查方法及诊断结果无统一标准，正如Cohen(1986)所指出，显然前庭系疾病的检查尚需进一步改善，目前前庭系疾病的诊断尚处于襁褓时期。

### （二）确诊需了解的病史

眩晕体征很少也很难捕捉，很大程度根据病史做出诊断，故正确搜集病史甚为重要。在无暗示和诱导情况下，须询问清楚以下问题。

1. 眩晕发作前的情况　发病前有否颅脑外伤、烟酒过度、精神情绪不稳、劳累失眠等因素，问清头晕还是眩晕。有时患者将头晕、眼花、头蒙笼统归之为眩晕。若自身或周围环境有旋转、飘浮、偏斜等动感多为前庭系病变，无动感多为非前庭系或中枢病变。

2. 眩晕发作情况　要问清以下情况。①夜间还是晨起犯病，突然发病还是缓慢发病，首次发病还是反复发病；②何种情况下发病，体位改变、扭颈，或某种特殊体位发病；③眩晕的形式是旋转还是非旋转性的；④强度能否忍受，意识是否清醒；⑤睁、闭眼时眩晕是减轻还是加重，声光刺激、变换体位时眩晕加重否。

3. 眩晕伴发症状　问清以下伴发症状发生于眩晕之前、之中、之后。

(1)自主神经症状：是眩晕症的客观表现，前庭末梢病变的自主神经反射重于中枢病变。据报道，前庭末梢病变有恶心者占50％、呕吐者占34％、脉搏增快者占20％，因每个人神经类型不同，有脉搏加快、血压升高、交感神经占优势者;亦可有脉搏减慢、血压下降、迷走神经占优势者;有些患者出汗、面色苍白、腹泻。

(2)耳部症状:发病前是否出现耳聋、耳鸣、耳闷,或原有耳蜗症状明显加重。

(3)眼部症状:眼前发黑,复视,视物模糊。

(4)颈部症状:有否颈项部或肩臂疼痛,有否上肢麻木、活动受限。

(5)中枢神经系统症状:如头痛、意识障碍、知觉丧失、抽搐、平衡失调、感觉及运动障碍,特别注意有否面部麻木、言语及构音障碍、吞咽困难等脑干及小脑症状。

4. 过去史　了解患者的职业、生活习惯、烟酒嗜好,有否耳部疾病及手术史、用药史、脑外伤、晕车史等。通过病史粗略分析出眩晕类型,即前庭性或非前庭性眩晕,前庭中枢病变还是末梢性病变,只有明确诊断,治疗才有方向。

**(三)体格检查**

按一般常规进行全身检查,病史中有系统性疾病可疑者则重点检查。要了解血液各项生化指标,经颅多普勒超声、脑CT及MRI等各项影像学结果,耳鼻咽喉物理检查、听力及前庭功能检查,均在各疾病中有详述。

**(四)诊断和鉴别诊断**

诊断眩晕患者首先要确定是真性眩晕或假性眩晕,判断为真性眩晕后再确定病变在中枢还是在末梢。

## 四、眩晕症治疗原则

眩晕不是一种疾病,而是某些疾病的综合症状。引起眩晕的疾病涉及许多临床学科,包括神经内外科、眼科、耳鼻咽喉科、骨科、内科及小儿科。据 Toupet 统计,绝大多数(92.3%)为周围性眩晕,只有 7.7%为中枢性眩晕。王博惕曾分析 1105 例眩晕患者分属于 69 种疾病,前庭性眩晕占 84%,其中末梢性占 76%,故眩晕的诊治需要有关科室共同协商确定处理原则。

**(一)病因治疗**

以眩晕为主要表现的数十种疾病中,病因治疗是根本,应根据病因及前庭功能损害状况,初步判断预后及治疗效果,可归纳为以下 3 种情况。

1. 原病因易治　前庭功能尚属可逆损害性眩晕,这一类预后良好,如浆液性迷路炎、良性阵发性位置性眩晕、过度换气综合征、科斯滕(Costen)综合征、运动病等。这类眩晕是激惹或反射引起,前庭中枢及末梢尚无不可逆性损害,治疗应针对病因,一旦病因解除、眩晕消失,前庭功能可恢复。

2. 原病因诊断明确　前庭功能一次性损害不可逆转的眩晕,如流行性腮腺炎、化脓性迷路炎、突发性聋、Rasmay Hunt 综合征、前庭神经元炎、内耳震荡、颞骨骨折等。这类眩晕病因虽除,但迷路或前庭神经功能完全破坏,前庭功能不能恢复,须依靠前庭中枢代偿消除眩晕。

3. 原病因难治　前庭功能波动性损害或不可逆损害,如梅尼埃病、动脉硬化或高血压性眩晕、颈椎病、听神经瘤等,此类疾病疗效差,眩晕不定期复发,这些难治性眩晕症经非手术治疗无效者可行外科治疗。

**(二)对症治疗**

1. 眩晕发作时的非手术治疗　选择最舒适体位,避免声光刺激,使患者安静,解除思想顾虑,树立信心。Hart(1972)介绍眩晕急性发作自主神经症状明显时,在排除严重循环系统疾病基础上,可用阿托品 0.5mg 皮下注射,可缓解严重恶心、呕吐,使患者安静,便于询问病史及检查,常用药物如下。

(1)前庭神经镇静药:异丙嗪(非那根)、地西泮(安定)、赛庚啶、巴比妥类、地芬尼多(眩晕停)。

(2)防止呕吐制剂:阿托品、氢溴酸东莨菪碱、山莨菪碱(654-2)。

(3)利尿药及脱水药:呋塞米、甘露醇、氢氯噻嗪(双氢克尿塞)、50%甘油、氨苯蝶啶、乙酰唑胺(Diamox)。

(4)血管扩张药:银杏叶提取物、丹参、川芎嗪、5%碳酸氢钠、三磷腺苷(ATP)、罂粟碱、氟桂利嗪(西比灵)、丹参注射剂、甲磺酸倍他司汀等。

(5)激素类:泼尼松、地塞米松。

(6)维生素类:维生素C、维生素P有改善毛细血管脆性的作用。

若已排除中枢性眩晕,尚未明确哪种末梢性疾病引起的眩晕,急性期可先对症处理;缓解期边检查边治疗,明确诊断后,按病因或根治性治疗。

2. *手术治疗* 眩晕症病因复杂,牵涉学科广泛,手术治疗必须有明确定位诊断和适应证,盲目行事后果不佳,手术方法在有关章节中讨论。

**(三)前庭康复治疗**

急性前庭综合征、慢性前庭综合征一般都需要行前庭康复治疗。运动病、视觉性眩晕等也需要行前庭康复治疗。前庭末梢和中枢性眩晕鉴别见表1-1。

**表1-1 前庭末梢和中枢性眩晕鉴别要点**

| 项目 | 末梢性 | 中枢性 |
|---|---|---|
| 起病特点 | 突然,呈发作性 | 缓慢、持续性 |
| 持续时间 | 短暂,数分钟、数日 | 持久,数日、数月、数年 |
| 眩晕性质 | 旋转、飘浮、倾倒 | 不稳、倾斜 |
| 眩晕强度 | 重 | 轻 |
| 意识障碍 | 无 | 有 |
| 自主神经症状 | 恶心、呕吐、脉缓、出汗 | 不明显 |
| 自发眼震 | 向健侧水平型;闭眼增强 | 向注视侧垂直,或摆动型;闭眼减弱或消失 |
| 半规管功能 | 管麻痹或正常 | 正常 |
| 视动功能 | 正常 | 视辨距不良,跟踪Ⅲ型 |
| 视抑制试验 | 正常 | 固视失败 |
| 平衡功能 | 发作期不能直立,向患侧倾倒,间歇期正常 | 倾倒方向不定、步态蹒跚或宽基步态 |
| 自主神经症状 | 恶心、呕吐、脉缓、出汗 | 不明显 |
| 伴发症状 | 常有耳聋、耳鸣 | 无耳蜗症状,伴其他脑神经症状 |
| 病因 | 梅尼埃病、中耳炎、迷路炎、前庭神经病变、运动病药物中毒、BPPV | 脑血管病变、脑肿瘤、脑干脑炎、颅颈结合部畸形 |

(张素珍 吴子明)

## 参考文献

[1] 黄选兆,汪吉宝.实用耳鼻咽喉科学[M].北京:人民卫生出版社,1998:1158-1195.

[2] Buettner UW, Dichgans J, In Lessell S, et al. The vestibular-ocular reflex and related function[M]. Neuro-ophthalmology. Vol 3. Amsterdan: Elsevier Science Publishers, 1984.

[3] Lauder W. Preventive maitain control[J]. Management and Treatment of Vertigo Prof-Nurse, 1993(8):506.

[4] Barber HO, Sharpe JA. Veslibular Disorders[M]. Chicago: Year Book Medical Publishers

INC,1988:189-214.

[5] Brandt T, Strupp M, Dieterich M. Towards a concept of disorders of"higher vestibular function"[J]. Front Integr Neurosci,2014(8):47.

[6] Bisdorff A, Von Brevern M, Lempert T, et al. Classification of vestibular symptoms: towards an international classification of vestibular disorders[J]. J Vestib Res,2009,19(1-2):1-13.

[7] 吴子明,刘博,韩军良. 临床前庭医学[M]. 北京:人民卫生出版社,2022:117-125.

# 第2章 前庭器的进化和胚胎发育

## 一、前庭器的进化

前庭器的进化与动物生活方式、生活环境有关，由低等动物进化为高等动物的过程中，为适应生存，感觉器官由简单到复杂。无脊椎动物无感觉器官，借皮肤感受外界刺激。原生动物没有平衡感受器，腔肠动物中如在水中漂浮的水母已开始有含钙质平衡石的囊状物；节肢动物已有头、胸、腹之分，头部有平衡器及司触觉的刚毛，每一刚毛基部有神经末梢与脑相连，在刚毛丛中有沙粒，具有平衡作用。脊椎动物的听觉平衡器官是耳，最初只有平衡作用，听觉是后来发展起来的，以内耳为主，中耳在两栖类才开始出现，外耳到哺乳类动物才发育完成。脊椎动物的内耳发育起源于听泡，听泡是与原始菱脑相邻的外胚层内陷所形成的。妊娠第 4 周左右，这些原始结构开始发育，该过程是通过特定基因产生的分子信号，不断地进行协调整合排列推进的。听泡以不等速度生长，演变为椭圆囊、球囊和三个半规管；鱼类的球囊生出一小突起称听壶(lagena)，哺乳动物形成蜗管且卷作螺旋形。内耳的结构与侧线极相似，故有学者认为内耳来自鱼类侧线系统。在动物的进化过程中，前庭系统先于听觉系统，低等动物前庭器比高等动物大，感受器多于人类，是低等动物维持生命不可缺少的器官。

## 二、前庭器的胚胎发生学

### (一)膜迷路的发生

膜迷路原基是耳结构中最早出现的部分。

1. 听泡的发育　听泡是膜迷路的原基，来源于与菱脑相邻的增厚外胚层，人类胚胎发育的第 3 周，胚胎后脑两侧表面的外胚层各出现一个对称增厚区，称听板(otic plate)，第 4 周听板向中胚层组织内陷，称听窝(otic pit)，至 4 周半听窝开口融合，与外胚层完全脱离，形成椭圆形听泡(otocyst)。听泡在中胚层间质内向背腹侧发展形成三个皱襞，第一皱襞从听泡的内侧壁垂直下陷，使其内侧分出一个很长的内淋巴管，其末端较宽为内淋巴囊原基；第二皱襞发生在第一皱襞形成之后，位于听泡的内侧壁，呈水平向，从内淋巴管开口下方开始内陷；第三皱襞位于听泡的外侧壁，亦呈水平向，内陷的方向在第一、第二皱襞之间。当三个内陷的尖端互相接近时，听泡形成一“Y”形管腔，被分成背侧椭圆囊、腹侧球囊(图 2-1)。于胚胎第 5～6 周时它的腹侧伸出一个小突起，为蜗管的原基。蜗管自球囊伸出后，两者之间的管道开始变细，之后开始旋绕，在妊娠第 8 周形成了 1½ 转，第 10 周 2 转，10～11 周时成为一极细小管称连合管，到了第 25 周，此时蜗管已完成 2.5～2.75 圈。在发育过程中，耳蜗形成较迟，鱼类等低等动物的内耳仅有前庭无耳蜗部，就种族发生学而言，耳蜗是迷路的后起部分。听泡发育时，泡壁上分出一堆细胞，和来自神经的另一些细胞形成前庭－听神经节，以后，此神经节分化为耳蜗神经节和前庭神经节，各自的神经纤维分别分布到前庭和耳蜗终器。

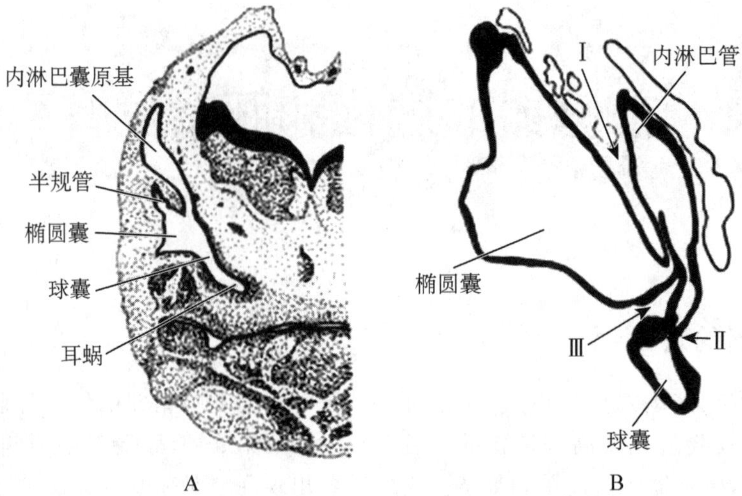


图 2-1 人听泡发育

A. 胚胎 6 周；B. 胚胎 10 周；Ⅰ. 第一皱襞；Ⅱ. 第二皱襞；Ⅲ. 第三皱襞。

2. 半规管的发生　三个半规管的发生约在胚胎的第 5 周，当椭圆囊、球囊尚未分开时椭圆囊的上外侧产生三个拱状凸起，先是上(前)半规管，接着是后半规管，最后是水平半规管。胚胎 7 周半时半规管基本形成，直到胚胎中期(21～25 周)，三个半规管发展到成人的形状与大小(图 2-2)。

3. 内淋巴管系统的发生　在第一皱襞不断深陷时，内淋巴管继续向上伸展，穿过胚胎期的软骨迷路(以后变为骨迷路)，它所穿过的小管称前庭小管。内淋巴管穿过骨迷路前已部分开始膨大，形成内淋巴管的窦部，经前庭水管时管腔变窄称峡部，此后内淋巴管的终末端再次膨大成内淋巴囊，其一半在前庭水管的骨质内，此处表皮有许多皱襞，故称皱褶部，其中含有大量小血管及结缔组织；囊的另一半位于颅后窝两层脑膜之间，囊壁光滑，称平滑部，即内淋巴管的终末端，出生后

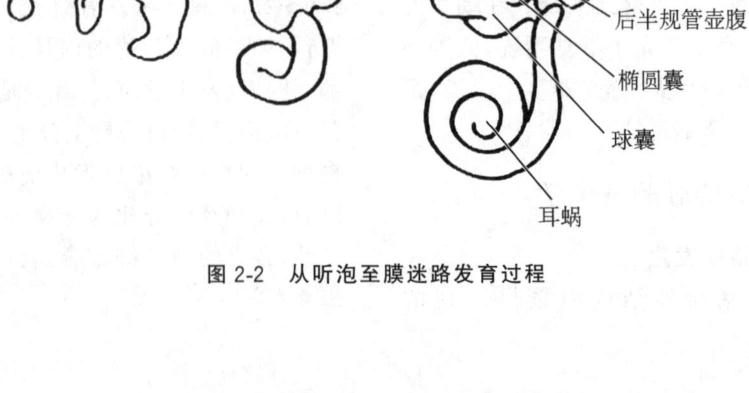


图 2-2 从听泡至膜迷路发育过程

颅后窝继续扩大，包着内淋巴囊处脑膜向下方移位，乙状窦与内淋巴囊保持密切的毗邻关系，两者之间有血管联系，前庭静脉伴内淋巴管汇于侧窦。内淋巴管的一系列管道统称内淋巴系统，为听泡附件中发育最早部分，出生后3～4年仍继续发育，亦有报道至青春期仍可继续发育，它具有吸收内淋巴液、吞噬代谢产物等重要作用。而迷路的其他部分在胚胎中期已发育到成年期的形状和大小。

4. 位觉斑的发生　在椭圆囊和球囊中，各自分化出一个垫状增厚区，为早期位觉斑，7周半时有神经纤维分别进入椭圆囊和球囊壁增厚区，8周时表面有原始假复层上皮，但毛细胞、支持细胞尚很紊乱密集成堆，至16周时位觉斑已大部分完成，可见已分化的毛细胞和支持细胞，22周时囊斑的毛细胞、支持细胞已与成人相同，毛细胞之纤毛呈弯曲状，向上伸入耳石膜胶质内，膜中有不少粒状碳酸钙结晶，称耳石或称位觉砂。

5. 壶腹嵴的发生　胚胎8周时壶腹嵴呈小丘状突出于壶腹中，前庭神经向三个壶腹中各伸出一末梢支即壶腹神经，其与壶腹壁结合处的上皮高度分化，形成一嵴状皱褶，称壶腹嵴，表层为感觉上皮，嵴的顶部有胶状物，称嵴顶。壶腹周围尚无外淋巴间隙及软骨迷路，至10～11周嵴表面的上皮已形成假复层形态，16周时纤毛从毛细胞顶部表皮板生长，20周的胚胎壶腹嵴感觉上皮及嵴顶的外形几乎与成人相似，而外淋巴间隙尚未发育成熟为网状结构，壶腹嵴底部出现骨化中心，到23周壶腹嵴发育成熟。

初步形成的膜迷路，埋藏于中胚层的间充质中，随着胚龄的增长，间充质逐步分化成外淋巴间隙及由前软骨变为软骨迷路，后骨化成骨迷路，膜迷路悬挂在骨迷路内，两者之间为外淋巴间隙。

### (二)外淋巴间隙的发生

外淋巴间隙位于膜迷路与骨迷路之间，发源于中胚层的间充质。胚胎早期包围听泡的中胚层间充质异常疏松，到7周时变为前软骨，7～8周时其外侧变成真性软骨为骨迷路始基，9周半时前软骨区的细胞变得致密。紧靠膜迷路上皮者为数层梭形细胞，其中杂有纤维，此即早期外淋巴间隙，11周时外淋巴间隙疏松结缔组织空泡化。靠近膜迷路有数层比较密集的结缔组织，是将来的固有膜。在疏松结缔组织的外周，靠近真性软骨区，有数层致密的结缔组织，与外周的软骨迷路有明显界限，为将来的内骨衣层。位于内骨衣层与固有膜之间的网状结构进一步空泡化形成大小不等的空隙，其中网状结构继续被吸收，至成熟后外淋巴间隙仅留少许结缔组织索条。至16周，外淋巴间隙已充分发育，但尚未成熟，其组织已明显分为三层，即固有膜、内骨衣层及两者之间的网状结构层。外淋巴间隙最早发育的是在前庭相当球囊与镫骨足板之间，称前庭池，而半规管周围的外淋巴间隙发育较迟，最后融成充满外淋巴的腔隙，外淋巴间隙有四个延伸部位进入骨迷路，即前庭水管、蜗水管、窗前裂及窗后窝。

### (三)骨迷路的发生

骨迷路的发育经历了间充质和软骨两个阶段，骨迷路的形状随膜迷路发育的形态变化而改变，软骨迷路骨化前已达成人大小。妊娠第8周，听泡发育的同时其周围的间充质细胞分化成一个软骨耳囊。直至膜迷路发育至成人大小时，软骨耳囊开始骨化形成骨迷路。一旦骨化开始内耳结构即停止生长，16周时在蜗窗周围出现第一个骨化点，当半规管在胚胎2～25周停止生长时，最后一个骨化中心在半规管周围出现，共14个骨化中心。骨化一旦开始即迅速进行，到23周，除外半规管上一个区域、前庭窗及窗前裂一条狭窄软骨外，骨化均已完成。骨化后的迷路壁分为三层，外层称骨外膜骨、中层为软骨内成骨层、内层为骨内膜骨。骨迷路中较薄的骨内膜骨和较厚的软骨内成骨层一旦形成，终身不变，此二层骨修补能力均差，骨折时除纤维性接合外无骨性愈合，故内耳开窗后能长期保留窗口，以利传声，而骨外膜骨开始较薄，以后迅速增厚，可继续增厚至成年。

（张素珍　郭维维）

## 参 考 文 献

[1] 姜泗长，顾瑞，王正敏. 耳科学[M]. 2 版. 上海：上海科学技术出版社，2002：139-163.

[2] 李学佩. 神经耳科学[M]. 北京：北京大学医学出版社，2007：2-16.

[3] 丁大连，蒋涛，亓卫东，内耳科学[M]. 北京：中国科学技术出版社，2010.

[4] Goldberg JM，Wilson VJ，Cullen KE，et al. The vestibular system：a sixth sense[M]. Oxford University Press，2012.

[5] Lane JI，Witte RJ，Bolster B，et al. State of the art：3T imaging of the membranous labyrinth[J]. AJNR Am J Neuroradiol，2008，29(8)：1436-1440.

[6] Nicolas MT，Demêmes D，Martin A，et al. KCNQ1/KCNE1 potassium channel in mammalian vestibular dark cells[J]. Hear Res，2001，153(1-2)：132-145.

[7] Palma S，Boldrini P，Nucci R，et al. Melanin in human vestibular organs：what do we know now? An ultrastructural study and review of the literature[J]. Hearing，Balance and Communication，2018，16(2)：101-107.

# 第3章 前庭系统的解剖和生理

人类的前庭系统通过感知和整合运动来促进适当的平衡。一般来说，前庭解剖学和生理学可分为外周部分和中枢两部分。本章总结了与健康个体前庭系统功能相关的结构组织和生理过程。

## 一、外周前庭系统的解剖学和生理学

外周前庭系统包含五个感觉结构：三个半规管（水平管，也称为侧管；前管，也称为上管；后管）和两个耳石器官（胞囊和球囊）。在每个感觉器官中，感觉毛细胞被专门组织起来，允许将头部运动在不同的平面上转导为神经冲动（图 3-1）。

### （一）内耳迷路

前庭系统的外周感觉器官位于内耳内，侧面靠近充满空气的中耳，中间边缘是颞骨，位于耳蜗的后方。在内耳内，一个骨迷路中包含了一个包含前庭受体的膜性迷路。这两个迷路的液体成分类型有所不同。骨迷路含有外淋巴液，是一种化学成分类似脑脊液的物质，钠钾浓度比值高。耳蜗导水管被认为是连接外淋巴管和脊髓液通路的通道。椭圆窗和圆窗是分隔中耳和内耳外淋巴管的两个结构。

膜迷路包含内淋巴，这是第二种内耳液。内淋巴由较高的钾钠浓度比组成，类似于细胞内液体。内淋巴液产生于耳蜗管壁血管纹。内淋巴囊是内耳内的膜性结构，吸收内淋巴，并通过椭圆囊管和连接管连接到内耳内的其他内淋巴空间。内淋巴液和外淋巴液

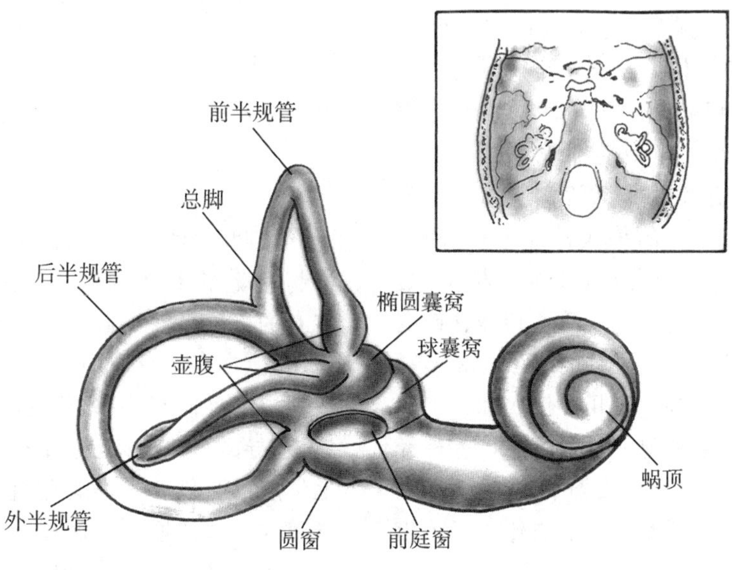


图 3-1 右侧骨迷路外面

的分离是通过围绕每个细胞顶端的紧密连接复合体来维持的。由于机械原因，液体的分配很重要，允许半规管利用内淋巴流体动力学传递半规管信息，也由于生物生理学原因，为毛细胞转导提供必要的电化学梯度。虽然超出了本章的范围，但值得注意的是，这种划分的结构完整性对内耳听觉功能的生物学基础也是必不可少的。

**(二)内耳感觉毛细胞**

每个前庭结构都包含特殊的感觉毛细胞。这些毛细胞的功能是将机械能传递到头部运动或重力变化所产生的神经活动中。头部运动发生在线性和(或)旋转加速度力下，导致每个受体器官中毛细胞束的特定子集的偏转。

前庭受体毛细胞由纤毛、细胞体和神经末梢(传入和传出)组成。纤毛是嵌在神经上皮细胞膜上的杆状感觉机械感受器，在每个细胞体的顶部形成一个刚性的束。每个毛细胞的基本结构包括一个单一的长毛动纤毛，以及在顶端的70～100根短毛静纤毛。这些毛细胞有规律地排列，并根据长度定位。最高的静纤毛最靠近动纤毛。尖端连接是丝状结构，连接着较短的静纤毛的尖端和相邻的较高的静纤毛的身体。

前庭上皮由两种不同类型的细胞体组成，即Ⅰ型和Ⅱ型。Ⅰ型毛细胞体的形状像一个烧瓶，基部更圆，中间更宽，顶端和基部更窄。花萼是一个大的传入神经末梢，围绕着Ⅰ型毛细胞体，并与传出神经末梢接触。Ⅰ型毛细胞与不规则的传入活动和静息放电率的高变异性有关。Ⅱ型毛细胞是最丰富的，形状像一个圆柱体，有几个传入和传出的直接连接。Ⅱ型毛细胞主要是常规传入神经上的突触，静息放电率的变异性较低。Ⅰ型和Ⅱ型毛细胞适应的差异可能与传入和传出神经末梢附着的差异有关。

Ⅰ型和Ⅱ型毛细胞虽然结构不同，但都具有重要的功能特征。在没有任何刺激的情况下，两种毛细胞类型都产生一种紧张性的、自发的神经放电率，平均每秒70～90个峰值(图3-2)。

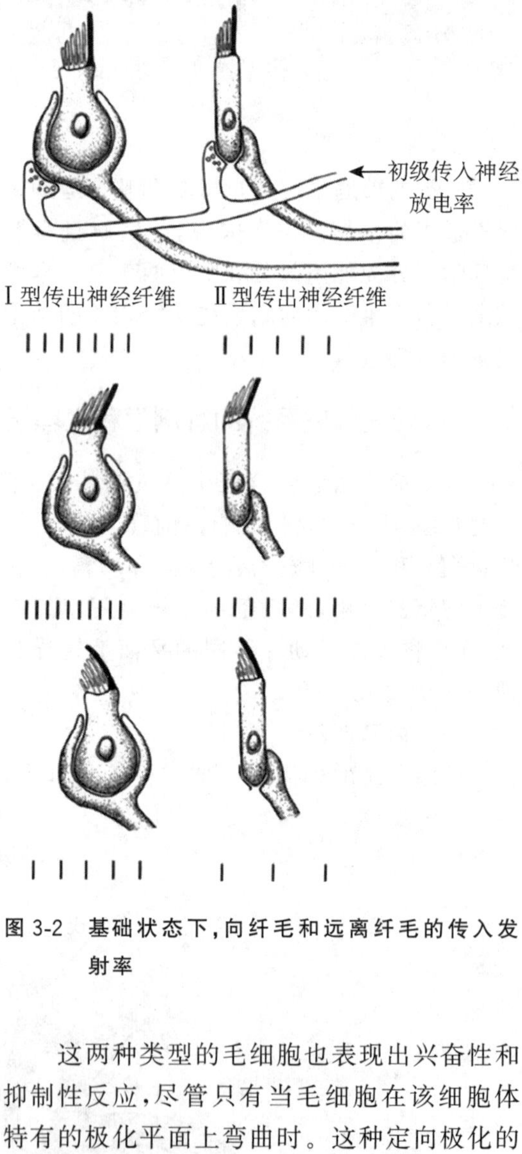


**图3-2 基础状态下，向纤毛和远离纤毛的传入发射率**

这两种类型的毛细胞也表现出兴奋性和抑制性反应，尽管只有当毛细胞在该细胞体特有的极化平面上弯曲时。这种定向极化的作用是，在兴奋反应中，静纤毛偏转向动纤毛弯曲。这种向纤毛-纤毛的移动改变了尖端连接，导致转导通道打开和钾离子的流入。毛细胞的去极化刺激神经递质释放到突触，导致放电率的增加。这种兴奋性活动使神经放电率从紧张性水平增加到每秒400个峰值。相反的情况发生在抑制期间，当静纤毛弯曲远离动纤毛，导致尖端连接张力降低，通道机械关闭和放电率降低。与兴奋过程中神经放电率的变化相比，抑制过程中神经活动的变化从每秒约90个峰值的紧张性率显著降低到神经活动的消失。

### (三)半规管

三个半规管(SCC)由包裹在骨管结构中的膜迷路组成，排列在三个相互垂直的平面上。横向(或水平)、前(或上)和后鳞状半规管共同构成了一个独特的排列，允许旋转加速度的三维矢量表示。水平管在轴向平面上呈30°角，而上、后管向矢状面呈45°角。每个对特定向量的运动敏感。

所有的半规管都开放进入椭圆囊；每个半规管的另一端通向壶腹，一个扩张的囊。在基部，壶腹包含感觉神经上皮，即壶腹嵴，它由约7000个毛细胞组成。这些毛细胞嵌在表皮中，表皮周围附着在嵴基部的上皮细胞上。壶腹嵴可以被认为是一个“隔”，将半规管分成两个隔间，在表皮内，每个毛细胞与神经末梢进行突触接触，形成每个半规管的初级传入神经纤维。

在每个半规管中，毛细胞要么朝向或远离椭圆囊，从而产生兴奋性或抑制性反应。例如，在外侧半规管中，动纤毛的定位指向椭圆囊。当壶腹嵴朝向椭圆囊弯曲时产生兴奋性反应，也就是内淋巴向壶腹流动，当壶腹嵴远离椭圆囊弯曲时产生抑制性反应，也就是内淋巴离开壶腹流动。前后半规管的毛细胞取向则相反，即内淋巴向壶腹流动(即壶腹嵴向椭圆囊弯曲)导致抑制，内淋巴离开壶腹流动(即壶腹嵴远离椭圆囊弯曲)导致兴奋。

半规管的兴奋机制与壶腹嵴及其周围内淋巴的密度和黏度特性有关，壶腹嵴和周围的内淋巴密度接近。在没有头部运动的情况下，当壶腹嵴漂浮在内淋巴内时，壶腹嵴内的毛细胞保持在中性位置。

随着头部运动，旋转加速度产生内淋巴运动，使毛细胞向相反的旋转方向弯曲。内淋巴的黏性组成导致液体滞后，产生一个相反的旋转方向的电流。然后，壶腹嵴和嵌入的静纤毛发生偏转，并根据旋转的方向，使传入神经元的神经放电率突然增加或减少(图3-3)。当头部的旋转速度变得恒定时，壶腹嵴就会恢复到直立的位置，每个细胞的突触电位都会正常化。内淋巴的黏度和壶腹嵴的质量抑制了神经放电率，限制了为低频头部

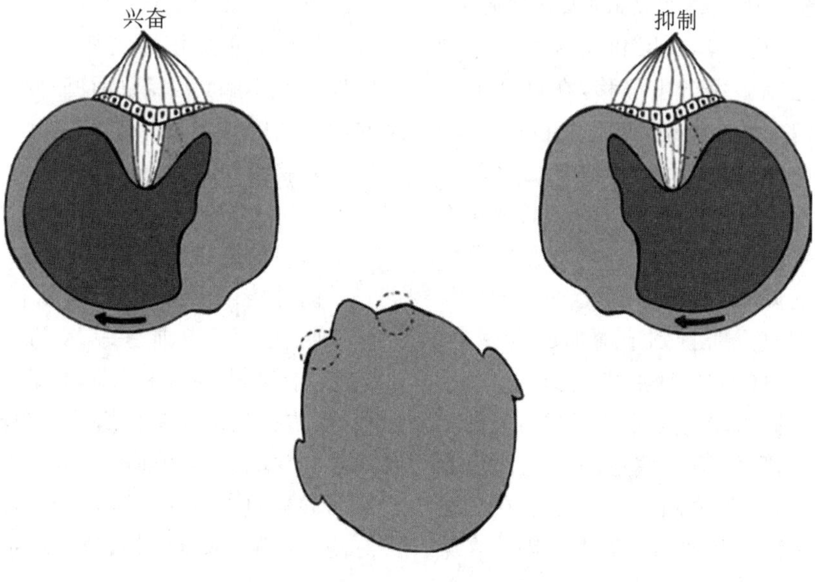


图3-3　旋转头运动导致各自成对半规管的兴奋和抑制

运动而产生的头部速度信息的数量。由于毛细胞的动态范围有限，因此在毛细胞的兴奋反应中具有更大的动态范围，因此它们在高频率下是不对称的。

**（四）耳石器官**

耳石器官包括椭圆囊和球囊，它们被安置在前庭的两个空腔内。椭圆囊呈椭圆形，包含在一个肿胀的椭圆形凹槽附近。球囊垂直于椭圆囊，平行于球形凹槽内的矢状面。耳石器官的功能是检测头部相对于重力的线性加速度和静态方向。

感觉神经上皮包含在每个耳石器官的囊斑内，水平方向在椭圆囊内，垂直方向在球囊内。纹状体是神经上皮内的一个区域，将毛细胞分裂成两个具有不同毛细胞排列的区域。与壶腹嵴不同的是，耳石器官内的静纤毛向不同的方向极化，即在球囊远离动纤毛，在椭圆囊朝向动纤毛。这些毛细胞束伸入到凝胶状膜上，上面是碳酸钙颗粒或耳石，嵌在表面。

线性加速度在耳石和胶状膜上产生力，导致毛细胞束的偏转。椭圆囊感受水平平面的运动（即头部侧倾和侧向位移）刺激，而球囊则是感受垂直平面的运动（即矢状面向上、向下、向前和向后）；耳石层和胶状膜之间的剪切运动使毛细胞束产生位移，在静纤毛顶部打开机械门控转导通道，使毛细胞去极化，导致神经递质释放。这种神经递质的释放产生了传入神经放电率的增加。对于其他具有不同方向的毛细胞，相同的剪切力会导致张力性放电率的降低，或没有变化。一部分传入神经在头部直立时特别地增加放电率，然后根据头部倾斜的方向增加或减少。

虽然对外周末端器官神经支配的概念和理论理解相当简单，但这些通路的激活更为复杂，有时甚至受到限制。耳石器官在区分重力倾斜和线性平移方面的能力有限。在某些情况下，这种无法区分平移加速度和头部方向变化的现象可以通过由半规管或视觉系统产生的耳石外信息来解决。在大多数情况下，人类的运动导致同时兴奋和抑制半规管和耳石受体器官。

## 二、前庭中枢系统的解剖学和生理学

前庭中枢连接促进了来自每个前庭迷宫的输入的交互作用，以及来自体感和视觉感觉系统的其他输入。例如，向头部的一侧倾斜，会产生与头部另一侧对应的毛细胞相反的效果。此外，从前庭核（VN）到处理前庭信息的皮质中心，在所有的前庭中央水平上都有一个耳石和半规管输入的融合。

**（一）前庭神经**

外周末梢器官兴奋后，迷路的感觉信息通过第Ⅷ脑神经向内听道传递，在桥髓交界处进入脑干。与前庭神经一起，面神经、耳蜗神经和迷路动脉也穿过内耳道。Scarpa（前庭）神经节的双极神经元被半规管的壶腹嵴毛细胞和耳石的囊斑激活。Scarpa 神经节的上部起源于前半规管的壶腹嵴，椭圆囊的囊斑，球囊神经的一个分支。Scarpa 神经节的下半部分连接到后半规管的壶腹嵴和球囊的囊斑。这些 Scarpa 神经节的上、下束与耳蜗神经合并形成第Ⅷ脑神经。虽然有些会直接投射到小脑，大多数前庭神经纤维与脑桥的同侧前庭核中央相连。中枢处理部分开始于第Ⅷ脑神经进入脑干，在前庭核复合体和小脑中。

**（二）前庭核复合体**

前庭核位于第四脑室，从桥脑桥到髓质延伸两柱。作为前庭输入的主要接受者，VN 包括 4 个主要核，即内侧、上、外侧和下核，在传递到运动中枢之前，它具有处理前庭输入的功能。每侧前庭神经直接连接到同侧 VN，并通过几个相互连接的神经元连接到对侧。小脑、网状结构、脊髓和颈部交界处都为 VN 提供了额外的传入信息。传出信息从 VN 被传送回这些相同的区域。

1. *内侧前庭神经核*（Schwalbe 核，MVN）　占前庭区的大部，接收 3 个半规管及椭圆囊来的神经纤维，所发出纤维越过中线后参加对侧内侧纵束（MLF），再分升支、下降支。升支与同侧展神经核、对侧动眼神经核、滑车神经核联系，引起眼球反射性运动即眼震慢相；下降纤维与迷走神经运动背核、分泌核及其他自主神经核团相联系。

2. *外侧前庭核*（Deiters 核，LVN）　由大型多极细胞组成，位于第四脑室底延髓外侧部，一般不接收初级前庭传入神经纤维，只有腹侧接收少量椭圆囊斑的神经纤维，也接收额顶叶来的纤维，除有纤维越过中线参与对侧内侧纵束外，主要发出前庭脊髓束，下行于脊髓全长，终止于同侧前角细胞，对伸肌发出运动信号维持肌张力。

3. *上前庭核*（Bechterew 核，SVN）　上核由含尼氏体的中细胞组成，位于第四脑室角，在外侧核的背方，传入神经主要是半规管壶腹嵴，发出的纤维经旁绳状体与小脑绒球小结叶、蚓垂及小脑皮质相联系，小脑绒球也有古老的纤维止于上核，这可以解释一侧小脑损害引起眼震和倾倒与同侧前庭终器损害的眼震倾倒方向相同，上核还发出纤维组成前庭中脑径路。

4. *下前庭核*（Roller 核，DVN）　位于前庭核区腹外侧处，是前庭神经核中最长最大的核，细胞和 MVN 相似，与 LVN 界限不清，主要接收球囊和部分半规管来的神经纤维，其发出的二级纤维参加 MLF，下行至脊髓全长，可能止于中间核。

5. *Y 细胞群*（Y group）　紧靠小脑绒球脚，在外侧前庭核和小脑下脚上形成帽状结构，分为腹侧群和背侧群。腹侧群接收球囊来的神经纤维，发出的纤维连接小脑绒球并投射至对侧上前庭神经核；背侧群则接收垂直半规管和小脑绒球来的神经纤维，发出的纤维与同侧动眼神经核联系。

6. *前庭神经间质核*　位于前庭神经自脑干边缘移行至前庭核的径路上，是内侧纵束最突出的细胞群，接收囊斑和部分半规管来的神经纤维，发出的纤维与 4 个主要核团均有联系。

7. *其他小细胞群*　除上述核团外，前庭神经核还有 Z、X、F、L 和 E 细胞群，它们位于大的前庭神经核周围，不接收前庭神经的传入，在神经元控制机制、前庭神经核与脊髓、小脑、丘脑、网状结构之间的反射弧中起重要作用。

### （三）前庭系统的运动信号输出

运动产生了一种复杂的前庭刺激模式。关于头部和身体运动的信息通过中枢神经系统传递到运动中心，如动眼肌核和脊髓。这些系统的输出允许个体通过前庭眼反射（VOR）在视网膜上获得稳定的图像，并通过前庭脊髓反射（VSR）产生相对于外部环境的姿势反应。

### （四）前庭眼反射（VOR）

前庭眼反射由一个三神经元的反射弧组成。反射起源于外周器官的激活，然后通过内侧纵束（MLF）直接连接到 VN，MLF 束将从外展核传递到对侧动眼肌核的兴奋性投射。间接投射也产生于网状结构到动眼肌核的形成。VOR 的目的是将图像保存在视野的中心。这是通过将头部的物理加速度转为生物信号来实现的，引导相反运动方向的眼球运动（图 3-4）。

VOR 通路的潜伏期仅为 20ms 左右，允许快速和准确地稳定凝视，而没有任何视觉模糊的头部运动。VOR 快速完成这个反应，但不完全，对缓慢的旋转缺乏敏感度。VOR 也不能有效地补偿在恒定速度下的持续运动。当在明亮环境下的长时间运动中不再有前庭输入时，两个重叠的视觉通路，即视动和平滑追踪系统，补充了前庭反应。速度存储系统是延长旋转前庭信号持续时间的中枢机制，也有帮助。该系统提高了（旋转）VOR 转导持续头部运动的低频系统的能力。

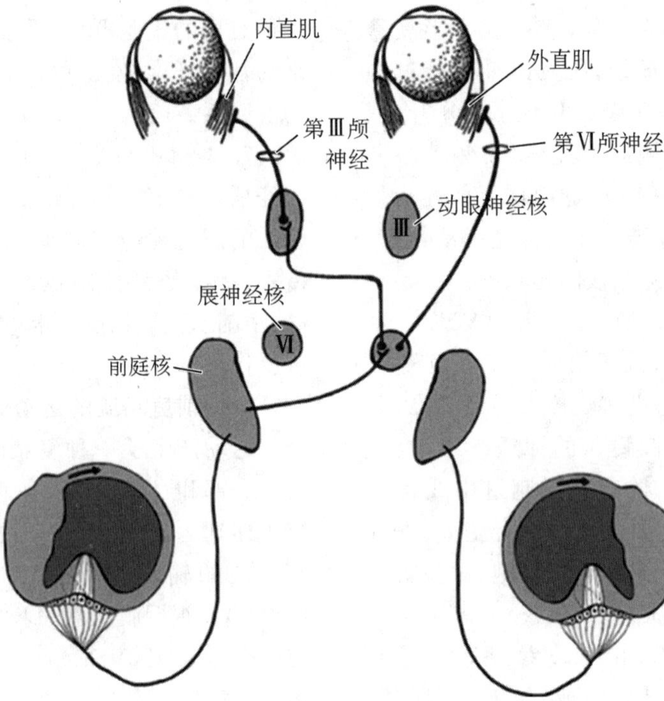


**图 3-4　半规管-眼反射**

6 块眼外肌通过 3 个不同的核来保存视网膜图像，即动眼肌核、滑车核和外展核。每一块肌肉收缩与另一块肌肉的放松同时发生。每一对都是协同工作的，并与半规管的平面近似重合。根据平面函数，VOR 可以组织成 3 种不同的子类型，即水平（或旋转）VOR，补偿头部旋转；平移 VOR，补偿头部线性运动；眼球反转，补偿头部倾斜。

旋转 VOR 随着头部的转动，激活半规管而起作用。在水平旋转过程中，来自水平半规管的初级前庭传入神经刺激同侧内侧和腹外侧前庭核。这些次级前庭神经元有轴突，要么向对侧上升到外展核，要么向同侧上升到动眼肌核。来自外展核突触的运动神经元位于外侧直肌，而来自动眼肌核突触的类似运动神经元来自内侧直肌。一些神经元也通过 Deiters 升束从 VN 直接连接到同侧内侧直肌。除了兴奋性投射，抑制性投射也投射到同侧外侧直肌和对侧内侧直肌，以允许眼球在头部运动的相同和相反的方向上运动。垂直半规管激活功能类似。前、后半规管的激活刺激动眼肌、滑车或外展运动神经元上的突触。这些突触支配下直肌、上直肌和斜肌。

相对于旋转 VOR 通路，人们对平移 VOR 通路，特别是导致眼部反滚反应的 VOR 通路的了解较少。当头部侧向移动、向前移动或倾斜时，图像的稳定被认为是由于耳石-眼通路，它将来自椭圆囊和球囊的信号连接到动眼肌神经元。在线性头部平移过程中，椭圆囊外侧部分的刺激是通过与外侧和内侧 VN 的多突触连接来介导的。这些 VN 突触投射到外展核，通过 MLF 到运动神经元，引导眼球注视。

在头部倾斜时，扭转或斜眼运动产生眼球反向扭转。眼反转由在头部倾斜的相反方向移动的眼球运动组成，幅度比头部倾斜的要小得多。随着头部倾斜，椭圆囊斑的内侧部分被兴奋，经突触传递到外侧 VN。通过 MLF，外侧 VN 连接滑车动眼核，刺激同侧上斜肌和上直肌，以及对侧下斜肌与下直肌产生眼反滚。来自 VN 的同侧投射也支配到同侧下斜肌的多突触抑制性连接。静态眼反射可以补偿人类 10%～20%的头滚动。

**（五）前庭脊髓反射（VSR）**

前庭脊髓反射（VSR）是由一系列的运动命令组成的，由前庭系统启动，以帮助保持姿势的稳定。视觉和本体感觉输入与来自 VSR 的信息相结合，以保持身体相对于外部环境的方向。VSR 除网状脊髓束外，还由内侧和外侧前庭脊髓束组成。

内侧前庭脊髓束（MVST）主要是一个对侧通路，起源于半规管，通过内侧前庭神经核 VN 传递。该通路通过双侧 MLF 下降，终止于胸段脊髓以上水平。MVST 被认为是通过控制颈部和肩部的肌肉来调节头部的位置。另一种通过颈部肌肉控制头部位置的反射是前庭颈反射。前庭颈神经反射通过前庭感受器的激活，启动与当前头部空间速度相反方向的头部运动，从而稳定头部。头部侧向旋转的反射弧，是在半规管兴奋后，通过前庭神经支配激活到内侧 VN，通过 MLF 下降到脊髓的上颈段水平。

外侧前庭脊髓束（LVST）包括起源于侧 VN 的同侧兴奋性通路，通过下 VN 下降，终止于脊髓不同水平的前角细胞和近端肢体伸肌。同时发生的去突触连接抑制了对侧近端伸肌。LVST 被认为可以控制下肢对运动的姿势调整。当头部倾斜时，半规管和耳石相连的 VN 都被激活，通过 LVST 和 MVST 将脉冲传递到脊髓；这一动作诱导同侧头侧的伸肌活动和对侧的屈肌活动。第三条通路起源于网状结构，然后下降到脊髓，终止于灰质的中间部分，以影响肢体和躯干的运动。VN 和网状结构都为脊髓提供了信息，以维持对姿势不稳定的代偿性反馈反应。

**（六）前庭小脑通路**

前庭小脑也被称为小叶，由小结节和小叶组成。从 VN 的传入投射直接连接到前庭小脑。来自前庭小脑内的浦肯野细胞的传出投射将传出信息向同侧发送到 VN 和顶核。这些通路可以监测前庭活动，并在必要时支持前庭小脑作为自适应处理器的作用。例如，前庭小脑在处理来自囊斑的传入活动时，通过调整 VOR 的增益和持续时间来改变前庭输入。该区域也在处理前庭和本体感觉输入信号，以调节前庭脊髓反射中发挥作用。

**（七）前庭皮质中心**

在灵长类动物的大脑中，还没有发现孤立的前庭皮质。然而，顶叶岛叶前庭皮质（PIVC）是大脑皮质中一个已知前庭输入集中的区域。PIVC 中的神经元可能主要被用作空间运动的指标，将物体的运动从自我参照转变为参照环境。

PIVC 中的神经元也能汇集多感觉自我运动线索与外部物体运动信息。前庭输入与处理视觉和体感信息的其他通路共享皮质投射。抑制性前庭-视觉交互作用也被注意到使用大场视动视觉显示诱导明显的自我运动感知，这一交互作业在枕叶皮质的顶叶-枕叶区增加，双侧 PIVC 减少。理论上，这种关系允许占主导地位的感觉权重从一种模式转移到另一种模式，这取决于哪种刺激模式占主导地位。

**（八）前庭中枢通路**

Scarpa 节发出的一级神经元止于前庭上、下、内、外四核和 Y 细胞群及前庭神经间质核，是接收、综合、调节各种平衡信息的中继站，其发出的二级神经纤维与以下的神经核或器官发生联系。

1. *前庭眼球运动通路* 上、下、内前庭神经核发出纤维加入同侧和对侧的内侧纵束，上行至第Ⅲ、Ⅳ、Ⅵ脑神经核，动眼神经核位于中脑被盖部中脑水管腹面灰质内；滑车神经核位于动眼神经核后下；展神经核在脑桥与延髓交界处。各半规管的冲动经前庭神经核与各自同一平面的眼肌联系，同一冲动可借越边纤维与对侧拮抗肌联系，维持双眼的协同运动，如左外半规管内淋巴流向壶腹，则冲动经下前庭核发出越边及不越边两种纤维，不越边纤维使同侧内直肌收缩，越边纤维使对侧外直肌收缩，引发双眼向右共轭运动（即慢相），由于中枢代偿大脑皮质通过锥体外系对眼球偏位纠正即产生快相，出现向左的水平眼震；前半规管刺激产生垂直眼震，后半规管受刺激诱发扭转眼震。

2. 前庭脊髓束　从前庭核到脊髓有两条独立传导路径，将前庭终器信息传到脊髓，控制颈肌及四肢肌肉运动。

（1）前庭脊髓外侧束：①不交叉性传导束，由前庭外侧核发出，下行进入同侧脊髓侧索的腹侧部，达同侧颈、胸、腰各段脊髓神经前角运动细胞；②交叉性传导束，由下核发出下行纤维，经内侧纵束交叉到对侧下降至脊髓全长，可能止于脊髓的中间核，静止时参与维持颈及四肢肌张力。如一侧前庭受损，同侧伸肌、外展肌张力减弱，屈肌、内收肌张力增强，对侧屈肌，内收肌张力减弱，患者向同侧倾倒，反之一侧前庭兴奋性增强，患者向对侧倾倒。

（2）前庭脊髓内侧束：主要由前庭神经内侧核发出下行纤维，经内侧纵束到达颈段脊髓的前角运动细胞，将影响迷路紧张性冲动传到颈肌，此束与副神经核有联系。

3. 前庭小脑之间的连接　前庭与小脑间联系有相互的传入传出纤维，传至小脑的纤维有前庭终器来的一级纤维越过前庭核经绳状体，直接达到小脑绒球、蚓小结和顶核；多数为次级神经纤维，来自前庭内侧核、下核和X群，到小脑绒球的纤维来自同侧，到小结、蚓部、顶核的纤维来自双侧的前庭核。小脑的传出纤维中，有顶核和球状核发出顶核延髓纤维进入前庭诸核。小脑以前庭外侧核、红核，网状结构为中继站，控制眼肌、颈、躯干及上下肢的肌肉运动，小脑损害和前庭损害倾倒的方向和眼震方向相同，可以认为小脑是高于前庭核的平衡调节中枢。小结和蚓垂与眼动的储存、释放有关，前庭-眼反射长时程适应了，有赖于这部分古小脑。

4. 前庭大脑皮质的联系　前庭功能受大脑主宰，皮质中枢的功能是综合分析迷路冲动，感知身体的姿势和位置。前庭受刺激出现眩晕感说明前庭器在大脑皮质有反应区，只是尚未发现特殊区域与前庭传入信号的传导路径。对前庭区皮质的部位尚未统一看法，一般认为在颞上回的头端与听皮质之间；有学者认为前庭冲动借小脑与大脑皮质联系；有些学者认为在 Brodmann Ⅰ区周围，包括前上雪氏回、外雪氏回前缘、中外雪氏回后缘等处，刺激前庭感受器或其神经可在该区记录到短潜伏期皮质诱发电位，而在运动区引出的前庭诱发电位潜伏期较长，证明前庭纤维在大脑有直接的投射区，但部位和范围还不够明确，正常情况下皮质平衡中枢对前庭功能起调节和控制作用。

5. 前庭自主神经联系　二级前庭神经纤维与自主神经联系是复杂的，主要是内侧核发出纤维到同侧与对侧网状结构，并与内脏运动诸核包括迷走神经运动背核、分泌核、疑核、孤束核及其他自主细胞团块，有纤维联系，还有若干纤维从前庭内侧核进入背侧纵束，再到迷走神经核。延髓上部切面，可看到前庭内侧核紧接迷走神经感觉背核，两核交界处细胞互相交错，故前庭疾病常伴有恶心、呕吐、出冷汗、多涎及面色苍白等症状。胃肠疾病及自主神经功能紊乱也可引起眩晕，前庭神经核与血管运动中枢、呼吸中枢关系也很密切，前庭系统与自主神经系统之间的相互作用尚待进一步探讨。

**（九）前庭神经传出联系**

前庭诸核不但直接或通过网状结构接收来自大脑和小脑传出冲动，并有传出纤维到囊斑、壶腹嵴的前庭感觉细胞，对前庭终器的兴奋起反馈性控制，目前对传出连接的了解远不如传入径路多，到前庭终器的传出神经起自双侧前庭核区尾部，展神经核外侧的小神经元，在脑干进入前庭神经根，并与耳蜗传出纤维汇合，传出纤维有 200～300 根，占全部前庭神经的 2%，迷路毛细胞不仅由传入的树突支配，也由传出神经末梢支配，它与Ⅱ型毛细胞的胞膜和Ⅰ型毛细胞传入树突的神经杯相突触(图 3-5)。

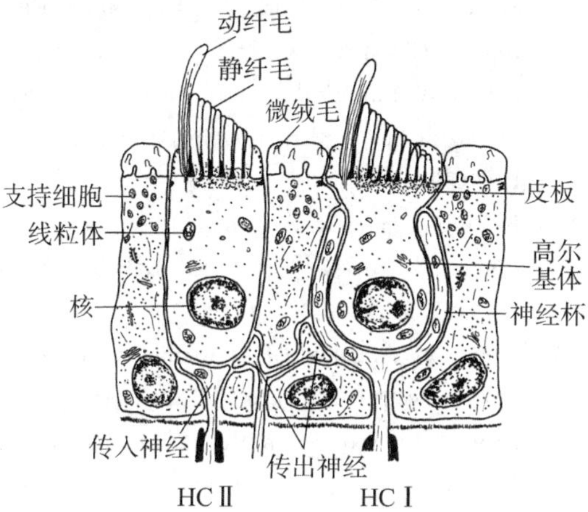


**图 3-5 前庭毛细胞示意**

HCⅠ、HCⅡ为Ⅰ、Ⅱ型毛细胞。

### (十)前庭神经核的传入联系

除初级前庭纤维外，前庭核还接收其他伴随的传入神经。

1. 小脑到前庭核的联系　除了初级前庭神经纤维外，到前庭核最大传入神经纤维来自小脑皮质和顶核，止于前庭上、内、外、下诸核，小脑对前庭神经核的主要功能是抑制。

2. 脊髓和前庭核的连接　脊髓对前庭影响直接通过脊髓前庭径路，来自脊髓腰骶段，在同侧脊髓前庭外侧束上行，止于内、下核和 X、Z 细胞群。迷路外刺激来自肌肉和关节感受器的本体觉，经脊髓前庭束介导，在头和身体反射性控制中起作用。前庭核还接收第 1～第 3 颈神经的传入纤维。

3. 下行传导路径与前庭神经核的连接　大脑皮质某些区通过与前庭神经核和 Cajal 中介核连接的下行纤维，影响前庭眼反射和头、身体的特殊运动。

4. 其他传入纤维与前庭神经核的联系　对侧前庭神经核、迷走、舌咽、橄榄体、脑桥及延脑网状结构等部位均有神经纤维传入到前庭神经诸核。

前庭感受器受刺激后，向心纤维把冲动传入前庭核、小脑等前庭神经中枢，中枢也有传出纤维将信息传入前庭终器，形成前庭的反馈系统。例如，本体感受器的刺激，通过脊髓前庭及小脑间反射联系，引起前庭传出系统活动，对躯体发挥前庭性控制作用，使身体发生相应动作来保持平衡，起保护装置作用。说明前庭、本体觉、视觉维持平衡都通过内在有机联系。

（王武庆　郭维维）

## 参考文献


[1] Baloh RW, Honrubia V. Clinical neurophysiology of the vestibular system[M]. New York: Oxford University Press, 2001.

[2] Barin K, Durrant JD. Applied physiology of the vestibular system. In: Canalis RF, Lempert PR, editors. The ear: comprehensive otology[M]. Philadelphia: Lippincott Williams & Wilkins, 2000: 431-46.

[3] Barrett KE, Barman SM, Boitano S, et al. Chapter 10. Hearing & equilibrium. In: Barrett KE, Barman SM, Boitano S, Brooks HL, editors. Ganong's review of medical physiology[M]. 24th ed. New York: McGraw-Hill, 2012.

[4] Brandt T, Dieterich M. The vestibular cortex: its locations, functions, and disorders[J]. Ann N Y Acad Sci, 1999, 871(1): 293-312.

[5] Brodal A. Anatomy of the vestibular nuclei and their connections[M]. In: Kornhuber HH, editor. Vestibular system part 1: basic mechanisms. Berlin: Springer, 1974: 239-352.

[6] Bronstein AM, Gresty MA. Short latency compensatory eye movement responses to transient linear head acceleration: a specific function of the otolith-ocular reflex[J]. Exp Brain Res, 1988, 71(2): 406-410.

[7] Collewijn H, Smeets JB. Early components of the human vestibulo-ocular response to head rotation: latency and gain[J]. J Neurophysiol, 2000, 84(1): 376-389.

[8] Corrales CE, Mudry A. History of the endolymphatic sac: from anatomy to surgery[J]. Otol Neurotol, 2017, 38(1): 152-156.

[9] Della Santina CC, Potyagaylo V, Migliaccio AA, et al. Orientation of human semicircular canals measured by three-dimensional multiplanar CT reconstruction[J]. J Assoc Res Otolaryngol, 2005, 6(3): 191-206.

[10] Ezure K, Sasaki S. Frequency-response analysis of vestibular-induced neck reflex in cat. Ⅰ. Characteristics of neural transmission from horizontal semicircular canal to neck motoneurons [J]. J Neurophysiol, 1978, 41 (2): 445-458.

[11] Ferrè ER, Walther LE, Haggard P. Multisensory interactions between vestibular, visual and somatosensory signals[J]. PLoS One, 2015, 10 (4): e0124573.

[12] Fernandez C, Goldberg JM. Physiology of peripheral neurons innervating semicircular canals of the squirrel monkey. Ⅱ. Response to sinusoidal stimulation and dynamics of peripheral vestibular system [J]. J Neurophysiol, 1971, 34(4): 661-675.

[13] Fernandez C, Goldberg JM. Physiology of peripheral neurons innervating otolith organs of the squirrel monkey. Ⅰ. Response to static tilts and to long-duration centrifugal force[J]. J Neurophysiol, 1976, 39(5): 970-984.

[14] Guldin WO, Grüsser OJ. Is there a vestibular cortex? [J]. Trends Neuro sci, 1998, 21(6): 254-259.

[15] Hain TC, Helminski JO. Anatomy and physiology of the normal vestibular system[M]. In: Herman SJ, editor. Vestibular rehabilitation. Philadelphia: F. A. Davis Company, 2007.

[16] Highstein SM, Fay RR, Popper AN[J]. The vestibular system, Berlin: Springer, 2004(24): 154-156.

[17] Horak FB, Shupert CL. Role of the vestibular system in postural contro[J] l. Vestib Rehabil, 1994, 2: 98-113.

[18] Johnston JL, Sharpe JA. The initial vestibulo-ocular reflex and its visual enhancement and cancellation in humans [J]. Exp Brain Res, 1994, 99(2): 302-308.

[19] Precht W. Labyrinthine influences on the vestibular nuclei[J]. Progress in Brain Research, 1979(50): 369-381.

[20] Khan S, Chang R. Anatomy of the vestibular system: a review [J]. NeuroRehabilitation, 2013, 32(3): 437-43.

[21] Laurens J, Angelaki DE. The functional significance of velocity storage and its dependence on gravity[J]. Exp Brain Res, 2011, 210 (3-4): 407-22.

[22] Lee SC, Abdel Razek OA, Dorfman BE. Vestibular system anatomy. 2011. Retrieved from: Emedicine. medscape. com/article/883956-overview aw2aab6c10.

[23] Lyskowski A. Anatomy of vestibular end organs and neural pathways. In: Cummings CW, et al. editors. Otolaryngology-head & neck surgery [M]. Philadelphia: Elsevier Mosby, 2005: 3089-3114.

[24] Kingma H. Function tests of the otolith of statolith system[J]. Curr Opin Neurol, 2006, 19(1): 21-25.

[25] Markham CH, Diamond SG. Ocular counterrolling in response to static and dynamic tilting: implications for human otolith function [J]. J Vestib Res, 2003, 12: 127-134.

[26] Mescher AL. Chapter 23. The eye and ear: special sense organs[M]. In: Mescher AL, editor. Junqueira's basic histology: text & atlas. 12th ed; McGraw-Hill Medical, New York. 2010.

[27] Oghalai JS, Brownell WE. Chapter 44. Anato-

my & physiology of the ear[M]. In: Lalwani AK, editor. Current diagnosis & treatment in otolaryngology—head & neck surgery. 3th ed; McGraw-Hill Medical, New York, 2012.

[28] Paige GD, Tomko DL. Eye movement responses to linear head motion in the squirrel monkey. I. basic characteristics[J]. J Neurophysiol, 1991, 65(5): 1170-1182.

[29] Purves D, Augustine GJ, Fitzpatrick D, et al. Neuroscience[M]. 4th ed. Sunderland: Sinauer Associates, 2012.

[30] Salt AN. The cochlear fluids: perilymph and endolymph[M]. In: Altschuler RA, Hoffman DW, Bobbin RP, editors. Neurobiology of hearing: the cochlea. New York: Raven Press, 1986: 109-122.

[31] Shinder ME, Taube JS. Differentiating ascending vestibular pathways to the cortex involved in spatial cognition[J]. J Vestib Res, 2010, 20 (1,2): 3-23.

[32] Ten Donkelaar HJ. Descending pathways from the brain stem to the spinal cord in some reptiles. II. Course and site of termination[J]. J Comp Neurol, 1976, 167(4): 443-463.

[33] Lopez C, Blanke O. The thalamocortical vestibular system in animals and humans[J]. Brain Res Rev, 2011, 67(1-2): 119-146.

[34] Shinder ME, Newlands SD. Sensory convergence in the parieto-insular vestibular cortex[J]. J Neurophysiol, 2014, 111(12): 2445-2464.

[35] Uchino Y, Ikegami H, Sasaki M, Endo K, Imagawa M, Isu N. Monosynaptic and disynaptic connections in the utriculo-ocular reflex arc of the cat[J]. J Neurophysiol, 1994, 71(3): 950-958.

[36] Wong A. Eye movement disorders[M]. New York: Oxford University Press, 2008.

[37] Zingler VC, Kryvoshey D, Schneider E, et al. A clinical test of otolith function: static ocular counter-roll with passive head tilt[J]. Neuroreport, 2006, 17(6): 611-615.

[38] Zupan LH, Merfeld DM. Neural processing of gravito-inertial cues in humans. Ⅳ. Influence of visual rotational cues during roll optokinetic stimuli[J]. J Neurophysiol, 2003, 89(1): 390-400.

# 第4章 前庭功能检查

前庭系统疾病的主观症状为眩晕，客观体征为眼球震颤、平衡障碍及自主神经功能紊乱，可以根据前庭眼反射、前庭脊髓反射、前庭自主神经反射及前庭肌源性反射来判断前庭功能状态。

## 第一节 眼球震颤

### 一、概述

前庭眼反射障碍即出现眼球震颤简称眼震(nystagmus)，指眼球不自主有节律地反复运动，可分急跳(jerk)和摆动(pendular)两型。急跳型是眼球先缓慢向一个方向运动至眼窝极限(即慢相)，随后出现纠正这种偏移的快速运动(即快相)，曾认为快相是大脑皮质通过锥体外系的纠正反射，现认为旁中脑桥网状结构是产生快相的指令的部位。因快相较慢相易识别，故临床上以快相方向定位眼震方向，急跳型是最常见的眼震，前庭、视动和末位性眼震均为急跳型眼震。摆动性眼震为眼球来回运动的速度与幅度相等，不分快慢相，先天性眼震及视觉障碍产生之眼震常为摆动性眼震。眼震是一种体征而不是疾病，常与眩晕症同时发生，根据眼震的特点，可区分前庭中枢性与末梢性眩晕。

#### (一)眼震的基本特点

眼震基本特点包括震形、方向、级别、幅度、频率及持续时间。

1. 震形　眼震震形(form)有水平、垂直、水平旋转、斜角、集合退缩、分离、翘板样等类型，水平和水平旋转性眼震多由于水平半规管病变引起，垂直型多为中枢性或先天性眼震，斜角型多为视觉系病变引起。

2. 眼震方向　眼震方向(direction)以快相方向为准，有重要的临床价值，迷路炎及梅尼埃病初期，前庭末梢处于激惹状态，快相向患侧，随着病情发展，前庭终器出现破坏性改变，眼震转向健侧，通常以箭头表示眼震方向，←右向，→左向；↑↓示上下向；↘↙↖↗示斜向；⮎示水平旋转；→←集合，←→分开型眼震。

3. 眼震级别　眼震级别(degree)表示前庭疾病轻重，可分三级：侧视一侧出现该侧眼震，而正视或向另侧视则无，谓一度眼震；在注视正前方也有眼震者谓之二度眼震；向慢相方向亦出现眼震谓之三度眼震。一度眼震很难与末位眼震区别，二、三度眼震表明存在前庭器质性病变。末梢性病变伴有眩晕和自主神经症状，中枢性病变很少伴眩晕及自主神经紊乱症状。

4. 幅度　眼震幅度(amplitude)分大、中、小幅度，小幅度者眼球位移5°以内，约1mm；中等幅度在5°～15°，1～2mm；大幅度者在15°以上，＞3mm。前庭末梢性病变常为中小幅度，中枢性病变常为粗大幅度。

5. 频率　频率(frequency)系指每分钟的眼震次数，慢者＜50次/min，快者＞100次/

min,多数为中等速率,即50～100次/min,频率对鉴别中枢与末梢性眼震有一定价值,中枢性眼震频率慢,末梢性眼震频率快。

6. 持续时间　自发眼震的持续时间(duration)短者数秒,长者终身不消失,眼震持续时间有鉴别诊断价值,持续1个月以内者为短暂性或自限性眼震。末梢性眼震多为短暂性,持续数分钟或数小时,常伴显著眩晕症状;中枢性眼震持久而自觉症状轻,如某些先天性眼震,生后即出现并存在终身不伴眩晕等自觉症状。

**(二)眼震的分类**

眼震类型尚无统一分类法,常根据其基本特点、控制眼球运动的三因素、眼震的产生部位及原因进行分类。

1. 根据基本特点分类　以节律之有无分为节律性眼震与无节律性眼震;以有无快慢相分为急跳型眼震与摆动性眼震;以眼球移动方向分为水平、旋转、水平旋转、垂直、斜角、分离与聚合型眼震。

2. 根据控制眼球运动三因素分类　Kestenbaum将眼震分为:①前庭性眼震;②固视障碍性眼震,由眼肌固视缺陷引起;③纠正性眼震,由于运动性损害引起纠正功能缺陷所致。

3. 根据产生眼震部位分类　分为前庭性眼震、非前庭性眼震,前庭性眼震再分为前庭中枢和末梢性眼震。

4. 根据产生眼震原因分类　分为生理性眼震、病理自发性眼震、诱发性眼震。

尚有一些罕见的特殊型眼震与前庭系统无关,属先天性或其他中枢性疾病所致,产生机制不明,很难进行分类及判断其临床价值。以下按眼震产生原因分别阐述。

## 二、生理性眼震

生理性眼震是动眼系统对不平衡刺激的一种正常反应,或眼球对动眼系统的刺激超过正常限度时出现的反应,包括末位性眼震和视动性眼震。

**(一)末位性眼震**

末位性眼震(end-point nystagmus)为急跳型眼震。常于眼球过度偏斜凝视时发生,当眼球极端向一侧斜视约30s,外直肌持续收缩而疲劳,不能维持眼球的外斜位。因内直肌的拮抗作用而慢慢拉回休止位,为保持目标在黄斑上的影像,随即跳回原位。如此往返形成节律不规则、幅度细小、频率中等的急跳型眼震,快相向注视侧。当眼球侧视超过中线45°时,50%～60%的正常人可出现此种眼震,每回出现10～15次而后消失,又称疲劳性眼震。故在检查眼震时,不能使眼球外展>45°,以免出现末位性眼震,出现假阳性结果。

**(二)视动性眼震**

视动性眼震(optokinetic nystagmus,OKN)是一种生理反射现象。当注视景物向一个方向连续运动所诱发急跳型眼震称OKN。乘火车时注视车外移动景物可诱发此眼震,又称铁路性眼震。眼球注视并追随景物向一个方向移动是慢相,慢相与景物移动方向一致,快相与景物移动的方向相反,故乘车时快相与列车前进的方向一致。检查时受试者注视眼前移动的条带或手鼓,左右旋转出现水平眼震,上下旋转出现垂直性眼震。正常情况下,左右或上下OKN的幅度,频率相近似。

1. 机制　视动性眼震产生的机制至今尚无定论,一般认为,慢相为追随物体的固视反射,传入冲动经视网膜、视神经、视放射、枕叶视觉中枢;传出冲动经视放射深部、大脑脚、中脑顶盖区、网状结构、眼运动诸核,最终产生眼跟踪运动(图4-1),实际是视觉固视反射,即OKN慢相。快相是大脑皮质纠正反射,传入冲动始于慢相末期,反向眼肌处于伸长状态,其本体感受器将冲动传至大脑,同时周边视网膜冲动将目标“纳入”黄斑区的冲动,经外侧膝状体至枕叶视觉中枢,再传至额叶 Brodmann18 区，传出纤维经额中脑通路至网状结构，最终达眼球运动诸核，做相反的扫视运动，即快相(图 4-2)。现认为 OKN 的快慢相各有独立的中枢，快相中枢在额叶，慢相在枕叶。

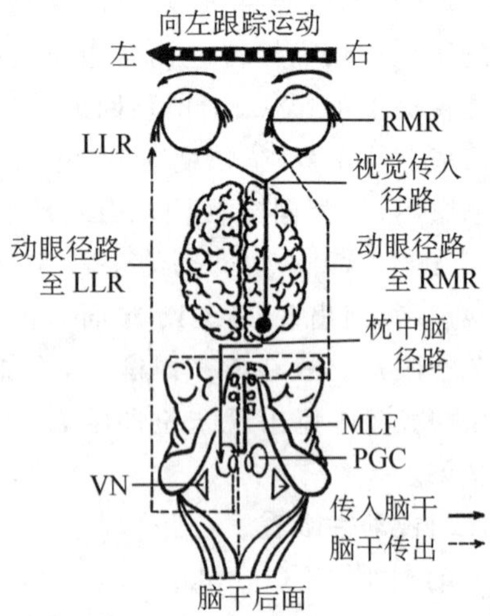


图 4-1　视动性眼震慢相神经通路(条带向左移动)

LLR. 左外直肌；RMR. 右内直肌；VN. 前庭核；PGC. 脑桥凝视中枢；MLF. 内侧纵束。

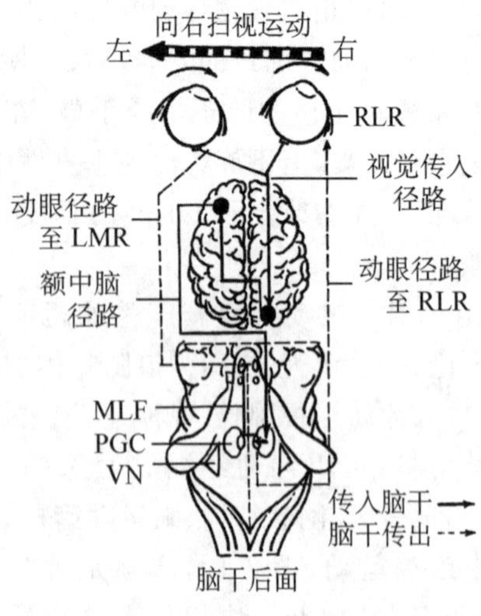


图 4-2　视动眼震快相向右的神经通路(条带向左移动)

LMR. 左内直肌；RLR. 右外直肌；PGC. 脑桥凝视中枢；VN. 前庭神经核；MLF. 内侧纵束。

2. 检查方法

(1)视动刺激仪种类：视动刺激仪种类很多，归纳为三类：①手鼓或悬吊鼓，直径 30cm，高 70cm，鼓表面有黑白相间的条纹；②视动笼，直径 1.5m 的视动笼，受检者坐在笼内，面对黑白相间的幕布；③发光二极管排列电动控制的视动靶。根据视动刺激器的大小，受检者面对视靶距 50～100cm，最适宜转鼓速度为 30°～60°/s，先做顺时针旋转后做逆时针旋转。

(2)观察内容：包括如下：①向左、右侧及向上、下转动时诱发的眼震幅度、速率是否相等；②有无快慢相颠倒。一般左右或上下 OKN 之频率和幅度相等为正常；一侧眼震减弱有优势偏向为异常。

3. 视动性眼震的结果评定及临床意义

(1)前庭末梢病变的眼震对 OKN 无影响：虽 Dix(1980)报道，一侧前庭终器和前庭神经病变，可表现为向对侧的优势。但实际检查过程中，前庭功能受损的患者，并不影响 OKN，可能因前庭与视动两种眼震有不同的神经通路之故。

(2)OKN 对颅内占位病变有定位价值：OKN 有皮质和皮质下两条通路，皮质通路依赖于中心窝视力和完整大脑皮质；皮质下非跟踪的传导通路依赖于视网膜周边副视束和脑干，OKN 异常可能扫视也可能是跟踪紊乱，一侧大脑病变向健侧的 OKN 减弱，优势偏向于患侧；脑干病变，多数动眼神经核受损，结果很难解释，作者观察到脑桥小脑角肿瘤，患侧 OKN 消失或下降，优势偏向健侧；枕大孔区病变，常引起延髓尾部受损，自发眼震向下，OKN 表现向下优势。

(3) OKN 很难被抑制，新生儿有正常 OKN 表示有一定视力：可应用于眼科伪盲或官能性盲的鉴别。

(4)OKN 检查对前庭中枢、末梢及眼性眼震有鉴别价值：前庭末梢性病变引起的自发性眼震对 OKN 无影响，有时优势偏向自发眼震侧；前庭中枢引起的自发性眼震，病侧OKN减弱或消失，方向与正常人相同；先天性眼震OKN的方向与正常人相反。OKN检查方法及判断标准，国内外均未统一，目前主要是定性诊断，尚未达定量水平。

## 三、病理自发性眼震

狭义而言，当身体正坐位，眼平视前方，不加任何刺激，受检者自身存在的一种眼震称为“自发性眼震”(spontaneous nystagmus)。现主张用广义自发性眼震概念将凝视、体位变化、转颈诱发的眼震统称为自发性眼震。它是一种不自主有节律的眼球跳动，有急跳型和摆动型，急跳型有快、慢相之分，自发性眼震可分为前庭性与非前庭性两类；非前庭性包括生理性、眼性和药物性眼震。

### (一)前庭性自发性眼震

1. *前庭末梢自发性眼震*　系前庭终器和前庭神经受损引起的眼震，常见于中耳、内耳及前庭神经病变，临床采用六边形图(图4-3)简便记录自发及向各方凝视眼震。六边形图表示五个注视方向，在哪个方向出现眼震，以箭头表示。箭头表示眼震的方向，箭身表示眼震的振幅，箭尾表示眼震的速度。

前庭末梢性眼震的简便记录见图4-4A～D，无论向哪个方向看，眼震的幅度速度有变化，但方向无变化，是前庭末梢性眼震的特点。末梢性眼震闭眼时由于消除固视强度加大，持续时间短，1～2周后消失，眼震快相和视物旋转方向相同，倾倒和指示偏差与眼震慢相方向相同。前庭末梢性眼震，易受视固定抑制，微弱的眼震不易察觉，可带+20DFrenzel眼镜，既可消除固视使眼震增强，也可使眼球放大便于观察。根据自发性眼震的特点，可作为临床诊断疾病的依据。

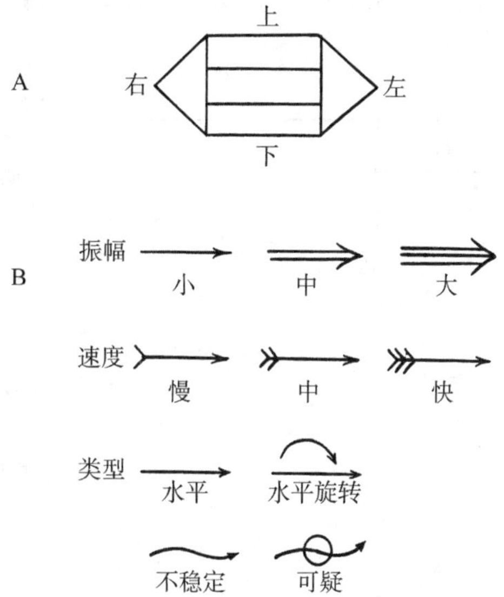


**图4-3　自发性眼震记录法**

A. 眼震六边形图案记录法；B. 示眼震方向、幅度、速度。

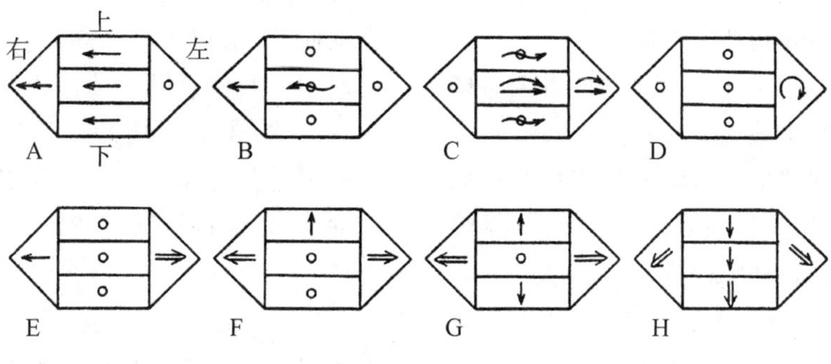


**图4-4　前庭性眼震示意**

2. 前庭中枢自发性眼震　常见于小脑及脑干的炎症、肿瘤、畸形、椎-基底动脉供血不足及脑外伤等病变，如后下小脑动脉栓塞产生延髓外侧综合征(Wallenberg syndrome)，颅颈结合部畸形如扁平颅底、Ar-nold-Chiari畸形及多发硬化症等病变产生前庭中枢性眼震，眼震平面多为单纯水平、垂直或斜型，频率较慢，强度视病变部位而异，越接近前庭末梢越强，特点为不疲劳型持续时间较久的眼震，方向常向注视侧，见图4-4E～H，注视时加剧，遮眼时减弱，眼震和眩晕的强度与自主神经反射不成比例。小脑病变可损害视跟踪系统，出现扫视性跟踪，称"齿轮状跟踪"曲线；Arnold-Chiari畸形小脑扁桃体疝出枕骨大孔，有持续向下跳的自发性眼震，伴步态不稳平衡失调。脑桥小脑角肿瘤脑干与小脑同时受损，常有注视眼震向健侧为小幅度、快速称前庭麻痹性眼震；向肿瘤侧为大幅度、慢频率称凝视麻痹性眼震，此种双相眼震称Bruns眼震，是脑桥小脑角肿瘤特有体征，有诊断价值。归纳前庭中枢与末梢自发性眼震的鉴别点见表4-1。

**表4-1　前庭中枢和末梢性眼震鉴别**

| 项目 | 中枢病变 | 末梢病变 |
|---|---|---|
| 眼震类型 | 水平、垂直、斜型或摆动 | 水平或水平旋转 |
| 频率 | 慢 | 快 |
| 强度 | 粗大 | 细小 |
| 方向 | 向中枢病变侧或双向 | 向健侧 |
| 持续时间 | 不易疲劳，持续数月以上 | 易疲劳，不超过3周 |
| 固视 | 眼震增强 | 减弱或消失 |
| 倾倒 | 不定或向快相方向 | 向慢相方向 |
| 眩晕 | 轻或无 | 重 |
| 耳部症状 | 常无 | 常合并耳聋、耳鸣 |
| 其他脑神经症状 | 有 | 无 |

### (二)非前庭性自发性眼震

非前庭性自发性眼震包括生理性、眼性和药物性眼震。生理性眼震已阐述，在此仅描述眼性眼震和药物诱发性眼震。

1. 眼性眼震　常是先天性的，出生时即有眼震存在但不被察觉。Cogan(1967)将先天性眼震分视觉缺损、运动缺损、隐性和周期交替四型，前两型又属眼源性眼震，即视觉障碍性眼震和眼球运动障碍性眼震。

(1)视觉障碍性眼震：分中心视觉障碍或视觉传入结构障碍两种。前者常见于角膜混浊、先天性白内障、高度屈光不正等导光系统疾病；后者如视网膜萎缩或剥离、黄斑部瘢痕及视神经萎缩等原因。在向前方注视时，常出现无快慢相眼摆动，向两侧注视时可变为急跳型眼震，幅度大，频率和节律随视觉障碍程度而异，快相向注视侧为原发运动，缓慢自动回到中间位是继发的慢相，病程较长，不伴前庭症状，婴幼儿视力差者常有此眼震。患者看书过久可伴发与眼震同步方向相反的摆头动作，以保持视网膜黄斑对准视标，借以维持最好视力。

"矿工性眼震"，也是视觉障碍诱发的眼震。为长期在昏暗环境中工作者，因黄斑部视力不足造成眼肌和视网膜疲劳，两眼视轴不断移动而引起眼震。20世纪20年代英国医师根据该体征多见于矿工而命名为“矿工性眼震”，在光线充足环境中可逐渐消失。

(2)眼球运动障碍性眼震：常为先天性眼震，主要因为传出机制障碍而眼运动不平衡所致，表现为水平急跳型或摆动型眼震，虽为双相运动，但左右侧不对称。为使视轴处于中性位(neutral position)而形成特殊头位，此时视力最好；亦有患者靠头部摇动维持眼球中央凝视位，保持清晰视野。患者无主观振动幻视(oscillopsia)，闭目时眼震消失或减弱。视动中枢检查呈齿轮状Ⅲ型跟踪曲线；OKN常呈反向，因视跟踪转鼓方向与自发眼震的代数和形成快相，两者相反运动的代数和形成慢相，正好与正常人OKN相反。根据以上特点，先天性眼震容易诊断，很少需要治疗，50%能自行改善。

(3)潜在性眼震：原因不明，常见于视觉功能和眼肌功能障碍者，遮其一眼可出现眼震，呈水平型向遮蔽侧，掩盖视力较差侧或双侧都掩盖则不出现眼震，此种眼震可持续终身。

2. 药物诱发性眼震　可诱发眼震的最常见药物为巴比妥类、组胺、苯妥英钠、乙醇、阿片等，各种药物所产生眼震均相似，可同时为水平和垂直性。低剂量巴比妥中毒影响平稳跟踪，出现扫视跟踪及OKN异常；中等剂量出现向注视侧水平眼震；大剂量出现向上眼震，很少有向下垂直眼震；冰水刺激的眼震比头眼反射眼震消失迟，当中毒达轻度昏迷程度者，冷水刺激一耳时，可产生向同侧慢相而无向对侧快相，若中毒昏迷严重抑制脑干功能，慢相也不出现，若巴比妥中毒冷水能诱发眼震者，表明大脑联系完善。临床上常利用眼震判断苯妥英钠在血液中的浓度。耳毒性药物如氨基糖苷类中毒可引起急性前庭症状，包括眼震及自主神经反应，代偿形成后症状才消失。药物性眼震并无一定规律，均应密切注意用药史并采取相应处理措施。

**(三)罕见眼震及眼动**

此类眼震及眼动与前庭系统无关，属先天性或其他中枢病变，在做眼震检查时应加以区别，仅述几种常见的眼震及眼动。

1. 少见的异常眼震

(1)下跳眼震(downbeat nystagmus)：最常见原因为颅底枕颈结合部病变，如扁平颅底，小脑扁桃体下疝(Arnold-Chiari 畸形)，使延髓下部或颈髓上部受压。一种为典型凝视麻痹性眼震，另一种发生于向下凝视时，其快相向下，向下凝视时更明显，患者最大苦恼为振动幻视(oscillopsia)。

(2)核间性眼肌麻痹(internuclear ophthalmoplegia)：即共济失调性眼震，又称内侧纵束综合征。正常人眼内收比外展快，而此种患者眼从正中向双侧跟踪视靶移动时，病变侧内收不全麻痹，该眼外展时出现一连串急跳眼震，但集合运动时有正常内收力，临床上不易与展神经麻痹鉴别。Spiller(1924)认为，该综合征系被盖广泛破坏影响到内侧纵束引起双侧核间性眼肌麻痹。常见于脱髓鞘病变，单侧多见于血管病变，因脑干血管中央无交叉，穿通支梗死可引起单侧病变，所有核间肌麻痹者扫视异常，跟踪基本正常。做冷热或视动试验时，快相向外展眼时增强；用眼震电图能更早更精确地检出本征，用其证实不明显的外展眼震是有益的。

(3)翘板样眼震(see-saw nystagmus)：特点为一眼上升并向内扭转，另眼向下向外扭转，眼震周期基本恒定，频率有变化，机制不清。多数患者有双颞侧偏盲，病变常在蝶鞍或第三脑室，如颅咽管瘤、垂体瘤。Zimmerman 报道(1986)小脑扁桃体下疝可出现此眼震，视力及视野正常。

(4)聚合退缩性眼震：非真性眼震，系所有眼外肌协同收缩，且因内直肌优势力量而出现集合运动，有集合及退缩两个动作同时或单独出现，常见于顶盖板前区特别是松果体和丘脑肿瘤。

(5)周期交替性眼震:周期交替性眼震为水平或水平旋转急跳性眼震,开始幅度大,随后减弱,持续1～6s,继以无眼震期4～20s,然后再次出现方向相反眼震,如此反复成为周期性。眼震常有一侧方向的优势。病因不清,很多典型周期交替性眼震患者有共济失调等小脑病变体征,多数患者有脑外伤、椎-基底动脉供血不足、脑炎、梅毒、多发硬化症、Arnold-Chiari畸形等。

(6)反跳性眼震:Hood(1973)等报道,小脑疾病可出现反跳性眼震,特点为当眼从中央向一侧偏30°时,出现急跳眼震,经20～30s后衰退,振幅和速度减慢,眼急速回到中央,然后向对侧发生急跳眼震;有时眼还处在偏斜位时就发生反向眼震。机制不清,一种解释是受抑制侧眼肌反向亢进,向一侧凝视时眼回到中央,原先抑制侧反而兴奋,形成反跳眼震。可见于小脑萎缩、枕大孔区疾病、脑血管疾病和药物中毒。

2. 异常眼震样眼动　异常眼动,很像眼震而实际不是眼震,统称眼震样眼动。

(1)视测距障碍(ocular dysmetria):其特点为眼球扫视时出现超越目标的过冲(overshoot),尤其是向中心位时更甚,且发生代偿性眼球摆动,直至终点达目标时才停止;亦可出现扫视不足,称欠冲(undershoot),类似肢端运动测距障碍,常见于小脑疾病患者,正常人可出现轻微扫视性过冲和欠冲。

(2)眼球扑动(ocular flutter):为短促的爆发性快速水平眼球摆动,于努力做固视、再固视时发生。扑动可发生于原位,有明显的不稳定性,此乃小脑对眼位维持系统失去控制的表现,提示小脑或血管病变。机制不清,Zee推测脑桥中止细胞反应迟缓而产生眼扑动。

(3)眼阵挛(opsoclonus):发生于各平面、大振幅、混乱无序的眼动。这种持续失调的眼运动,是精细扫视运动受损的表现,常伴有共济失调和其他小脑体征。可发生于神经母细胞瘤的患儿,预后不良;成人见于脑部转移癌,病理检查常发现小脑齿核部位有改变。

(4)眼肌和腭肌阵挛(ocular and palatal myoclonus):眼阵挛伴非自主、有节律性腭肌颤动,伴腮源性肌肉如喉、面、膈肌同步阵挛;眼阵挛可为摆动或旋转性,频率变化40～200次/min,入睡后眼阵挛消失,醒后又出现。据报道,此类患者对冷热试验无反应;亦有报道快相消失,慢相存在。最常见的原因是脑血管意外,但脑部肿瘤、外伤、多发硬化症亦可引起。

## 四、位置性眼震

Barany(1910)发现,有些患者在一定体位出现眼震,称为位置性眼震(positional nystagmus)。有的人在缓慢改变头位不出现眼震,快速改变头位时发生眼震称为变位性眼震(positionin nystagmus)。其属隐匿型自发性眼震,广义而言将改变体位引起的眼震都归于自发性眼震之范畴。

位置性与变位性眼震产生机制尚不清。一种认为位置性与变位性眼震是同一疾病的不同表现或是多种疾病在不同通路出现的表现;另一种认为两者病理基础不同,位置性眼震是特定头位重力作用引起的,变位性眼震是变动体位刺激半规管或囊斑引起的。

### (一)位置性眼震检查方法

1. 位置试验　应在暗室睁眼条件下进行,改变体位要慢,不能快于1s,每个体位至少观察20s。检查过程中受检者直视前方同时做心算,位置试验时受检者取端坐→仰卧→左侧卧→右侧卧→头悬位(图4-5),记录方法如图4-6所示。

2. 变位试验　即Hallpike试验法。受检者取端坐位,头向左转45°,检查者一手扶头部，令其迅速平卧位头低于床面 30°，另一手示指提供固视点，以便观察眼震（图 4-7A）；然后回到坐位头右转 45°，迅速平卧位（图 4-7B），最后头悬垂在床沿外低于床面 30°，每个体位观察 10～15s，或直到眼震消失。

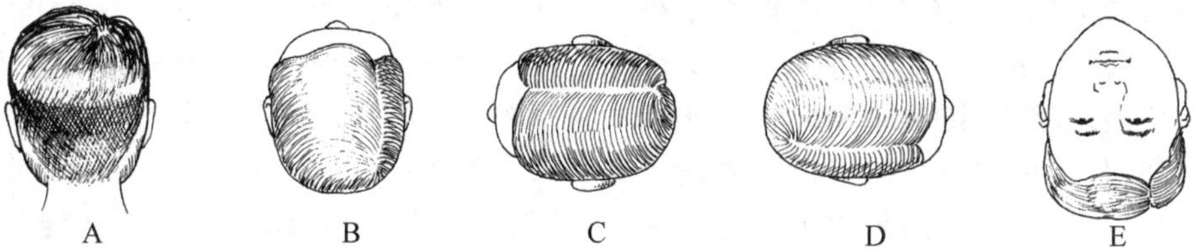


**图 4-5　位置试验之头位**

A. 直立位；B. 仰卧位；C. 左侧卧位；D. 右侧卧位；E. 头悬位。

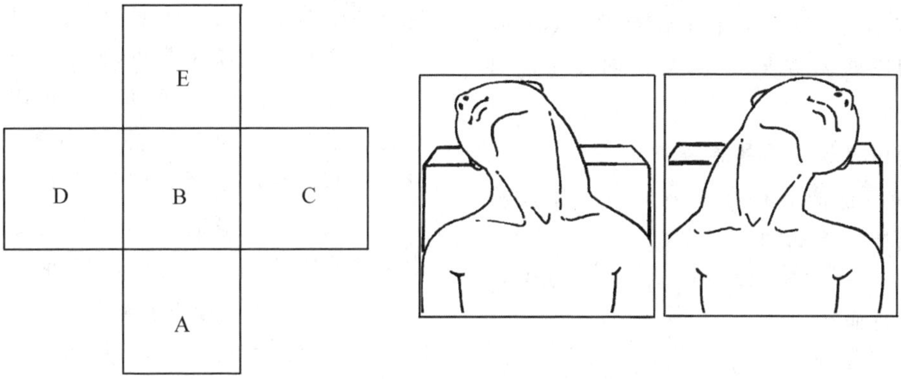


**图 4-6　位置性眼震记录方法**

各头位出现眼震用箭头记于左图；悬头扭颈体位见右图。

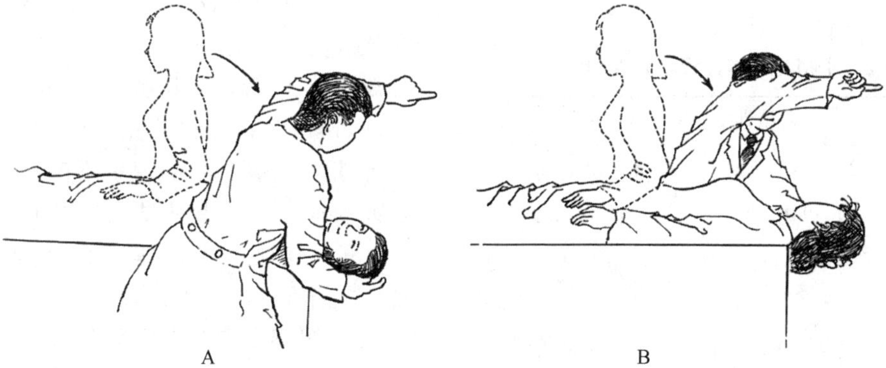


**图 4-7　Hallpike 变位试验**

A. 左侧位；B. 右侧位。

### (二)位置性眼震的分类

目前尚无公认的分类方法。Nylen 根据位置性眼震的主要表现,将其分为 3 型。Ⅰ型眼震方向随头位改变而改变,多见于中枢性病变;Ⅱ型眼震方向不变,即不论单一头位或多种头位出现眼震,其方向不变,多见于前庭末梢病变;Ⅲ型眼震方向有时改变有时固定,或在同一头位不同时间出现眼震方向不同。Aschan 对 Nylen 分型法加以修改,AschanⅠ型为眼震持久,眼震方向随头位改变而改变,多为中枢性病变;AschanⅡ型为眼震短暂,不论多种头位或单一头位检查,眼震方向固定不变,多见于末梢性病变;AschanⅢ型为眼震变异较大,中枢及末梢病变均可出现Ⅲ型眼震。

### (三)位置性眼震的临床意义

1. 位置性眼震存在是前庭系或累及前庭系的器质性疾病的客观表现。

2. 一些前庭终器疾病从自发性眼震转变为位置性眼震,表明病情趋于缓解。

3. 位置性眼震方向可提示患耳的前庭功能状态,快相指向患耳表明该耳前庭功能处于激惹状态,快相指向健侧表明其功能处于抑制状态。位置性眼震特点有助于鉴别前庭中枢与末梢病变(表 4-2)。

表 4-2　末梢与中枢位置性眼震的特征

| | 末梢性 | 中枢性 |
|---|---|---|
| 潜伏期 | 2～10s | 无 |
| 持续时间 | 30s 以内 | 持续 1min 以上 |
| 疲劳性 | 重复试验,眼震消失 | 重复试验,眼震不消失 |
| 位置 | 仅见于一种头位 | 见于多种头位 |
| 方向 | 方向固定向一侧 | 方向随头位改变 |
| 眩晕 | 常伴眩晕 | 无或轻度眩晕 |
| 构成比 | 85%～90% | 10%～15% |

目前学者们根据上表区分中枢与末梢性眩晕,具体标准意见尚不统一,末梢病变的潜伏期有人定为 2～10s,有人定为 3s;持续时间久暂的界限,多家标准不一,Hallpike 定为 20s;Frenzel 定为 30s;Linsay 定为 60s;疲劳问题一般以 3 次重复该诱发头位,仍有明显眼震为不疲劳型。全面评估位置性眼震的临床表现,在定位诊断方面较眼震分型更有价值。

## 五、诱发性眼震

眩晕疾病诊断分 3 个步骤,即采集病史、自发体征检查和诱发体征检查。急性期自发性眼震和其他症状可帮助确诊,当前庭病变进展缓慢,或前庭受损的同时出现代偿,自发性眼震隐匿难见,则采用人为刺激诱发眼震可达诊断之目的。诱发眼震属无条件反射,检查结果是不受意志控制的客观反射,常利用旋转或冷热刺激引起内淋巴液流动,出现眼震,反射弧中任何环节障碍引起各具特点眼震,借以分析前庭系功能状态及病变部位。前庭终器激惹状态时,诱发反应亢进,抑制状态时诱发反应减弱。诱发试验方法繁多,最常用的为冷热、旋转和直流电试验。下面仅介绍应用价值较大的诱发试验。

1. 冷热试验(caloric test)　冷热刺激产生迷路反应早已被认识。Bornhart 用冷水刺激鸽半规管,产生迷路破坏样行为,与 Flourens(1824)经典论据"任一半规管破坏引起同一平面眼动"的观察不谋而合。20 世纪初 Barany 才将冷热试验应用于临床,他认为前庭反应是基于物理学说"热胀冷缩"原理。冷刺激使内淋巴液流动产生眼震(图 4-8),出现眼震方向及平面符合 EwaldⅠ定律,即外半规管内淋巴液向壶腹侧流动为兴奋,背离壶腹侧为抑制;垂直管则与之相反;EwaldⅡ定律眼震向兴奋侧,故右耳冷水灌注眼震向左。冷水注入右耳道,外半规管内淋巴背离壶腹侧流动,慢相向右侧(箭头),快

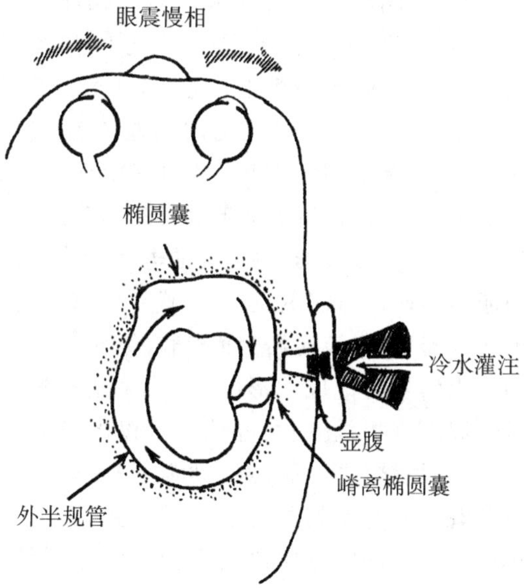


图 4-8　冷水试验

相向左侧。

2. *旋转试验*(rotary chair testing)　其原理是人体旋转时驱使内淋巴液流动。根据壶腹嵴偏移的方向，刺激或抑制前庭毛细胞而诱发眼震向同侧或对侧，外半规管壶腹嵴动纤毛(kinocilium)在椭圆囊侧，而前、后半规管壶腹嵴之动纤毛在管侧，当壶腹嵴向动纤毛侧偏斜时，为去极化呈兴奋状态；反之为高度极化呈抑制状态。旋转试验时两侧半规管同时受刺激，如做顺时针转时(向右)，因惯性内淋巴液呈逆时针旋转(向左)，右侧外半规管壶腹嵴向椭圆囊侧倾斜，即向动纤毛侧呈兴奋状态。按 EwaldⅡ定律，眼震向兴奋侧，出现右向水平眼震，骤停后内淋巴液继续流动，旋转后眼震方向与旋转过程中相反，出现左向眼震。

3. *直流电刺激试验*(galvanic test)　其机制是一定强度直流电通过耳部时，既可引起平衡失调也可诱发前庭性眼震及眩晕。Bruer 认为，前庭终器是直流电作用部位；但 Marx 将动物迷路完全破坏，直流电反应仍存在。临床证实内耳功能丧失者直流电反应仍存在，可能直流电直接作用于前庭神经。作用机制不清，大多数学者认为，眼震是电流刺激产生之极化效应(polarization effect)，作用于前庭中枢及前庭神经节细胞，从阴极发出电子流对前庭神经有刺激作用，增加神经的生物电活动；而阳极减少生物电活动，故快相向阴极侧。直流电试验主要用于区别前庭终器与前庭神经以上病变。

眼震是前庭系统疾病的重要体征，因受固视的影响，前庭性眼震不能准确地观察，佩戴＋20D 的 Frenzel 镜，可消除部分固视抑制，但不能做定量分析。目前国内外采用眼震图记录法，可精确记录眼震，并进行各项参数定量分析。

(张素珍　吴子明)

## 第二节　眼震图

眼震图在临床上一般分为两种记录模式：眼震电图和眼震视图。20 世纪 80 年代，计算机化的眼震电图(electronystagmography，ENG)记录开始用于临床。随着技术的发展，目前最常用的方式是红外摄影技术，利用虹膜和巩膜之间的差异反射来跟踪眼球运动的基于计算机的眼震视图(videonystagmography，VNG)，因其操作简便、舒适性好，成为现在常用的检查手段。

前庭终器通过前庭神经核发出二级神经纤维，与大脑、小脑、自主神经、眼动及脊髓神经有广泛的组织和功能的联系，来鉴定前庭功能状态。通过 ENG 和 VNG 进行临床检查，对了解前庭系统功能状态、眩晕患者的诊断、鉴别诊断、前庭代偿情况和判断预后等方面有重要作用。在 19 世纪初(1825)，Flourens

发现一个半规管单独受刺激产生同一平面的眼震，国人称之为佛劳伦定律。1893 年，Ewald 发现，外半规管内淋巴流向壶腹为强刺激，后半规管流向壶腹嵴为弱刺激，称 Ewald 第一定律。国人称爱德华第一定律；其诱发的眼震与受刺激较强的半规的方向一致，该现象称爱德华第二定律。

## 一、眼震图描记的发展史

Schott(1922)发现眼球运动时眼眶周围有电位变化。Meyers(1929)认为是眼外肌动作电位；Mowrer(1936)则明确证实其为角、网膜间电位差，所绘成的图形；Meyers 将其称为眼震电图，Carmichael 建议称为眼动电图(electrooculography，EOG)，EOG 有更广泛的意义，包括眼震在内的任何眼动，但临床仍习惯用 ENG。Heriksson(1955)设计了测定眼震慢相速度的电装置；Aschan(1956)、Jongkees(1964)对眼震电图的临床应用进行了广泛研究。微型计算机问世后，淘汰了机械热笔、喷水笔记录系统，直接用计算机 A/D 卡采集和处理信号，直接打印出眼震、眼动图形，不仅可分析直接参数，而且可分析间接参数并建立前庭眼动反射的数学模型，提高了眼震电图的应用价值。20 世纪 90 年代视频眼震仪(video-ENG，VNG)的问世，克服了 ENG 只能二维记录的缺点，可以在视屏上直接观察眼球的立体三维运动。

## 二、ENG 的原理

眼球为一双极性球体，角膜荷正电，网膜荷负电，两者构成一电位差，变化在 200～1200μV；电轴与视轴一致，正视时电位差约 1mV；在眼周构成一电场，眼球运动时眼周电场发生相应变化，两电极间电压差与眼球位移呈线性函数关系。眼球移动所产生电压变化很小，每度约 20μV。眼球运动产生的角、网膜电位差有很大个体差异，同一人在不同时间、不同环境也有很大差异。眼球呈旋转运动时，即沿视轴转，不发生电位空间变化，两电极之间不引起电位差，故 ENG 不能记录旋转性眼震。眼震电图仪基本组成包括：①信号调节器，检出信号中有用部分，滤过干扰信号；②前置放大器，将输入信号电压放大；③功率放大器，将提高的电压转换成推动输出转换器所需电流，推动描笔位移；④输出转换器，将电流转换为描笔位移，记录装置将输入信号描记成图形(图 4-9)。眼球运动时眼周电流相位变化，经放大后以图形方式记录即眼震电图。眼球运动为一独立系统，与前庭系统有密切的神经纤维联系，脑干及小脑病变常同时损害眼动及前庭两个系统，且前庭功能状态是通过眼球运动反映出来，故 ENG 中包括视动中枢检查，可弥补前庭系统检查的不足。

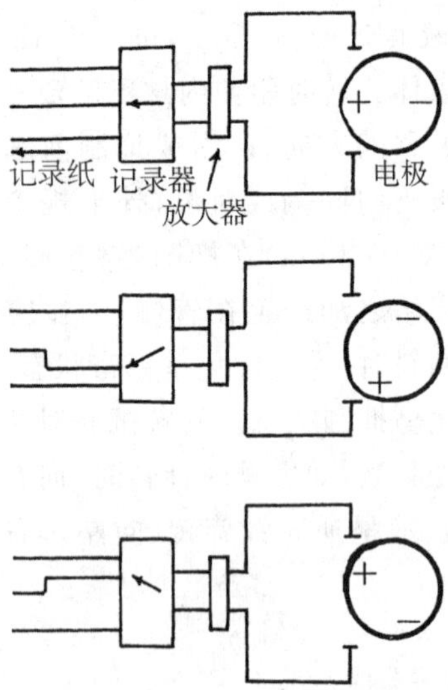


**图 4-9　眼震电图记录原理**

常规 ENG 检查程序及注意事项如下。

1. 检查前准备　通过采集病史及临床检查，确定须做眼震电图者，检查前 24～48h 禁止饮酒或使用中枢神经兴奋药或镇静药，避免因前庭神经的激惹和抑制而产生药物性眼震。

2. 电极安装　记录眼震的电极相当于换能器，将眼周的电位差输送到前置放大器。电极经导电膏与皮肤接触，为减少干扰，防止基线漂移，眼周用乙醇、乙醚混合液脱脂后装银/氯化银电极（Ag/AgCl），常用直径 1cm 的碗式电极，皮肤电阻应小于 5000Ω。用二导联分别记录水平、垂直眼震，水平电极置于双眼外眦稍外 0.5cm 处，垂直电极置右眶上下缘眼球中心垂直线上，地极置前额以消除脑电及 50Hz 交流电干扰（图 4-10），若双眼分别记录，除电极数随导联增加外，还需多导记录仪记录。

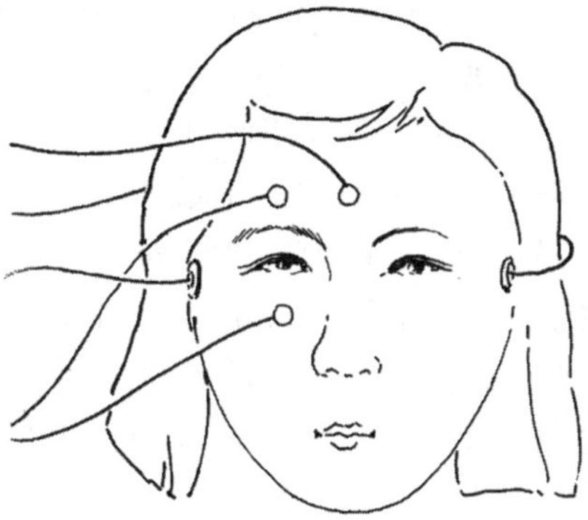


图 4-10　ENG 电极标准位置

3. 放大器的调节　前置放大器可采用直流和交流放大，直流放大如实反映眼球位置，但基线不稳，交流放大无此缺点，但电容信号是时程的 5 倍，故眼震电图仪采用交流放大时，所需时间常数至少应为 3s。

4. 调整标准电压　利用标准电压信号观察描笔偏移程度，调整至标准电压（100mV）输入时描笔偏移 5mm 以上，记录纸走 10mm/s。现已用微机与眼震电图仪联机，计算快速而精确，可以摒弃此程序。

5. 避免 50Hz 交流电干扰　受试者应在静电屏蔽室内受检，工作环境应远离高压电源如电梯、X 线摄影室，在暗室或半暗室条件下检查，可避免注视引起眼震受抑制，检查过程中被检者应进行心算。

## 三、常规 VNG 检查程序及注意事项和检查内容

### （一）检查程序

1. 记录设备　摄像机“视轴”不应超出眼轴±10°范围。推荐尽可能使用 CCD 相机，也可使用 CMOS 相机。摄像机分辨率不低于 0.2°，采样率不低于 30 帧/s。分析慢相角速度等参数，要求采样率不低于 100 帧/s。

2. 水平方向眼动测量　范围不小于±30°，垂直方向不小于±20°眼动，在此范围内眼动图像不应有遮挡。水平方向眼动分辨率不小于 0.2°，垂直方向不小于 0.4°。如采用瞳孔图像识别方法跟踪监测眼动，则瞳孔影像的阈值调节应具备手动和自动两种调节模式。

3. 视频眼罩设计　应当涵盖 95%成年人尺寸（2.5%～97.5%），应尽量避免漏光而产生对眼震的抑制。眼罩内置的红外记录装置不应产生可见光，强度单眼不超过 $2mW/cm^2$。

4. 受试者准备　检查前应对受试者一般情况，包括外耳道等与检查相关的情况进行检查，确保适合进行该项检查。同时向受试者交代检查方法、注意事项等，使其消除紧张、积极配合。给受试者贴好电极或戴好 VNG 眼罩后，让其端坐于前庭功能检查转椅上或仰卧于检查床上，连接好眼动与记录设备。受试者在暗室环境下适应 3～5min 后开始检查。为了让受试者保持一定觉醒水平，在检查中要求其做算数运算或回答问题等。

### （二）检查项目

VNG 通常包括 4 个侧面的检查：①自发和位置性眼震；②前庭诱发眼震；③冷热试验；视觉对前庭眼震的抑制情况，即固视抑制试验；④视动中枢试验。每个侧面包括 1～4 项检查。为减少受检者体位变化，具体检查项目及顺序如下。

1. 定标试验　定标试验（calibration test）又称视测距障碍试验。VNG 检查前应

做定标测定评价眼动系统快速跟踪目标的能力，眼要从一个注视点移到另一注视点，眼球需急速跳动，使运动的物像准确地落在黄斑部。定标目的：一是观察眼球扫视运动有无异常，包括眼肌运动和中枢病变引起的异常眼动；二是VNG中需对眼球的位移定量，根据定标值测出眼震慢相角速度大小。

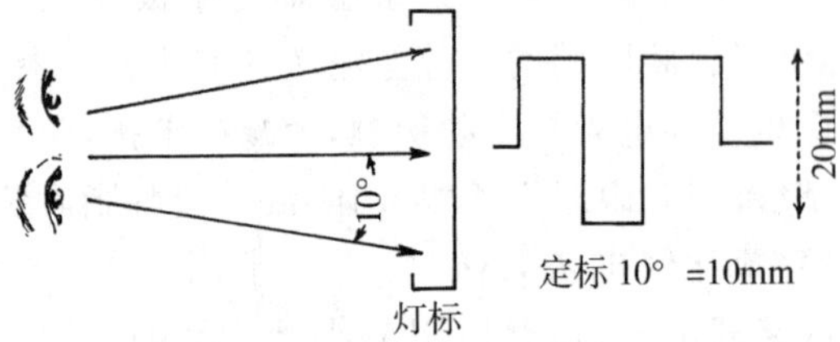


图 4-11 定标示意

按三角函数 tan 定标，$\tan 10^\circ = x$（对边）/$y$（邻边）=0.176；设视距 $y$ 为 100cm，则 tan20°时，左右灯的距离应为 35.3cm。一般采用 20°定标，先测出受检者眼球移动 20°时描笔偏转的高度，具体操作如图 4-11 所示。受检者视线从右侧光标移到左侧光标时，眼球偏移 20°，描笔偏移高度为 20mm，具体操作中很难定到如此准确。若眼球偏移 20°，描笔偏移 22mm，则眼球位移 1mm＝20°/22mm＝0.91°，常称此值为定标值。用此值换算慢相角速度（SPV），将毫米换算为度数。原采用手工计算法及画线法，现计算机亦根据此公式计算 SPV。

（1）手工计算法公式：慢相速度＝频率×平均幅度＝（次数/时间）×（总幅度/次数）×定标值。若高潮期 10s 内眼震 20 次的总幅度为 150mm，平均定标值为 20°＝22mm，则计算出 SPV＝（20 次/10s）×（150mm/20 次）×（20°/22mm）＝13.6°/s。

（2）画线法：如图 4-12 所示。沿慢相画延长线，在 1s 时取上下端截点的高度，即为该眼震波的幅度，如测得波（1）幅度为 10mm，定标值 1mm ＝ 0.91°，则 SPV ＝ 9.1°/s。波（2）1.8s 的幅度为 16mm，则其 SPV＝16mm/1.8s×0.91°/s＝8.1°/s。

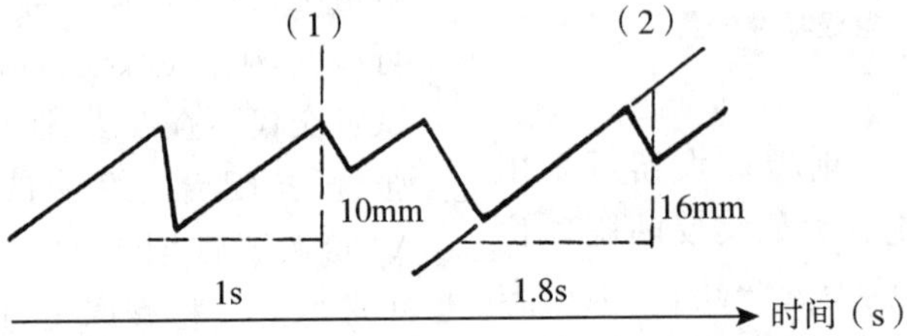


图 4-12 眼震慢相速度画线法测量

小脑病变时捕捉光点障碍，视测距不良，常出现眼球动作过度或不足，称过冲或欠冲（图 4-13）；脑干病变时，扫视潜伏期延长，眼速减慢；正常人和前庭末梢性病变，为规则之方形波。

2. 自发性眼震 患者端坐位平视前方，睁眼及闭眼各记录 30s，正常无眼震出现，若有眼震，再向左或右 30°处各凝视 30s，观察自发性眼震（spontaneous nystagmus）增强或减弱，闭眼后眼震增强为末梢性病变；减弱为中枢病变。眼源性为摆动性眼震，向左右凝视可出现向该侧急跳眼震，闭眼消失。图 4-14 为脑桥小脑角听神经瘤的自发性眼震，向病侧及健侧均出现眼震，向肿瘤侧（左）为粗大凝视麻痹性眼震；向对侧（右）为前庭麻痹眼震，称为 Bruns 眼震，是脑桥小脑角肿瘤特有的眼震。

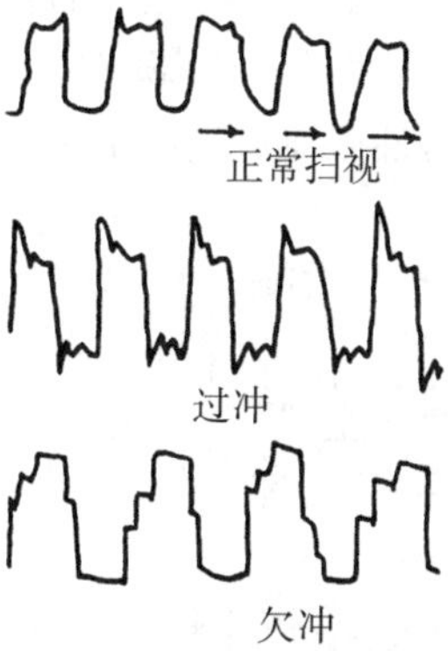


图 4-13　定标试验正常与异常图形

3. *凝视眼震*　检查眼位维持系统的功能，受检者端坐，正视前方，凝视右、左、上、下各 30°的灯标，注视 15～20s，记录有否眼震出现。正常及末梢病变无凝视眼震；脑桥小脑角肿瘤可出现凝视眼震，侧视 30°位若有眼震，再凝视 20°位。当眼球向侧凝视超过 45°时，约 50％正常人出现生理性末位性眼震，服巴比妥类药物可引起凝视眼震（fixation nystagmus）。

4. *平稳跟踪试验*　平稳跟踪试验（smooth pursuit test）是为了检查视平稳跟踪系统的功能状态，令受试者固视一个左右摆动的视标，

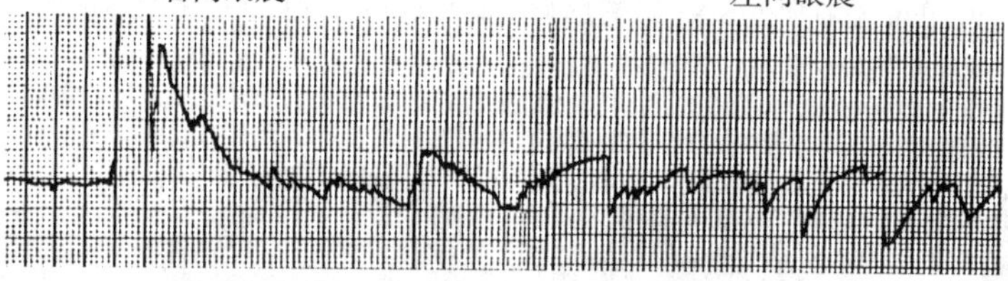


图 4-14　Bruns 眼震

左侧 4.5cm 的听神经瘤，出现 Bruns 眼震，向肿瘤侧（左）出现粗大眼震，向对侧（右）出现细小眼震。

摆动幅度约为 20°，摆动速度不超过 40°～50°/s，描记下眼球运动的轨迹。Benitze 将其分为 4 种图形（图 4-15），Ⅰ型为光滑正弦曲线；Ⅱ型是在Ⅰ型曲线基础上叠加眨眼波；Ⅲ型系在正弦曲线上叠加扫视波，呈齿轮状曲线；Ⅳ型为紊乱波形，已非正弦曲线。Ⅰ型、Ⅱ型为正常或末梢病变，Ⅲ型、Ⅳ型为中枢病变。

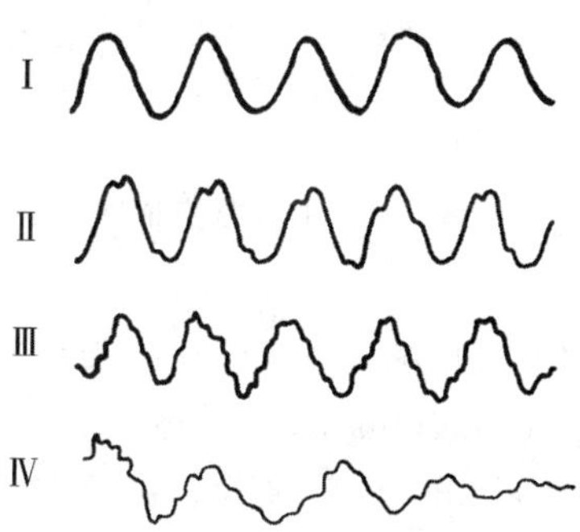


图 4-15　平稳跟踪试验 4 种曲线类型

5. *视动性眼震试验*　视动性眼震试验（optokinetic nystagmus test，OKN）是为了检查视动系统功能状态。视动装置诱发出的视动眼震分为水平性和垂直性两种，为生理性眼反射，其慢相为追踪反射所引起，由跟踪系统完成；其快相为大脑皮质的矫正反射，由扫视系统完成，正常人左右向眼震相等，如出现视动性眼震两侧不对称，表示中枢病变，末梢性病变不影响视动性眼震，见图 4-16。

6. *位置性眼震*　是在不同体位下诱发的眼震称为位置性眼震试验（positional nystagmus test）。常规采用 5 种头位进行检查，

每个头位记录 30s。试验时注意缓慢改变头位，不能快于 1s，头与躯体一起变换，避免加速度及颈性眼震的出现。60%～80%的正常人可记录到个别头位<3°/s 的位置性眼震，凡>3°/s 或数个头位出现方向不一致的眼震，均为病理性眼震(图 4-17)。

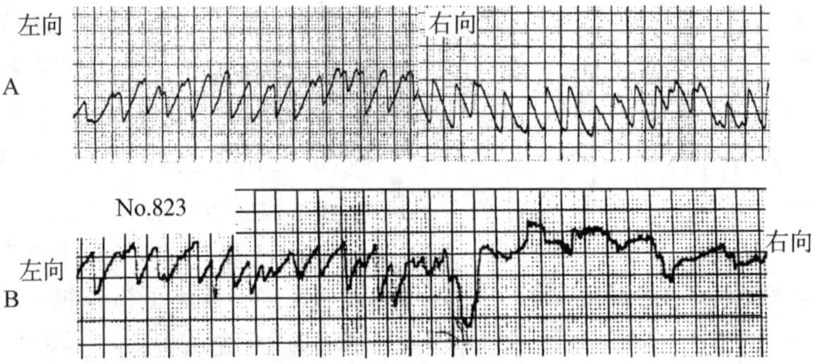


**图 4-16　OKN 图形**

A. 正常左右向 OKN；B. 右脑桥小脑角肿瘤右向的 OKN 明显减弱。

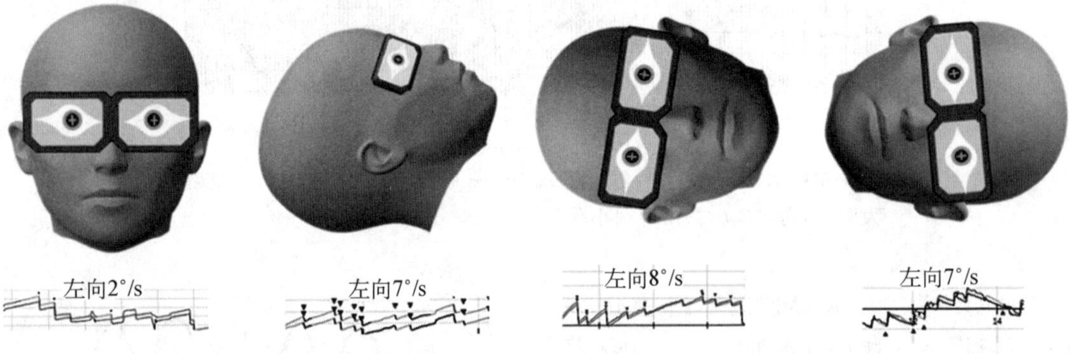


**图 4-17　位置性眼震**

从左往右依次为坐位、仰卧位、右卧位、坐卧位下记录的眼震。

7. *变位性眼震*　变位性眼震试验(positioning nystagmus test)又称位置运动试验或 Dix-Hallnike 变位试验。快速改变头位，反复试验，出现水平眼震并有疲劳现象表示末梢病变；出现垂直眼震无疲劳现象表示中枢性病变(图 4-18)。

8. *冷热试验*　冷热试验(caloric test)最大优点是可分别评定每侧半规管功能状态。Hallpike 法为公认的基本方法，受试者平卧，头抬高 30°，按一定顺序每次向耳道内注入 44℃或 30℃水 200ml，并记录每一次眼震方向、潜伏期、持续时间、频率、平均幅度和最大慢相速度。SPV 为最可靠参数，以°/s 为单位，取眼震高潮 10s 的波形计算 SPV。然后按 Jongkee 公式计算双侧不对称比值(CP)及优势方向(DP)。Jongkee 公式如下。

$$\mathrm{CP}=\frac{(RW+RC)-(LW+LC)}{RW+RC+LW+LC}\times 100$$

$$\mathrm{DP}=\frac{(RW+LC)-(LW+RC)}{RW+LC+LW+RC}\times 100$$

式中，$RW$ 为右 44℃诱发的 SPV；$RC$ 为右 30℃诱发的 SPV；$LW$ 为左 44℃诱发的

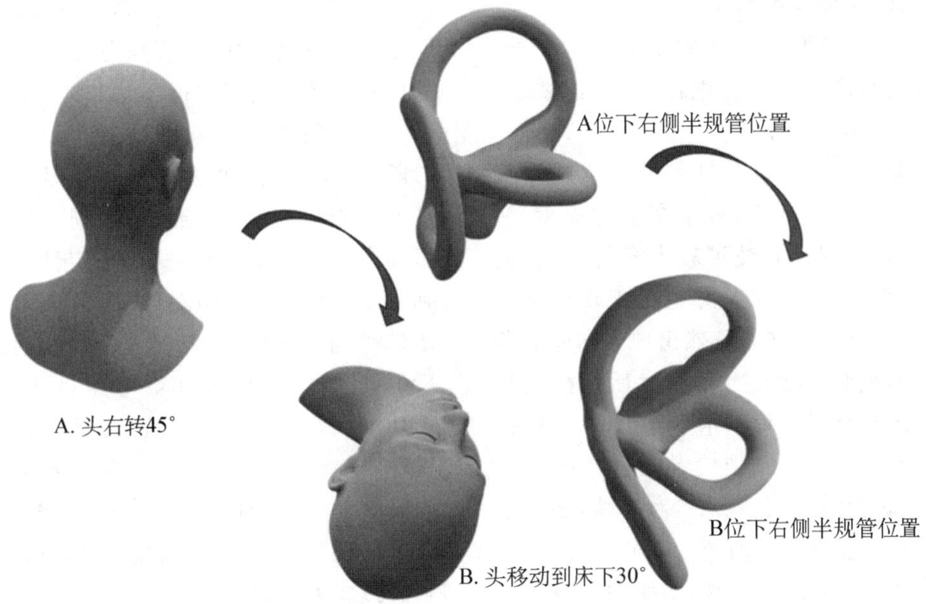


图 4-18 变位性眼震试验

SPV；*LC* 为左 30℃ 诱发的 SPV；CP 值在 25％以下、DP 值在 30％以下为正常范围。

9. 固视抑制失败试验 固视抑制失败试验(failure of fixation suppression test)是在行冷热试验中进行视抑制试验(visual suppression，VS)。前庭与视网膜间存在着反馈性抑制弧，绒球对来自前庭的信息在通往动眼神经之前应用视追踪信息加以抑制。试验方法：冷热诱发眼震高潮期即眼震出现后 60～70s 时，令受检者注视前方灯标。正常人及末梢病变者受视固定影响冷热诱发眼震减弱或消失；中枢病变者眼震不被视觉抑制或反而增强，称为固视失败。现已量化 VS 值，计算公式为 VS＝(a－b)/a×100，式中：a 为闭睁的 SPV，b 为睁眼的 SPV。VS 值≥50％为正常；10％～50％为减弱；＜10％为消失；负值为固视时眼震增强。

10. 冷热试验各参数分析 冷热试验各参数中，慢相角速度(slow phase velocity，SPV)最稳定，最有价值。有学者认为，其代表半规管壶腹嵴偏斜的程度，故用其代表半规管的功能。SPV 有几项参数目前已取得以下一致意见。

(1)冷热水或空气刺激半规管时，若双侧的 SPV≤6°/s 为双侧半规管功能低下或减弱。

(2)冷热水或空气刺激半规管时，若冷刺激 SPV≥60°/s，热刺激 SPV≥80°/s 为反应过强。

(3)双侧不对称比值，单侧减弱(unilateral weatness，UW)或管麻痹(canal paresis，CP)≥25％为不正常，20％～30％范围可根据其他材料定夺半规管功能。

(4)方向优势(directional preponderance，DP)的百分比，正常为 30％(R 或 L)，范围 25％～50％。

(5)固视指数(fixation index，FI)或视抑制值(visual suppression)，应≥50％。

## 四、影响 ENG 质量的因素

影响因素来自眼外电极、中枢状态及眼震仪内外噪声。

(一)眼球外电极影响

眼周电场除我们需要的角网膜电位外，还有眼肌、面部肌肉活动电位及颈肌扩散电位，常见的影响电位如下。

1. 瞬目波　在记录过程中常出现瞬目波，特点是频率不规则，可单个也可连续，一般出现在睁眼时。其波形较大容易辨认，明显表现在垂直导上，水平导也可出现微小同步快相。单个瞬目波是骤然出现方向向上急速达高峰，时间不超过 0.2s，然后是描笔复位波，利用垂直导可识别水平导上的瞬目波。

2. 眼睑震颤波　受检者闭目情况下不自主出现眼睑震颤，其特点是频率快，幅度小不规则波形，主要在垂直导上，很难消除。

3. 闭眼　可抑制眼震，闭眼时出现 Bell 现象，即眼球向上移位，加之眼睑对眼球压迫，使眼震减弱，故应在半暗室，戴眼罩，静眼检查为宜。

(二)中枢状态的影响

1. 精神状态　大脑皮质活动状态对诱发眼震影响明显，嗜睡或松弛状态可明显抑制眼震使之不规律。令受检者心算或回答问题，转移大脑注意力则容易出现规则眼震波。

2. 药物影响　镇静药巴比妥类、抗组胺类药物，能抑制皮质活动，对眼震有抑制作用，因此检查前应当停止使用这类药物。

(三)眼震电图仪机内外噪声影响

机内噪声不能过大，否则使记录出现波形畸变。眼震仪内都设有防干扰线路。机外干扰最常见的是电压不稳和 50Hz 电场，室内日光灯和周围电机设备可产生杂乱干扰波。最简单的消除方法是用稳压器，仪器应与地线相接，必要时采取屏蔽措施。

## 五、眼震电图的诊断价值及临床意义

VNG 本质上与心电图、脑电图、肌电图一样是人体生物电图像，在疾病的诊断中起辅助作用，可根据 VNG 的特点判断病变部位。当观察或记录到自发眼震时，应甄别其源于眼性或前庭性的，若判为前庭性眼震，尚需区别其源于前庭中枢还是末梢性病变。

临床除通过自发性眼震的特点进行鉴别诊断外，尚可通过前庭诱发试验及视动中枢功能检查，确定病变部位、侧别、损害程度。目前视动中枢功能检查，已由定性检查发展到定量检查。前庭功能与视动功能联合检查法，如视前庭眼动反射(VVOR)及前庭眼动反射固视试验(VOR-fix)等项目研究，为脑干功能状态提供重要的信息。前庭外周病变视动中枢检查无异常，而脑桥小脑角、脑干及颅后窝病变，视动功能常异常，如扫视有过冲或欠冲现象、跟踪呈现齿轮状Ⅲ型曲线、视动眼震减弱和固视能力下降，肿瘤越大视动功能异常越明显，临床上有时因 VNG 异常再行脑 CT 或 MRI 检查而确定诊断，故 VNG 检查已成为耳神经系统病变不可缺少的检查项目。VNG 检查一可判断前庭功能正常与否；二可判断病变侧别；三可判断前庭损伤在中枢还是末梢。位于内听道的小听神经瘤与长至脑桥小脑角的大听神经瘤 VNG 呈现不同的图形，故 VNG 对判断肿瘤部位、大小及确定手术方案有指导意义，是重要的辅助诊断方法。

## 六、不同频段的前庭功能检查

从最初的冷热试验开始，不同频段的前庭功能检查方法不断出现，这些检查方法对应不同频段的前庭功能，而不同的疾病可能损伤不同频率的前庭功能。因此，对不同频率的检查结果进行综合分析，有助于诊断疾病和加深对疾病病理生理基础的认识。因为不同的检查方法对应频率不同，在同一患者的结果评价不一定相符，应将结果的差异当作互为补充的内容进行分析(图 4-19)。

1. 冷热试验(caloric test)　是目前最常用的前庭功能实验室检查方法。可以单独检查一侧的半规管，利用液体流动时热升冷降

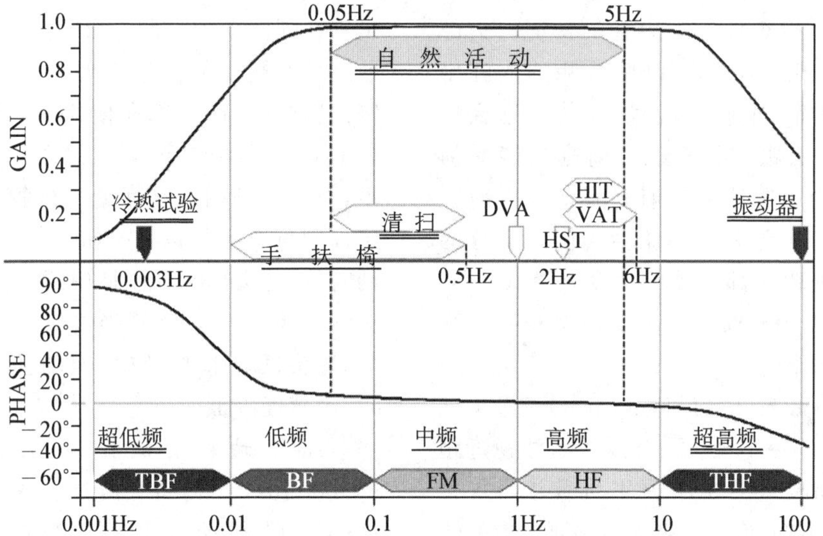


**图 4-19　各种常见检查的频率带宽**

DVA. 动态视力检查；HIT. 头脉冲试验；VAT. 前庭自旋转试验；HST. 摇头试验。

的原理，改变内淋巴的温度促使内淋巴流动，这种流动相当于低频低速的头部运动刺激，旋转频率相当于 0.002～0.025 Hz，比头部自然运动的频率(1～20Hz)低很多，不在正常头动产生的内淋巴流动范围。如果一个温度刺激经过 60s 产生峰值速度为 50°/s 的眼震，那么这个刺激相当于 0.004 Hz 的正弦旋转，峰值加速度仅为 1.25°/s$^2$。Minor 认为，冷热试验 75%是内淋巴流动的反应，25%是神经直接受到的冷热刺激的效应。

2. *正弦谐波加速试验*(sinusoidal harmonic acceleration test)　受检者固定在计算机控制的转椅中，0.01～0.64Hz 全身旋转，一般仅检查水平半规管，记录分析眼震的相位、增益和不对称性。刺激的形式接近生理状态，因为同时刺激了双侧半规管，类似于头部慢速旋转。一般旋转速度的峰值是 50°/s。

3. *摇头眼震试验*(head shaking test)　摇头试验可以有效检测外周前庭不对称，检查时要消除受检者的固视抑制，在佩戴 Frenzel 眼镜或暗室眼震记录设备下观察。一般做水平半规管检测，摇头的频率为每秒 2 次(2 Hz)，左右摇 20 次后观察眼震，如果受检者一侧前庭功能低下，摇头结束后出现朝向健侧的眼震。双侧前庭低下者不会出现眼震。

4. *前庭自旋转试验*(vestibular autorotation test)　让受检者头戴速度感受器，注视靶标，按照计算机给出的节律进行水平和垂直方向摇头，记录头动和眼动速度。检测频率为 2～6Hz，接近于人体日常活动的频率，可检测水平和垂直方向的高频动眼反射，有利于发现前庭系统病变及评定高频区的损伤侧别。分析指标包括水平和垂直的增益、相位、非对称性。陈太生认为，在 6～11Hz 频段的参数变化有助于评定前庭损伤侧别。

5. *动态视敏度*(dynamic vision acuity)　让受检者头戴速度感应器，坐在计算机前，先检查静态视力，然后主动或被动摇头。当头动速度大于设置值时，计算机屏幕短暂出现视标符号，视标出现的条件和时间可以人为设置，检查患者的动态视力，比较动、静态视力的差值。改变摇头的方向和感受器的感应方向，可以检查任一半规管的功能。头部转动的速度要>100°/s，以使对侧的前庭出现抑制性中断，同时平稳追踪系统在这么快的速度下无法跟踪目标。当前庭功能受损时，动态视力下降明显。前庭病变患者前庭功能下降后，视觉和本体觉会代偿一部分的前庭功能，所以头部转动的速度要>100°/s，头动频率>2 Hz，以超出平稳追踪和视动系统的频率范围。

6. 甩头试验(head thrust test) 甩头试验可以检查任一半规管。让受检者注视近距离物体，在所检查半规管平面，向使该半规管兴奋的运动方向，做受检者无法预测方向的快速甩头，观察受检者的眼球有无扫视，出现甩头后扫视，说明该半规管功能下降。甩头幅度为15°～30°，高加速度(3000°～4000°/$s^2$)，高速(200°～400°/s)。当受检半规管的功能下降时，眼球的运动不足，在头部运动末期，眼球出现补偿运动，以使原来注视的目标重新出现在视网膜中央凹。出现这个扫视是因为前庭抑制产生的信号比兴奋引起的弱，当一侧前庭受损，而头部向使这侧前庭半规管兴奋的方向运动时，同侧的兴奋信号因受损不足，而另一侧相同平面的半规管前庭传入神经抑制所产生的信号有限，故在头部快速运动时候，还会出现抑制性中断，所以出现眼球运动不足。当受检侧半规管功能完全丧失时，甩头试验非常敏感，但功能不完全丧失时，敏感度降低。

7. 震动眼震试验(vibration induced nystagmus) 震动眼震试验采用高频(100 Hz)震动器震动颅骨，幅度为0.2 mm，观察受检者的眼震，震动试验刺激双侧外周前庭，类似于摇头眼震(2 Hz)，但频率高很多，高于头部自然运动的频率。

(吴子明 刘兴健)

## 第三节 视频头脉冲试验

头脉冲试验(head impulse test，HIT)是一项检测VOR的简单床旁测试，现在较多使用视频头脉冲试验(video HIT，vHIT，或称head impulse paradigm，HIMP)。受试者坐位凝视前方定点，记录其在快速、高频、被动头动时的眼动反应，可分别检查水平、前、后半规管功能。正常的aVOR产生与头动方向相反，速度相同的眼球运动。而aVOR异常时，眼速在快速头动时远低于头速，为补偿缺失的视敏度，头动末期在甩头的方向上触发扫视，称为扫视波(saccades)。见图4-20。

vHIT可提供前庭系统的高频信息(4～5Hz)，临床上需结合VOR增益值和扫视波出现综合评估。VOR增益值为眼动与头动速度(或位移)的比值，水平半规管正常增益值为0.8，垂直半规管为0.7。半规管功能受损时表现为VOR增益值降低，一些设备中可能需要同时关注顺时增益和回归增益(图4-21)。以及在头动峰值后重复出现的扫视波，根据出现的时间分为隐性和显性扫视波。随着代偿的进行，扫视波从显性、隐性扫视波的结合转变为以隐性扫视波为主。最近提出的PR分数可以显示扫视波在时域的分散程度，范围为0～100，数值越高表示分散程度越高，数值越小表示聚集程度越高(图4-22A)。

头脉冲抑制试验(suppression head impulse paradigm，SHIMP)为HIMP的补充，不同处在于受试者全程凝视随头位同步移动的靶点。如有VOR驱使，受试者产生与头动方向相同的扫视以补偿视敏度，因此SHIMP中与头动同向的扫视波可作为剩余前庭功能的有效评价(图4-22B)。

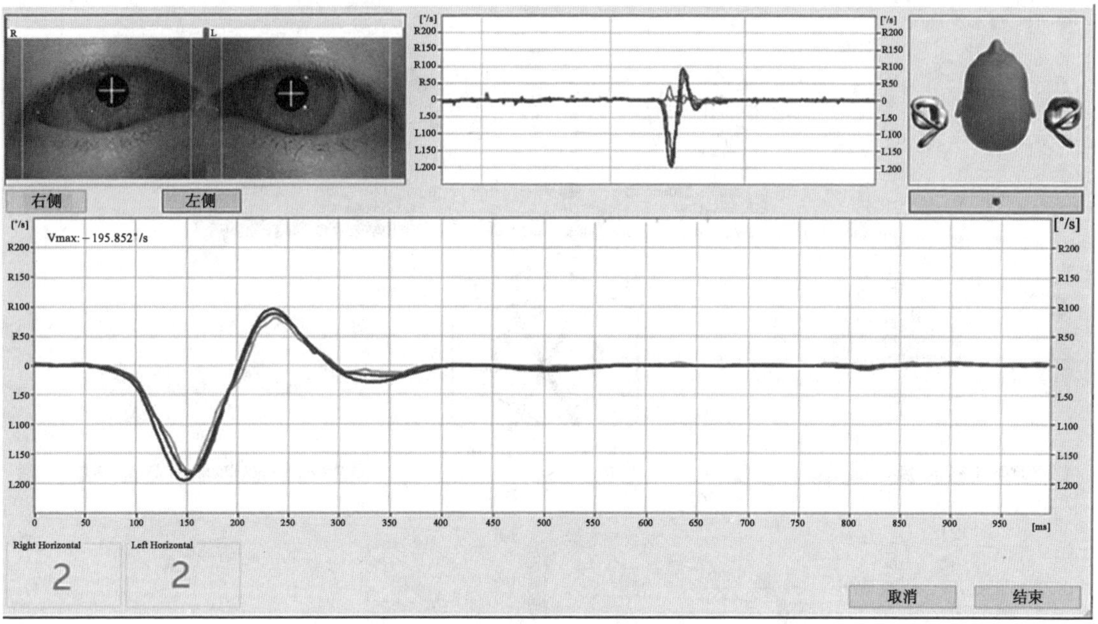


图 4-20 操作时单脉冲界面

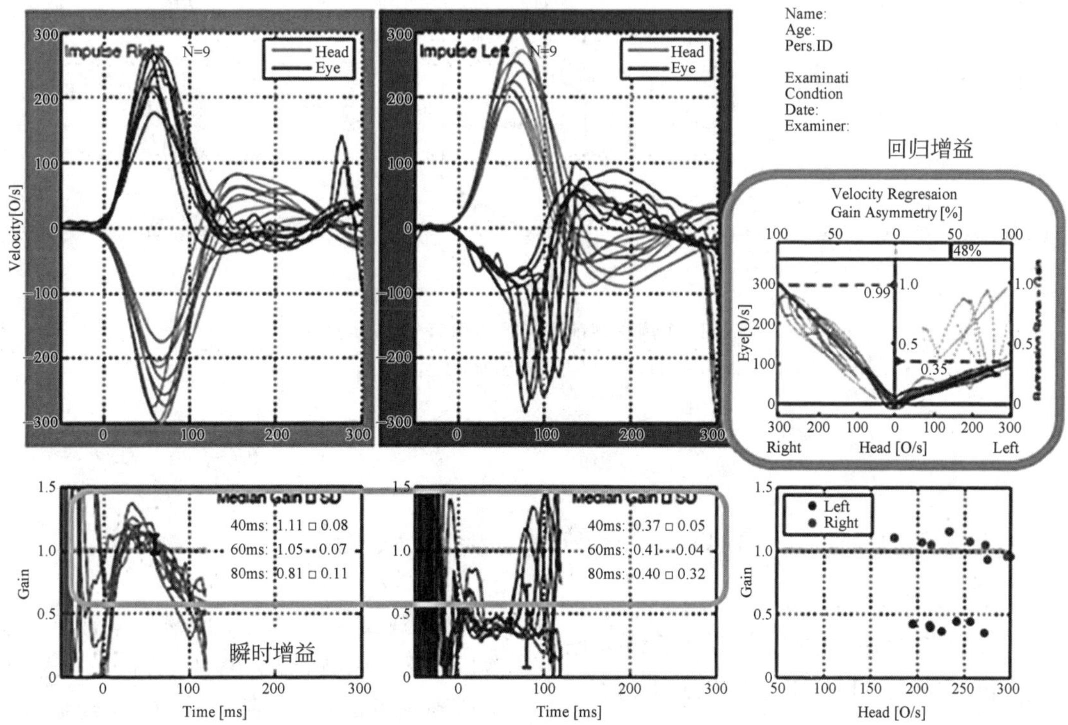


图 4-21 顺时增益与回归增益

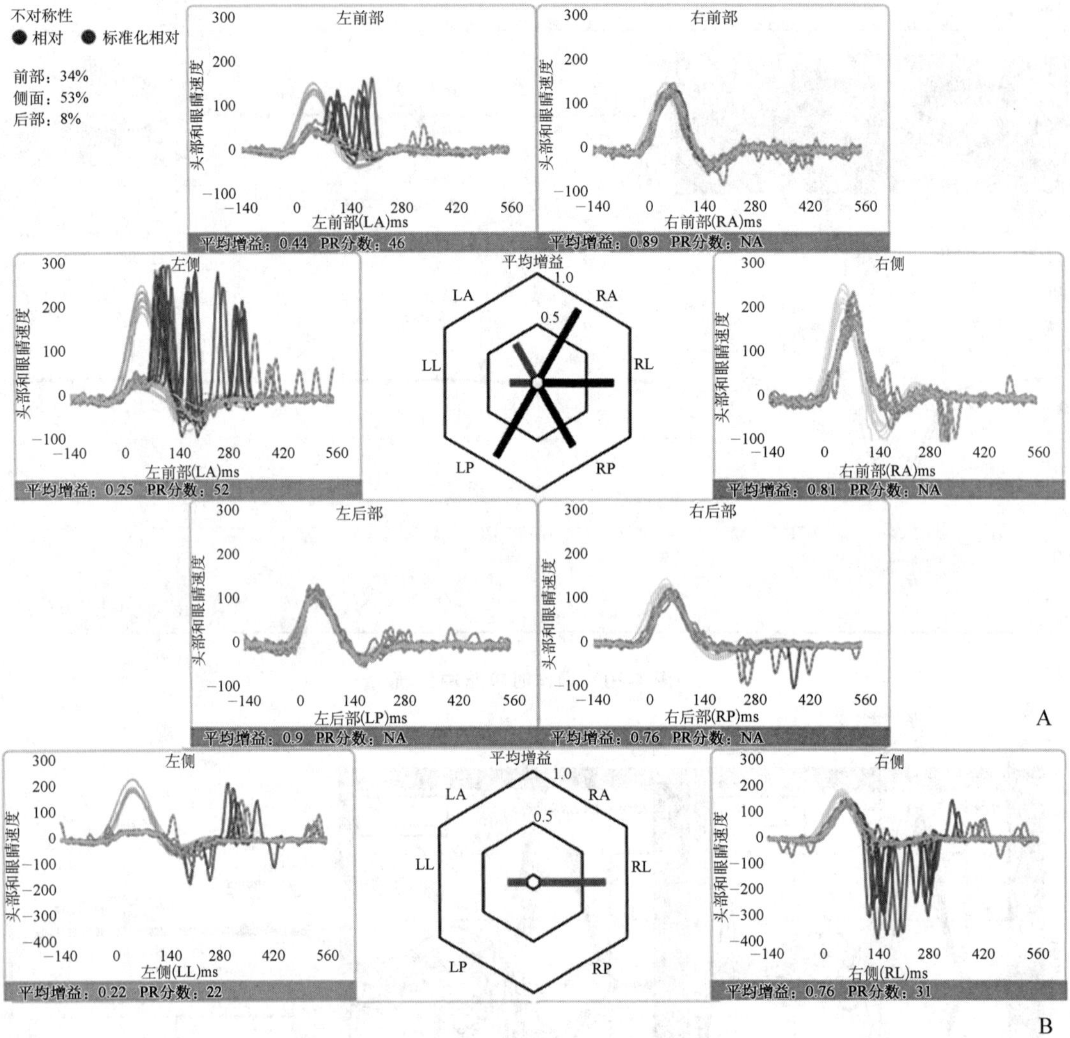


图 4-22 1例左侧前庭神经炎患者 vHIT 示意图

A. HIMP 结果；B. SHIMP 结果。

（吴子明　杜　一）

# 第四节　转椅（旋转试验）

## 一、正弦谐波加速度试验（sinusoidal harmonic acceleration test，SHAT）

通常在暗室睁眼下进行。患者固定于转椅上，头前倾 30°，围绕一个与地面垂直的中心轴在偏航或水平面以不同频率旋转 2～5 个周期，观察并连续记录眼震。最常见的刺激模式是正弦波，椅子在一个方向上加速，直至达到预设的峰速（通常为 50°/s 或更常见的 60°/s），随后减速至零，并在相反的方向上达到相同的峰速。最常用的频率是 0.01～0.64Hz 的谐波或倍频（即 0.01/0.02/0.04/

0.08/0.16/0.32 和 0.64Hz)。正常的前庭系统在与旋转相反的方向上产生缓慢的补偿性眼球运动(即 VOR),测量每个眼震慢相并绘制出与转椅振荡相关的曲线。结果分析需分析增益(Gain)、相位(Phase)和对称性(Asymmetry)3 个参数(图 4-23A)。

1. 增益　眼速与椅速之比,增益随旋转频率增大而增大,连续两个邻近频率的增益低于正常值有临床意义,常提示一侧或双侧前庭功能下降(图 4-23B),增益异常增大(>1)可见于中枢病变。

2. 相位　眼速与椅速的(时间)相位差,常用相位差表示。相位超前的增加常见于一侧或双侧前庭功能下降;相位超前的减小和相位滞后可见于中枢病变。

3. 不对称性　为左右向眼震最大慢相角速度之差与之和的比值,一般不>15%。Cyr(1991)认为,患者对旋转刺激的耐受性优于冷热试验,因其更接近自然生理刺激,可呈现多种测试频率,且刺激有更好的统一性。但转椅试验的主要缺陷在于定侧性较差(两侧迷路同时参与),在 1Hz 以下灵敏度有限,且易受视觉因素影响(黑暗环境表现较差)。还需注意,相位与对称性都基于增益计算,因一些质控问题而导致增益值异常时,需要谨慎解释结果(图 4-23C)。

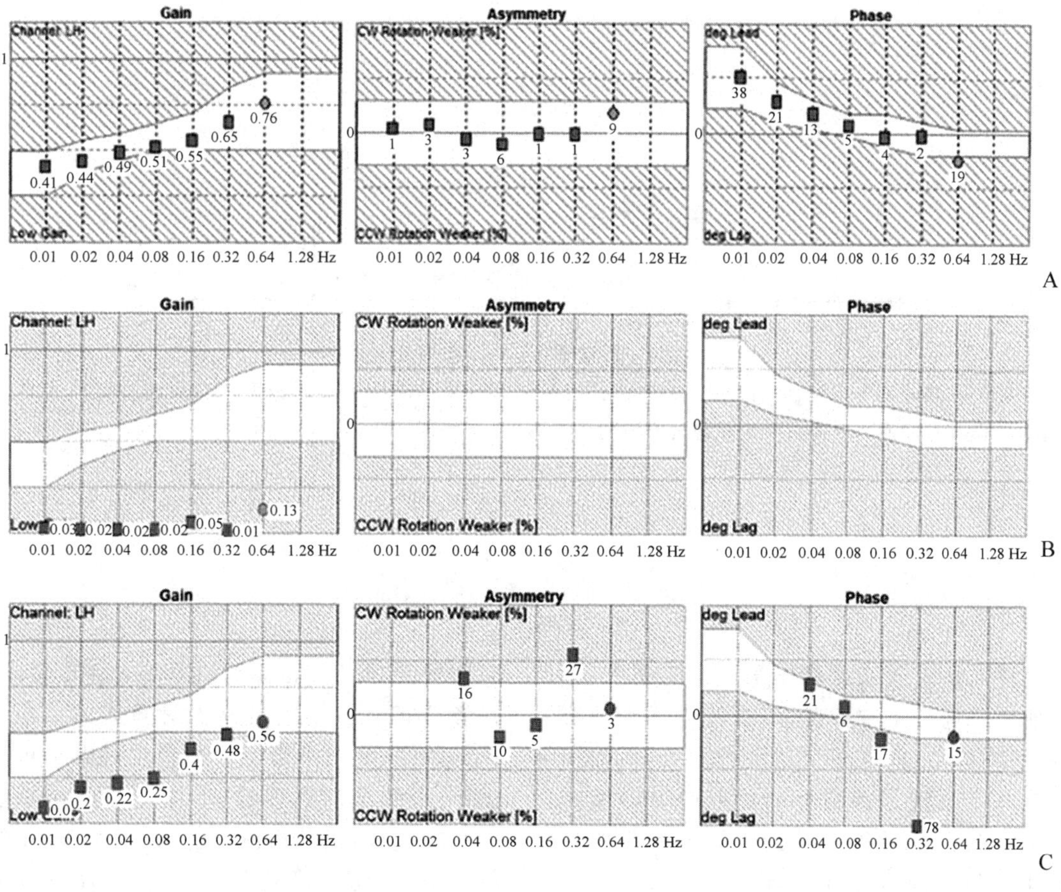


**图 4-23　转椅 SHAT 正常结果图**

从左往右分别为增益(Gain)、对称性(Asymmetry)和相位(Phase),阴影部分为异常区(A 为正常结果;B 为双侧前庭功能减低患者;C 为因定标不准影响参数的情况)。

## 二、速度阶跃试验(velocity step testing,VST)

刺激方式为速度呈阶梯模式,通常以200°/s² 速率加速至恒速(低速 60°/s,高速 240°/s),持续一段时间(60s)后,快速减速(200°/s²)至停止,记录加速和急停后的眼震。按照向右加速,减速至 0,向左加速,减速至 0 的顺序进行(图 4-24)。VST 主要参数如下。

1. 增益　为眼震最大慢相角速度与转椅目标速度之比,一般>0.6,增益降低常提示一侧或双侧前庭功能下降。

2. 时间常数(time constant,Tc)　为最大慢相速度衰减至 37%所经时间,一般 10~30s 为正常界限,降低提示一侧或双侧前庭功能下降,>30s 常认为中枢异常。VST 与 SHAT 结合使用,可以更深入了解前庭系统的外周和中枢功能,有效地评估水平 VOR 和速度存储机制,判断外周不对称性,以及动态观察前庭中枢的代偿情况。

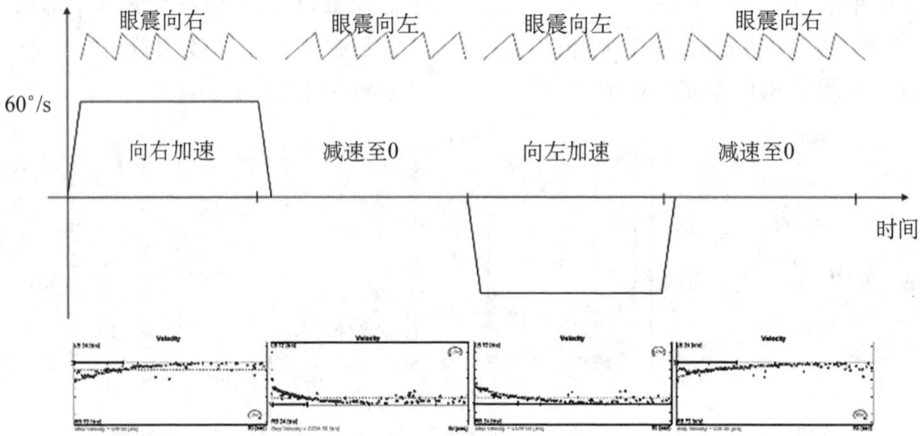


**图 4-24　正常 60°/s VST 步骤及结果**

共分四个步骤:向右加速、减速至 0、向左加速以及减速至 0,分别诱发出右向、左向、左向及右向眼震。通过计算机计算衰减时间常数(Tc)、峰值增益值。

(吴子明　杜　一)

# 第五节　姿势图

前庭系主要功能之一是维持肌张力,保持躯体平衡。正常情况下,维持人体平衡有视觉、本体觉、前庭三个系统的输入,而输出只有一个系统是前庭脊髓反射(VSR)维持身体肌张力及平衡。前庭功能检查手段近年来有很大进展,继眼震电图之后,已将姿势平衡试验中人体重心摇动情况,通过平衡仪描记成图,即姿势图(posturo graphy,PG),采集人体重心动摇的大量数据进行定量分析。人体重心动摇的测试有静态与动态两种测试法。前者即 Romberg 试验,受检者站立于平台上,记录及计算人体重心变化的数据;动态平衡台的平台及视野均可移动,分别测试前庭视觉、本体觉对维持平衡的贡献,包括:①戴眼罩挡住视觉测 VSR 维持平衡的能力;②视野变动,测本体觉及前庭系维持平衡的能力;③视野及本体觉同时变动,测单纯前庭系统维持躯体平衡的能力。这种分别测试三个输入系统维持平衡的动态平衡台(equitest)价格昂贵,国内尚很少于临床应用。在此仅叙述静态和动态平衡台的应用。

## 一、静态平衡姿势图

1. 静态平衡仪测试原理及仪器组成　所谓直立不动姿态，实质上人体仍处于前后、左右不停地晃动状态中。故 Nashner 指出，人在静止站立时不停地绕自身平衡点晃动，称为生理性姿势动摇。正常人有一定限度，前庭感觉及传导系统任何异常，将导致直立自控障碍。检查 VSR 的 Romberg 试验仅凭肉眼观察很不精确，满足不了临床要求。静态平衡台则应运而生，工作系统由测试平台、放大转换系统及计算机三部分组成。工作原理是人体站立平台上的力点，即人体重心力点与平台面的交点，人体摇动产生重心移动，导致平台上力点移动；平台下设有传感器，收集力点移动信号，输入计算机，经处理后可获瞬间力点与平台中心的距离，描绘出重心移动的轨迹图形，同时计算出人体重心晃动的轨迹长度、面积、角速度和动摇的频率，检查结果可在显示屏上显示。

2. 检查方法　检查室应安静，亮度适宜，被试者足底中心与检查台上基准点保持一致。脱鞋，以两足靠拢直立姿势为基准；直立困难者可足尖分开足跟靠拢，双眼向前平视盯住前方的目标，双手抱胸或自然下垂，先睁眼测试 60s，为测前庭系统功能消除视觉对平衡的辅助作用；再闭眼测试 60s，睁、闭眼比值为 Romberg 商，睁闭眼检查时，姿势应一致才有可比性，每次检查不是从站上平台开始计算，应从平台动摇稳定后开始计算。

3. 结果评定

(1)定性方面：少数学者认为，从人体重心移动的姿势图形，大致可把握是哪一系统、哪一部位病变。大多数学者认为，姿势图只能判断前庭功能状态，并无诊断价值。从图形移动方向、范围广度、集中趋势，可分为中心、前后、左右、多中心、弥散 5 型(图 4-25)。正常人及周围性前庭损伤代偿后多为中心型，中枢性前庭病变及双侧前庭受损为前后、多中心或弥散型，尚不能根据图形做鉴别诊断。日本时田将平衡台各参数归纳于雷达图中，并测出正常范围之 95% 可信区间，各参数在此范围内者属正常(图 4-26)。

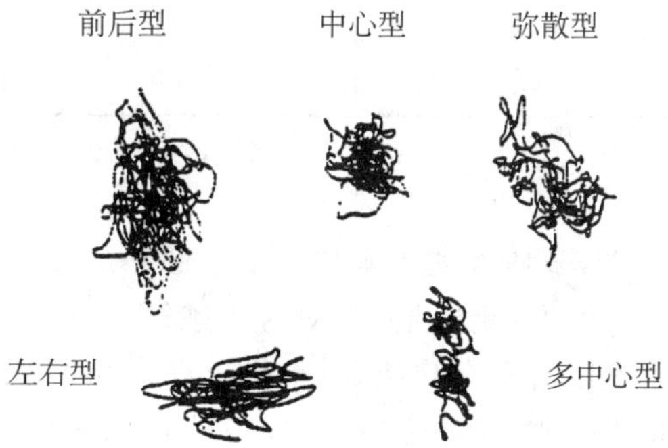


图 4-25　人体重心晃动平面图

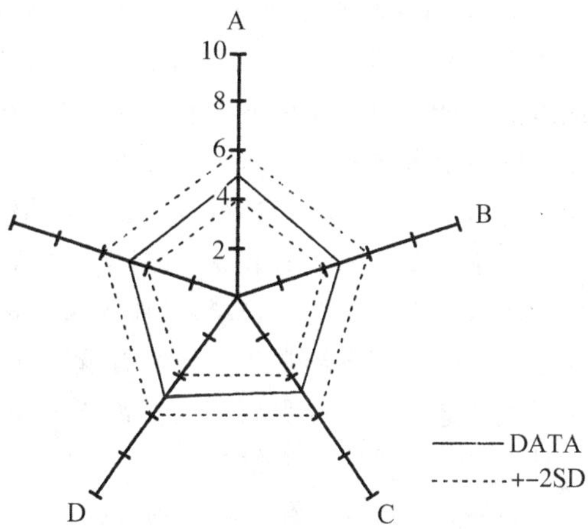


图 4-26　评价检查结果雷达图

A 轴．外周面积；B 轴．单位面积轨迹长度；C、D 轴．为 X(冠状面)、Y(矢状面)方向平均中心位移；E 轴．为外周面积睁、闭眼比值。

(2)定量方面：用前庭-脊髓反射的十余种参数判断前庭功能状态，其中人体重心晃动的轨迹长度及速度最稳定，有可比性，可作为判断依据，作者测定各年龄正常值见表 4-3。

表 4-3　不同年龄正常人重心晃动轨迹长度及速度

| 组别(岁) | 例数 | 轨迹长度(mm)$\bar{x} \pm s$ | 速度(mm/s)$\bar{x} \pm s$ |
|---|---|---|---|
| 10－19 | 7 | 884.00±179.62* | 14.75±3.33* |
| 20－29 | 16 | 716.19±161.24 | 11.44±2.65 |
| 30－39 | 8 | 693.21±156.19 | 11.57±2.47 |
| 40－49 | 9 | 836.00±173.22 | 13.44±2.49 |
| 50－59 | 9 | 977.78±198.84* | 15.56±3.44* |
| 60－ | 12 | 903.00±154.46* | 14.42±2.10* |

注：* $P<0.05$，与 20 岁组比较，有显著性差异。

20－49 岁是平衡功能最好的年龄段，也是人生的黄金时期，摆动的轨迹短、速度小。50 岁以后平衡功能开始减退，摆动轨迹长，速度大。病理研究亦证实，50 岁以后囊斑毛细胞数减少，胞内出现空泡及脂褐素，耳石有脱钙现象，前庭神经节细胞数减少，说明前庭功能降低是以形态学改变为基础。

4. 姿势图与眼震电图联合判断的临床价值　前庭功能检查虽有很大进步，已由定性迈上定量台阶，但尚不能精确定位诊断。姿势图和眼震电图是从两个侧面评估前庭功能状态，很多研究证明 ENG 与 PG 两项检查结果并不完全一致。在前庭功能检查中，多数学者认为有眩晕史者，冷热试验异常率高，无眩晕史者姿势图异常率高。笔者观察到无眩晕史的老年人，PG 异常率明显高于 ENG，两种结果不一致有几种解释。

(1)从解剖学上看，ENG 与 PG 有不同的反射径路，前庭器损害在小范围时，两条通路之一受损，可出现不同的试验结果。

(2)ENG 主要是对外半规管测试，PG 是对半规管和耳石功能综合测试，其敏感度高于 ENG，故有些患者 ENG 正常而 PG 异常。

(3)前庭受损后，前庭-脊髓反射容易被中枢及对侧前庭功能代偿；而前庭眼反射只能有一定程度的代偿，故冷热试验异常者 PG 可正常。ENG 及 PG 是分别检测 VOR 和 VSR 的功能，各有独特作用不能互相取代，但在诊断中可互补，两者均为临床诊断提供信息，是其他检查不能替代的。PG 检查将传统的 Romberg 试验量化、精确化，与其他检查手段结合将给眩晕患者诊断、治疗提供有价值的信息。

## 二、动态平衡姿势图

### (一)检查方法

检查时患者直立于测试平台上，该平台可在水平面上方向进行前后移动，也可以围绕患者踝关节轴前后方向的旋转运动。平台前有一个封闭的环形视野，该视野可移动而影响视觉定位，只有背后是开放的。通过记录作用于平板上脚的力量而测量身体晃动。有些平板还配有肌电图及与髋、肩、头连接的运动感受器。患者穿着改进的降落伞背带固定于天花板以防跌倒时摔伤，检查时，身体摇动通过联系与髋部的电位仪记录。

### (二)指标与结果评定

CDP 的评定指标如下。①维持身体平衡的程度，观测综合平衡分析、感觉分析、平衡策略、重心偏移；②维持身体平衡的运动反应性，包括重量对称性、潜伏期及反应程度；③适应性。CDP 通常包括两项平衡功能测试，即感觉整合能力测验(sensory organization tests，SOT)(图 4-27)和运动协调试验(motor coordination tests，MCT)。

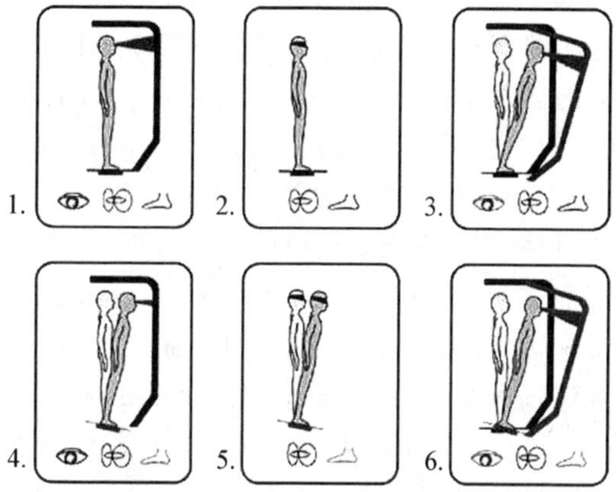

图 4-27　动态姿势描记(CDP)检查中的感觉整合能力试验(SOT)

1. SOT 检查　该检查有 6 种条件。①SOT1,睁眼站立平板上,视野固定;②SOT2,闭眼站立平板上;③SOT3,睁眼,平板固定视野移动;④SOT4,睁眼,脚站立之平板随重心移动,视野固定;⑤SOT5,闭眼,平板随重心移动而移动;⑥SOT6,视野和平板都随重心动而移动。以上 6 种状态组成见表 4-4。

表 4-4　感觉整合能力试验检查表

| 状态 | 视野 | 平台 | 确切的感觉反馈 | 变化的感觉反馈 |
|---|---|---|---|---|
| 1 | 固定 | 固定 | 视、前庭、本体 | |
| 2 | 闭眼 | 固定 | 前庭、本体 | |
| 3 | 晃动 | 固定 | 前庭、本体 | 视 |
| 4 | 固定 | 移动 | 视、前庭 | 本体 |
| 5 | 闭眼 | 移动 | 前庭 | 本体 |
| 6 | 晃动 | 移动 | 前庭 | 视、本体 |

该检测测试患者在异常感觉环境中应用视、前庭、本体信息控制晃动的能力。患者的任务是在 6 种 SOT 测试中(每个 20s)尽可能减少的晃动。SOT1、SOT2 相当于标准 Romberg 测试。在其余 4 项检查中,视觉和(或)本体觉系统随视野和(或)平台而发生系统性的改变。在参照性晃动(sway-referenced)情况下,平台和(或)视野的旋转和患者的晃动具有相同的方向和确切的比例,例如向前方向的晃动产生平台脚趾向下的旋转和(或)视野向前的旋转。在这种情况下,视野影像在视网膜上的运动、踝关节的位置、压力中心在脚底的位置相对重心的位置不再与正常情况下一致。SOT3 时只有视觉进行参照性晃动;SOT4 时只有平台进行参照性晃动;SOT5 时患者站在参照性晃动的平台上同时闭眼;SOT6 时视野和平台都进行参照性晃动。参照性晃动是指平台和(或)视野的自发移动,平台和(或)视野由矢状面上力量中心位置的瞬时变化所驱动。其增益是+1.0,代表身体每晃动 1°,平台和(或)封闭视野旋转 1°。参照性晃动的目的是改变视觉和(或)本体觉信息,让来自余下的感觉(如前庭)信息维持姿势。SOT 的综合报告包括以下内容。

(1)平衡分(equilibrium score,ES):6 种 SOT 的平衡分计算公式为,$ES=[1-(\theta_{max}-\theta_{min})/12.5]\times 100$。$\theta_{max}$ 是在 20s 测试中向前的最大晃动角度,$\theta_{min}$ 是最大的向后晃动角度,12.5 是正常站姿矢状面晃动角度的理论最大值。SOT 结果以一系列直方图形式给出,与同时给出的正常人测试结果直方图形式进行比较,可对每一项测试进行评分,分数为 0～100 分,平衡功越好,分值越高,跌倒为 0 分。综合 ES(composite equilibrium score)是指 6 种 SOT 测试的加权平均分,最早用于判断患者平衡的整体模式是否正常,该数值加权后对参照性晃动的情况更加敏感,其分值≥70 分属正常范围,当综合 ES<70 分时就要通过 6 种 SOT 了解缺陷模式。由于综合 ES 包括 18 个测试(每个 SOT 条件下测试 3 次)结果,其标准应该从异常种类中排除那些低 ES 或在单次独立测试中跌倒的患者。

SOT 结果分析如下。①SOT5、SOT6 或 SOT5 异常,这种情况见于梅尼埃病或其他前庭疾病导致的前庭受损。②SOT3、SOT6异常，患者不能处理不正确的视觉信息，这种患者大多数有头部外伤既往史。③多数分散SOT异常，提示有多感觉缺陷，该情况见于前庭和前庭外病变，但也可能提示有某种感觉依赖。a. SOT4、SOT5、SOT6异常缺乏正确的本体感觉信息导致不平衡（视觉和本体觉功能低下）；b. SOT2、SOT3、SOT5、SOT6异常意味着患者只能在睁眼时稳定，患者依赖视觉且不能有效地前庭觉和本体觉；c. SOT可能出现生理性不一致，如在困难情况（SOT4、SOT5、SOT6）分值高，而在简单试验时（SOT1、SOT2）得分低，此即为非生理性晃动（aphysiologic sway），有可能是患者故意操纵结果或是不能控制的紧张。研究还发现，与正常者和前庭低下者相比较，非生理性晃动组间变异大。SOT的结果可与临床发现（Romberg试验）或患者在日常生活中的功能性能力不一致。

Hamid研究2348例患者的SOT结果，总结6种异常感觉模式：①前庭缺失模式（vestibular loss pattern，VLP）。②前庭缺损模式（vestibular deficit pattern，VDP）。这两种模式的特点是SOT5、SOT6分值低，但前者的前庭-眼动反射增益为0，后者为0.5。③视觉依赖模式（sensory dependence vision，SDV），又分为视缺失（SOT2、SOT5低）和视信息不准确（SOT3、SOT6低）。④支持面依赖模式（sensory dependence surface，SDS）时，即支持面受到干扰时（SOT4、SOT5、SOT6）分值低。⑤感觉缺损模式（sensory deficit pattern，SDP），即视觉或本体觉受到干扰时（SOT3、SOT4、SOT5、SOT6）分值低。⑥非生理性晃动模式（aphysiologic sway pattern，ASP）即出现简单条件下（SOT1、SOT2）较复杂条件下分值低，或短时间内重复测试出现不同模式。他发现VLP、SDV多见于外周疾病者，SDP多见于中枢疾病者，SDS多见于混合性疾病者。Nelson等对Shepard和Hamid的结果进行修正，对前庭缺陷分类见表4-5。

（2）感觉分析（sensory analysis）：以SOT比率了解感觉系统损伤情况及对不同感觉输入的优势，见表4-6。

**表4-5 前庭缺陷分类**

| 分类 | 异常结果 |
|---|---|
| 正常 | 无（或综合ES≥70分） |
| 前庭功能低下 | SOT5和（或）SOT6 |
| 视觉优势伴/不伴前庭功能低下 | SOT3、STO6或SOT3、STO5、SOT6 |
| 视和前庭功能低下 | SOT4、SOT5、SOT6 |
| 本体和前庭功能低下 | SOT2、SOT3、SOT5、SOT6 |
| 广泛的感觉相互作用缺陷 | 4个或更多的异常且不符合其他种类 |

**表4-6 感受器分析**

| 比率名称 | 试验 | 状态 | 配比比率 | 意义 |
|---|---|---|---|---|
| 本体觉（SOM） | SOT2 | SOT1 | SOT2/SOT1 | 利用本体信息维持平衡 |
| 视觉（VIS） | SOT4 | SOT1 | SOT4/SOT1 | 利用视信息维持平衡 |
| 前庭（VEST） | SOT5 | SOT1 | SOT5/SOT1 | 利用前庭信息或不正确前庭信息维持平衡 |
| 视优势（PREF） | SOT3+SOT6 | SOT2+SOT5 | SOT3+SOT6/SOT2+SOT5 | 依赖视信息甚至当视信息不正确时维持平衡 |

(3)策略分析(strategy analysis):姿势策略是指身体运动模式,用于描述身体在某些力学条件下有目的的运动方式及动力学参数。人体站在一个比脚长的平面上,维持站姿主要通过扭动踝关节做弹性反转以调整脚底重心压力,这种方式为踝策略。而站在一个比脚短的平面上,常通过髋关节水平剪切力运动维持平衡,称为髋策略。人体维持平衡的策略是以踝策略为主,以髋策略则容易摔倒。踝策略是体感依赖性,如果受试者以髋策略维持站姿,提示有本体感觉障碍。测试姿势策略是通过水平板感受身体加速度产生的水平剪切力变化。SOT 条件下的平衡策略可以确定人体维持平衡的策略类型和重心排列,策略分应与 SOT 分相符,否则为技术障碍。策略分(strategy score,SS)是由水平剪切力作用于支持面上前后方向而得来,剪切力由突然加速的躯体所致,通常伴有髋部的快速运动而导致 SS 低(髋策略),如有突然失衡时,身体运动超过了稳定的极限,以及站在窄支持面(如用脚尖站立)时,通常应用髋策略。相反,高 SS 分指的是通过垂直方向的重力(扭转力)绕踝关节的缓慢移动,当控制身体晃动而没有达到稳定极限时,踝策略是更加有效的方法。$SS=[1-(SH_{max}-SH_{min})/25]\times100$。$SH_{max}$=最大水平切向力,$SH_{min}$=最小水平切向力,最大剪切力为 251b(11.34kg)。

(4)重心队列:重心队列是一组患者在每次 SOT 试验开始时重心位置图,每个记号表示在每个试验中相对于支持底座中心的重心队列,正常人在接近底座中心处维持重心。

2. 运动协调试验(MCT)　该检查用于评价在各种产生前后晃动干扰刺激下的下肢协调能力。这部分检查提供了长程自主反应系统的传入和传出通路信息,长程自主反应通路意味着非前庭、非视觉传入神经,是完全运动传出通路。肌肉本体觉是该系统潜伏期的主要决定因素。该本体觉传入通路包括从踝部肌肉上行通过脊髓到脑干的传入神经系统及返回到下肢和上肢肌肉的传出通路。该长程自主反应尽管主要受小脑和小脑投射的影响,还受到前庭终器下行通路的直接影响。但这些前庭传入可调节主要感觉输入,本体张力肌反射相对作为肌肉反应的主要感觉诱发因素。MCT 结果异常主要与长程神经通路中的作用或中枢传出和传入神经有关,与前庭系统的密切相关性不变。MCT 通过一系列突然前后方向的支持面移动和脚趾向上或向下旋转而诱发自动姿势反应。

(1)运动协调能力:人站立在平台上,平台做前后方向移动,身体对移动产生快速自主姿势调节反应。测定内容如下。①反应潜伏期,记录双脚从平板移动到用力的潜伏期,常做 3 种振幅平移,潜伏期为 138～158ms,比腿部肌电图潜伏期延迟 30～50ms,大于正常值 5%以上为异常。潜伏期异常多见于中枢性疾病,而外周前庭病变,潜伏期总是正常的。有研究认为,突然倾斜平板(脚趾抬高方向)后,记录腿部肌肉的短、中、长潜伏期反射的方法,可对感觉运动系统中枢病变部位提供线索。②人体重心对称性,反应正常时,双脚垂直重心对称,强度是脚底对平板平移的反作用力,双脚完全对称为 100 分,正常人强度平衡力为 72±14.9。

(2)运动适应能力:当平板平移或轴向转动时,身体晃动使脚尖向上或向下,最大角速度 50°/s 各 5 次,记录脚趾上抬下压程度并由计算机评分,测定人的运动适应能力。踝旋转代表异常和平衡困难,因为本体张力刺激导致无法适应,与腿部拮抗的不平衡将影响平衡的维持,5 次旋转代表在特殊情况下发展适应性运动反应能力的短时程测量。

平台移动和旋转常用于研究非前庭障碍影响平衡的患者。研究表明,有中枢神经病变的患者的检查结果异常,如潜伏期延长,但诊断明确的中枢神经系统病变,如进行性核上瘫可显示正常结果。

### (三)动态姿势描记技术在耳科学中的应用

1. 前庭耳毒性药物CDP　可了解前庭耳毒性药物对姿势控制的影响，最早的改变见于SOT6，耳毒性最早的前庭脊髓表现见于受干扰的视-前庭脊髓相互作用。Black发现，SOT6异常比VOR改变出现早15d。CDP研究表明，除SOT6以外，使用氨基糖苷类抗生素治疗的患者比正常人和其他住院患者更容易跌倒，前庭脊髓异常发生在大多数VOR异常的患者。氨基糖苷类耳毒性所致的双侧前庭功能低下表现在SOT2、STO4晃动增加，在SOT5、SOT6时失去平衡。在所有SOT中晃动增加的患者其前庭康复预后较差。

2. 单侧前庭功能丧失的CDP　研究发现Black等(1989)研究14例接受单侧前庭神经手术患者术前和术后的CDP发现，术前有36%的患者出现SOT5、SOT6异常，而正常人只有5%，在术后的早期(0～9d)，所有患者SOT5、SOT6异常，SOT3异常3例，SOT4异常1例；姿势控制恢复很快，术后10～99d，姿势异常的比例与术前大致相同，术前SOT5、SOT6异常有5例，此时SOT5、SOT6异常有6例，需前庭信息维持平衡。2～3周后SOT3、SOT4异常就消失；但不同于VOR，姿势控制在术后很长时间仍继续提高，术后100～999d时只有3例SOT5、SOT6异常。CNS恢复相对正常的前庭眼动功能和姿势控制功能的机制仍不完全清楚。VOR单侧功能缺失后的代偿的研究表明，有不同的机制参与。怀疑有单侧前庭功能缺失患者的视-前庭相互作用测试表明：①如果可以，应用视觉或本体觉提高前庭-眼动功能；②可能应用VOR的预期或自愿提高；③可能显示VOR的适应性增益改变。姿势控制系统也可能有同样的机制。动物实验表明，单侧迷路切除术后早期，动物需视觉信息组织姿势反应，代偿以后，视觉信息不是必要的了。该组患者的恢复表明，50%的患者在视觉参照性晃动中跌倒，说明他们在恢复的急性阶段高度依赖视觉信息维持姿势控制。Cass等研究了24例行前庭神经切除术患者CDP变化，术前20例(83%)SOT正常；18例在术后7d测试，正常10例(56%)，异常8例(44%)；术后4周，所有24例SOT正常；术后3～20个月的延迟CDP，正常为19例(79%)。其与Black研究结果的不同的原因可能为：①有些患者在手术前已从严重的前庭损伤恢复功能；②作者所用的传统的移动平台没有Black使用的Smart-EquiTest敏感。但分析结果后仍认为手术后早期前庭脊髓系统依赖视觉和本体觉维持平衡，从残存迷路来源的前庭输入不足以维持姿势。但7～30d后基于前庭输入的CNS的适应过程导致维持姿势的稳定。其研究认为，术前有异常CDP结果的患者应仔细评价相关临床症状和CNS异常症状，这些都可决定患者术后姿势控制恢复的低下。

3. 外周前庭疾病的CDP　对BPPV患者进行Semont复位治疗前后的CDP测试表明，治疗前SOT1正常，SOT2、SOT3、SOT4、SOT5、SOT6的ES明显降低；与正常人相比，治疗前的综合ES、前庭、视觉及优势分的感觉分析均减少；治疗后3d和1个月的SOT2、SOT3、SOT4、SOT5、SOT6较对照组差，但较治疗前有提高，但3d和1个月的比较无明显差异，综合ES、前庭、视及优势分的感觉分析有提高，但一直未达到正常值。有学者研究甘油试验对梅尼埃病患者的姿势控制作用，发现甘油试验后，有70%的患者可记录到姿势控制的提高且所有患者报道眩晕恢复。内淋巴积水时的姿势控制损伤与迷路压力增高有关，它干扰了正常的内淋巴动态，渗透压降低后有很快的功能恢复。作者认为，CDP可提高甘油试验的敏感度，可能对梅尼埃病的诊断及分级有帮助。

4. 中耳炎和中耳手术对前庭系统的影响　伴或不伴中耳渗出的咽鼓管功能低下被认为是儿童平衡障碍的最主要原因。研究发现，先天性或获得性前庭缺陷年龄稍大的儿童对感觉干扰情况下的平衡控制较困难；由中耳炎导致的平衡功能减退，可能损伤正常的运动协调功能。患有中耳炎的儿童较正常者晃动速度增大(SOT1、SOT2、SOT3、SOT4、SOT5)，8%的正常儿童在至少一项检查中跌倒，但中耳有渗出的儿童占63%。鼓膜置管后平衡功能有提高，单侧置管与双侧置管比较无差异。比较有中耳渗出病史的4岁儿童的平衡功能后发现，与没有中耳渗出病史的儿童相比，有中耳渗出病史的4岁儿童对于旋转试验(0.1Hz，150°/s)有较低的平均增益，但两者的CDP没有显著性差异。Monlony等对镫骨切除术前后的姿势对比发现，手术后1周的晃动较术前明显增加，但术后6个月的晃动较术前和对照组无明显区别，表示随时间延长，视觉和本体觉已代偿。

5. CDP在前庭康复中的应用　传统治疗由前庭损伤导致的持续不平衡有两种方法，即药物和手术，以稳定或减少病变前庭终器的信息传出。但这两种方法往往不成功，前庭康复对于慢性前庭功能低下患者是安全、合理的治疗形式。前庭康复治疗的适应证广泛，可用于BPPV、外周前庭缺失、中枢前庭病变及混合性病变。前庭康复治疗包括习服练习、姿势控制训练和一般情况练习。CDP可用于前庭康复期间的姿势稳定性提高的监视、进行功能性评价，以及对前庭障碍患者和其他神经性缺陷的患者进行康复计划的设计。与普通条件下的训练相比，有慢性前庭功能缺陷的患者用CDP训练6～12周以后，姿势稳定得到提高。单侧前庭功能丧失急性阶段的患者通过CDP进行前庭适应性训练，姿势控制能力也得到提高。患者在平常活动中的平衡感觉有明显提高，并反映在CDP结果中。研究认为，患者在CDP的表现可作为康复治疗的指标及前庭康复治疗的纳入条件。通过回归分析认为，治疗前SOT具体模式可作为预后指标之一。但也有学者对双侧前庭功能低下患者的预后进行分析，认为CDP结果与预后没有相关性，而旋转试验低的增益和时间常数可见于预后差者。前庭康复对于减轻症状和提高活动水平是十分有效的方法，但仍有50%的患者没有明显改善。CDP可鼓励失去信心的患者看到治疗的进展而继续练习。

(张素珍　吴子明　刘　波　任丽丽　刘兴健　杜　一　王　郁)

## 第六节　前庭诱发肌源性电位检查

前庭诱发肌源性电位(vestibular evoked myogenic potential，VEMP)是在气导声刺激(air conducted sound，ACS)、骨导振动刺激(bone conducted vibration，BCV)或直流电刺激(galvanic vestibular stimulation，GVS)下，在胸锁乳突肌、眼肌等肌表面记录到的前庭诱发的肌源性电位。近年来，临床中应用的VEMP主要为在胸锁乳突肌表面记录的颈源性前庭诱发肌源性电位(cervical VEMP，cVEMP)和在眼下斜肌表面记录到的眼源性肌源性电位(ocular VEMP，oVEMP)，分别反映球囊及前庭颈反射通路的功能和椭圆囊及前庭眼反射通路的功能。1994年，Coblatch等对人类球囊功能的检查进行报道，证实强短声在胸锁乳突肌张力性收缩诱发的双侧肌源性电位是前庭源性的，该电位来源于球囊。2005年，Todd和Rosengren等首次报道oVEMP，由于oVEMP神经通路和测试的复杂性，比cVEMP晚了十几年。ACS-VEMP和BCV-VEMP只能反映VCR或VOR通路存在异常,并不能确定病变部位。1998年,Watson等首次报道在乳突进行GVS可诱发前庭颈反射(vestibulo-collic reflex,VCR),并且与短声诱发的VCR结果一致,如果选择性切断前庭神经,肌源性电位消失,他们认为前庭电刺激作用于远端前庭神经。之后研究者开始对GVS-VEMP进行相关研究,发现GVS略过了耳石器部分,直接兴奋前庭神经末梢(前庭上神经或前庭下神经)引出VEMP。因此,结合声刺激和振动刺激诱发VEMP及其他前庭试验可以对前庭疾病进行定位诊断。

对于VEMP诱导的机制,研究者也进行了大量研究。已经证实,耳石器囊斑神经上皮的受体毛细胞纤毛束发生倾斜可以引起毛细胞神经转导,即毛细胞受到刺激释放神经递质,前庭神经纤维产生冲动从而向前庭中枢传导。因此,感觉毛细胞也是一种换能装置,可以把物理刺激转换为神经电活动从而产生动作电位。传统观念认为,耳石器可感受各个方向的线性加速度,加速度时,耳石膜被拖拽使毛细胞上纤毛倾斜引起毛细胞神经传导。研究者认为,振动刺激由许多快速变化的线性加速度组成,ACS可以引起内淋巴振动,推测ACS可以转化为机械刺激,BCV和ACS最终激活耳石器受体引起毛细胞神经传导,从而在相应部位记录到VEMP。最近也有研究者提出了新的理念,他们认为可以用两个模型进行解释VEMP的原理,在低频时为传统加速度计模型,在高频时为测震仪模型。传统加速度计模型认为,线性加速度会刺激耳石器,低频振动刺激耳石膜相对于颅骨移动,受体所在的神经上皮质随着颅骨运动加速保持不变,纤毛束倾斜,引发毛细胞转导过程。但高频声或振动刺激(高达数千赫兹),耳石器一些受体也可被激活,这也是声音或振动刺激诱发VEMP,测试耳石器及神经通路功能的基础。测震仪模型认为在高频条件下受体细胞所在神经上皮质运动,耳石膜由于惯性保持静止,耳石膜和神经上皮产生相对位移,毛细胞纤毛束位移。上述两种模式,耳石层和囊斑都发生了相对位移,因此,低频直线加速度和高频振动都可以刺激耳石感受器。且500Hz振动刺激在低强度时可激活椭圆囊斑和球囊斑微纹区高比例的耳石器不规律神经元,仅在高强度时激活少量半规管神经元。在临床上,由于500Hz振动和声音刺激是耳石器不规则神经元的相对特异性刺激,因此,500Hz短纯音和振动刺激诱发的VEMP已成为评估耳石器功能的主要方法。对于GVS诱发VEMP的机制,研究者也进行了相关研究,发现低电流强度刺激一侧乳突可以诱发同侧的眼扭转而非眼震,故认为兴奋半规管所需的电流强度阈值比耳石系统高,操作中使用的低电流强度仅刺激了前庭耳石系统。并且发现,与ACS和BCV刺激不同,GVS更易引起神经纤维反应而不是毛细胞,可能是由于短时间的电刺激诱发放电时间太短,不能引起化学突触传递。基于以上研究推测,GVS-VEMP的机制可能是GVS绕过毛细胞的机电转导,经过旁路直接作用于前庭神经,没有引起毛细胞的兴奋。GVS-VEMP是前庭传入神经功能完整的一个有力标志。

## 一、cVEMP

### (一)球囊的声反应特性

球囊作为直线加速度的感受器,在很多低等动物中有声音感受器的作用。短声敏感的前庭神经元就来源于前庭。尽管人类球囊的主要作用是平衡感知,但也可能保有声敏感特性。人类声刺激引发前庭反应首见于Tullio(1929)的描述,声刺激引起眩晕称为Tullio现象,见于梅尼埃病、梅毒骨迷路炎;正常人镫骨环韧带松弛也可出现Tullio现象。现在认为,Tullio现象是前庭对声音敏感度增加所致。cVEMP源于球囊的主要证据如下。①球囊是前庭器官对声音最为敏感的部分,可能是因为它恰位于镫骨足板下,最易受到鼓膜传来声波的影响;②不仅是对短声敏感的前庭神经元对倾斜起反应,大多数起源于球囊斑,并投射到前庭外侧核和降核及其他结构的神经元都对倾斜起反应。cVEMP可间接通过测量前庭颈反射得到,该反射通过前庭内侧核外侧前庭脊髓束传递。cVEMP的潜伏期是限于一侧,提示其由双突触通路介导,并很有可能是内侧前庭脊髓束。

**(二)cVEMP的发现**

在诱发电位的叠加检测技术的开始阶段,Bickford和Cody对人类诱发电位的特点进行了研究。那时已经确认耳郭反射是声诱发的耳后肌的收缩,或称声动反应。该反射的正常引出要求耳蜗和第Ⅶ对脑神经的完整性。相反,枕外隆凸反应在该处引出的电位最大。耳聋患者可以引出,而前庭神经炎和前庭神经切断的患者则不能引出。尽管该反应在开始认为起源于大脑皮质,后来却证明源于颅外的肌肉组织。此外,链霉素化学破坏水平半规管后及良性阵发性位置性眩晕(benign paroxysmal positional vertigo,BPPV)患者枕外隆凸反应仍然正常存在,但在梅尼埃病晚期和球囊切开引流的患者该电位会消失。根据这些研究结果,Townsend和Cody认为,声刺激后在枕外隆凸引出的反应起源于球囊。

**(三)cVEMP的生理基础**

动物实验已经证实,cVEMP起源于球囊。McCue和Guinan发现猫前庭神经有对声音敏感的神经纤维。前庭下神经的单神经记录发现,这些纤维存在不规则的背景活动,与800Hz、80dBSPL的短纯音存在相位锁定的关系,增加刺激强度后,发放率增加。该纤维短声诱发反应的潜伏期为1.0ms。前庭下神经纤维分为两类,疏波和密波短声潜伏期最短。观察到的反应相位约相差180°,说明支配毛细胞的纤维,在形态上极性相反,这是球囊的特点。生物胞素纤维标记和跟踪证实,前庭下神经存在双极细胞体。树状突始于球囊斑上皮,中枢突到达前庭核和耳蜗核的腹内侧区。

**(四)cVEMP检查**

1. cVEMP反应特性　第一个假说认为其存在于动物已经明确的小脑蚓部的听觉代表区。30个正常人在短声刺激后颈部记录到正负波,由于该正负波在颈肌收缩时明显,而此时小脑处于更为表浅的位置。研究发现,反应振幅与头位无关,而与颈肌收缩有关,颈肌放松时电位消失。由此认为该反应是肌源性的,主要起源于颈肌,并有研究证实cVEMP的振幅与肌张力明显正相关。测试时需要观察示波器确保受试者两侧颈肌维持较为恒定的肌张力。

2. 反应特点

(1)波形与命名:早期采用Bickford等对波形的命名较多,现多采用Colebatch的命名。其命名是根据峰值的平均潜伏期,前面缀以小写字母(图4-28)。左右侧的潜伏期无显著差异。Robertson等的研究也得出一侧短声刺激反应波形和潜伏期相似的结果。

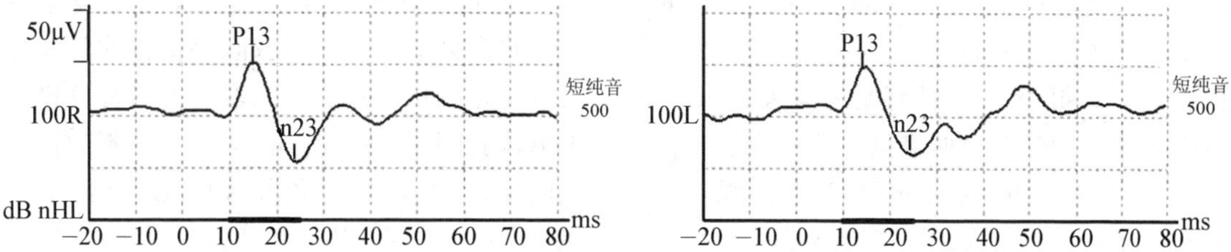


图4-28　正常cVEMP结果(L. 左侧;R. 右侧)

（2）反应的一致性：研究发现，正常受试者单耳声刺激90%可引出反应，3%无反应，7%至少一耳一波（p13～n23）或二波（n34～p44）消失。低频短纯音更易引出反应。正常人一波出现率为100%，二波出现单侧和双侧有40%未引出。一波引出的概率最高，二波相对一波较差。

（3）反应的偏侧性：单耳短声刺激引出胸锁乳突肌双侧反应（p13～n23），刺激侧振幅偏大。保持胸锁乳突肌收缩有3种方法，不同的颈肌收缩状态对cVEMP的引出有很大影响。

①坐位转颈记录：患者取坐位，头分别转向左右两侧，要求下颌方向与肩部保持水平。采用这种方法进行单侧刺激。其优点是简单并容易保持测试所要求的肌紧张度，尤其对老年人和儿童，更易保持肌紧张度，可进行多次记录；缺点是新入门的技术人员难以保证患者双侧转颈时的肌紧张度完全一致。

②仰卧位抬头记录：患者取仰卧位，并保持头部抬起与水平面呈30°夹角。其优点是双侧肌紧张度较为一致，为经典体位；缺点是难以维持体位多次记录和长时间记录、肌紧张度难以维持，特别是对于老年人和儿童，长时间保持该体位有一定难度。

③仰卧位抬头转颈记录：患者取卧位，头部抬起与水平面呈30°夹角，同时分别转向两侧。采用后面两种检测方式时，通常可进行双侧刺激。其优点是患者双侧肌紧张程度较为一致，缺点是容易引起过度疲劳，部分患者无法保持足够的记录时间而导致记录结果偏差。权衡利弊，目前临床推荐采用坐位转颈记录方式，记录过程要注意对颈部肌肉紧张度进行监测和记录，特别是老年人和儿童，尽量确保双侧转颈时肌肉紧张度一致。

（4）刺激强度：研究发现，刺激声强度差异对气导短纯音诱发的cVEMP的引出率和振幅具有明显影响。刺激声为100和95 dB HL时cVEMP均可引出，随着刺激强度减弱，引出率下降，振幅减低。目前临床常规检查推荐使用100dB nHL的声刺激强度。P13～n23的阈值正常为90～95 dB HL。而n34～p44的阈值低一些。cVEMP的振幅随短声强度增加而提高，其间的函数关系为$y=8.3x-650$（x代表声强dB nHL，y代表振幅$\mu$V）。

（5）反应部位：目前的反应部位主要在胸锁乳突肌和耳后肌，两者的反应相似，但以胸锁乳突肌记录为佳。

（6）刺激方式：cVEMP可反映球囊-丘脑反射的完整性，并通过ACS、BCV或GVS引出。但每种刺激方式都有其局限性。

①短声（click）：正常人短声刺激cVEMP的引出率为98%，振幅越大，潜伏期越短。

②短纯音（tone burst）：研究中发现，500～1000 Hz的短纯音可引出更高的幅值，推荐常规使用100 dB nHL、500 Hz短纯音。

③BCV：骨导诱发VEMP不需要完整的中耳传音结构，如果患者有中耳病变或中耳传音结构障碍，cVEMP可通过骨导刺激方式引出。骨导刺激设备主要有肌腱锤、小型振荡器（BK4810）、B71、B81和B250。肌腱锤操作简单，使用方便，无须功率放大器，但是手动敲击难以控制，可重复性差；BK4810具有较大的输出功率，但是体积较大，不好固定，校准困难，价格昂贵，更适用于实验研究；B71作为传统的骨导传感器，已经广泛应用，但是其换能器最大输出功率较低，VEMP引出率低，且波形不稳定；目前应用最多的是B81，它具有基于平衡电磁分离换能器原理的更强大换能器，且易校准，是被批准的医疗设备，但它也存在缺点，因换能器通常放置在乳突位置，其位置具有可变性，导致不对称比范围更大，不好进行临床判断；B250是基于B81进行设计的，引出率更高，目前尚在研究中，还未商业化。

④GVS：持续较短的直流电直接刺激乳

突，也可在胸锁乳突肌处引出 cVEMP。采用电刺激，电极负极放在乳突，正极放在前额，目前最常用电流刺激强度 3～5mA，持续时间 1～2ms，电刺激分别在胸锁乳突肌紧张和放松时各记录一次，每次叠加次数 50 次。研究发现，电刺激与短声刺激一样，引起的 VCR 只能在肌肉紧张状态时记录到，反应的振幅与肌肉紧张度成正比，在肌肉放松时电刺激引起的肌电图仅由刺激伪迹组成（放松伪迹），而在肌肉紧张时的肌电图由刺激伪迹加上反射反应组成（活跃伪迹），所以电刺激引起的反应肌电图应该从活跃伪迹中减去放松伪迹。为了消除刺激伪迹，GVS-cVEMP 的波形为胸锁乳突肌紧张时的波形减去其放松时的波形。声刺激和骨导刺激主要引起耳石器反应，GVS 直接刺激前庭传入神经并激活后续的神经通路。GVS-VEMP 是前庭传入神经功能完整的一个有力标志，迷路毛细胞受损对其没有影响。对 GVS 结合声刺激或骨导刺激诱发 VEMP 结果进行综合分析，可以对病变部位进行定位诊断。但目前临床和基础研究还不成熟，仍需进一步研究。

(7)单侧与双侧给声：较为常见的是单耳刺激方式，但由于单耳刺激方式受试者需要至少 6 次单次记录，一般受试者完成有困难，临床应用受到限制。同时，由于需要最后比较双侧对称性，这种记录方式存在缺陷。目前较为公认的观点是一侧刺激可引出双侧反应，但对侧反应的振幅低于刺激侧。

总之，cVEMP 的第一波比第二波一致性更好，出现率更高。低频声刺激更易引出反应。cVEMP 的一致性和振幅依赖于刺激强度。对于刺激方式无中耳病变或传音结构障碍的受试者，最佳的刺激方式是短纯音，而存在中耳病变或传音机构障碍的患者，最佳的刺激方式是敲击或骨导刺激。骨导给声的声刺激基础研究有限，目前不推荐临床诊断时常规使用，但可在基础研究方面应用。

3. cVEMP 神经通路的假说

(1)涉及运动系统的类型：惊吓反射可能参与其中，这是一种相对简单的运动反射。惊吓反射显示出几种可塑性，如习服、敏化和预脉冲抑制。颈肌惊吓反射的潜伏期为 50ms，而 cVEMP 的潜伏期则早得多。同时，惊吓反射很快产生习服，因此可排除惊吓系统的参与；而头颅自主反应的时间是 100ms，与 cVEMP 的反应时间同样不符。

(2)传入通路：假如 cVEMP 来源于前庭，下列工作用于研究迷路或前庭神经特异性损害反应的改变。

①感音神经性聋：一侧感音神经性全聋而迷路正常者与正常受试者反应均正常。感音神经聋和一侧前庭功能丧失者，cVEMP 消失，说明短声诱发的反应源于前庭系统而非耳蜗。3 例一侧重度感音聋而冷热试验正常的受试者，p13～n23 正常，说明其源于前庭。

②前庭缺陷：双侧前庭神经元炎而听力正常者双耳引出的 cVEMP 反应正常，正常的 cVEMP 依赖于正常的前庭传入。前庭神经切断前，cVEMP 存在，而在切断后则消失。前庭神经切断后 cVEMP 所有反应均消失。在 cVEMP 诸波中，只有一波依赖于前庭神经的完整性，而余下各波不受影响，前庭神经切断后 3 个月，一波仍未引出，而余下各波正常。另外，有研究证实，一波 p13～n23 依赖于前庭传入的完整性，而二波 p33～n43 则可能依赖于耳蜗神经的完整性。

因此，cVEMP 的神经传导通路是在特定的声音刺激球囊感受器后，所产生的神经冲动沿前庭神经（以前庭下神经为主）经前庭神经节到达位于脑干的前庭神经核，形成 cVEMP 的传入神经通路。

4. cVEMP 的中枢与传出通路　特定的声音刺激球囊感受器后所产生的神经冲动到达位于脑干的前庭神经核后，前庭神经核间联系构成该反射弧的中枢介导，神经冲动进一步沿着内侧前庭脊髓束和副神经投射到颈部肌肉（胸锁乳突肌），构成了 cVEMP 的传出神经通路和效应器反应。单侧刺激是如何引起双侧反应的？在脊椎动物，球囊处理的神经纤维通过前庭内侧核与前庭下核，这两者与双侧脊髓之间存在投射，这与单侧刺激双侧反射的结果是一致的。由于不同种属之间可能存在差异，有些动物实验的结果并不支持双侧投射。

5. cVEMP 的生理作用　头部运动的肌肉是人体运动系统肌梭密度最高的区域之一。颈部的特异性反射涉及前庭神经元到上颈束（前庭丘脑神经元）的投射。cVEMP 是一强声诱发的短潜伏期反应，并且依赖于肌肉活动的张力水平。据此，该反射特别适于修正或微调控制颈肌的自主运动。刺激球囊神经的同时，在颈肌的运动神经元可记录到兴奋性和抑制性突触后电位，该结果支持球囊可能参与头动反射。但该反射在平衡控制中作用不大。

6. 记录方法

(1)为获得最佳的 cVEMP 记录图形，国际上多个实验室采用的电极导联位置基本一致，通常推荐记录电极置于胸锁乳突肌的上 1/3 处，参考电极置于胸骨上窝，接地电极置于前额正中。按照上述电极导联方式，需在软件中设置波形反转，这样记录到的 cVEMP 向上的 p13 波。

(2)cVEMP 的记录比较简单，记录 ABR 的设备都可用来记录 VEMP。通常设置为 95 或 100 dB nHL，目前临床常规检查推荐使用 100 dB nHL、500Hz 的短纯音，其相应信号包络的上升、平台和下降周期数，不做强制要求。刺激频率 5Hz，叠加 100～200 次，推荐采用 200 次，开窗时间－20～60ms，滤波 10～1000Hz。如进行阈值测试，以 10 dB 步距逐渐降低刺激强度。测试时受检者端坐位最大限度转颈或仰卧头抬高 30°以保持胸锁乳突肌紧张。单侧给声，同侧记录，一侧完成换对侧，仰卧抬头位记录方式时也可双侧同时刺激记录。

(3)由于 cVEMP 与短声强度呈线性关系，因此应正确测量短声并记录胸锁乳突肌背景 EMG 活动。cVEMP 缺失或＜50μV，可能的原因是传导性聋和胸锁乳突肌收缩功能异常。检查需患者配合，意识不清、颈痛和其他不能配合的患者不能进行此项检查。双耳功能可通过比较 cVEMP 得出，较小的潜伏期差别可能是电极放置位置变化或肌肉解剖变异引起的。cVEMP 的绝对幅值受肌紧张程度的影响，通过与矫正的背景 EMG 比较，可以排除肌肉活动差别的影响。更准确的做法是，改变张力活动的水平，反复观察（较耗时间）。临床通常更关注相对振幅，其应用范围更广，包括双侧振幅比和双侧不对称度（asymmetry ratio，AR）。如双侧幅度分别表示为 AL 和 AS（AL 表示较高振幅，AS 表示较低振幅），双侧振幅比为 AL/AS，各个实验室参考值可不同，各实验室需要建立自己的正常值。AR 的计算方式为，双侧振幅之差除以双侧振幅之和，即：AR＝（AL－AS)/（AL＋AS)×100％。

**(五)临床应用**

目前认为，cVEMP 可用于辅助诊断前庭神经炎（vestibular neuritis，VN）、梅尼埃病（Meniere's Disease，MD）、内耳第三窗疾病、听神经瘤（acoustic neuroma，AN）及一些神经-感觉的退行性变等疾病。

1. VN（图 4-29）　前庭神经包括前庭上神经和前庭下神经，VN 患者单条神经受累或者两条同时受累，以前庭上神经受累多见。VN 发生的原因是人类前庭神经节隐匿的单纯疱疹病毒被激活，且中间神经和前庭上神经之间存在吻合。部分 VN 患者主要表现为迷路损害，大多损害前庭神经，多数患侧 cVEMP 不能被引出或振幅降低，但仍有患者 cVEMP 正常。VN 后 1/3 的患者在 3 个月内会出现 BPPV。值得注意的是，VN 后的 BPPV 患者，cVEMP 通常是正常的，可能是这些患者只有支配上迷路的前庭上神经受累，而前庭下神经支配后半规管和球囊、后半规管 BPPV 和 cVEMP 的存在提示 VN 未累及前庭下神经。

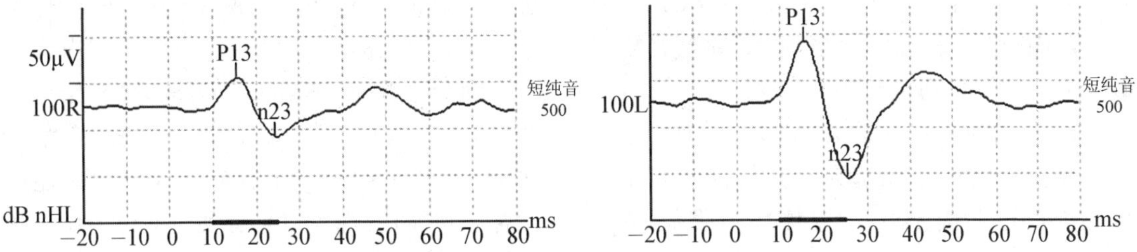


**图 4-29　右侧前庭神经炎患者 cVEMP 结果**

右侧振幅降低(L. 左侧;R. 右侧)。

2. *内耳第三窗疾病*　Tullio 首先描述声音可诱发眼震和眩晕，人类强声也可引出眼震，之后部分学者将受试者声刺激后出现眩晕症状的现象称为 Tullio 现象(图 4-30)。患者出现 Tullio 现象时，主要是振动幻视而不是眩晕。振动幻视是由垂直扭转性眼震引起的，这种眼震来源于上半规管。这些患者可能有不同的耳病，一些患者可能镫骨足板过度活动，也可能是上半规管裂，Minor 等解释这种裂可能是内耳迷路上存在一个额外的第三窗。经听骨链传递的声音能量通过前庭窗抵达内耳，并在蜗窗产生向外的运动，某些疾病可导致内耳出现异常的第三窗，使经典的声能传导路线从耳蜗分流到前庭，从而导致前庭对声音的敏感度增强。这些患者 VEMP 的特征性改变是振幅异常增大，阈值异常降低。阈值分析主要用于第三窗疾病的前庭功能评估，正常 cVEMP 阈值一般为 80～100 dB nHL，在某些情况下，通常会记录到较低的阈值，如 60～70 dB nHL。传统轴位和冠状平面 CT 扫描诊断上半规管裂综合征(superior canal dehiscence syndrome,

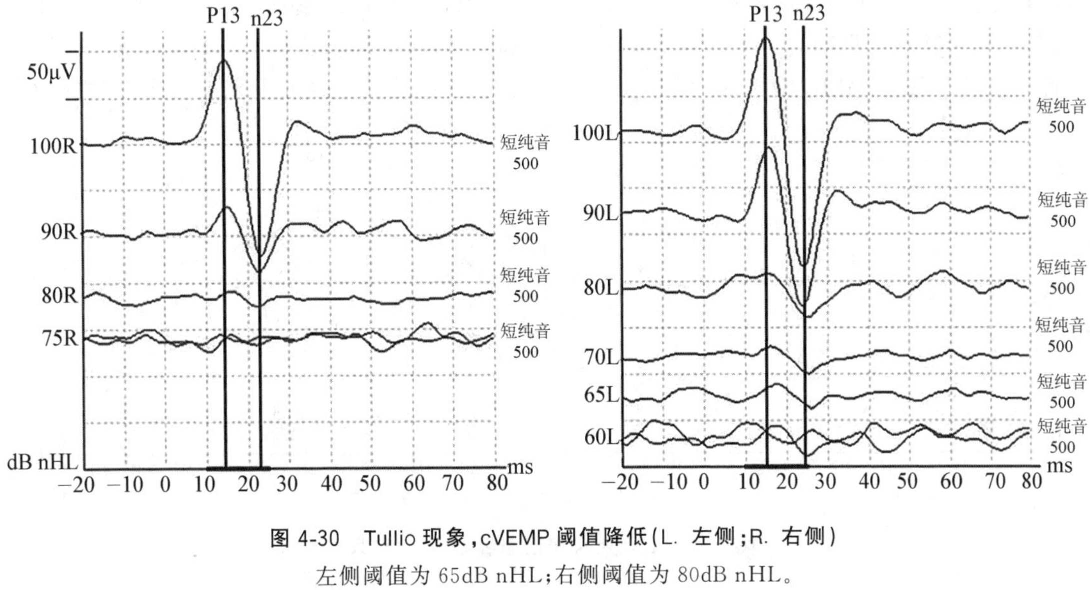


**图 4-30　Tullio 现象，cVEMP 阈值降低(L. 左侧;R. 右侧)**

左侧阈值为 65dB nHL;右侧阈值为 80dB nHL。

SCDS)准确率约 92.9%，但颞骨 CT 诊断 SCDS 存在假阳性。有研究报道，仅依靠 CT 表现诊断 SCDS 的假阳性高达 80%。VEMP 对 SCDS 诊断有临床意义，研究发现 SCDS 患者 VEMP 检查表现为高幅值、低阈值，结合颞骨 CT 结果可协助诊断。

3. 梅尼埃病(MD)(图 4-31)　MD 是一种以特发性膜迷路积水为病理特点的疾病。单侧 MD 患者 VEMP 的患侧幅值降低，AR 异常率升高，因球囊位置较低，离耳蜗较近，内淋巴积水常见于球囊，cVEMP 异常表现更为显著。早期积水较轻，几乎均可引出 VEMP，当积水严重时，同种强度刺激诱发的 VEMP 幅值异常增高。此外，在发生积水的患耳可观察到 VEMP 的调制现象，即最佳频率从 500 Hz 移至 1000 Hz，1000 Hz 时振幅最大。随着患者症状持续时间延长，球囊结构永久性破坏，cVEMP 不能引出。Chang 等第一次运用 GVS-VEMP 评估单侧 MD 患者迷路后神经功能，发现 MD 患者损伤部位多位于耳石器，很少累及前庭传入神经，球囊病变多于椭圆囊，cVEMP 异常率高于 oVEMP。

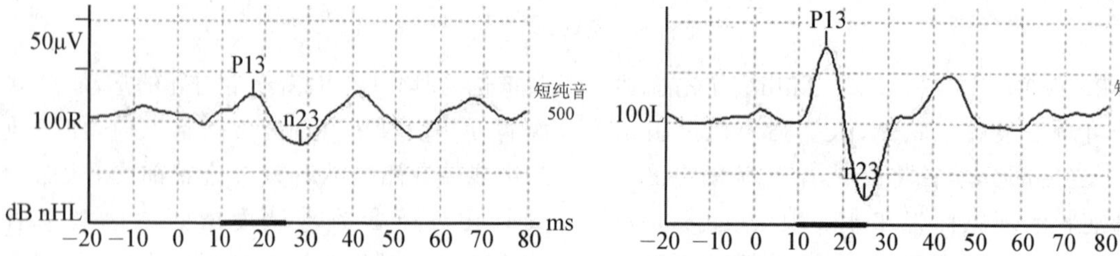


**图 4-31　右侧梅尼埃病患者 cVEMP 结果**

右侧振幅降低(L. 左侧；R. 右侧)。

4. 听神经瘤(AN)(图 4-32)　AN 是起源于前庭神经鞘膜施万细胞的良性肿瘤，大部分来源于前庭下神经，其次是前庭上神经和耳蜗神经。大多数 AN 患者有一侧听力损失，只有部分患者出现前庭性共济失调。AN 患者听性脑干反应(ABR)可表现为潜伏期延长或波形消失，但当感音神经性听力损失程度达到重度或极重度时，ABR 波形表现为潜伏期延长或波形消失。与 AN 时 ABR 表现一样，患者听力损失达到重度或极重度时，无法通过 ABR 结果诊断 AN。而 cVEMP 在患者听力损失达到重度或极重度时仍可表现为正

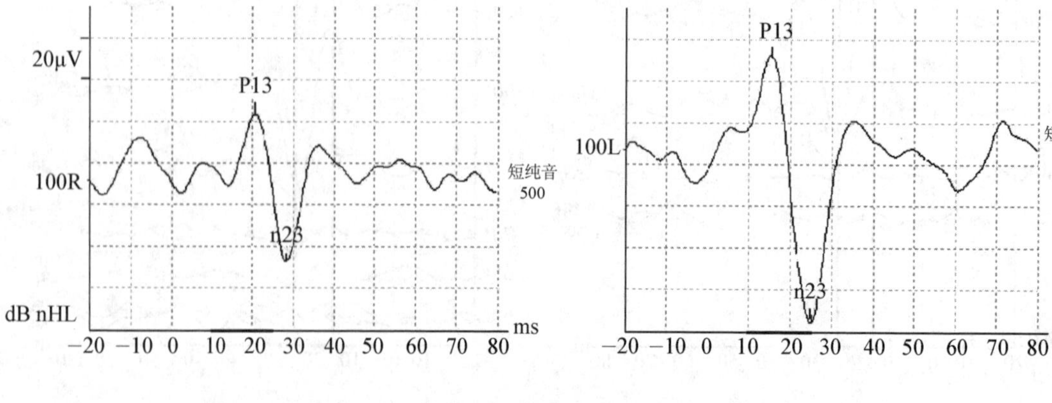


**图 4-32　右侧听神经瘤患者 cVEMP 结果**

右侧潜伏期延长，比左侧长约 2ms(L. 左侧；R. 右侧)。

常，在 AN 患者中表现为异常，这就弥补了 AN 通过 ABR 结果诊断时的不足。临床研究发现，cVEMP 在 AN 患者中可表现为波形消失、振幅降低及潜伏期延长。cVEMP 对于 AN 的诊断意义主要在于确定受累的神经，如果正常，提示前庭下神经可能未受累。

5. 神经-感觉的退行性变　一项研究发现，70 例多发性硬化中 cVEMP 异常占 31%，主观垂直视觉异常者为 21%。患者中脑干异常占 44.4%，因此认为 cVEMP 可以作为评价脑干功能异常的辅助性神经生理工具。

## 二、oVEMP

oVEMP 起源于椭圆囊及其传入神经，与 cVEMP 的区别在于其记录的是眼外肌的短潜伏期反应。oVEMP 是当眼睛向上方凝视时，在下眼睑附近记录到交叉的兴奋性反应。目前 oVEMP 已应用于内耳第三窗疾病、耳石病、前庭神经炎、梅尼埃病和良性阵发性位置性眩晕等的诊断和研究。

### (一)oVEMP 的起源

oVEMP 可以在面部的任一部位肌肉处引出，越靠近眼球部位，反应波形振幅越大，潜伏期越短。所以，oVEMP 可能是眼下斜肌的肌电活动产生的，与 cVEMP 起源于胸锁乳突肌类似。声刺激引起对侧眼下斜肌兴奋，眼上斜肌抑制，使眼球向上及向对侧外旋外展。骨导通过振动刺激同侧椭圆囊、对侧椭圆囊-眼反射通路而诱发 oVEMP。气导和骨导诱发的 oVEMP 均由椭圆囊产生。球囊功能正常，cVEMP 能正常引出，但前庭上神经损伤时，oVEMP 无法引出，推断 oVEMP 的产生归功于前庭上神经功能，而且主要源自椭圆囊感受器。所以，oVEMP 是前庭终末器官受到气导或骨导强声刺激产生兴奋反应后，眼外肌同步放电所产生的电位变化，是一种短潜伏期表面肌电位变化。其反射通路是强声刺激通过中耳、椭圆囊、前庭上神经传递至脑干的前庭神经核，经过内侧丛束交叉到对侧的动眼神经核，引起对侧眼下斜肌收缩。

### (二)oVEMP 的测定方法

1. 刺激方法　目前用于诱发 oVEMP 的刺激方法有以下 3 种。

(1)ACS：气导换能器是最早应用的，也是目前最常应用于临床 oVEMP 检测的类型，通过耳罩式、压耳式或插入式耳机给声。使用气导作为刺激方式时，尽量使用插入式耳机，以降低记录系统中电极对刺激伪迹的拾取。给声方式有 2 种，即短声和短纯音。其中，短声刺激(0.1ms)的波形引出率较低，n1 潜伏期较短，n1～p1 振幅较小。短纯音刺激波形引出率较高，n1 潜伏期较长，n1～p1 振幅较大，所以是常用的 oVEMP 刺激方式。

(2)BCV：骨导换能器用于 oVEMP 刺激具有一定优势，尤其是当受试者存在外中耳病变而导致气导刺激不能诱发出 oVEMP 时。并有调查结果显示，40、50、60 多岁人群的 ACS-oVEMP 反应缺失率是 20 多岁人群的 6 倍，70 多岁人群的 ACS-oVEMP 反应缺失率是 20 多岁人群的 13 倍。使用 ACS 记录 oVEMP 比较困难，很难确定 ACS-oVEMP 反应缺失是否与前庭功能障碍有关，或许 ACS 在老年人群中是一种无效的刺激。骨导 oVEMP 比气导 oVEMP 引出率更高，同时其测试时间较短不易对患者造成噪声暴露的安全隐患。因此，对于有传导性听力损失的老年患者，BCV 可能更适用于记录 oVEMP。常见的骨导刺激方式同 cVEMP。

(3)GVS：GVS 以双耳乳突作为阴极，前额作为阳极，刺激电极为电信号，电流刺激强度 5mA，持续时间 1ms，分析时间窗 50ms，电刺激分别记录两次，一次眼外斜肌收缩(眼睛向上凝视 30°～35°)时，一次眼下斜肌放松(眼睛向下凝视 30°～35°)时，每次叠加次数 50 次。为了消除刺激伪迹，GVS-oVEMP 的波形为眼外斜肌收缩时的波形减去其放松时的波形。

2. 受试者体位　受试者平卧于隔音室

的床上，也可以坐在椅子上，推荐采用坐位头直立正中位，刺激开始时主动将眼睛向前上注视约 2m 远的固定目标点，保持视角 30°，记录时尽量不眨眼，以维持眼下斜肌张力稳定，同时放松面部肌肉，不要说话和咬合下颌。

3. *电极安放* 记录电极置于眼眶下缘中点(该部位在向上凝视时最接近下斜肌)，参考电极置于记录电极下方 1～2cm 处，接地电极置于前额，记录电极、参考电极和同侧瞳孔保持同一水平。要求电极阻抗≤10kΩ，极间阻抗≤5kΩ。

4. *参数设定* 对于临床常用的短纯音刺激方式，起始刺激强度不宜过大，通常设置为 95 或 100 dB nHL。如进行阈值测试，以 5dB 步距逐渐降低刺激强度；最佳刺激频率在 500～1000 Hz，研究发现，500Hz 短纯音诱发的 oVEMP 引出率为 100%，故临床多选用 500Hz。其上升、下降时间分别为 1ms，平台期为 2ms，即 1-2-1 模式，刺激时长共 4ms。在实践中可适当调整刺激声参数，建议短纯音持续时间不超过 6～8ms。高通截止频率和低通截止频率可分别设置为 1～5 Hz 和 200～1000 Hz。推荐信号叠加 200 次，不能少于 100 次；推荐记录开窗时间－20～50ms，注意每个刺激强度均需进行重复性验证。

对于刺激声强度，由于 oVEMP 记录通常需要高强度的声刺激信号，而最佳刺激声强度已接近于安全声暴露级的上限，可使用的安全声刺激强度范围很小；并且需要明确测试设备关于正常听力级的校准数值，避免导致刺激声过大。所以特别强调，峰值强度须限制在安全水平，输出总能量必须在可接受的范围内。此外，由于儿童外耳道尺寸与成人存在差异，安全的刺激声强度应低于成人。

5. *波形分析* oVEMP 的波形包括在 10ms 左右出现一个负波(n10)和在 15ms 左右出现一个正波(p15)(图 4-33)。n10 的潜伏期为波形开始至出现第一个负波之间的时间，p15 的潜伏期为波形开始至出现第一个正波的时间。潜伏期会受到眼外肌凝视标靶角度、刺激声频率以及不同体位等影响。如凝视标靶角度不同会导致 n10 和 p15 潜伏期的变化。此外，不同频率短纯音诱发的 oVEMP 潜伏期会有差异。体位也是一个影响 VEMP 潜伏期的因素。oVEMP 的绝对幅度会受到眼外肌紧张程度以及凝视角度的影响，临床通常采用相对幅度的概念，主要包括双侧振幅比和双侧不对称度(AR)，计算方式与 cVEMP 相同，AR 正常值标准虽然尚未统一，但目前以＞40%为不对称的参考指标。oVEMP 阈值是可以引出波形的最小刺激强度，正常阈值为 90～95 dB nHL。

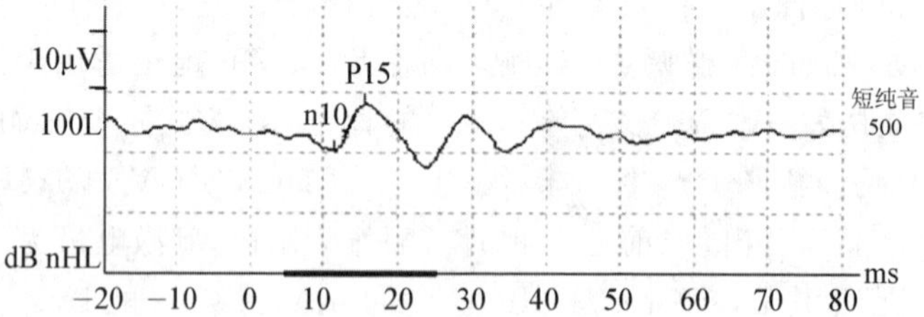


图 4-33 正常 oVEMP 结果

oVEMP 的引出率各家报道不一，老年人的引出率偏低，60 岁以上的老年人引出率仅为 50%，可能与老年人椭圆囊和前庭传入神经的退化相关。老年人的 oVEMP 中，n10、p15 的潜伏期有延长的现象。潜伏期主要取决于前庭刺激的传入、中枢的传递及传出，潜伏期延长可能是因为前庭中枢对信号处理的退化。因此，分析老年人 oVEMP 潜伏期结果时，除了考虑其通路本身的病变外，还应注意年龄相关的中枢前庭功能退化。不同年龄段的正常受试者，随着年龄的增加，振幅逐渐减低，阈值逐渐增大。由于男、女间肌量的差别，性别也会影响 oVEMP 的振幅，男性较女性的振幅高，女性 oVEMP 振幅可降低或引不出。各实验室应建立自己的正常值，如果采用其他实验室的正常值，必须采用相同的刺激和记录方法，且多名正常受试者经过测定检测值均在正常范围内。正常值受年龄和性别的影响，建立实验室正常值需收集不同年龄阶段和性别的数据。

**（三）oVEMP 的临床应用**

oVEMP 被广泛应用于评估耳石器功能，特别是针对内耳第三窗疾病的诊断有较为明确的意义，对耳石病的诊断有重要价值；对其他内耳疾病和其他前庭损伤在诊断方面的确切价值尚需进一步研究。

1. *内耳第三窗疾病*　典型的 SCDS 表现为气导 oVEMP 幅度增高和阈值下降，骨导 oVEMP 也会表现出异常，但阈值下降程度不如气导 oVEMP 明显。cVEMP 会出现幅度饱和现象，因此建议采用气导 oVEMP 用于 SCDS 的评估。此外，在正常人群中往往无法记录到 4000 Hz 气导或骨导 oVEMP，但在 SCDS 评估中却非常有效。大前庭水管综合征（large vestibular aqueduct syndrome，LVAS）在 cVEMP 检查中虽然阈值和幅度无明显改变，但气导 oVEMP 幅度有增高和阈值降低的可能。而部分患者会随着终末器官损伤的加重而出现 oVEMP 阈值升高，幅度下降的可能。

2. *耳石病*　广义的耳石病是指耳石器功能异常但是半规管功能正常，也被称为孤立性耳石器功能障碍（isolated otolith dysfunction，iOD）。iOD 患者仅在矢状面时偶发倾斜或平移感，而无其他前庭症状；双温试验和头脉冲试验正常，多有气导 cVEMP 异常，较少出现 oVEMP 异常。在耳石病评估中，VEMP 有非常重要的临床诊断价值。

3. *前庭神经炎（VN）*　VN 可有前庭上神经或者前庭下神经受累，也可以两者均受累。前庭上神经炎患者的气导 oVEMP 和骨导对侧 oVEMP 无引出或幅度下降；前庭下神经炎患者的 cVEMP 无法引出或幅度下降。由于前庭上神经受累的比例最高，VN 患者的 VEMP 检查结果通常表现为：气导 cVEMP 无异常，而气导和骨导 oVEMP 幅度下降或波形未引出，出现 oVEMP 异常率高达 70%，而 cVEMP 异常率约为 40%。MD 患者中有 30%～50%出现气导 oVEMP 不对称度升高，而骨导 oVEMP 异常比例较低；此外无论是 cVEMP 还是 oVEMP，调制现象对 MD 诊断有一定参考价值，由于调制频率受年龄的影响，建议与年龄匹配组正常值校正后再行分析。

4. *良性阵发性位置性眩晕（BPPV）*　BPPV 的发生与椭圆囊斑的耳石脱落关系密切，故 oVEMP 的灵敏度和特异性均比 cVEMP 高。在 BPPV 急性发作期，患者的健侧和患侧 oVEMP 大多有波形未引出或者反应幅度下降的表现，但国内外均是基于典型症状和特殊眼震对 BPPV 进行临床诊断，有关工作尚需研究。

5. *多发性硬化*　多发性硬化是一种常见的中枢神经系统脱髓鞘病变，病灶播散广泛，病程中常有缓解复发的神经系统损害症状，可出现运动、感觉、视力异常、复视、步履不稳、吞咽困难和眩晕等多种中枢神经受损症状。病变好发于脑部或脊髓，常累及外展神经和动眼神经之间的内侧纵束而引起核间性眼肌麻痹。由于耳石-眼反射通路是在内侧纵束中或邻近的部位通过，并在前庭神经核和展神经核的中线交叉，所以也常受影响，而导致 85%以上核间性眼肌麻痹患者至少有一侧的 oVEMP 异常，约 1/2 低位脑干病变的患者可出现 oVEMP 异常，而 cVEMP 只有 15%异常。oVEMP 还可发现或临床上不活动的脑干病灶。

（吴子明　徐正燕）

## 第七节 诊室或床旁前庭功能检查

正常人头部处于静息状态时，两侧前庭神经元向中枢发出的静态信息相等。当一侧前庭器受损时，则双侧传入的信息不等而出现平衡障碍。在诊室或床旁常无特殊仪器，可进行简单的床旁平衡试验，虽不是定量检查，但可确定病变侧别及前庭障碍的程度。

### 一、直立倾倒试验

1. 机制 Romberg(1846)介绍，脊髓结核患者闭目直立，立即发生摇晃，可随即跌倒，原因是患者深部感觉障碍，闭目时又失去眼的调节和代偿，发生跌倒，这是 Romberg 征的原始记录。后人将其应用于前庭及小脑病变的检查，人在直立时由前庭、深感觉和视觉向中枢传入信息，由前庭反射性向躯体运动肌发出离心冲动，恒定维持肌张力，保持体态平衡。一侧前庭兴奋时同侧伸肌、外展肌及对侧屈肌内收肌张力增强，向对侧倾倒，即前庭抑制侧屈肌、内收肌兴奋，倾倒方向与眼震慢相方向一致。

2. 检查方法及结果评定 Romberg 试验时，双足并拢，双手下垂，闭目维持 30s，正常直立不倒，身体可有轻度动摇；阳性者身体明显晃动后跌倒，或双脚为维持不倒而移动。脊髓结核患者常获阳性结果。前庭器损害患者常获假阴性结果，故采用增强难度的 Mann 试验(一足前一足后直立)或金鸡独立试验(单足直立)，正常人此两试验不致跌倒。前庭器病变者向患侧跌倒。此试验对判断病变侧别及程度有参考价值。

### 二、过指试验

1. 机制 准确的上肢动作依靠小脑的协同作用和受前庭支配上肢的肌张力，故小脑和前庭病变均可出现过指试验(past pointing test)的异常。双侧前庭兴奋性不等可引起双侧肌张力差别，过指试验偏向前庭受损侧，耳石和壶腹嵴病变都可出现偏指征。

2. 检查方法 受检者端坐，先睁眼以一手示指触碰检查者手指，检查者手指放在受检者正前方，受检者手臂伸直可触及为宜。练习一次后，嘱受检者闭眼重复，双手分别检查。为便于观察该侧手臂倾斜方向和程度，可在受检者面前放一有刻度的弧形尺(图 4-34)。正常人一般无过指征；一侧前庭功能减退者过指向患侧，与自发眼震慢相方向、倾倒方向一致。由于配合不好、疲劳、触觉障碍，此项试验临床价值有限，若为阳性结果与其他测试结果一致时可彼此互为佐证。

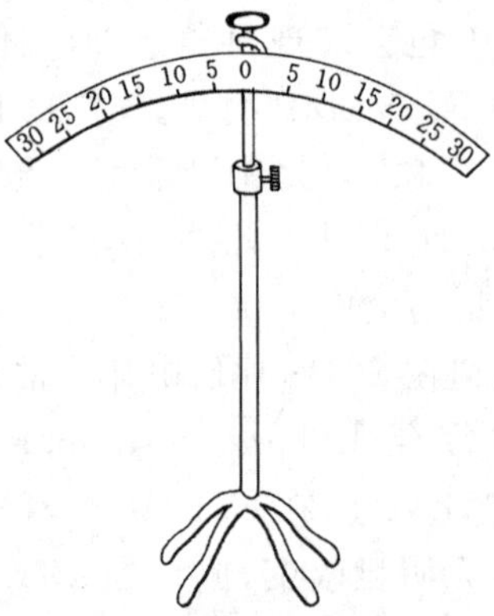


图 4-34 过指试验弧形尺

### 三、原地踏步试验

在动态平衡功能检查中，原地踏步试验有重要的临床价值。试验方法为在地上画 3 个同心圆，半径分别为 0.5m、1m、1.5m，并以 30°等分之，见图 4-35。被试者闭目直立于圆心上，在消除声光源刺激情况下，嘱被试者以常速在原地踏步，要求大腿抬平，踏步 100 次，为 60～70s，停止后观察自转角、原地偏转角及移行距离等。林尚泽根据650名健康人检查结果，确定正常值为：移行距离在1.5m以内，自转角在90°以内，偏转角在45°以内。踏步试验对前庭轻度损害者有实用价值。

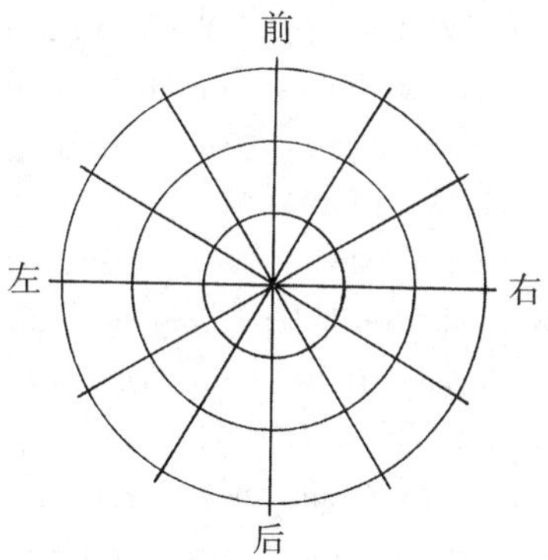


**图4-35 原地踏步试验图形**

## 四、星状步迹试验

星状步迹试验(Babinski-Weil test)的原理与原地踏步相同，用受检者在前进和后退活动中的偏移来判断前庭功能的不对称性。若前进时发生向一侧偏移，后退时向另一侧偏移，多次往返形成星状步迹。

检查方法如下。在地上画一直径3m的圆圈，试验时用黑布蒙住受检者双眼，检查前先让受检者睁眼前进、后退各5步，然后蒙眼嘱其在圆圈内直线走行，前进5步后退5步，在缓慢前进、后退时应听从检查者“停、退、停、进”的口令，司令时检查者始终面向受试者，以免受听觉影响结果不准确。来回5趟后正常人仍旧能停止在原出发点，或仅有极小差别，第5趟回到圆圈上时自转度数不超过90°。前庭末梢病变时前进偏向患侧，后退偏向健侧，前进后退步迹似星状(图4-36)。经5次进退试验后如步迹做逆时针星状偏转，则表明右侧前庭功能低下；如做顺时针星状偏转，表明左侧半规管功能低下。此试验只适用于前庭功能轻度障碍者。

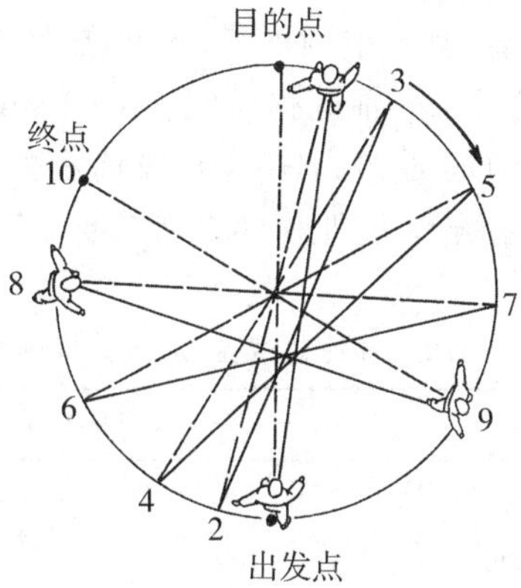


**图4-36 星形步迹检查法**

—前进……后退。

## 五、摇头试验

摇头试验诱发的眼震称摇头性眼震(head-shaking nystagmus，HSN)，由Vogel(1932)最早描述。前庭末梢与中枢性病变、椎-基底动脉供血不足、颈椎病变都可诱发出HSN，可认为是潜在狭义自发性眼震。正常情况摇头不出现眼震，若出现眼震必然是病理性的。

检查在半暗室中进行。受检者端坐，头前倾30°，检查者双手扶住其头部，轻柔向左右摇动，摇动范围90°，速度为2Hz，时间20s，通常摇头15～20次，裸眼或戴Frenzel眼镜，现用红外眼罩观察受检者HSN，可同时ENG记录。

HSN尚无公认的分类法，一般分为三型：Ⅰ型为减退型眼震，摇头后立即出现大幅度逐渐减弱型眼震，多为水平型方向向健侧，持续30s左右；Ⅱ型为恢复型眼震，摇头后不立即出现HSN，10～20s后出现小幅度逐渐增强或不规则眼震，向患侧持续30～100s，可能为病变恢复期出现的眼震；Ⅲ型为双相性眼震，摇头后出现Ⅰ型HSN，数秒后出现反向Ⅱ型HSN，若出现垂直、斜行眼震，可确定为颅后窝病变。本试验无须特殊设备，方法简单，对判断前庭末梢病变侧别及程度有一定价值，但严重颈椎病、老年患者应慎行。HSN的结果与前庭损伤程度CP(canalparesis)有关(表4-7)。HSN检查前庭失衡的敏感度和特异性分别为46%和75%。

表4-7 HSN和冷热试验CP值之间的关系

| | HSN结果 |
|---|---|
| 正常(0～20%) | 22% |
| 轻度异常(21%～25%) | 24% |
| 中度异常(25%～50%) | 28% |
| 重度异常(50%～100%) | 62% |

## 六、扭颈试验

1. *原理* 颈反射的感受器位于寰枕关节及最上三个颈椎关节囊中，传入径路可能是脊髓丘脑前束，传至前庭下核，故扭颈可刺激颈椎本体感受器，诱发眩晕；另扭颈可刺激颈交感神经、椎-基底动脉、颈肌及韧带，导致内耳血管痉挛、前庭血供障碍而引发颈性眩晕和眼震。

2. *检查方法* 受检者端坐，快速扭颈转头，其顺序为头直立位→向左扭颈→头回复直立位→向右扭颈→恢复头直立位，每个头位观察15s。正常无眼震；若诱发出眼震应排除位置性眼震，让受试者颈部固定轮换向左右转体60°，如仍为阳性则为位置性眼震；阴性则为扭颈诱发的眼震。此试验简单易行，对椎-基底动脉供血不足有诊断价值。颈性眩晕是个复杂问题，其发病率可能多于梅尼埃病，在临床工作中应重视此病。

(张素珍 吴子明)

## 参考文献

[1] Murofushi T, Curthoys IS, Topple AN, et al. Responses of guinea pig primary vestibular neurons to clicks[J]. Exp Brain Res, 1995 (103):174-178.

[2] Colebatch JG, Halmagyi GM. Vestibular evoked potentials in human neck muscles before and after unilateral vestibular deafferentation [J]. Neurology, 1992(42):1635-1636.

[3] Cheng PW, Huang TW, Young YH. The influence of clicks versus short tone bursts on the vestibular evoked myogenic potentials[J]. Ear Hear, 2003(24):195-197.

[4] Welgampola MS, Rosengren SM, Halmagyi GM, et al. Vestibular activation by bone conducted sound[J]. J Neurol Neurosurgeon Psychiatry, 2003(74):771-778.

[5] Curthoys IS, Grant JW, Burgess AM, et al. Otolithic Receptor Mechanisms for vestibular evoked Myogenic Potentials: A Review[J]. Frontiers in Neurologyl, 2019(9):366.

[6] Grant W, Curthoys IS. Otoliths-accelerometer and seismometer; implications in vestibular evoked myogenic potential(VEMP)[J]. Hear Res, 2017(353):26-35.

[7] Watson SRD, Colebatch JG. Vestibular-evoked electromyographic responses in soleus: a comparison between click and galvanic stimulation [J]. Exp Brain Res, 1998(119):504-510.

[8] Britton TC, Day BL, Brown P, et al. Postural electromyographic responses in the arm and leg following galvanic vestibular stimulation in man[J]. Exp Brain Res, 1993(94):143-51.

[9] Day BL, Cauquil AS, Bartolomei L, et al. Humanbody-segment tilts induced by galvanic stimulation: avestibularly driven balance protection mechanism[J]. J Physiol, 1997(500): 661-672.

[10] 张左华，张连山. 前庭诱发的肌源性电位[J]. 听力学及言语疾病杂志，1999(7):126-129.

[11] DiLazzaro V, Quartarone A, Higuchi K, et al. Shart-latency trigemino-cervical reflexes in man[J]. Exp Brain Res, 1995(102):474-482.

[12] Murofushi T, Halmagyi GM, Yavor RA, et al. Absent vestibular evoked myogenic potentials in vestibular neurolabyrinthitis. An indicator of

inferior vestibular nerve involvement? [J]. Arch Otolaryngol Head Neck Surg, 1996 (122):845-848.

[13] 周娜,吴子明,张素珍,等.不同刺激模式前庭诱发肌源性电位的反应特性[J].中华耳鼻咽喉科杂志,2004(39):483-485.

[14] 贾宏博,刘波,吴子明,等.前庭功能检查专家共识(二)(2019).中华耳科学杂志,2019,17(2):144-149.

[15] 刘博,傅新星,吴子明,等.前庭诱发肌源性电位临床检测技术专家共识[J].中华耳科学杂志,2019,17(6):988-992.

[16] Watson SRD, Fagan P, Colebatch JG, et al. Galvanic stimulation evokes short-latency EMG responses in sternocleidomastoid which are abolished by selective vestibular nerve section [J]. Electroencephalography and Clinical Neurophysiology,1998(109):471-474.

[17] Dlugaiczyk J, Gensberger KD and Straka H. Galvanic vestibular stimulation: from basic concepts to clinical applications [J], 2019 (121):2237-2255.

[18] 徐正燕,吴子明.直流电刺激前庭诱发肌源性电位研究现状与进展[J].中华耳科学杂志,2023,219(40):533-538.

[19] Watson SRD, Colebatch JG, Colebatch. Vestibulocollic reflexes evoked by short-duration galvanic stimulation in man[J]. Journal of Physiology,1998,513(2):587-597.

[20] Sung PH, Chang CM, Young YH, et al. Optimal stimulation mode for obtaining galvanic ocular vestibular-evoked myogenic potentials: our experience [J]. Clin Otolaryngol, 2014 (39):235-257.

[21] Halmagyi GM, Aw ST, Karlberg M, et al. Inferior vestibular neuritis[J]. Ann N Y Acad Scj,2002(956):306-313.

[22] Murofushi T, Monobe H, Ochiai A, et al. The site of lesion in"vestibular neuritis": Study by galvanic VEMP [J]. Neurology, 2003 (61): 417-418.

[23] Ostrowski VB, Byskosh A, Hain TC. Tullio Phenomenon With Dehiscence of the Superior Semicircular Canal[J]. Otology & Neurotology,2001(22):61-65.

[24] 吴子明,张素珍,周娜. Tullio 现象与 Ramsay Hunt 综合征的前庭诱发的肌源性电位[J].中华耳科学杂志,2003(2):88-90.

[25] 吴子明,周娜,张素珍,等.梅尼埃病的球囊功能[J].临床耳鼻咽喉科学杂志,2004(18):393-395.

[26] 吴子明,张素珍,周娜,等.迟发性膜迷路积水的诊断[J].临床耳鼻咽喉科学杂志,2006(20):4-5.

[27] Ohki M, Matsuzaki M, Sugasawa K, et al. Vestibular evoked myogenic potentials in ipsolateral delayed endolymphatic hydrops[J]. ORL, 2002(64):424-428.

[28] Brantberg K, Bergenius J, Tribukait A. Vestibular-evoked myogenic potentials in patients with dehiscence of the superior semicircular canal [J]. Acta Otolaryngol, 1999 (119): 633-640.

[29] 吴子明,张素珍,周娜,等.上半规管裂一例[J].中华耳科学杂志,2005(3):65-66.

[30] Murofushi T, Matsuzaki M, Mizuno M. Vestibular evoked myogenic potentials in patients with acoustic neuromas[J]. Arch Otolaryngol Head Neck Surg,1998(124):509-512.

[31] 吴子明,张素珍,周娜,等.桥-小脑角占位病变的 VEMP 检查[J].中华耳鼻咽喉头颈外科杂志,2005(40):380.

[32] 李端超,章碧云,钟时勋.前庭诱发肌源性电位临床应用的研究进展[J].中华耳科学杂志,2019,17(3):400-406.

[33] Chang CM, Young YH, Jaw FS, et al. Degeneration of the vestibular nerve in unilateral Meniere's disease evaluated by galvanic vestibular-evoked myogenic potentials[J]. Clin Neurophysiol,2017,128(9):1617-1624.

[34] Versino M, Colnaghi S, Callieco R, et al. Vestibular evoked myogenic potentials in multiple sclerosis patients[J]. Clin Neurophysiol, 2002 (113):1464-1469.

[35] IwasakiS, Chihara Y, Smulders YE, et al. The role of the superior vestibular nerve in genera-

ting ocular vestibular-evoked myogenic potentials to bone conducted vibration at Fz[J]. Clinical Neurophysiology, 2009 (120): 588-593.

[36] Miriam S. Welgampola. Evoked potential testing in neurootology[J]. Current Opinion in Neurologv,2008(21):29-35.

[37] Yasuhiro Chihara,Shinichi Iwasaki,Munetaka Ushio,et al. Vestibular-evoked extraocular potentials by air-conducted sound:Another clinical test for vestibular function[J]. Clinical Neurophysiology,2007(118):2745-2751.

[38] Ian S. Curthoys,ShinichiIwasaki,Yasuhiro Chihara,et al. The ocular vestibular-evoked myogenic potentialto air-conducted sound; probablesuperiorvestibularnerveorigin[J]. Clinical Neurophysiology,2011(122):611-616.

[39] 刘博,傅新星,吴子明,等.眼性前庭诱发肌源性电位临床检测技术专家共识[J].中华耳科学杂志,2019,20(1):4-9.

[40] Rosengren SM,Aw ST,Halmagyi GM,et al. Ocular vestibular evoked myogenic potentials in superior canal dehiscence[J]. J Neurol Neurosurg Psychiatry,2008(79):559-566.

[41] Michael von Brevern,Tanja Schmidt,Uwe Schonfeld,et al. Utricular Dysfunction in Patients with Benign Paroxysmal Positional Vertigo[J]. Otology & Neurology,2005(27):92-96.

[42] Winters SM,Campschroer T,Grolman W,Klis SFL. Ocular vestibular evoked myogenic potentials in response to air-conducted soundin Meniere's disease[J]. Otol Neurotol, 2011 (32):1273-1280.

[43] Beynon GJ,Jani P,Baguley DM. A clinical evaluation of head impulse testing[J]. Clin Otolaryngol,1998(23):117-122.

[44] Schubert MC,Tusa RJ,Herdman SJ,et al. Optimizing the sensitivity of the head thrust test for identifying vestibular hypofunction[J]. PhysTher,2004(84):151-158.

[45] Park HongJu,Hong Seok-Chan,Shin JungEun. Clinical Significance of Vibration-Induced Nystagmus and Head-Shaking Nystagmus Through Follow-Up Examinations in Patients With Vestibular Neuritis[J]. Otology & Neurotology, 2008,29(3):375-379.

[46] Carey JP,Minor LB,Peng GC,et al. Changes in the three-dimensional angular vestibulo-ocular reflex following intratympanic gentamicin for Meniere's disease[J]. J Assoc Res Otolaryngol,2002(3):430-443.

[47] Forgi A,Li L. Apoptotic death of hair cells in mammalian vestibular sensory epithelia[J]. Hear Res,2000,139(1-2):97-115.

[48] Carey JP,Hirvonen T,Peng GC,et al. Changes in the angular vestibulo-ocular reflex after a single dose of intratympanic gentamicin for Meniere's disease[J]. Ann NY Acad Sci,2002 (956):581-584.

[49] Kai Helling, Uwe Schonfeld, Andrew H. Clarke. Treatment of Meniere's Disease by Low-Dosage Intratympanic Gentamicin Application:Effecton Otolith Function[J]. Laryngoscope,2007(117):2244-2250.

[50] C. de Waele,MeguenniR,FreyssG,et al. Intratympanic gentamicin injections for Meniere disease Vestibular hair cell impairment and regeneration[J]. NEUROLOGY,2002,59(9):1442-1444.

[51] Iwasaki S,Chihara Y,Smulders YE,et al. The role of the superior vestibular nerve in generating ocular vestibular-evoked myogenic potentials to bone conducted vibration at Fz[J]. Clin Neurophysiol,2009(120):588-593.

# 第5章 梅尼埃病

## 一、概述

1. *定义* 梅尼埃病(Meniere disease，MD)是特发性内耳疾病，已证实内耳病理改变为膜迷路积水。临床表现为反复发作旋转性眩晕，波动性感音神经性聋，伴耳鸣和(或)耳闷胀感，间歇期无眩晕，可持续耳鸣。多年来国内将其译为美尼尔病，1989年“自然科学名词审定委员会”根据法语读音译为梅尼埃病更贴切。因其为独立的内耳疾病，不主张用梅尼埃综合征等词。

2. *历史* 1861年法国P. Meniere诊治的一名“白血病”女青年，她突发性眩晕、耳聋、耳鸣。死后颞骨病理切片见膜迷路内有血性渗出物，脑脊液无此改变。他首次提出内耳疾病可出现眩晕、耳聋、耳鸣等症状。同年发表4篇论文，在医学界影响较大，鉴于他的突出贡献，遂以其姓命名此病。遗憾的是，他在世时并没有看到自己的辉煌，却留下一连串问题供后人研讨。Hallpike及Cairn(1938)发现MD患者死后颞骨病理改变为内淋巴积水，一段时间将内淋巴积水与MD的名称等同，以后尸检发现内淋巴积水者生前并无MD症状，有症状者尸检不一定有内淋巴积水，故两者不能等同。百余年来诊断名称很紊乱，除沿用MD外，尚有MD综合征、假性MD等诊断名称，1972年美国听平衡委员会(Committee on Hearing and Equilibrium，CHE)提出该病应分为耳蜗和前庭两个亚型(刊载于*AAO-HNS*杂志)，故很长一段时间有耳蜗型或前庭型MD之分，因无病理学的支持，1985年该委员会再次讨论诊断标准，摒弃MD亚型诊断模式，认为只有出现眩晕、耳聋、耳鸣典型三症才能确诊，但三症出现的先后无一定规律。据一般报道，该病三症同时出现者约占60%；以耳聋或眩晕分别为首发症状者各占20%。1995年CHE第三次讨论诊断标准，保留前两次讨论的合理部分，分为肯定诊断MD、确定诊断(definite Meniere disease)、可能诊断(probable)及可疑MD等层次，肯定诊断必须临床有典型三症，而且死后有病理证实。按此内涵生前不可能肯定诊断，只能确定诊断(definite diagnosis)。鉴于临床实际应用，2015年国际Barany学会(Classification Committee of the Barany Society，CCBS)、美国AAO-HNS(美国耳鼻咽喉头颈外科协会，American Academy of Otolaryngology-Head and Neck Surgery)、欧洲耳科及神经耳科学会(European Academy of Otology and Neurotology，EAONO)、日本平衡研究学会和韩国平衡学会共同制订颁布了2015新版MD诊断标准，将MD简化为确定(definite)和可能(probable)两类。关于该病的分期已趋向一致，Gibson(1983)分三期，Ⅰ期为可逆期，Ⅱ期为波动期，Ⅲ期为终末期。Shea(1993)将病理改变与临床分期、治疗相结合分为五期，Ⅰ期积水局限于耳蜗为可逆期，以非手术治疗为主；Ⅱ～Ⅲ期病变扩展到前庭部且有阻塞现象，相当于波动期，非手术治疗无效者可行手术治疗；Ⅳ～Ⅴ期病变扩展至全迷路有膜迷路破裂、愈合现象，相当于终末期，眩晕症状已不明显，以耳聋、耳鸣为主征，非手术治疗为主，无须手术治疗。

3. 发病情况　由于受方法学上的局限性、地域差异、数据收集时间及采用的诊断标准不同等因素的影响，各家报道的发病情况很不一致。一般认为，本病无地区、种族、城乡、性别、社会经济情况的差别，但 Watanabe 报道，南方多于北方，白领多于蓝领，女性多于男性；Naito 提出发展中国家多见，秋冬患病率高于春夏；Caporosal 报道，白种人患病率高于黑种人；也有报道发现黑种人发病率更高。2015 年，Barany 协会指出，MD 患病率为 34～190/10 万人；2020 年 AAO-HNS 指南提出，据全球研究报告，MD 患病率为 3.5～513/10 万人。多数研究指出男女之间的患病率相同，也有研究显示女性患病率略高于男性（日本，女性和男性的比例为 1.3/139，美国为 1.89/1，芬兰为 4.3/1）。日本一项为期 40 年的调查显示，该比率随时间的增加而增加，从第一次研究中近乎相等的分布，到第四次研究时几乎是 3 女 2 男的分布。激素的影响可能是造成性别差异的原因。

MD 被认为是中年疾病，平均发病年龄在 40－50 岁达到峰值，10%的 MD 患者发病年龄≥65 岁。在美国，MD 的流行程度＜18 岁的患者中每 10 万人中有 9 人，18－34 岁每 10 万人中有 61 人，≥65 岁的患者中每 10 万人中有 440 人。患病率随年龄增长而增加，在 61－70 岁年龄段患病率最高。儿童发病少见，在所有 MD 患者中占 0.4%～7.0%。诊断时大多数儿童年龄≥10 岁，最低年龄低至 4 岁。

单侧发病多见，双侧同时发病极其少见。随患病时间越长双侧患病率越高，有文献报道双侧 MD 所占比例为 2%～78%。据报道，在随访期间，单侧疾病在 10 年内将有 35%的患者进展为双侧疾病，在 20 年内将高达 47%的患者发展为双侧疾病。

MD 有遗传易感性，5%～15%的患者有家族史，具有常染色体显性遗传模式。

Matsunaga(1976)综合各医院耳鼻咽喉科患者，本病平均患病率为 0.5%，眩晕和平衡障碍门诊本病患病率为 5%。1964 年北京耳鼻喉科研究所统计 1000 例耳源性眩晕患者中该病占 61%～64%；Cawthorne 统计 2000 例眩晕者该病占 60%；解放军总医院 1989 年统计 900 例眩晕者，该病占 11.2%。

## 二、病因

MD 病因众说纷纭，尚无一种权威性理论，目前一致认为内淋巴分泌过多或吸收障碍可形成积水，出现吸收与分泌障碍的病因不清，将经常讨论的几种学说简述如下。

1. 自主神经功能紊乱及内耳微循环障碍学说　Emlie(1880)早就提出 MD 与血管痉挛有关；Cheathe(1897)提出内耳和眼球循环相似，均为终末动脉且包含在密闭、有一定容量的结构内，很容易造成区域性微循环障碍；Pansius(1924)观察到 MD 患者与青光眼患者唇部或甲床毛细血管有明显的功能障碍。正常状态下，交感、副交感神经互相协调维持内耳血管的舒缩功能，若交感神经占优势，因小血管痉挛易产生膜迷路积水。Lermoyez(1927)认为，用血管痉挛学说解释眩晕频繁发作比用膜迷路破裂和钾离子中毒学说更合理。William(1952)也主张用血管痉挛解释频繁眩晕发作，内听动脉痉挛发生典型耳蜗及前庭症状；前庭支痉挛仅出现眩晕及眼震，波及椭圆囊出现突然跌倒；耳蜗支痉挛仅出现耳聋耳鸣。Seymour(1954)用电刺激猫的颈交感神经干，引起螺旋韧带毛细血管痉挛，血管纹血流量减少，局部缺氧，血管渗透性增强，血管内液漏入内耳外淋巴间隙，最后导致膜迷路积水，故临床上应用颈交感神经切断术或星状神经节阻滞术，可缓解该病急性发作。学者在耳蜗第三回开窗，动态观察内淋巴积水动物模型的螺旋韧带血管，测量微血管管径变细，血流速度减慢，与健康动物比有统计学差异。

2. 自身免疫学说 Quinke(1893)提出MD症状与血管神经性水肿有关;McCabe(1979)与Hughes(1983)提出该病为自身免疫性疾病;Shea提出一半的MD患者是自身免疫性疾病。Derebery报道,MD吸入和食入过敏原者发病率增多,接受抗过敏治疗者恢复快。William发现,患者血液中的单纯疱疹I型病毒抗体明显增高。Gel和Coombs提出,变态反应分为速发型、细胞毒型、免疫复合物型和迟发型4种,均可损害内耳。Ⅰ型反应又称速发型变态反应,Duke认为Ⅰ型变态反应与MD有关,包括致敏和攻击两个阶段,在致敏阶段,抗原刺激免疫系统使IgE附着于肥大细胞表面,机体具备发生变态反应潜在可能性,当机体再次暴露于同一致敏物时可出现临床症状。Clemis认为,近来过敏因素所致MD有所增长,占30%~40%。据称,来自食物过敏原占多数,呼吸道过敏原次之,此类患者有明显季节性,常伴其他过敏性疾病。内耳变态反应时,血管纹处出现大量组胺及5-羟色胺,毛细血管通透性增强,血液中水分进入内淋巴引起膜迷路积水。Uno将抗原注入接受二硝基酚(DNP)IgE抗体豚鼠的面神经管内,30min后3/4动物肥大细胞脱颗粒,嗜酸细胞浸润,内淋巴囊肥大细胞释放的化学物质,阻碍内淋巴吸收而致内淋巴积水(ELH)出现MD症状,此试验支持Ⅰ型变态反应与MD发病有关。但也存在不符合特异性IgE介导Ⅰ型变态反应之处,如采用抗组胺治疗疗效不高。Ⅱ型变态反应为细胞毒型,抗原为细胞、器官或外物如病毒等。Yoo等成功用Ⅱ型胶原在豚鼠制作出内耳损伤的动物模型,并发现感音神经性聋,MD患者血清中Ⅱ型胶原抗体水平升高,提出细胞和体液免疫介导的免疫性内淋巴积水性损伤,约占该病病因的10%。Ⅲ型变态反应为免疫复合物型变态反应病,Derebery发现MD患者血清中,循环免疫复合物(CIC)升高者占95%。Dornhoffer用免疫组化法证明MD患者内淋巴囊是CIC形成的部位,血管纹是CIC沉积部位,引起离子交换障碍,导致EH。许多学者注意到内淋巴积水与内淋巴囊(ES)免疫反应关系,动物实验证明,内耳粗制抗原可诱发内淋巴积水,并可使该个体全身致敏,故内耳是抗原引起全身致敏的传入臂,免疫应答场所为内淋巴囊。Dornhoffer证明,MD40% ES存在免疫复合体及免疫球蛋白IgG。多数学者支持Ⅲ型变态反应是MD的病因之一。Ⅳ型变态反应为细胞介导的延缓型免疫反应,类似接种结核菌素后出现的反应,特点是抗原结合于靶细胞表面被致敏的T淋巴细胞所辨认,T细胞可直接溶解靶细胞,趋化其他炎细胞迁移到内耳,出现内耳免疫性疾病。国内谭长强等检测MD患者眩晕发作期淋巴细胞转化刺激指数明显高于缓解期和健康对照组。Andersen(1991)观察到,人的ES有不同数量白细胞,且有免疫能力的细胞连续再循环,其对清洁内耳的外来微生物是很重要的。ES是引起免疫反应的细胞基础,其免疫活性紊乱,可导致MD发作。Tomoda认为,免疫反应的中间产物,可改变血管通透性引起膜迷路积水。

如果内耳特异性抗原分离成功,MD的免疫学研究将取得重大进展。以上许多学说只停留在动物模型阶段,基础机制尚不明朗,还需要大规模临床研究加以证实。

3. 解剖因素 Clemis(1968)提出前庭水管(VA)狭窄是MD的特征;Stahle(1983)等报道MD与解剖因素有关,颞骨影像学发现:①MD患者颞骨气化不良,Trautmann三角区面积缩小;②前庭水管短,面积缩小,乳突气化面积小,Sando测量前庭水管周围面积,MD组明显小于正常组;③前庭水管外口缩小,Yamamoto(1993)用CT颞骨三维重建证明外口明显小于正常人,正常人外口宽度为(6.4±2)mm,MD患者是(3.7±1.5)mm,这种病理现象在童年就存在，是否会发展成MD视其他因素而定。Khetarpal(1990)认为，该病与先天性内淋巴囊发育不全有关。Shea(1993)认为，VA狭窄及周围骨质气化不良在临床症状出现前就隐匿存在，一旦被病毒感染、外伤、免疫反应等因素触发，即表现出临床症状。Arenberg(1980)病理证明，MD患者内淋巴囊上皮血管成分减少，吸收上皮退变，囊周围组织纤维化，使内淋巴吸收障碍，这种变化是原发还是继发尚难确定。

4. 精神因素　许多人发病与精神、情绪有关，Fowler提出身心功能紊乱可引发该病，第二次世界大战后，日本MD患者急剧增多，House等提出该病与精神因素有关，但Grary认为MD本身可以引起情绪不稳定，情绪并不是发病诱因。

5. 遗传因素/基因学说　随着基因学的进展，人们认为MD与遗传有关，有些生理现象也说明其与遗传有关。MD患病率有种族性，黑种人患病率低；常有家庭遗传史；家族性MD病有常染色体遗传性特征，外显率约60%；具有遗传早发现象；常合并有遗传性偏头痛。Brow(1944)首先提出MD有家族性遗传，Morison报道有家族史者占2.6%～12%，虽不是典型孟德尔(Mendelian)式遗传，表现为常染色体显性遗传。Koyama及Aeweiler认为，10%～50%的患者可能与遗传因素有关，多为常染色体显性遗传。

MD患者中HLA-DR、DP、DQ的出现率，特别是HLA-DR2的出现率为90%和70%，而无家族史的患者为75%和37%，正常对照组则为28.9%和12.3%(Aeweiler)，提示可能存在染色体6短臂的突变。

*COCH*基因是人类发现的第一个伴前庭功能障碍的常染色体显性遗传非综合征性聋基因，*COCH*基因突变患者可出现一系列耳蜗、前庭功能障碍症状。Verhagen和Verstreken等分别报道了某些*COCH*基因突变患者出现MD表型。因此，Fransen等作者认为，*COCH*基因可能是MD的致病基因之一，对于遗传性MD患者，甚至散发的MD患者应考虑是否有*COCH*基因突变的可能。Usami对20例散发的MD患者进行了*COCH*基因12个外显子序列分析，未发现*COCH*基因突变。作者认为*COCH*基因突变可能不是MD，尤其不是散发MD的主要致病原因。有作者研究发现，*COCH*基因编码的Cochlin蛋白可作为自身抗原，即58kDa抗原，参与MD等感音神经性聋的致病过程。DeKok报道连锁分析显示*COCH*基因的P51S突变，但也可能存在多个基因突变。Lemaire(2003)证实DFNA9上连锁基因的存在，揭示*COCH*基因里的P51S发生变化可出现MD的症状。同年Robertso证实，DFNA9突变对Cochlin蛋白的分泌起有害作用，它可能是导致常染色体显性聋和前庭功能障碍的原因之一，*COCH*基因是否为MD的致病基因尚有争议。

迷路内液体动力学及细胞分子水平的改变与水通道蛋白(aquaporins，AQPs)有关。AQPs位于常染色体7p14，是一组与水通透有关的细胞转运蛋白，是水转运的特异通道。水能迅速通过细胞膜的脂质双分子层，不同组织有不同通透性。目前认为，生物膜的水运转同时存在简单扩散和AQPs介导两种机制。AQPs是介导水分子顺跨膜渗透压梯度快速转运的蛋白家族，已从哺乳动物鉴定出至少13种蛋白亚型(AQP0～AQP12)。AQPs在机体的分布较为广泛，大多在与体液吸收、分泌有关的上皮细胞中，执行各部位水分重吸收或分泌功能，对维持机体正常状态至关重要，与水平衡紊乱所致疾病有关。从豚鼠内耳已发现7种AQPs(0、1、2、4、5、6、8)。内外淋巴液之间的水转运，对调节内淋巴液容量和维持离子浓度有重要意义。AQP1在内耳分布最广泛，表达量最大，基础研究也最深入，但其精确定位及功能尚不清楚。AQP2为血管升压素调节通道，主要存在内淋巴囊上皮内，与内淋巴体积调节有关。多数学者报道，AQPs 集中在与内淋巴关系密切的部位表达，如血管纹、内淋巴囊等处，其对调节内耳功能（即维持听觉及平衡功能）起至关重要作用。AQPs 各亚型在豚鼠内耳的分布有不同程度的交叉，内耳液体平衡可能不是某种 AQPs 亚型的单独调控，研究多种 AQPs 亚型协同作用，对探索 MD 的发病机制和治疗有重要意义。

其他与 MD 相关的基因包括 *IL*-1 基因、*HSP*70 基因及 *KCNE* 基因等。前庭偏头痛经常与 MD 有关，偏头痛的常染色体显性遗传可能是某些家庭的遗传性 MD 的基础。

6. *其他因素* 随着近年来对前庭性偏头痛的进一步认知，人们发现 MD 与偏头痛之间诱发因素相似、常存在重叠症状，可能分享共同的发病机制；已证实耳蜗及耳蜗血管的神经支配存在三叉神经成分，因此偏头痛三叉神经血管学说易于解释偏头痛患者耳蜗症状；而长期水肿的内耳调节血管及血流能力差，使其易受压力因素影响，因此，当三叉神经存在神经肽及血管舒缩障碍时（如偏头痛）表现为 MD。

Power 认为，机体代谢障碍可能是内淋巴积水的原因，如甲状腺功能低下可产生积水，补充甲状腺素可使症状缓解；颅脑外伤后内耳出血，血块堵塞内淋巴管可形成膜迷路积水，颞骨横行或微型骨折，最容易堵塞内淋巴管而产生积水；中耳炎、耳硬化症、先天梅毒的患者，可合并膜迷路积水，产生 MD 症状。

## 三、发病机制

MD 真正的发病机制尚不清楚，目前尚停留在动物实验及理论推测阶段，被大众接受的学说有以下几种。

1. *内淋巴高压学说* G. Portmann(1921) 通过鱼、鸟类动物实验，提出内淋巴高压可引起眩晕及耳聋，后 McCabe 将人工内淋巴液注入蜗管，出现耳蜗微音电位下降，抽出人工内淋巴液后微音电位恢复正常，更进一步证明内淋巴高压引起听力下降。多数学者认为，内淋巴生成与吸收之间平衡障碍可造成内淋巴积水。内淋巴产生与吸收的学说不一，Guild(1927) 提出纵流学说，即耳蜗系统主要由血管纹产生内淋巴，在前庭系统由壶腹嵴、囊斑暗细胞分泌，均流向内淋巴管及内淋巴囊，在内淋巴囊经离子交换和吞噬作用，最终渗入蛛网膜下隙而被吸收。Naftalin 提出辐流学说，认为外淋巴经前庭膜渗入蜗管形成内淋巴，血管纹选择性吸收类似肾小球的离子交换功能，排钠储钾，维持内淋巴高钾浓度，内淋巴循环是在耳蜗各回内局部进行互不干扰。Lundquist 认为内淋巴离子输送有两种方式，活跃交换的辐流保证内淋巴高钾，纵流保证内淋巴代谢产生的吸收过程。近年大量研究表明，内淋巴囊是活跃的代谢滤器，吞噬代谢产物与细胞碎片，以保持内淋巴离子浓度及容量恒定，阻塞豚鼠内淋巴囊形成膜迷路积水模型支持纵流学说。Tonndorf 认为，中阶积水早期基膜有足够硬度，无明显位移，仅前庭膜膨隆，膜迷路积水时各回积水程度不一致，3、4 回较 1、2 回重。Bekesy 发现蜗顶基膜比底部宽 4 倍，易屈性高 200 倍，顶回基膜易向下移，故早期听力低频下降是机械性的；晚期不可逆听力损害是由生化因素引起。Korner、Bohmer 等动物实验证明阻塞内淋巴囊后 4d 听力已有降低，但内外淋巴压力差不明显，故认为压力差不是产生症状的唯一原因，5 周以上内淋巴压高于外淋巴压，其听力损害以生化因素为主，部分与内淋巴压升高有关。20 世纪 20 年代末，Portman 就根据“高压学说”进行内淋巴囊减压术获得良好效果，此手术沿用至今，已有多种术式，曾一度是治疗本病的主要方法。

2. *膜迷路破裂学说* 内外淋巴离子浓度各异，内淋巴为高钾，对神经组织有毒害作用；外淋巴离子浓度与脑脊液相似，钾低钠高，给神经细胞提供适宜电解质环境，膜迷路是内外淋巴之间存在着的离子弥散的屏障，内外淋巴液互不相通。Lawrence（1959）提出“膜破裂及中毒论”，Schuknecht 对这一理论进行修改，认为 MD 发作与膜迷路破裂有关，用膜迷路破裂学说解释发作性眩晕及波动性耳聋，如图5-1所示。Jahnke根据电镜观

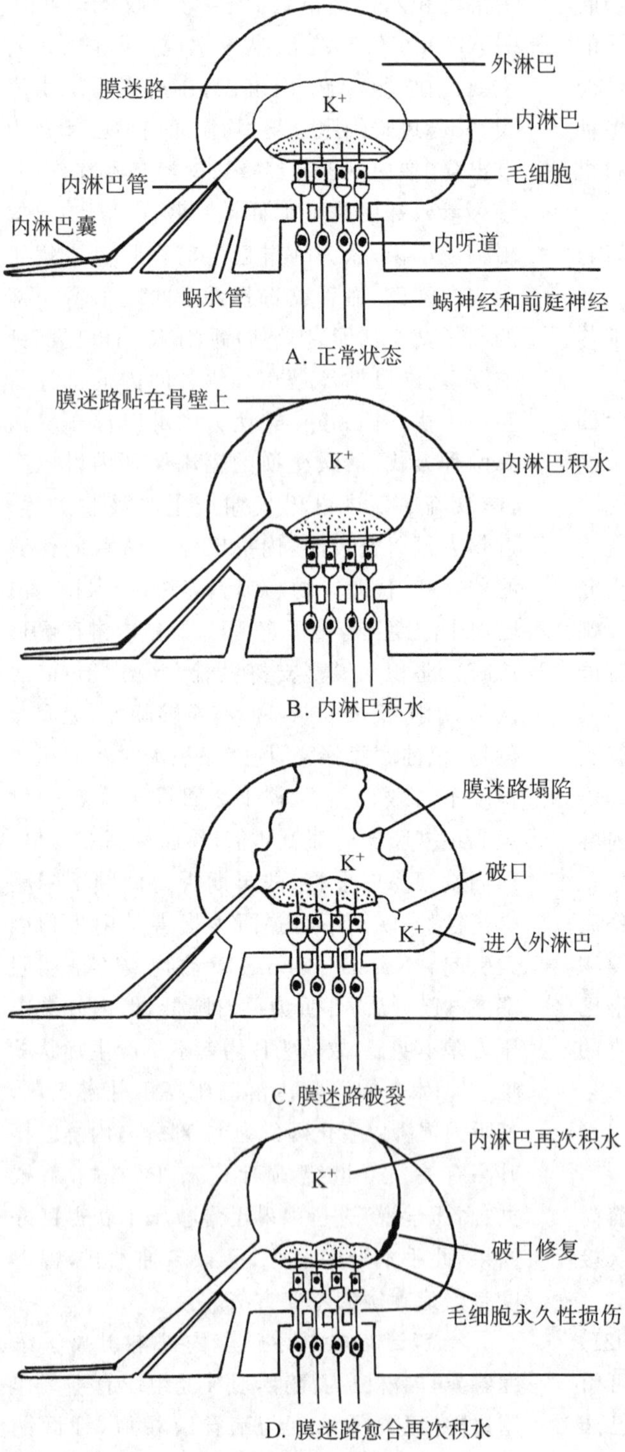


**图 5-1 梅尼埃病膜迷路高压、破裂、愈合**

A. 正常内外淋巴间有离子弥散屏障，内耳感觉神经沐浴在外淋巴液中；B. 内淋巴高压膜迷路膨胀与骨壁粘连；C. 膜迷路破裂，高 $K^+$ 的内淋巴液涌入外淋巴间隙，使感觉神经麻痹；D. 破口愈合后又积水，膜迷路再次膨胀。

察，提出“弥漫性漏出假说”，即内外淋巴间的前庭膜由紧密闭锁状态转变成有漏孔结构，导致内淋巴弥漫性漏出，不管是前庭膜破裂或漏出，高钾的内淋巴液混入外淋巴液中，具有外淋巴特性的 Nuel 间隙及 Corti 器的隧道淋巴被高钾的内淋巴污染，使沐浴在外淋巴中的毛细胞及神经纤维受化学性损伤，抑制感觉细胞兴奋，产生眩晕及耳聋，几小时后内外淋巴离子重新达到平衡，钾离子浓度降低，眩晕好转，眼震消失；House 同意内淋巴高压可导致膜迷路破裂，但认为破裂是眩晕的缓解，而不是发作。

3. 钙离子超载学说　MeyerZum Gottesberge(1986)等揭示积水动物模型电化学方面的变化，内淋巴积水后，蜗管的 $K^{+}$、$Na^{+}$、$Cl^{-}$ 均无变化，但内淋巴电位(EP)下降，$Ca^{2+}$ 浓度增高 10 倍以上，提高了蜗管的渗透压，加重了内淋巴积水。动物实验证明积水后 EP 下降，$Ca^{2+}$ 浓度升高，$Ca^{2+}$-ATP 酶明显下降；对内淋巴囊阻塞的豚鼠，分别服用钙拮抗药氟桂利嗪及组胺类药者，1 个月后与未服药动物比较，$Ca^{2+}$ 浓度增高程度减慢，听及前庭功能受损程度减轻。内淋巴积水 $Ca^{2+}$ 浓度增高，是原因还是结果，尚待探讨，许多患者服钙通道阻滞药氟桂利嗪(西比灵)后症状减轻。

4. 外淋巴间隙淋巴液混合学说　Horner(1991)用动物实验证明积水时前庭膜膨胀，迫使前庭阶的外淋巴液逐渐流向鼓阶，由于前庭膜的渗透作用，前庭阶的钾离子高于鼓阶，两阶淋巴混合引起顶回神经纤维和毛细胞受损，出现低频感音神经性聋、耳鸣、耳闷、眩晕等症状。

## 四、组织病理学改变

MD 组织病理学方面有 3 个突破性进展：①Meniere(1861)首先提出内耳病变可诱发眩晕、耳聋、耳鸣；② Hallpike 及 Cairn(1938)首先提出 MD 的病理改变为膜迷路积水，同时发现内淋巴囊周围有纤维性变；③Schuknecht(1962)首先观察到扩张的膜迷路破裂，膜迷路有很强的自愈能力，破裂后可愈合，并以此解释症状的缓解与复发。具体的病理学改变包括以下 3 个方面。

1. 膜迷路膨胀　MD 最显著病理特征为内淋巴系统扩张，主要变化是下迷路(蜗管及球囊)膨胀，蜗管扩张表现为前庭膜膨隆，前庭阶空间缩小，严重者与前庭阶骨壁相粘连，使前庭阶消失或阻塞，有时前庭阶经蜗孔疝入鼓阶如图 5-2 所示，球囊可扩大 4～5 倍，充满前庭并与镫骨足板内侧面相触或有纤维粘连。当鼓气耳镜(Siegle 耳镜)加压时出现眩晕和眼震，称 Hennebert 征阳性，据报道 MD 有此症者约占 35%；强声刺激时出现头晕和眼震，可伴失衡和跌倒，即 Tullio 现象；球囊向后膨胀，使椭圆囊向后上移位，疝入半规管内。上迷路(椭圆囊、半规管)轻度扩张或无变化。

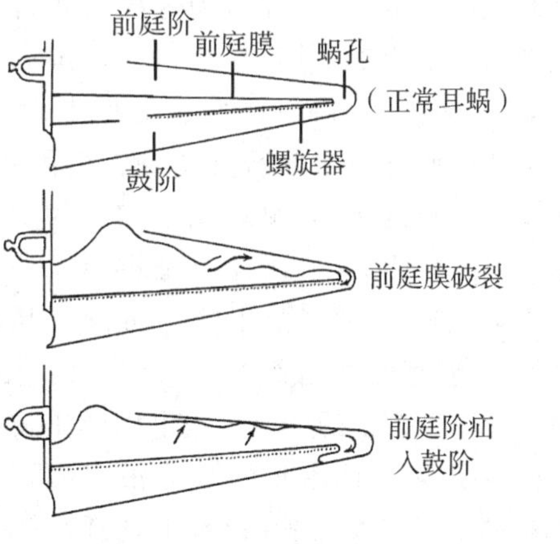


**图 5-2　前庭膜凸向前庭阶，膨胀破裂或疝入蜗孔**

2. 膜迷路破裂　膜迷路破裂是很重要的现象，可能与症状的缓解或加重有关，Lindsay 认为球囊、椭圆囊与 3 个半规管衔接处是膜迷路最薄弱点，膜迷路的内层细胞破裂，而形成囊样突起，刺激壶腹嵴顶。膜迷路破裂率各家报道不一，Antoli-Candela(1976)报道 19 例 MD 颞骨标本中，13 例有膜迷路破裂现象；Fraysse(1980)报道23例MD患者的病理与临床吻合率为93%，但仅3例有破裂，他还发现患者生前临床症状与死后病理改变并不一致，生前有MD表现，死后未发现内淋巴积水者并不少见。前庭膜有很强的自愈能力，如果裂孔小很快愈合，破裂范围广泛，在球囊或前庭膜形成永久性瘘管，当大范围的破裂可形成前庭膜塌陷，故颞骨切片可见到膜迷路破裂、瘘管、塌陷、愈合等改变。

3. 感觉毛细胞及内淋巴囊的变化 Schuknecht(1962)对MD的颞骨死后早期固定，发现球囊斑、半规管壶嵴、Corti器的毛细胞均正常，螺旋神经节细胞也正常；Tlikoski(1979)从手术中获得蜗神经、前庭神经、椭圆囊斑、半规管壶腹嵴上皮均未发现异常，即使晚期病例也未发现异常。Kimura(1970)豚鼠动物实验亦未见感觉毛细胞的改变，但Horner在电镜下发现静纤毛的"顶链"断裂、静纤毛有萎缩现象，并认为这种变化可能是波动听力下降的原因，他还认为内淋巴囊细胞萎缩，吸收障碍；前庭膜上皮变性，使内淋巴辐流障碍导致内淋巴积水。作者用电镜检查积水动物的内耳，见感觉毛细胞的空泡增多，线粒体减少；组化检查证明，$Ca^{2+}$-ATP酶下降，$Ca^{2+}$-ATP酶下降与听阈提高有相关性。电镜观察与组化酶系统的改变，是MD进一步探索的方向。内淋巴囊上皮皱褶区减少出现纤维化和钙化，内淋巴囊周围的疏松结缔组织及血管减少，出现纤维化及萎缩现象，影响了内淋巴囊的吸收功能。

Tsuji(2000)观察24例MD死亡后的病检，观察三个半规管壶腹嵴与2个囊斑前庭毛细胞(VHC)稠密度的改变，并与正常值比较，发现Ⅰ型VHC的稠密度与正常值无差别；Ⅱ型VHC的稠密度低于正常值，且有统计学差异，他推测与神经连接方式有关，Ⅰ型VHC被向心纤维末梢呈杯状包围，隔离有害物质刺激，起保护作用，Ⅱ型VHC与向心纤维末梢呈扣状相接，无保护作用，故易受损。Scarpa节细胞亦减少。这些新的发现有利于解释MD的临床症状与发病机制。

## 五、临床症状

MD的典型三联征包括发作性眩晕、波动性听力下降、耳鸣和(或)耳闷胀感。但实际临床工作中，部分患者一开始发病可能只出现一到两个症状。MD发作通常是随机和发作性的，不同症状或不同发作间隔时间可能长达数月至数年，因此详细的问诊至关重要。

### (一)眩晕

2/3的患者以眩晕为首发症状，由于前庭终器受刺激，多呈突发旋转感。常在睡梦中发作，起病急，有自身或环境旋转，滚翻、摇摆或颠簸感。发作时患者神志清楚，眩晕持续时间短暂，纵观历年诊断指南，典型眩晕持续时间最短定为20min，最长定为24h。2020年日本平衡协会把下限调整为10min，无特别价值，且不利于与VM鉴别。2015 Barany协会对MD的眩晕症状做出明确界定：①眩晕指没有自我运动时的自我运动感觉，或正常头部运动时异常的自我运动感觉，间歇性头晕和不稳感不是MD诊断症状要求的范畴；②大多数眩晕为完全自发性发作，部分特殊类型可由高强度和低频声音或压力变化引发；③发作持续时间由患者必须休息、不能移动的时间来定义，持续小于20min或超过12h都不常见。眩晕发作时常伴有恶心、呕吐、面色苍白、出冷汗、脉搏迟缓、血压下降等自主神经症状。由于上述症状可在稍动或声光刺激后加剧，故患者发作时多喜在暗室内静卧。眩晕发作后可慢慢恢复，缓解期可遗留头晕、步态不稳等症状，可持续数天，少数患者眩晕转瞬即逝或一觉醒后即愈。大多数患者均可反复发作，发作频率无一定规律，个别患者可间隔1~5年，多数患者1个月或1年发作数次，甚至几天发作1次。一般规律为首次犯病以后犯病次数逐渐增多，达高潮后逐渐减轻，发作次数减少，直到听觉严重损失后眩晕减轻或消失。眩晕的剧烈程度因人而异，同一患者每次犯病的轻重不一；有的患者发作前有耳聋、耳闷、耳鸣加重的先兆，有些与精神、情绪、疲劳有关，有些无任何先兆及诱因。现一般认为 MD 早期各种症状由机械因素引起，晚期由生化因素引起。有两种少见的眩晕发作类型，在诊断疾病时应归于 MD 的范畴。

1. Lermoyez 综合征（或 Lermoyez 发作，Lermoyez attack）　Lermoyez 综合征先有耳聋、耳鸣，但无眩晕，而在一次眩晕发作之后，听力随之好转，耳鸣减轻。这一现象首先由 Lermoyez(1919)报道，故以其姓命名，现一般认为本征是 MD 的一种罕见变异型。通过 MEDLINE 数据库检索，截至 2018 年的前 50 年中，同行评议论文的散发病例不足 50 例，相对于 MD 的患病率为 0.2%，其耳聋、眩晕发病顺序与典型 MD 相反。其病因尚未明确，发病机制包括 2 个假说，分别是内听动脉痉挛和连合管堵塞，目前普遍倾向于后者。前者考虑交感神经兴奋，耳蜗毛细血管痉挛后渗出增多，后者考虑离开原位的耳石阻塞耳蜗与前庭之间的连合管，两者均可导致耳蜗管积水压力上升，故只有耳聋而无眩晕，当压力上升到冲开连合管时，椭圆囊与半规管压力升高，出现眩晕，此时耳蜗压力下降，听力好转，耳鸣减轻。老龄和创伤是耳石离位的促进因素，可用于解释 Lermoyez 综合征常见于男性和一些老年人。

2. Tumarkin 耳石危象（Tumarkin otolithic crises）　Tumarkin 耳石危象是一种无先兆的突然丧失下肢伸肌功能而摔倒在地的症状，站立起来后很快恢复常态，并无眩晕及其他不适。由 Tumarkin 于 1936 年发现，常见于严重及长期的 MD 患者中，相对 MD 的发生率为 5%～72%。可能机制为，来自前庭的突发错误信息，特别是耳石器官的压力变化，或耳石器官的扭曲变形，导致对原本垂直的地心引力向量产生错误认知，引起前庭脊髓反射，刺激大腿胫前肌和小腿鱼际肌收缩，导致姿势张力消失，从而跌倒发作，随后其他感觉器官，如视觉和本体感觉纠正这一错误信息，患者可立刻爬起回复到正常工作。因患者常因该发作导致身体伤害，甚至致命外伤，因此称为 Tumarkin 耳石危象或跌倒发作。

**(二)耳聋**

听力下降是主要症状，急性发作时常可被眩晕掩盖。典型的听力损失早期以低频感音神经性聋为主，50%～70%患者存在听力波动，1%～2%会发展为严重的感音神经性听力下降。听力损失一直伴随 MD 病程进展，可在 1～2 年内发病数次后即达 60dB，也可能多次波动后听力仍正常，也可能某次严重发病后达全聋，故听力丧失与发作次数、持续时间无一定相关性，随病情发展耳聋加重，高频亦下降且无波动现象，总的趋势是每况愈下，最后可呈严重感音神经性聋或全聋。MD 患者可能存在其他与听力相关的特殊症状。第一种为响度重振，表现为虽然患耳听力下降，但又惧怕强声、尖声刺激，是一种响度畸变。响度与激活的耳蜗神经纤维数量有关。外毛细胞受损时，内毛细胞对听觉可能存在增补作用。膜迷路积水情况下，变形的基底膜进一步加宽调谐曲线，并激活比正常耳朵更多的神经纤维，因此患耳响度变得比正常耳朵大，出现重振现象，导致患者畏惧强声、尖声刺激。部分患者存在听觉过敏，表现为自听增强或听到周围声音响度增大，甚至对声音产生畏惧心理，该症状常与畏光同时存在，考虑可能与 MD 自身病理生理机制及中枢调节紊乱等多因素相关，进一步尚需考虑与偏头痛发病机制重叠可能。在发作间歇期，对同一声音，患者两耳感到声调不同，患耳听到的声调较高，这种现象称复听，是一种音调畸变。

**（三）耳鸣**

耳鸣是一主观症状，可以是MD最早期症状，有时比其他症状早几年，而未引起患者重视。Mawson报道，80%的患者有此症状，病程早期常为嗡嗡或吹风样声，属低频性耳鸣，患者常能耐受，后期蝉鸣属高频性耳鸣，整天存在，在安静环境中耳鸣加重，患者常不能耐受，但尚能入睡，说明大脑皮质抑制时耳鸣减轻或消失，发病前耳鸣加重，眩晕缓解后耳鸣减轻。耳鸣有以下特点。①耳鸣强度与听力损害程度一致；②耳鸣声调与听力损害频率区有关，可用耳鸣匹配曲线确定其为高频或低频性耳鸣，高频听力下降，常引起高频性耳鸣低频听力下降，常引起低频性耳鸣；③随着病程进展，由于适应耳鸣，症状可减轻。通常听力水平可由主观和客观听力学检查获得准确数值，而耳鸣则常受到患者认知、情绪的影响，而很难被客观记录和准确量化，其针对性的评价则更为困难。MD耳鸣的机制不清，可能与内淋巴循环紊乱有关。而耳蜗顶周的基膜比底周的基膜柔韧性强，扩张度大，因此认为MD膜迷路积水时更易早期出现低频感音神经性聋和耳鸣。耳鸣的发生还可能与基膜变形、外毛细胞与覆膜关系改变而异常放电有关。可根据耳鸣确定病变侧别，耳鸣的消长反映病变的转归。

**（四）耳闷胀感**

以前认为，耳聋、耳鸣、眩晕为MD典型三联征。1946年后发现1/3的患者有患耳闷胀感，甚至患耳前、后区亦有压迫、胀满感，发生在病程的早期，常出现于眩晕发作之前，经过反复发作，此症状不明显或患者适应了常不诉此症，许多学者将其归之于MD的第四联征。此症机制不清，过去有学者认为膜迷路没有压力感受器；现认为可能与内淋巴高压有关，Pulec观察到刺破球囊后压迫感突然缓解。Schuknecht治疗1例经内外科治疗耳闷不减的患者，行耳蜗神经切断后，压力感消失，临床中观察到内淋巴囊减压后耳闷感减轻或消失。

**（五）自主神经症状**

恶心、呕吐、出汗及面色苍白等自主神经症状是剧烈眩晕发作的伴随症状，其出现常反映眩晕的剧烈程度，自主神经症状与自发眼震一样都是MD的客观体征。William认为这是一种诱发症状，是由于前庭神经核与迷走神经核位置较近，前庭神经核受刺激后，兴奋扩散引起迷走神经兴奋而出现恶心、呕吐，甚至腹泻、心率变慢、出汗等症状。

**（六）平衡障碍**

MD缓解期除听觉障碍外，少数患者平衡功能障碍，表现为持续性不稳感，或偏向一侧的倾向。有时发生防护性倾倒，如行走间突感前方道路向下沉，为防止向前跌倒而将身体后仰，结果向后跌倒；有时觉前方道路升高，怕向后跌倒而发生向前仆倒。这种跌倒称防护性跌倒，原因不清，推测因球囊膨胀，将椭圆囊斑向后挤压至半规管，而产生的位置觉障碍的结果。四大症状出现的先后、持续时间无一定规律。

## 六、体征、诊断及鉴别诊断

**（一）体征**

MD发作时间短暂，患者在高潮期不敢动，动辄天旋地转、恶心、呕吐，都是急性期过后就诊，临床很少看到高潮期体征，高潮过后患者已是疲惫不堪，面色苍白，双目紧闭，神情不安如患大病，听及前庭功能检查绝大多数在间歇期进行。

1. *眼震*　发作期可见，间歇期消失。有学者发现，MD发作早期少数患者前庭功能处于激惹状态，可见到向患侧水平型眼震，称为刺激性眼震；几小时后前庭处于抑制状态，可看到向健侧水平或水平旋转型眼震，称麻痹型眼震，因受视固定的影响，微弱眼震常被抑制而不易察觉，若借助Frenzel眼镜或眼震仪，可提高自发眼震的检出率。也有学者认为与其临床观察存在出入，发作期眼震的动态监测或可解开该谜团。位置眼震亦属自发性眼震范畴，其方向常与自发性眼震一致，由于体位变化阳性率高于自发性眼震。眼震方向对确定病变侧别有重要价值。急性发作期后或间歇期可行眼震电图或平衡功能测试。

2. 微量冰水试验　在床旁或诊室定性检查，肉眼观察眼震类型及持续时间，确定病变侧别。

3. Hennebert 征　当患者镫骨足板与膨胀的球囊粘连时，增加外耳道气压可诱发眩晕与眼震。

4. 前庭脊髓反射的检查　眩晕发作后可做原地踏步试验，走直线试验，做书写、过指及 Romberg 试验，患者均向前庭功能损害侧偏斜。现用静态姿势图定量检查 Romberg 试验，可定量测试晃动轨迹的长度和速度，MD 者晃动的轨迹较正常人长，速度大，重心后移。

**(二)辅助检查**

1. 听功能检查

(1)纯音测听：早期即可逆期，为低频(0.25～1kHz)听力下降，是上升型听力曲线，多次检查有 10～30dB 的波动(图 5-3)；中期高频(4～8kHz)下降，2kHz 听力正常呈“峰”型曲线；后期 2kHz 亦下降或高频进一步下降，呈平坦型或下坡型曲线。符合 MD 诊断标准的纯音测听除符合描述外，尚需满足以下条件。2020 AAO-HNS 指南中提及 MD 通常(最初)单耳起病，患者常出现非对称性听力损失。非对称性听力损失定义为两耳的纯音听阈(0.5、1、2kHz 的平均阈值)差异＞15dB，或两耳识别率差异＞15%。2015 Barany 协会指南明确指出，低频 SNHL 定义为骨导纯音阈值的增加，在 2kHz 以下的两个连续频率中，患耳比对侧耳提高至少 30dB。在双侧同时发生的低频 SNHL，在 2kHz 以下的两个连续频率中的每一个频率骨导绝对阈值均为 35dB HL 或更高。如果有多次听力图显示低频 SNHL 波动，进一步支持诊断。MD 也可能在几次眩晕后出现中高频或全频段听力损失。

(2)重振试验：正常情况下，人耳对声音主观判断的响度随刺激声音强度变化而增减，MD 患者病变在耳蜗，出现声音强度与响度不成比例变化，强度略有增加而响度增加明显，此种现象称重振，可通过以下阈上功能检查证实是否有听觉重振。

1)双耳响度平衡试验(ABLB)：如果双耳阈差超过 35dB，患耳接收 80dB 纯音刺激时，可被健耳 45dB 纯音平衡，这种现象现在称为重振，MD 早期常呈阳性。

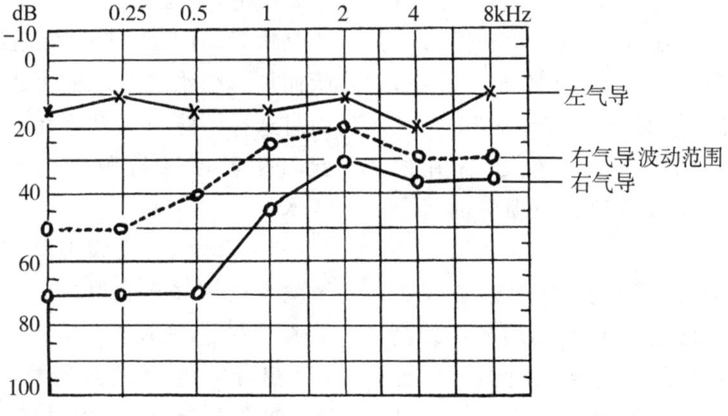


图 5-3　梅尼埃病(右)低频听力下降且波动，呈上升型听力曲线

2)短增敏感指数(SISI)测试:耳蜗病变,对微细声强改变比正常人敏感,正常听力者,传导性聋、听神经瘤患者各音频的SISI值一般为0～20%,而MD患者可达60%～100%。

3)Bekesy自描听力计测试:呈JergerⅡ型曲线。

4)导抗测听镫肌反射阈下降:正常人听阈与声反射阈之间差70dB以上,即阈上70dB始出现镫肌反射,有重振者两者差≤60dB就出现反射。此试验不但表示有否重振,还可提示重振的程度,可作为MD诊断根据。

(3)电反应测听:用电反应仪可客观地测出从蜗神经到脑干下丘核的电位,MD的听力损伤在耳蜗,用耳蜗电图(ECochG)可测得总和电位(SP)与蜗神经动作电位(AP)幅度的比值。Kumagami认为,-SP/AP≥30%可作为内淋巴积水的诊断根据。国内多家报道,-SP/AP比值≥40%作为耳蜗病变的诊断依据。Margolis认为,膜迷路积水初期,临床表现波动性低频下降。ECochG检查-SP/AP比值明显增大,当出现不可逆感音神经性聋时,听神经和毛细胞明显受损,内淋巴压力不高,眩晕减轻,ECochG所有电位均降低或不能测出电位,故MD晚期-SP/AP比值不高。解放军总医院统计MD患者-SP/AP≥37%者占78.6%。在ECochG对MD的诊断测试准确性的系统评价中,ECochG的灵敏度范围为66.7%～85.7%,特异性范围为80%～100%。但是,采用的记录技术、不同疾病阶段和听力损失的稳定性会影响测量结果。

(4)甘油试验:此试验有特异性,首先由Klockhoff(1966)提出,原理是利用甘油的高渗作用,改变膜迷路的渗透压,促进内耳水分重新吸收,甘油分子直径较小,能通过血液外淋巴屏障,进入外淋巴,但不能通过渗透性更小的内、外淋巴屏障,造成内外淋巴间渗透压梯度,内淋巴得以脱水而一时改善听力。亦有报道,甘油可通过血管纹边缘细胞小孔进入胞内,使胞内渗透压升高,吸收内淋巴水分,并排出到细胞间,可减轻膜迷路积水。甘油试验作为MD辅助诊断已广泛应用,按1.2g/kg加50%生理盐水服用,为减少胃肠道刺激可加入橙汁、柠檬汁调味,空腹服用,服前及服后1h、2h、3h纯音测听。1h听力有增进,2～3h听力增进最明显,0.25～1kHz连续2个频率听阈下降10dB者,或1个频率听阈下降15dB者判为甘油试验阳性。Klockhoff指出,仅低频感音神经性聋者阳性率高,年轻人阳性率高于老年人。晚期前庭膜与前庭阶骨壁粘连或毛细胞已退行性变,尽管甘油试验能降低内淋巴压力但听力无改善,该试验阳性具有诊断价值,阴性亦不能排除本病。据国内外报道,本病阳性率为50%～60%。服甘油后除纯音测听外还可用导抗测听和ECochG检查,由于膜迷路积水内耳机械压力增大,故患耳声顺值降低,Morrison用660Hz作探测音,发现服甘油后最大声导改变与语频听阈、言语识别率改善显著相关,认为最大声导的测量可作为判断内耳功能可逆性的客观标准。服甘油后-SP/AP比值下降15%为阳性。Brookes发现服甘油后14.9%的患者听力下降,以前归因于甘油的不良反应,现推测为积水后期膜迷路膨胀,可能是蜗管周围紧密联结出现缝隙甘油进入中阶而加重积水之故。甘油试验除诊断价值外尚有选择治疗方法和手术方式的价值,本试验阳性者可选择脱水治疗或内淋巴囊减压术。

(5)耳声发射:瞬态耳声发射(TEOAE)及畸变产物耳声发射(DPOAE)都能较纯音测听更敏感地反映出MD及EH的特点。EH患者早期,尽管纯音测听正常,但TEOAE幅度下降,以低频损伤为特点;DPOAE呈上升型特征,当纯音测听言语频率均值PTA≥45dB时,OAE反应消失并与短增敏感指数(SISI)试验相吻合。TEOAE 主频对 MD 患者有诊断价值,正常人 TEOAE 主频集中在 1.2～1.6Hz,而 MD 患者主频下降集中在 0.8～1.1kHz,服甘油后 3h,主频升高到正常人水平。在测耳蜗功能方面,DPOAE 比 TEOAE 更敏感,服甘油后 3h,75% MD 患者幅度明显上升,25% MD 患者 DPOAE 从无到有。MD 基本病理改变为膜迷路积水,内淋巴压力升高,前庭膜和基膜位移,使外毛细胞(OHC)放大作用减弱,DPOAE 幅值下降。服甘油后 EH 减轻,基膜劲度减小,OHC 放大作用恢复,DPOAE 幅值升高,故 TEOAE、DPOAE 是 MD 诊断很好的补充。

2. 前庭功能检查　前庭功能检查包括带温度试验的视频眼震电图(video-nystagmography,VNG)、视频头脉冲测试(video head impulse test,vHIT)、转椅试验,以及颈源性和眼源性前庭诱发肌源性电位。发作期动静平衡功能检查异常,间歇期各种检查结果可能正常,多次复发者患耳前庭功能可能减退或丧失。

(1)温度实验:用于检测水平半规管功能。早期多出现波动,表现为单侧功能低下、出现优势偏向,也可表现为正常。有学者认为,双侧 MD 发作时,若一侧显示反应低下,而对侧仍有残余功能,则考虑对侧耳为目前症状的责任耳。研究发现,若温度试验时无症状耳存在隐匿性异常,则需考虑发展为双侧 MD 的可能。也可在注射速尿(呋塞米)前后进行温度试验,通过观察眼震最大慢相速度变化情况来推测膜迷路积水情况,即速尿试验。但速尿在一定条件下可引起暂时或永久性聋,且临床操作较为繁琐,故目前应用较少。

(2)vHIT:使用高频刺激来独立评估所有 6 条半规管的功能。早中期 MD 患者常可表现为温度试验异常,而 vHIT 结果正常。可能存在的机制包括如下。①MD 选择性损失Ⅱ型毛细胞,从而在温度实验期间影响嵴的低频响应,同时保留 vHIT 中由Ⅰ型毛细胞驱动的高频响应;②MD 的温度实验不对称性是由内淋巴积水引起的内耳液动力学变化,而非实际的半规管轻瘫引起的,内淋巴积水时优先扩大水平半规管的内淋巴间隙。

(3)转椅试验:可同时刺激两只耳,从而提供双耳前庭眼反射反应并评估周围前庭功能,但不提供横向信息或识别患侧。可能有助于评估双侧前庭功能低下和周围前庭无力的补偿。

(4)前庭诱发肌源性电位(vestibular evoked myogenic potentials,VEMPs):用于评估耳石器官的功能及其传入的前庭通路。cVEMP 反映球囊和前庭下神经通路功能,而 oVEMP 反映椭圆囊和前庭上神经通路功能。由于膜迷路积水主要位于蜗管及球囊,多数球囊损害与听力损害成明显比例关系,而椭圆囊和半规管较少累及,因此 cVEMP 在 MD 中应用价值更高。正常人 VEMP 引出率为 100%,MD 患者引出率为 70%,VEMP 的引出与低频听阈下降成正相关,与高频听阈无关,与 MD 的严重程度相关。常见的异常有 VEMP 阈值升高、波幅降低、两耳间比值增大、潜伏期延长,乃至波形消失。有数据显示,其在鉴定原发性或延迟性膜迷路积水方面具有 49%的敏感度和 95%的特异性,骨导 cVEMP 更具优势。研究发现,不同频率刺激下,MD 患者 500～1000 Hz 的幅度较低。一项针对 82 例 MD 患者的病例对照研究表明,未受影响的耳中 cVEMP 有 27%阈值升高并出现类似于患耳中的频率变化,提示 cVEMP 在识别无症状或症状前的膜迷路积水中可能发挥作用。VEMP 也可与甘油/速尿组合用于判定膜迷路积水与否。

(5)前庭重振:是否前庭系统也类似听觉有重振现象,至今看法不一。Torok(1970)用弱和强冷热刺激正常人和患者,用强刺激产生不成比例的眼震频率增强,称前庭重振,不成比例减弱称前庭减振。亦可用旋转试验进行重振检查，当 $1°/s^2$ 角加速度旋转激发眼震有优势偏向(DP)对侧，当角加速度增强至 $2°/s^2$ 或 $4°/s^2$ 时 DP 减弱或消失，这一现象称前庭重振，提示前庭终器反应不足，为末梢性病变；若在一般刺激条件下并无眼震优势偏向，高强度刺激下才出现优势偏向，称前庭减振，多为中枢性病变，一般认为前庭末梢病变有重振现象。此项试验烦琐，患者不能配合，报道不多。

前庭功能和 ECochG 的检查结果通常在整个 MD 过程中都会波动，用于诊断 MD 的特异性较差，但可用于 MD 患者的病情评估及管理，尤其当患者出现非典型症状或难以确定责任侧，以及进行术前前庭功能评估。

3. 影像学检查

(1)颞骨 CT：Arnold(1990)等学者认为 MD 与正常人乳突无差别；Stahle(1983)认为该病乳突气化减低，前庭小管发育异常；Paparella 内淋巴囊手术乳突轮廓化时发现 MD 者 Trautmann 三角区较正常颞骨明显缩小；Yamamoto 用 CT 三维重建前庭导水管外口，正常人为 6.4 mm，而 MD 者仅为 3.7mm。

(2)MRI：MD 患者建议完善内听道及颅后窝的 MRI 以排除内耳或蜗后病变。MRI 水成像可清晰看到耳蜗、半规管、前庭和内淋巴囊。Tanioka 用 MRI 梯度回波技术观察正常人及 MD 患者，正常人内淋巴囊完全显影；MD 患者在疾病的中早期内淋巴囊显影，晚期则不显影；眩晕发作急性期检查患耳的内淋巴囊和管均不显影，但健耳显影，该学者仅观察 22 例 MD 患者，有待更多人群观察和随访研究加以证实。MRI 技术能显示出各半规管、前庭、内淋巴囊及蜗管，有可能成为诊断 MD 重要的手段，但价格昂贵，检查费时尚不能普遍接受。

2007 年，Nakashima 等首先运用 3T 磁共振加钆造影试图对 MD 患者的内淋巴积水成像。此研究经鼓膜穿刺鼓室内注射造影剂钆，内耳三维快速液体衰减反转恢复磁共振(three-dimensional fluid-attenuated inversion recovery magnetic resonance imaging，3D-FLAIR MRI)显影外淋巴，以直观判断内淋巴是否积水。国内刘芳等用无创性的经咽鼓管鼓室内导入造影剂钆技术，进行内耳三维快速液体衰减反转恢复磁共振(3D-FLAIR MRI)扫描，可以显像 MD 患者的内淋巴情况。陈曦等研究发现，经鼓室钆注射内耳成像技术对 MD 患者内耳膜迷路积水显示的阳性率高达 96.1%，在总结大量病例的基础上，通过对钆造影剂在外淋巴间隙的分布情况进行评分，提出了适用于内耳膜迷路积水的 MRI 评分体系及诊断标准，既有基于迷路各部位评分的诊断标准，也有基于总分的诊断标准。该评分方法可以简便、有效地诊断膜迷路积水，也为临床病情程度分级和治疗效果的评价提供了一套量化的指标。该 MRI 评分体系可用于膜迷路积水的辅助判断。

耳蜗电图、甘油试验、速尿试验、甘油/速尿 cVEMP 试验等均可用于推断膜迷路积水，但只能作为诊断的参考，阳性率低于内耳钆造影；内耳钆造影可从影像上直观显示膜迷路积水与否及积水严重程度，但影像学的阳性发现并不等同于病理结果，且造影结果受测试条件、给药路径、评价方法等多因素干扰，因此该技术尚待进一步改进。

**(三)诊断**

MD 诊断主要依据临床表现并结合听力学检查，在进行完善的检查及仔细的鉴别诊断，排除其他可导致类似眩晕的疾病后，方可做出临床诊断。中华医学会耳鼻咽喉头颈外科学分会及中华耳鼻咽喉头颈外科杂志编委会 2017 年修订的 MD 诊断标准，分为临床诊断和疑似诊断。

1. 临床诊断

(1)诊断标准

①2 次或 2 次以上眩晕发作，每次持续

20 min 至 12 h。

②病程中至少有一次听力学检查证实患耳有低到中频的感音神经性听力下降。

③患耳有波动性听力下降、耳鸣和(或)耳闷胀感。

④排除其他疾病引起的眩晕，如前庭性偏头痛、突发性聋、良性阵发性位置性眩晕、迷路炎、前庭神经炎、前庭阵发症、药物中毒性眩晕、后循环缺血、颅内占位性病变等；此外，还需要排除继发性膜迷路积水。

(2)临床分期：根据患者最近6个月内间歇期听力最差时0.5、1.0及2.0 kHz纯音的平均听阈进行分期。MD的临床分期与治疗方法的选择及预后判断有关。双侧MD，需分别确定两侧的临床分期。

一期：平均听阈≤25 dB HL；

二期：平均听阈为26～40 dB HL；

三期：平均听阈为41～70 dB HL；

四期：平均听阈＞70 dB HL。

注：①MD的诊断和鉴别诊断必须依据完整翔实的病史调查和必要的听-平衡功能检查、影像学检查等；②如MD患者合并其他不同类型的眩晕疾病，则需分别做出多个眩晕疾病的诊断；③部分患者的耳蜗症状和前庭症状不是同时出现，中间有可能间隔数月至数年。

2. 疑似诊断　诊断标准如下。

(1)2次或2次以上眩晕发作，每次持续20 min 至 24 h。

(2)患耳有波动性听力下降、耳鸣和(或)耳闷胀感。

(3)排除其他疾病引起的眩晕，如前庭性偏头痛、突发性聋、良性阵发性位置性眩晕、迷路炎、前庭神经炎、前庭阵发症、药物中毒性眩晕、后循环缺血、颅内占位性病变等；此外，还需要排除继发性膜迷路积水。

**(四)鉴别诊断**

诊断MD应排除以下疾病。

1. 突发性聋　在很短时间内出现严重的感音神经性聋，若伴眩晕，很容易与MD首次犯病相混淆，抓住要点是能区别的。MD早期以低频下降为主，且有听力波动。本病眩晕2～3d减轻或消失以后不再复发，而MD反复发作眩晕。服用利尿药或甘油后MD听力可改善，而突发性聋无效。

2. 脑桥小脑角肿瘤　以听神经瘤多见，早期出现耳聋、耳鸣，且逐渐加重，当瘤体长大压迫内耳动脉时可出现眩晕及突聋。鉴别要点如下：①听神经瘤发病缓慢，虽有耳聋、耳鸣，但很少有发作性眩晕，以平衡障碍为主；②听功能检查纯音以高频下降为主，Bekesy呈Ⅲ或Ⅳ型，声阻抗有声衰现象，脑干电反应测听Ⅰ～Ⅴ间期延长，或Ⅲ～Ⅴ间期消失；③甘油试验阴性；④阈上听功能检查无重振现象；⑤ENG检查除半规管功能低下外，尚出现视辨距不良，患侧OKN减弱，视跟踪Ⅲ型曲线，固视失败等视动中枢异常现象；⑥同侧角膜反射迟钝；⑦内听道MRI检查可见内听道扩大，脑桥小脑角有占位病变，将脑干推向对侧。

3. 良性阵发性位置性眩晕(BPPV)　特点为头位变动或某一特定头位时出现眩晕及眼震，发作时与MD相似。鉴别要点如下：①典型BPPV间歇期无任何症状及体征，听力及前庭功能正常，而MD有耳聋、耳鸣及位听功能异常；②由特定头位改变后诱发，体位试验存在特征性眼震及症状，其他体位无症状体征，MD发作期任何体位都可眩晕，患侧卧更明显，无特征性眼震；③体位治疗后症状可缓解，而MD发作期活动体位症状加重；④BPPV眩晕发作数秒或几分钟，而MD眩晕时间长达数小时至1d。

4. 前庭性偏头痛(VM)　VM是临床常见的具有遗传倾向的以反复发作头晕或眩晕、可伴恶心、呕吐或(和)头痛为症候的一种疾病，患者可存在轻度听力下降，为前庭中枢性改变。MD为前庭周围性改变，发病早期易与VM相混淆，后期常伴有偏头痛症状。

研究显示，高达51%的MD患者存在偏头痛（普通人群仅为12%）；高达45% MD患者在发作期出现偏头痛症状；偏头痛和MD均存在家族聚集性。两者归属于同一症状群，两者的发病机制存在共通。国际头痛分类第3版（ICHD-3）中明确指出，在症状初发的第一年内，两者间的鉴别诊断是十分具有挑战性的，在再次修订ICHD时可能会包括前庭性偏头痛/MD重叠综合征。MD听力波动性下降、VM眩晕症状多变性及前庭功能检查中所表现出的多变的眼震，甚至中枢性眼震特征可能是鉴别的要点。

5. 前庭神经病变　包括前庭神经炎症或前庭神经供血不足，可于感冒后突发眩晕、恶心、呕吐。鉴别点为本病无耳蜗症状，眩晕持续时间较长，代偿后眩晕消失，很少复发。

6. 后循环缺血（PCI）　可由于血管痉挛、栓塞，亦可由于心律失常、低血压、心搏出量不足或血黏稠度高等因素造成迷路动脉供血不足。据报道，50%～75%的PCI患者以眩晕为首发症状，鉴别点如下：①本病发病年龄在50—60岁或以上，MD发病都在50岁以下；②有视物模糊、复视、核间肌麻痹、言语含糊、讷吃、猝倒等脑干缺血症状；③影像学检查可见腔隙性脑梗死、颈椎骨质增生、椎间孔与横突孔变窄等表现，血管造影有动脉钙化、狭窄或阻塞现象；④颈部血管彩超检查及经颅多普勒检查显示椎-基底动脉供血不足。

7. 自身免疫性内耳病　常表现为双耳波动性听力下降，钆造影也可出现膜迷路积水征象，激素治疗有效，但尚存在视力、皮肤和关节问题。

8. Hunt综合征　可伴轻度眩晕、耳鸣和听力障碍，耳郭或周围皮肤带状疱疹及周围性面神经麻痹有助于鉴别。

9. 外淋巴瘘　蜗窗或前庭窗自发性或继发性外淋巴瘘（手术、外伤等之后），除波动性听力减退外，可合并眩晕及平衡障碍。可疑者宜行窗膜探查证实并修补。

10. 氨基糖苷类药物中毒性眩晕　无论全身或局部给药并非立即出现眩晕，而是在体内累积到一定程度、内耳毛细胞受侵后出现症状，故常忽略用药史，误认为其他原因引起眩晕。症状的轻重与持续时间，因个体敏感度及用药量而有差异。短暂急性期过后，出现视觉识别障碍性眩晕（Dandy综合征），即头位静止状态不晕，走动时前庭反射性视觉调节障碍物像不能快速落在黄斑部，而出现眩晕。此症维持时间很长，细心追问病史，根据此类药物用量及用药时间，可与MD病鉴别，若无听力障碍更易鉴别。

11. 外伤性眩晕　外伤引起急性眩晕可由于迷路震荡，亦可能为颞骨骨折内耳出血引起眩晕。外伤后期出现眩晕可能由于内淋巴管阻塞或断裂继发膜迷路积水所致，有外伤史及影像学检查可与MD区别。

12. 颅颈结合部畸形　包括扁平颅底、颅底凹陷、小脑扁桃体下疝、寰枕融合、寰枢融合等先天畸形，常到壮年时发病，位、听功能检查及甘油试验酷似MD。此病除MD特点外，尚有肢体动作不协调，步态不稳，垂直型不疲劳眼震，视动功能明显障碍等异常。影像检查枢椎齿突超过Chamberlain线3mm以上，小脑扁桃体下疝出枕大孔等改变，易与MD鉴别。

13. 癫痫小发作　易与MD混淆，但以下特点可鉴别：此病发作时间短暂，有瞬间意识丧失及抽搐现象；一般无耳蜗症状，无眼震，脑电图有病灶异常波；发作后可能有暂时记忆缺失及知觉障碍；癫痫大发作可以眩晕为先兆，发展至最后方出现典型癫痫症状。

## 七、治疗

因机制不清，MD治疗方法繁多，反映疗效不佳。治疗方法有两种：一是根据MD发病机制之各种学说；二是根据文献报道治疗经验的积累及经验发现。治疗目的是消除眩晕，保存听力，减轻耳鸣与平衡失调，防止病情进展。急性发作期患者主要痛苦为眩晕及恶心、呕吐,患者常急诊于耳科及神经内科,缓解期以耳聋、耳鸣为主常就诊于耳鼻咽喉科,故MD治疗分急性发作期及间歇期阐述。

**(一)急性发作期治疗**

治疗原则为控制眩晕和对症治疗。前庭神经抑制药可有效控制眩晕发作,但原则上使用不超过72h,长期使用可抑制中枢代偿。

1. *一般治疗* 绝对卧床休息,嘱患者取舒适体位,闭目,头固定不动,避免声光刺激,耐心解释病情,说明本病为内耳疾病,并无生命危险,通过治疗可缓解,消除其恐惧及焦虑心理。控制食盐和水分的摄入,水分控制在每日1000～1500ml或以下,食盐控制在每日1.5g左右。

2. *前庭神经镇静药*

(1)地西泮(安定):γ-氨基酸T受体抑制药,可抑制前庭神经核的活性,有抗焦虑及肌肉松弛作用,每次5～10mg,口服,每日1或2次。若呕吐严重可改为10mg,肌内注射或静脉滴注。

(2)利多卡因:利多卡因静脉滴注能阻滞各种神经冲动,作用于脑干及前庭终器,可按1～2mg/kg加入5%葡萄糖100～200ml静脉滴注或缓慢推注,既可减轻眩晕使患者安静入睡,也可减轻耳鸣。据一般报道,本品对眩晕、呕吐、耳鸣控制良好,有效率可达80%。

3. *抗胆碱能药* 抗胆碱能药能阻滞胆碱能受体,使乙酰胆碱不能与受体结合,能解除平滑肌痉挛,使血管扩张,改善内耳微循环,抑制腺体分泌,适用于自主神经反应严重,胃肠症状明显者。

(1)氢溴东莨菪碱:属副交感神经阻滞药,0.3～0.5mg,口服、皮下注射或稀释于5%葡萄糖溶液10ml静脉注射。

(2)东莨菪碱透皮治疗系统(TTS-S):由于东莨菪碱口服或注射半衰期短,需频繁给药,血液药物浓度曲线有“峰谷”现象,很难掌握用量。20世纪70年代后期制成TTS-S,贴剂疗效快且可持续给药,据观察疗效优于茶苯海明(晕海宁)及美克洛嗪(敏可静),对控制MD性眩晕效果良好。不良反应为口干,但较口服及注射本剂轻,TTS-S对恶心、呕吐严重者尤为适用。

(3)硫酸阿托品:0.5mg,皮下注射或稀释后静脉滴注。

(4)山莨菪碱(654-2):氢溴酸山莨菪碱注射液10mg,肌内注射或静脉滴注。须注意,青光眼患者忌用,抗胆碱能药有扩大瞳孔、提高眼压的风险。

4. *具有抑制前庭神经又有抗胆碱能作用的药物* 此类抗眩晕药见表5-1。

**表5-1 常用抗眩晕的药物**

| 药名 | 制剂 | 作用与用途 | 用法 | 不良反应 |
|---|---|---|---|---|
| 茶苯海明 | 片剂:50mg | 有镇吐、防晕作用 | 50mg眩晕发作时,口服 | 嗜睡及皮疹 |
| 晕动片 | 片剂:含东莨菪碱0.2mg,巴比妥钠0.03g,阿托品0.15mg | 镇吐、抗晕 | 1片,眩晕时服 | 嗜睡,口干,扩瞳,青光眼忌服 |
| 盐酸地芬尼多(眩晕停) | 片剂:25mg | 对中枢和末梢性眩晕、颈性眩晕都有治疗效果 | 1～2片,3/d | 口干。青光眼、肾衰竭者禁用 |
| 异丙嗪(非那根) | 片剂:25mg;<br>针剂:25mg或50mg | 抗组胺药,作用较苯海拉明持久,镇吐抗晕 | 眩晕发作时,口服、肌内注射或静脉滴注,不宜皮下注射 | 嗜睡,困倦,口干,皮炎 |

5. 糖皮质激素　如果急性期眩晕症状严重或听力下降明显，可参照突发性感音神经性聋的治疗方案，酌情口服或静脉给予糖皮质激素。①口服给药，泼尼松每日1mg/kg(最大剂量建议为60 mg)，晨起顿服；连用3 d，如有效，可再用2 d后停药，不必逐渐减量，如无效可以直接停药。②也可静脉注射给药，按照泼尼松剂量类比推算，甲泼尼龙40 mg或地塞米松10 mg，疗程同口服。

6. 血管扩张药　内耳微血管障碍是本病原因，故改善微循环药物，对控制眩晕、耳聋、耳鸣效果良好。

(1)倍他司汀(β-Histine)：其结构与磷酸组胺相似，商品名为敏使朗、美克乐。为组胺类药，有强烈血管扩张作用，改善脑及内耳循环，可抑制组胺释放，产生抗过敏作用，控制内耳性眩晕效果较好。口服，每次4～8mg，每日3次；肌内注射，每次2～4mg，每日3次。静脉用倍他司汀，每次20～40mg，加入生理盐水200ml，静脉滴注，10～15d为1个疗程。

(2)氟桂利嗪(西比灵)：是新型选择性$Ca^{2+}$通道阻滞药，可阻滞在缺氧条件下$Ca^{2+}$跨膜进入胞内，造成细胞死亡。另可抑制血管收缩降低血管阻力，降低血管通透性减轻膜迷路积水，增加耳蜗内辐射小动脉血流量，改善内耳微循环，对中枢及末梢性眩晕均有疗效。每次10mg，口服，每日1次，持续服药1个月，有嗜睡等不良反应。

(3)碳酸氢钠($NaHCO_3$)：动物实验证明，中、小动脉痉挛时，静脉滴注碳酸氢钠后血管扩张，常用浓度有4%～7%，7%可按2ml/kg给药。通常用4%碳酸氢钠200～400ml，静脉滴注。用药机制为药物吸收后中和病变区的酸性代谢产物，释放$CO_2$，局部$CO_2$分压增加，扩张毛细血管，改善微循环；提高机体碱储备，促进营养过程正常化，多数作者应用此药能缓解症状，每日1次可连续静脉滴注5d。

(4)磷酸组胺：该药静脉注射前做皮试，观察无反应方可静脉滴注。先进行皮试，以1mg磷酸组胺稀释10倍，做皮丘试验，红晕不明显方可静脉滴注。每次1～2mg加入5%葡萄糖溶液200ml中静脉滴注，10～20滴/min，每日1次，7次为1个疗程。滴注期须专人观察，定期测呼吸及血压，皮肤微红轻度瘙痒为适宜量，若皮肤明显发红、心悸、胸闷应减量或停药。

(5)盐酸罂粟碱：对血管平滑肌有松弛作用，使脑血管阻力降低，用于脑血管痉挛及栓塞，能控制MD引起的眩晕，每次30～60mg，口服，每日3次；皮下、肌内及静脉注射每次量30～60mg，1日不宜超过300mg。

(6)5%二氧化碳混合氧吸入：二氧化碳吸入可使内耳微循环改善，还可影响血管纹中碳酸酐酶，将氢离子吸入蜗管，降低内淋巴pH，可减轻症状，每次吸入15min，每日3次。

(7)灯盏花黄酮注射液：使内耳微血管扩张，降低外周血管阻力。每次10～20mg加入等渗溶液，静脉滴注，每日1次，7～14d为1个疗程。

(8)洛斯宝(麦角隐亭咖啡因)：直接扩张缺血区微血管，减少乳酸堆积；cAMP增加，促进突触处神经冲动的传递，维持神经元的正常形态及跨膜电位，改善位听功能。每次4ml，口服，每日2次，饭前服，10～20d为1个疗程。

(9)银杏叶提取物注射剂：金纳多能清除体内过多自由基；通过刺激儿茶酚胺的释放，引起动脉舒张，保持血管张力；降低血液黏稠度，增加神经递质受体的数量。常用量为70mg加入生理盐水250ml中静脉滴注，每日1次，共10次。

7. 降低血液黏稠度

(1)川芎嗪：有抗血小板聚集作用，对已聚集血小板有解聚作用，抑制平滑肌痉挛扩张小血管，改善微循环，能通过血脑屏障，有抗血栓和溶血栓作用。口服制剂，每次 100mg，每日 1 次；注射剂，肌内注射每次 40～80mg，每日 1 或 2 次；或每次 40～80mg 加入 5%～10%葡萄糖 250～500ml 静脉滴注，每日 1 次，7～10 次为 1 个疗程。

(2)复方丹参：能活血化瘀，具有扩张小血管、抑制凝血，促进组织修复作用。实验证明，复方丹参注射剂能增强缺氧耐受力，使脑及冠状动脉血流量增加，聚集的红细胞有不同程度解聚，降低血液黏稠度，减少纤维蛋白原含量。口服制剂，每次 3 片，每日 3 次；注射剂，肌内注射，每次 2ml，每日 2 次；或 8～16ml 加入右旋糖酐-40(低分子右旋糖酐)或 5%葡萄糖液 100～500ml 中，静脉滴注，每日 1 次，2 周为 1 个疗程。

8. 利尿药　病理证实 MD 病理改变为膜迷路积水，故可采用利尿药脱水治疗，常用的利尿药有以下几种。

(1)乙酰唑胺(Diamox)：为碳酸酐酶抑制药，使肾小球 $H^+$ 与 $Na^+$ 交换减慢，水分排泄增快，消除内耳水肿。每次 250 mg，口服，每日 1 或 2 次，早餐后服药疗效最好，服药后作用可持续 6～8h，急性发作疗效较好，长期服用；可同时用氯化钾缓释片，每次 0.5g，每日 3 次。动物实验证明，静脉注射乙酰唑胺后外淋巴渗透压明显降低，血清渗透压无改变。

(2)氢氯噻嗪(双氢克尿塞)：直接作用肾髓襻升支和远曲小管，抑制 $Na^+$ 的再吸收，促进氯化钠和水分排泄，也增加钾的排泄，口服 1h 出现利尿作用，2h 达高峰，持续 12h；每次 25～75mg，口服，每日 2～3 次。服 1 周后停药或减量，长服此药可引起低血钾故应补钾。

(3)氨苯蝶啶：留钾利尿药，主要作用于远曲小管，增加 $Na^+$、$Cl^-$ 排出，保留钾，常与失钾利尿药合用，每次 50mg，每日 3 次，餐后服。

(4)50%甘油溶液：每次口服 50～60ml，每日 2 次。能增加外淋巴渗透压，以减轻膜迷路积水，为减轻甘油对胃肠刺激可加入少许橘汁或柠檬汁调味。

9. 其他辅助治疗

(1)右旋糖酐-40(低分子右旋糖酐)：降低血液黏稠度，防止血管内凝血。本品输入血管内，能吸附红细胞、血小板，改变其表面负电荷，根据“同性相斥”原理，使红细胞相斥不易凝聚，能提高血浆胶体渗透压。其平均分子量约 4 万个，因分子量较小使组织液进入血管，增加血容量，有稀释血液作用。在体内停留时间较短，易从尿中排出，有渗透性利尿作用，还可改善耳蜗微循环。用于眩晕早期有一定疗效，250～500ml/d，静脉滴注。

(2)三磷腺苷(ATP)：ATP 及代谢产物腺苷，可直接使血管平滑肌舒张，降低血压，参与体内脂肪、蛋白、糖核苷酸代谢，并在体内释放能量，供细胞利用。每次 10～20mg 肌内注射，或加入右旋糖酐-40，静脉滴注，每日 1 次，1～2 周为 1 个疗程。

(3)鼓室低压脉冲治疗：Densert(1975)首次报道用－300～－900mm$H_2O$ 的压力箱及 25mm$H_2O$ 正压治疗 MD 取得良好效果。Tjernstrom(1979)用负压治疗急性 MD 发作患者，44%～45%听力得以改善且维持较久。动物实验证明：①向中耳加压 ECochG 有改善，－SP 波幅下降，波形趋于正常；②正压使前庭神经反应加快；③中耳加压引起外淋巴压增高，使内淋巴流向内淋巴囊；④中耳增压使壶腹嵴、囊斑心钠素(ANP)分泌增加，ANP 通过抑制腺苷环化酶(cAMP)的活性调节内淋巴容量。压力治疗对病史短、听力有波动者效果较好。变压治疗 MD 虽机制不清，但方法简单易行有一定疗效。通过负压箱进行负压治疗或经鼓膜穿孔正压治疗，可在门诊进行。Meniett 仪的诞生及应用是一种创伤小、有一定价值的治疗，具体疗效尚待进一步验证。

**(二)间歇期的治疗**

若无症状无须任何治疗;有平衡障碍、耳聋、耳鸣者,可根据症状特点进行相应治疗。治疗原则为减少、控制或预防眩晕发作,同时最大限度地保护患者现存的内耳功能。

1. 患者教育　向患者解释MD相关知识,使其了解疾病的自然病程规律、可能的诱发因素、治疗方法及预后。做好心理咨询和辅导工作,消除患者恐惧心理。

2. 调整生活方式　规律作息,减少不良情绪、压力等诱发因素。低盐饮食,每日限定盐在1.5g以下;建议患者避免咖啡因、烟草、乙醇类制品,可防止眩晕发作。

3. 对耳聋、耳鸣等耳蜗症状的治疗　常选用血管扩张药,改善内耳微循环,拟诊内淋巴高压者可加服利尿药,用法、用量已在“急性发作期治疗”中阐述,但用药强度比急性发作期缓和。

4. 鼓室注射糖皮质激素(intratympanic corticosteroids,ITC)　可控制患者眩晕发作,在MD药物治疗无效时采用。其机制可能与其改善内淋巴积水状态、调节免疫功能等有关。常用药物包括甲泼尼龙(intratympanic methylprednisolone,ITM)和地塞米松(intratympanic dexamethasone,ITD),二者药代动力学存在明显差异。与地塞米松相比,甲泼尼龙更容易穿透圆窗膜并在内淋巴浓度更高;地塞米松比甲泼尼龙更容易被吸收到内耳和周围组织的纹状体中。鼓室内注射甲泼尼龙(40mg/dl)和鼓室内注射地塞米松(4mg/dl),1周3次控制眩晕的效果相似。ITM受益更持久并且无严重不良反应,但尚缺乏足够的文献比较甲泼尼龙和地塞米松的治疗效果。在不同研究中,给药次数、给药间隔时间差异较大,地塞米松的浓度从10mg～40mg/dl,频率从每周3次到每月2次;甲泼尼龙浓度范围为40～62.5mg/dl,频率为每天1次或每隔2周2次不等。随访时间及对眩晕控制、耳鸣和听觉充盈的影响也存在较大差异。虽然鼓室内注射的浓度、数量和频率到目前为止还没有确定,但有学者达成共识,建议ITC的注射次数超过1次。引起变化的另一个因素是中耳的注射部位。如果以前庭为主要靶点,则药物应靠近卵圆窗。由于大部分药物输送的目标是鼓室前下部分,药物可能并不总是到达卵圆窗。根据已有的数据,目前尚不清楚更高的浓度是否会产生更好的结果。

在眩晕控制方面,ITC完全性眩晕控制水平(A类)(31%～90%)低于鼓室注射庆大霉素(intratympanic gentamincin,ITG)(70%～87%)。但ITC比ITG具有更少的与治疗相关的听力损失风险,分别为0～8%和12.5%～15.4%;甚至,ITC可能在挽救MD发作继发听力下降方面发挥作用。两者均可改善耳胀满感。

最频繁报道的并发症为注射术后中耳炎(7%)和持续性鼓膜穿孔(3%～38%)。

总的来说,ITC耐受性好,不良反应和(或)并发症少,对患者耳蜗及前庭功能无损伤。初始注射效果不佳者可重复鼓室给药,以提高眩晕控制率。目前认为,ITC可作为药物治疗无效的第二阶段治疗。

5. 氨基糖苷类抗生素(AmAn)在MD的应用　半个世纪以来MD内外科治疗不尽如人意,前庭神经切断术虽然疗效较好,但患者多数不愿接受开颅术而宁愿任其发展致全聋,眩晕自然消失的结局。为了寻找疗效佳、操作简单的方法,现纷纷利用AmAn的不良反应破坏前庭终器,消除顽固眩晕。Fowler(1948)首先用肌内注射链霉素治疗双侧MD;Schuknecht(1957)改用在鼓室内注射AmAn治疗单侧致残性MD;Beck(1978)改用庆大霉素鼓室内注射取得良好效果;Shea(1986)利用椭圆囊和骨壁间有一网状结构,即“膜界限”(membranelimitans),根据其分隔上下迷路解剖特点,行半规管开窗链霉素外淋巴间隙灌注治疗MD,使药物蓄积在迷路达破坏前庭保存耳蜗的目的，为外半规管开窗给药提供解剖基础，半规管给药对前庭损害是全身给药的 4 倍。Murofushi 报道 1 例前庭神经切断术后未能奏效，而鼓室庆大霉素注射获成功的病例；笔者观察 1 例外半规管链霉素灌流失败，鼓室注射庆大霉素控制眩晕的病例。鼓室内注射庆大霉素(intratympanic gentamicin，ITG)，也称为“化学性迷路切除”，已成为一种治疗 MD 的方法，疗效和机制一直存在争论。传统的观点认为，庆大霉素可通过对产生部分内淋巴液的前庭暗细胞的毒性作用破坏其分泌功能，影响内淋巴液的生化环境，达到缓解膜迷路积水的目的。从总体有效率上看，内淋巴分流术为 62%，而鼓室内注入庆大霉素为 56%，在眩晕控制方面为 86%和 71%。ITG 的疗效具有不稳定性。

(1)作用机制：Kimura(1988)认为，庆大霉素能同时损害前庭和耳蜗毛细胞，对前庭的损害重于耳蜗。从生物性质看，庆大霉素含氨基和胍基带正电荷，与带负电荷的前庭毛细胞相吸，与带正电荷的耳蜗毛细胞相斥，即对前庭毛细胞有亲和力易受损害。Hayashida(1985)认为，Ⅰ型前庭毛细胞是庆大霉素靶细胞，该细胞受损后不向中枢传递病理性兴奋达消除眩晕目的；Pender 认为，庆大霉素除破坏毛细胞外，还损害前庭系暗细胞分泌功能，而且暗细胞破坏发生在毛细胞受损之前，鼓室注射庆大霉素可降低内淋巴压而保存听力，药物进入鼓室后，经过圆窗膜、前庭窗环韧带、微小血管淋巴管、中内耳间骨缝进入外淋巴液，再渗透到内淋巴及毛细胞，历时 48～72h，而内淋巴液及毛细胞向外排泄药物很缓慢，很少剂量就足以破坏前庭功能。庆大霉素较链霉素的安全系数高，能较好地保护听力，而且治疗量与中毒量相距较大，是 ITG 的常用药物。AmAn 进入毛细胞的途径主要有两个：一是庆大霉素进入外淋巴液后经基底部胞膜的离子通道进入毛细胞；二是庆大霉素进入内淋巴液后经毛细胞的顶端的机械门通道或细胞的吞饮作用进入毛细胞。Parnes 发现，鼓室局部给药后在前庭阶和鼓阶中的药物浓度相似，而内淋巴液中的药物浓度则远远高于前庭阶和鼓阶，可能存在某种主动机制使得药物在内淋巴液内能够进一步聚集，更有利于药物在内耳中发挥作用。耳蜗基底膜底部的毛细胞摄取 AmAn 的速度和量远快于和多于顶部的毛细胞；外毛细胞快于内毛细胞；内排外毛细胞快于外排外毛细胞。AmAn 在毛细胞内滞留时间可达 11 个月。AmAn 进入内耳后致使内耳毛细胞和传入神经元死亡和丢失，是通过细胞坏死和凋亡这两种形式实现的。具体的机制如下。①AmAn 通过损伤线粒体和溶酶体两个途径致毛细胞坏死；②AmAn 致毛细胞凋亡通过多条途径实现，其中激活 Caspase 信号和 c-Jun-N-端激酶(JNK)是两条重要的途径；③AmAn 在毛细胞内诱发细胞内活性氧产物(reactive oxygen species，ROS)的形成，ROS 在细胞内大量堆积使细胞坏死或凋亡。

(2)治疗方法：AmAn 药物中，庆大霉素较链霉素安全系数大，即有较大治疗窗。该药 1964 年问世，以其良好的危险/疗效比而成为主要的 AmAn 类药，且耳聋的出现率低于链霉素，又因其本身就是水溶制剂，注射入中耳腔有疼痛轻等优点，现多数采用庆大霉素。给药方法包括通过鼓膜直接注射入中耳(即 ITG)，插入中耳通气管带/不带导管，以及通过手术将微导管插入中耳。尽管没有标准的传递方法，但鼓室内注入往往是文献中报道的最常见的方法。除了给药方式的变化外，庆大霉素的使用剂量尚需进一步探索。在 Chia 等进行的系统评价中，27 项研究评估了庆大霉素的多种给药方法(每日多次给药，每周 1 次给药，低剂量，连续和滴定)，囊括 980 例患者。在所审查的 27 项研究中，据报道估计的完全性眩晕控制率为 73.6%。

滴定疗法显著改善了81.7%的患者的眩晕控制；相反，最低剂量方法导致入组患者症状控制较低(66.7%)。其他方法的差异无统计学意义。此外，与其他组相比，每周滴定的总体听力损失较少，为13.1%。所有研究的总听力损失结果为25.1%。每日多次给药有较高的听力损失率，为34.7%。文献支持每周或"根据需要"给药，因为与大剂量或输液治疗相比，"根据需要"给药对听觉的影响更小。

鼓室内给药的优点如下。①直接治疗患耳，对全身无影响；②可以获得较高的组织药物浓度；③避免出现药物的全身不良反应。其主要理论依据是，药物与圆窗膜接触后，直接经圆窗膜渗透进入内耳，药物进入内耳后主要是缓慢的被动扩散过程。药物作用的靶组织包括耳蜗、前庭的感觉毛细胞、传入神经纤维及支持细胞等。Yoshioka等发现，5%的圆窗膜完全丧失通透性，13%的圆窗膜通透性下降，在评估鼓室给药方法的适应证和疗效时要考虑以上因素。圆窗膜的粘连、增厚、骨性增生也是导致门诊ITG治疗失败的原因。不同的鼓室局部给药方式，对于内耳中药物的最大浓度、作用时间、浓度梯度及总剂量有显著的影响，因此根据药物生理作用不同因素的敏感度和治疗目的的不同(主要是前庭毛细胞还是耳蜗毛细胞)，选择不同的临床给药方式，对于提高临床的治疗效果和避免不良反应至关重要。

目前，常用的给药方法除了鼓膜穿刺外还有以下方法。①鼓室内直接给药；②圆窗龛放置预置材料，该方法的优点在于既可避免药物经咽鼓管很快流失，并保持较高的治疗浓度，也可在材料降解或排空之前维持一定的药物-圆窗膜接触时间；③半植入式微导管持续给药装置，可以持续恒量的将药物转运至圆窗膜，避免由于庆大霉素药物含量突然增高而出现的内耳严重损伤，但应用上受到一定限制。

(3)化学性迷路切除术：化学性迷路切除术(目前主要指ITG)主要用于以下患者。①MD正规药物治疗及低盐饮食6个月仍频繁发作眩晕，纯音测听言语频率下降≥60dB以上，对侧为正常耳者；②接受手术治疗包括内淋巴引流术，前庭神经切断术后仍残留眩晕症状，可用庆大霉素鼓室注射作为补救性治疗者；③药物治疗未能奏效，因全身情况不能耐受手术者；④MD后期，源于耳石器兴奋，产生Tumarkin耳石危象，发作猝倒者。

关于ITG的给药浓度、给药间隔及治疗终点目前尚未有定论。2020年日本MD诊疗指南详细给出两种鼓室庆大霉素给药法——枪击式和滴定式，即每日给药和每周给药，以出现眼震或听阈提高10～15dB为停止给药指征，但未提及给药浓度。2020年美国AAO-HNS指南推荐给药浓度30mg/ml，给药一次或间隔1个月以上再次给药，认为可有效评估疗效并减少听力损伤。ITG后进行vHIT可以监测前庭眼反射(VOR)变化，预测ITG短期眩晕控制的效果。对于单侧MD患者，如果患耳与健耳水平半规管增益不对称值>7%，且患耳VOR增益值下降>17.8%，则无须进行第二次ITG。另一项研究发现，ITG治疗后1个月水平半规管VOR增益值减少33%以上，提示眩晕可以长期得到控制。如果ITG治疗后水平半规管VOR增益值下降较少，则认为患者眩晕控制效果差，需要考虑再次进行ITG治疗。当对VEMP进行任何显著预测时，MD患者治疗后VEMP未引出组提示预后较好，这组患者的一般头晕状态VAS评分最高。因此，单侧MD患者治疗后第2周VEMP未引出，是治疗后6个月头晕状态和眩晕控制的显著预测因素。应用前庭功能检查结果决定ITG治疗终点仍需进一步研究。

鼓室内注射庆大霉素治疗失败的原因可能包括：庆大霉素未进入(由于注射技术不充分或气泡聚集在圆窗上)而导致接触或渗透

到圆窗上，中耳慢性炎症，局部瘢痕、纤维组织形成，脂肪堵塞或第二假圆窗膜有关的通透性降低。

在进行化学迷路切除前，必须注意患有双侧 MD 的患者，因为 ITG 存在导致双侧前庭功能严重下降和罕见听力损失的风险；此外，建议使用 ITG 前应评估对侧耳朵的前庭状态，以避免潜在的双侧功能减退。对于老年患者，Odkivist(1997)认为>70 岁者，外周前庭功能损伤后很难代偿，易引起慢性前庭功能低下。若眩晕发作频繁，易倾倒对患者生命有威胁，亦可用低剂量、长间隔庆大霉素鼓室注射，故老年为相对禁忌证。鉴于庆大霉素可能会导致听力损失，ITG 前对患者进行庆大霉素的教育和进行共同决策很重要。教育必须包括 ITG 的风险和益处，包括持续性鼓膜穿孔，听力损失，急性前庭功能低下、需要多次注射，周围前庭消融后缺乏中央前庭补偿，若效果不佳仍需进行外科迷路切除术，以及后续出现双侧发病的风险(随访超过 10 年的患者可能高达 50%)。在鼓室内注射庆大霉素之前和之后，应进行 PTA 和 WRS 评估听力损失。应该向那些接受 ITG 的患者建议可能需要前庭康复治疗以实现对周围性前庭损失的中枢补偿。这对于有跌倒危险的老年人尤其重要。需注意的是，中枢性补偿可能需要数周至数月的时间，许多患者可能会持续出现失衡/头晕。

6. *鼓室内注射其他药物* 尚有研究使用拉坦前列腺素、更昔洛韦及利多卡因等进行鼓室注射治疗。由于样本量小，即使研究采用了安慰剂对照双盲研究设计，鼓室内注射拉坦前列素的有效性也需要谨慎解释。没有证据支持鼓室内注射抗病毒药物和拉坦前列素的有效性。一项队列研究表明，反复鼓室内注射利多卡因后，眩晕、耳胀闷感有所改善和眩晕发作减少。与 ITC 或安慰剂相比，ITG 被报道为最有效的药物，其次是甲泼尼龙、拉坦前列素、地塞米松和更昔洛韦。

7. *手术治疗* 包括内淋巴囊手术、三个半规管阻塞术、前庭神经切断术、迷路切除术等。适应证为眩晕发作频繁、剧烈，6 个月非手术治疗无效的患者。

(1)内淋巴囊手术：包括内淋巴囊减压术和内淋巴囊引流术，手术旨在减轻内淋巴压力，对听力和前庭功能多无损伤。但其疗效存在较大争议，眩晕控制率仅为 60%～80%，随着随访时间延长，控制率进一步下降，且对四期患者疗效差。适应证为三期及部分眩晕症状严重、有强烈手术意愿的二期 MD 患者。鉴于晚期 MD 患者常发生内淋巴囊萎缩和内淋巴管闭塞，因此四期 MD 患者不建议行内淋巴囊手术。

(2)三个半规管阻塞术：可有效控制 MD 的眩晕发作，机制尚未明确。可能的推测是管腔堵塞可能会阻止或大大减弱内淋巴液在管内的运动，从而导致毛细胞在角运动和内淋巴压力的变化中受到最小的刺激，消除壶腹嵴偏位移动所致的旋转性眩晕。术后部分患者的听力和前庭功能可能会受到损伤。该手术原则上适用于四期 MD 患者；对于部分三期患者、内淋巴囊手术无效、言语识别率<50%且强烈要求手术者，也可以行该手术治疗。

(3)前庭神经切断术：分为颅后窝入路、颅中窝进路、乙状窦后入路、经迷路进路及迷路后进路等多种术式，旨在去除前庭神经传入，手术完全破坏前庭功能，但手术技术复杂且风险相对较高，对听力可能会产生影响。适应证为前期治疗(包括非手术及手术)无效的四期 MD 患者。

(4)迷路切除术：控制眩晕有效率高，旨在破坏前庭终器，手术完全破坏听力及前庭功能。目前术式主要有乳突径路和外耳道径路 2 种。其手术原理是通过完全清除患侧所有前庭外周感觉器的感受上皮及支配该感受器的外周神经纤维，以阻断患侧前庭神经冲动信号的传入，达到治愈眩晕的目的。适应证为无实用听力、多种治疗方法(包括非手术及手术)无效的四期MD患者。随着化学迷路切除的广泛开展,迷路切除术的临床应用近年来逐渐减少。

8. *前庭和听力康复治疗*　治疗MD时,在控制眩晕的基础上,应尽可能地保留耳蜗及前庭功能,提高患者生活质量。

(1)前庭康复(vestibular rehabilitation,VR):前庭康复训练是一系列物理治疗方案。VR通过前庭适应、替代和习服机制,进行对基于皮质、脑干及小脑通路相关眼动及姿势的再调控,从而实现中枢神经系统与前庭系统的重塑和功能代偿,增强患者的凝视和姿势稳定性,有效改善患者头晕/眩晕及不稳的症状,减少跌倒事件的发生。VR的概念可追溯至20世纪40年代,当时英国医师Cawthorne为Cooksey治疗师提供了一套前庭受损后的康复治疗方法,之后Cooksey在此基础上进一步研发了针对手术或头部受伤所引起的前庭受损的康复训练方案——Cawthorne-Cooksey训练。众所周知,这个传统的Cawthorne-Cooksey训练旨在通过眼球运动、头部运动及躯体运动以刺激前庭系统进行康复。但由于此方法为一种非个体化的康复治疗方案,且缺少凝视稳定性训练,目前在国际上已较少应用。20世纪90年代起,VR治疗相关的研究日益得到大家的关注,许多前瞻性研究先后提出了一些VR方案,并证实了VR治疗的有效性。Horak、Szturm等学者进行了一些先评估后订制个体化VR方案的前瞻性研究,表明个体化VR方案较传统的Cawthorne-Cooksey训练更为有效;此后Herdman等学者进一步回顾性分析了相关研究,指出个体化的VR治疗值得进一步临床推广。2016年美国物理治疗协会发布了外周前庭功能减退患者前庭康复临床实践指南,概述了VR对于促进前庭代偿、改善平衡功能、降低跌倒风险、提高生活质量的有效性,指出外周前庭功能减退患者最新的治疗方法包括凝视稳定性训练、习服训练(视动训练),以及平衡和步态训练等。近年来,国际上亦有研究将新兴技术,如虚拟现实技术、互联网/手机软件应用及感觉增强生物反馈等技术与VR进行结合,有助于患者更好地进行动态、个体化VR治疗。

MD患者前庭功能在反复发作和间歇交替的过程中逐渐下降,即使在间歇期,患者的前庭功能也不一定是稳定的。但前庭康复的起效常需要一定的时间,波动的外周前庭功能并不利于中枢前庭代偿的建立,因此,相当长一段时间人们对前庭康复在MD治疗过程中扮演的角色存在质疑。而当患者行外科手术或化学迷路切除术后,其患侧前庭功能破坏而形成较为稳定的急性损伤,符合实践指南中急性、亚急性单侧前庭功能损伤的范畴,推荐采取前庭康复训练的方式进行干预。支持康复在破坏性手术后优势的前瞻性证据主要来自听神经瘤方面的相关文献。许多小组在经迷路肿瘤切除术后早期开始使用前庭物理康复治疗,结果显示在恢复时间方面得到了改善。在MD破坏性手术后,VR治疗在恢复速度和姿势稳定性方面的功效也得到了一定证实。

(2)听力康复:对于病情稳定的三期及四期MD患者,可根据听力损失情况酌情考虑验配助听器或植入人工耳蜗。

基于MD的病程、各种治疗对眩晕的控制率及对听力的影响等因素,2017年我国指南对MD治疗方案进行了总结(表5-2),建议根据患者临床分期采用阶梯治疗方案。在进行对内耳功能有潜在损伤的治疗前,需根据患者意愿综合考虑并充分告知。

**(三)治疗效果评定**

原无统一治愈标准,各家报道的疗效差别很大,很有统一的必要。根据国外经验,经中华医学会耳鼻咽喉头颈外科分会讨论,2017版指南在1997年及2006年版本上进一步完善。

表 5-2 MD 治疗方案选择

| 临床分期 | 治疗方案 |
| --- | --- |
| 一期(PTA≤25dB) | 患者教育,改善生活方式,倍他司汀,利尿药,鼓室注射糖皮质激素,前庭康复训练 |
| 二期(26dB≤PTA≤40dB) | 患者教育,改善生活方式,倍他司汀,利尿药,鼓室注射糖皮质激素,低压脉冲治疗,前庭康复训练 |
| 三期(41dB≤PTA≤70dB) | 患者教育,改善生活方式,倍他司汀,利尿药,鼓室注射糖皮质激素,低压脉冲治疗,内淋巴囊手术,鼓室注射庆大霉素,前庭康复训练 |
| 四期(PTA>70dB) | 患者教育,改善生活方式,倍他司汀,利尿药,鼓室注射糖皮质激素,低压脉冲治疗,鼓室注射庆大霉素,三个半规管阻塞术,前庭神经切断术,迷路切除术,前庭康复训练 |

1. 眩晕疗效评定

(1)MD 眩晕发作次数(需排除非 MD 眩晕发作):用治疗后 18~24 个月期间眩晕发作次数与治疗之前 6 个月眩晕发作次数进行比较,按分值计。得分=(结束治疗后 18~24 个月期间发作次数/开始治疗之前 6 个月发作次数)×100。根据得分值将眩晕控制程度分为 5 级:A 级,0 分(完全控制);B 级,1~40 分(基本控制);C 级,41~80 分(部分控制);D 级,81~120 分(未控制);E 级,>120 分(加重)。

(2)眩晕发作的严重程度及对日常生活的影响:从轻到重,划分为 5 级,0 分为活动不受眩晕影响;1 分为轻度受影响,可进行大部分活动;2 分为中度受影响,活动需付出巨大努力;3 分为日常活动受限,无法工作,必须在家中休息;4 分为活动严重受限,整日卧床或无法进行绝大多数活动。

(3)生活质量评价:可采用头晕残障问卷(dizziness handicap inventory,DHI)等量表进行评价。

2. 听力疗效评定 以治疗前 6 个月最差一次纯音测听 0.5、1.0、2.0 kHz 的平均听阈减去治疗后 18~24 个月期间最差一次的相应频率平均听阈进行评定。A 级:改善>30 dB HL 或各频率听阈<20 dB HL;B 级:改善 15~30 dB HL;C 级:改善 0~14 dB HL;D 级:改善<0 dB HL。双侧 MD,应分别进行听力评定。

3. 耳鸣评价 耳鸣是 MD 的伴随症状,部分患者的耳鸣可影响其生活质量。通过耳鸣匹配或掩蔽试验可以了解耳鸣声的特征。改良的患者“耳鸣痛苦程度”分级如下:0 级,没有耳鸣;1 级,偶有(间歇性)耳鸣,但不影响睡眠及工作;2 级,安静时持续耳鸣,但不影响睡眠;3 级,持续耳鸣,影响睡眠;4 级,持续耳鸣,影响睡眠及工作;5 级,持续严重耳鸣,不能耐受。

此外,可以采用耳鸣残障问卷(tinnitus handicap inventory,THI)等量表评价耳鸣对患者生活质量的影响。

## 八、研究方向

至今发现 MD 已有 153 年,基础研究和临床经验已取得很大进展,新的研究成果和临床经验源源不断推出,但病因和发病机制仍不清楚,药物和手术治疗很大程度是根据经验和推测的病理生理学基础。目前治疗此病的目的仍基于 4 个方面。①减少和阻止眩晕发作;②抑制和减轻耳鸣,防止听力下降;③改善和防止平衡功能失调的慢性症状;④防止内耳病理改变继续加重。今后对于

MD的研究应仍基于病因和发病机制，着重临床应用，主要包括基因、自身免疫、水通道蛋白与MD的关系、完善理想的动物模型、进一步开展平衡功能及内耳毛细胞电生理方面的试验研究、影像学在MD诊治中的系统应用价值研究等。其他方面已在前述各个部分进行阐述，这里重点讲述MD内淋巴积水动物模型研究。

Halpike(1938)揭示MD病理改变为膜迷路积水后，人们欲通过动物模型对该病的发病机制进行研究，但限于人耳的特殊性，发病机制仍停留在动物实验及理论推测阶段，常用动物模型制作方法有5种。

1. *内淋巴囊阻塞法* 此法作为传统方法一直被采用，由Kimura(1965)通过堵塞内淋巴管及内淋巴囊首次成功地在豚鼠体内复制出膜迷路积水模型，用此法豚鼠ELH的成功率几乎为100%，明显高于猴、猫等动物。此法之优点为用豚鼠成功率高，缺点为需要开颅破坏内淋巴系统，形成积水需时较长，为1个月左右；建立动物模型后，因内淋巴囊和管破坏无法进行近场电生理描记研究，也不能观察内淋巴管和囊的形态学变化。

2. *血管升压素注射法* 血管升压素是垂体后叶分泌的激素，Sziklai腹腔注射血管升压素诱发大鼠EH，亦可在豚鼠背部置入血管升压素微渗透压泵，1周后发现其耳蜗底转、中转甚至顶转出现EH。此法是通过血管升压素使血管纹和半规管上皮腺苷环化酶(cAMP)升高而致EH，使耳蜗微音电位、总和电位和动作电位降低。此变化均与耳蜗电图改变相吻合，与其他方法比较有操作简单、形成EH时间短，从而使试验周期缩短，能观察到内淋巴囊的病理改变等优点，并且能解释MD反复波动性发作的特性，符合MD的生理病理学特点，受到更多关注。

3. *醛固酮注射法* 醛固酮是肾上腺皮质外部分泌的激素，主要调节钾、钠、氯及水代谢。腹腔注射醛固酮建立豚鼠EH模型，1个月后双耳轻度积水，2个月后积水加重。通过腹腔注射醛固酮，激活血管纹及暗细胞的肾上腺皮质受体，引起重要细胞内$Na^+$，$K^+$-ATP酶的活性增高形成EH。与经典造模方式比较，仅需腹腔注射而不需开颅，操作简单，与手术组比较，造模时间明显延长，可直接用于膜迷路积水活体动物的前庭神经自发放电的研究，更便于解释双耳发作的病例，亦便于鼓室注射庆大霉素时一耳作为另一耳的对照研究。

4. *自身免疫法* 许多学者注意到膜迷路积水与自身免疫有关，杨湘宁等用同种内耳抗原免疫豚鼠，8周后，66%对同种内耳抗原产生免疫应答，出现免疫性听力受损。但此法复制动物模型EH的发生率低，所需观察时间较长。

5. *两期法* Dunnebier创立两期EH豚鼠模型，将慢性内淋巴囊功能破坏与急性应激诱发内淋巴积水相结合，前期轻度破坏内淋巴囊的最远端，后期于术后3周腹腔注射醛固酮5d，由醛固酮刺激血管纹$Na^+$，$K^+$-ATP酶，产生中重度EH。此法可解释MD手术造成低频听力下降，药物注射导致高频听力下降等多种症状，对研究MD发病机制有一定意义，既可克服传统内淋巴囊破坏性过大的缺点，更能从生理角度动态反映MD发病过程。

总之，一百多年来，随着科学的发展，对MD的临床及基础研究取得很大进展，但从根本上讲该病的发病机制仍不清楚，缺乏有效治疗措施，应加强基础研究，多学科综合治疗，探讨病因与组织病理学相关性，提高听及平衡功能检查的敏感度及准确性，寻找有效的治疗方法是今后努力的方向。

（张素珍　蒋子栋　陈　曦　王海霞）

## 参 考 文 献

[1] Dickins JRE, Graham SS. Meniere's disease. 1983-1989[J]. The American J Otology, 1990, 11(1):51-65.

[2] Commite on hearing and equilibrium guidelines for the diagnosis and evaluation of therapy in Meniere's disease[J]. Otolaryngol Head NeckSurg, 1995(113):181-183.

[3] Paparela MM, KimberleyBP. Pathogenesis of Meniere's disease[J]. J Vestibular Research, 1990(1):13-17.

[4] SheaJJ. Clasification of Meniere's disease[J]. Am J Otolaryngologu, 1993(14):224.

[5] HornerKC. Old theme and new reflections: hearing impairment asociated with endolymphatichydrops[J]. HearRes, 1991(52):146.

[6] Salt AN, DeMot J. Endolymph calcium increase with time after surgical induction of hydropsin guinea pigs[J]. Hear Res, 1994(74): 115-121,

[7] Kasinen S, Pyykko I, Ishizaki H, et al. Intratympanic gentamicin in Meniere's disease[J]. Acta Otolaryngol (Stockh), 1998 (118): 294-298.

[8] Atlas JT, Parnes LS. Intratympanic gentamicin titration therapy for intractable Meniere's disease[J]. Am J Otol, 1999(20):357-373.

[9] Longridge NS, Malinson AI. Low dose intratymanic gentamicin treatment for dizines in Meniere's disease[J]. J Otolaryngol, 2000, 29 (1):35-39.

[10] Blakley BW. Update on intratympanic gentamicin for Meniere's disease [J]. Laryngoscope, 2000, 110(29):236-240.

[11] Tsuji K, Velazquez-Vilasenor L, Rauch SD, et al. Temporalbone studies of the human peripheral vestibular system. 4. Meniere's disease [J]. Ann Otol Rhino Laryngol, 2000 (109) (Suppl181):26-31.

[12] 姜泗长,张素珍. Meniere病[J]. 中华耳鼻咽喉科杂志,1992(27):116-119.

[13] 张素珍,赵承军,于黎明. Meniere前庭及听功能相关性分析[J]. 中华耳鼻咽喉科杂志,1996(31):149-151.

[14] 张毅,纪维纲,姜小兵,等. －SP/AP比值对梅尼埃病的诊断价值[J]. 中华耳鼻咽喉科杂志,1997(32):77.

[15] 中华医学会耳鼻咽喉科学会. 梅尼埃病诊断依据和疗效评估[J]. 中华耳鼻咽喉头颈外科杂志,2007,42(3):163.

[16] Rajan GP, Din S, Atlas MD. Long-term efects of the meniet device inMeniere's disease: the western Australian experience[J]. The Journal of Laryngotogy& Otology, 2005 (119): 391-395.

[17] GafesGA, Gren JD Jr, Tuci DL, et al. The efects of transtymanic micropresure treatment in people withunilateral Meniere's disease[J]. Arch Otolaryngol Head Neck surg, 2004 (130):718-725.

[18] 头晕诊断流程建议专家组. 头晕的诊断流程建议[J]. 中华内科杂志,2009,48(5):435-437.

[19] Daniel HC, Anil KL. Medical management of Meniere's disease [J]. Laryngoscope, 2008 (118):1099-1108.

[20] Seman MT, Alagramam KN, Megerian CA. The basic science of Meniere's disease and endolymphatic hydrops[J]. Cur Opinionin Otolar-yngol Head & Neck Surg, 2005, 13(5): 301-307.

[21] 印志娴. 梅尼埃病诊断学研究进展[J]. 承德医学院报,2009,26(3):303-306.

[22] 孙燕,刘博,戴海江. 梅尼埃病的基因学研究进展[J]. 国外医学耳鼻咽喉科学分册,2003,27(4):201-205.

[23] 蒋子栋,张连山. 醛固酮诱发豚鼠双耳膜迷路积水[J]. 中国医学科学院学报,2002,24(5):501-504.

[24] Zhang SZ, Yang WY, Sun JH, et al. Changesin $Ca^{2+}$-ATP ase in a guineapig endolymphatic hydrops model[J]. Chinese Medical Journal, 2002, 115(8):1191-1195.

[25] Lopez-Escamez JA, Carey J, Chung WH, et al.

Diagnostic criteria for Menière's disease[J]. J VESTIBUL RES-EQUIL,2015,25(1):1-7.

[26] 中华耳鼻咽喉头颈外科杂志编辑委员会,中华耳鼻咽喉头颈外科学分会.梅尼埃病诊断和治疗指南[J].中华耳鼻咽喉头颈外科杂志,2017,52(3):167-172.

[27] Basura GJ, Adams ME, Monfared A, et al. Clinical Practice Guideline: Menière's Disease [J]. Otolaryngology-Head and Neck Surgery, 2020,162(2S):S1-S55.

[28] Headache Classification Committee of the International Headache Society(IHS) The International Classification of Headache Disorders, 3rd edition. Cephalalgia,2018,38(1)1-211.

[29] 吴子明,于刚.几种国际梅尼埃病诊治指南的比较[J].听力学及言语疾病杂志,2022,30(5):461-464.

[30] 蒋子栋.梅尼埃病诊断新标准及相关问题探讨[J].中华耳鼻咽喉头颈外科杂志,2016(2):142-145 .

[31] Shen KC, Young YH. Lermoyez syndrome revisited: 100-year mystery[J]. ACTA OTO-LARYNGOL,2018,138(11):981-986.

[32] Zhou F, Shi S, Wang D, et al. MR imaging and clinical characteristics of Lermoyez syndrome [J]. ACTA OTO-LARYNGOL. 2020, 140(7):528-532.

[33] 陈建志,刘智仰,王兴万. Tumarkin 跌倒发作[J].北京医学杂志,2007(5):362-370.

[34] 张祎,李云,刘博,等.梅尼埃病的耳鸣特征与影响因素分析[J].中华耳科学杂志,2016,14(2):153-157.

[35] 张祎,刘博.梅尼埃病听功能研究进展[J].中华耳鼻咽喉头颈外科杂志,2017,52(3):236-240.

[36] 王海霞,潘黎静,陈曦,等.难治性梅尼埃病患者术后生活质量观察[J].中华耳科学杂志,2022,20(1):55-60.

[37] Tsutomu NakashimaT, Pyykkö I, Arroll MA, et al. Meniere's disease[J]. Nat Rev Dis Primers,2016(2):16028.

[38] William PR, Gibson. Meniere's disease. Adv Otorhinolaryngol[J]. Basel Karger,2019(82):77-86.

[39] Li S, Pyykkö I, Zhang Q, et al. Consensus on intratympanic drug delivery for Menière's disease[J]. EUR ARCH OTO-RHINO-L,2022,279(8):3795-3799.

[40] Sarna B, Abouzari M, Lin HW, et al. A hypothetical proposal for association between migraine and Meniere's disease[J]. MED HYPOTHESES,2020(134):109430.

# 第6章 位置性眩晕

位置性眩晕(positional vertigo)是指在某一个或几个特定头位时诱发的眩晕,多同时伴有眼震,后者称为位置性眼震(positional nystagmus,PN)。PN的定义为在病理条件下,头动过程中或头动到达目标位置后(空间中相对重力垂直线的新位置)诱发比头动时间长的眼震。但有位置性眼震者并不均有眩晕,有位置性眩晕者也不都有眼震。因多种疾病均可引起位置性眩晕,是前庭系器质性损害的重要临床表现,因此位置性眩晕实际上是一种综合征。1921年,Bárány首次报道本病。

根据病变部位,PN可分为:①周围性位置性眼震,2～3s的潜伏期,持续时间30s以内,有疲劳型,可适应,常仅在一种头位出现,眼震仅向一侧,伴严重眩晕;②中枢性位置性眼震无潜伏期,眼震持续长,可达1min以上,不疲劳,无适应性,眼震可出现于多头位,眼震方向常随头位而改变,不伴有或仅有轻度眩晕。根据PN时域特性分为阵发性与持续性;根据时域和眼震方向分为1～3型(1型=持续性、方向改变性PN;2型=持续性、方向固定性PN;3型=暂时性PN)。大多数中枢性位置性眼震(central positional nystagmus,CPN)的研究使用潜伏期、持续时间和疲劳性,以及对耳石复位的反应等特征与BPPV及其变异型的外周性PN鉴别。鉴于CPN可能的潜在危险,需迅速、有效诊断。目前,CPN的临床数据很少,诊断方法首先排除PN的外周原因,而非排除CPN。

引起周围性位置性眼震的疾病有梅尼埃病缓解期、耳硬化症、迷路炎、镫骨切除术后、前庭前动脉梗死等。良性阵发性位置性眩晕也属于周围性位置性眼震。引起中枢性位置性眼震的疾病有椎-基底动脉供血不足、Wallenberg综合征、听神经瘤、脑外伤、小脑和脑干及第四脑室肿瘤、颅颈结合部畸形、多发性硬化等。

CPN可阵发性,也可为持续性。病理生理学上,CPN反映了小脑结节、悬雍垂和(或)扁桃体对半规管相关信号的异常整合,不能正确提供头部倾斜和(或)眼位坐标的位置。头低位时眼震的方向通常为垂直下跳性,侧卧位为水平向地性;两种形式也可组合——垂直下跳联合水平向地。CPN通常还有其他中枢性,通常是小脑的眼动或其他神经系统体征;通常,耳石复位不能改善CPN的症状。尤其没有发现结构性病变时,这些特征对于诊断也很重要。临床上,当观察到眼震不典型,通常怀疑CPN。CPN是由小脑和(或)脑干功能障碍引起的,小脑和(或)脑干结构病变包括:①卒中、肿瘤或脱髓鞘;②变性或自身免疫/副肿瘤疾病引起的弥散性病变;③前庭性偏头痛。

术语CPN和中枢性位置性眩晕(central positional vertigo,CPV)一般可互换使用,但CPN可无眩晕感。中枢位置性综合征(central positional syndrome,CPS)的诊断基于CPN的特征。研究CPS这一类临床疾病实体,CPN一词(伴或不伴眩晕感)优于CPV,但仍根据习惯采用CPV。

CPS的诊断具挑战性有几个原因:①CPS的临床特征关注也不多;②CPS诊断主

要依据其与良性阵发性位置性眩晕(BPPV)的差异性;③不典型 BPPV 或 BPPV 罕见变异型可能与 CPS 混淆。

CPV 的对症治疗包括药物治疗(如 4-氨基吡啶)和对已知的潜在疾病的病因治疗。CPV 是 BPPV 的一个重要的鉴别诊断,具有异质性临床表现和各种病理机制和病因的临床疾病实体。截至目前,CPV 的自然病程大多仍未知,特别需要关注 CPN 的自然病程和治疗。

(吴子明)

## 第一节　良性阵发性位置性眩晕

良性阵发性位置性眩晕(benign paroxysmal positional vertigo,BPPV)是一种阵发性、由头位变动引起的,伴有特征性眼震的短暂的发作性眩晕,是最常见的前庭疾病。并非所有头动都可引起 BPPV 发作,只有与重力垂直线夹角有变化的头动才能出现症状。BPPV 不能等同于位置性眩晕,位置性眩晕是指在某一个或几个特定头位时诱发的眩晕,多同时伴有眼震,即位置性眼震。但要诊断 BPPV 需要满足本文将要描述的一些特征。耳石由碳酸钙组成,离子键比磷酸钙弱。因此,暴露于炎症、感染或低 pH 值时,耳石很容易从耳膜脱落导致 BPPV。儿童 BPPV 并不罕见(0.2%~21.2%),诊断难点在于无法用适当的术语描述症状,病史不准确。儿童 BPPV 可自发恢复,可能是由于在游戏和日常体力活动期间头部的持续运动,当怀疑儿童 BPPV 时,建议最好在症状出现后尽快行体位试验(24~48h 内),确诊后给予适当的治疗,并尽快恢复儿童的日常活动,避免焦虑和恐惧。此外,与成人相比,儿童能够更好地耐受眩晕,少有残留头晕。

历史上,Bárány 于 1921 年首先报道本病,但 1952 年是 Dix 与 Hallpike 第一次准确全面描述了 BPPV 的临床特征。以往,治疗良性阵发性位置性眩晕只有一种方法,即 Brandt-Daroff 练习。随着对 BPPV 机制的认识的日益完备,治疗方法也更有针对性。治疗方法设计的基本原理是根据管结石或壶腹嵴结石,以及受累半规管的空间位置制订的。但临床认识有待解决的问题仍然很多,比如对于水平半规管 BPPV 的诊断、BPPV 的预防、BPPV 复位后慢性症状的干预与预防等。本节阐述良性阵发性位置性眩晕的发病机制、临床表现及诊断与治疗方法。

### 一、病因

1. 原发性　一些患者在发生 BPPV 时没有明确的原因,称为原发性或称特发性 BPPV,占 50%~70%。这些患者可以有和突发性聋相类似的原因,如劳累、紧张等,尤其是年轻的患者更为多见,这些患者尽管目前无因可循,但推测可能与前庭一过性供血异常有关。概括起来,原发性 BPPV 可能与下列因素有关,或继发于下列疾病(图 6-1)。

(1)耳石病:迷路发生老年性改变,或退行性变时,椭圆囊斑变性,耳石膜脱落后进入半规管并沉积于此,以后半规管最易发生,偶可发生于外、前半规管。

(2)外伤:轻度头颅外伤后或头部加速运动可致本病。镫骨手术后亦可出现耳石脱落进入半规管。

(3)耳部疾病:中耳乳突感染,如病毒性迷路炎、慢性化脓性中耳炎,梅尼埃病缓解期,外淋巴瘘,双侧前庭功能不对称所致。

(4)内耳供血不足:因动脉硬化、高血压致内耳供血不足,囊斑的胶质膜变薄,耳石脱落,进入半规管。

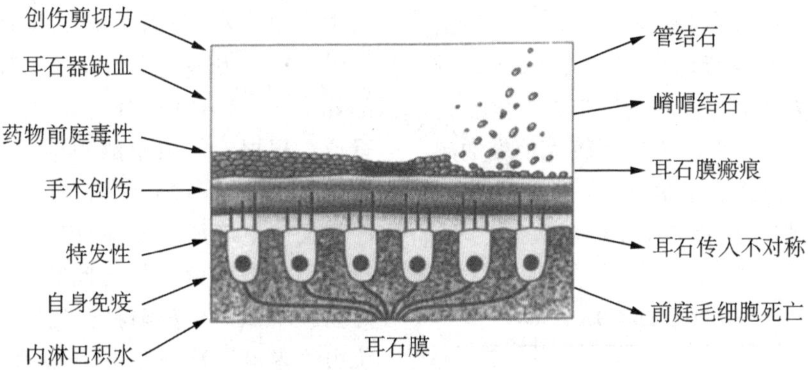


图 6-1 耳石器功能异常

2. 继发性 发生 BPPV 时有明确的原因可循。头部外伤或内耳手术(如镫骨切除术)继发 BPPV 较为多见,外伤时易使椭圆囊斑的耳石进入半规管诱发 BPPV,且可为双侧。内耳病后出现 BPPV 是常见的现象。梅尼埃病、病毒迷路炎或前庭神经炎、偏头痛常合并有 BPPV,可能是内耳原发性疾病使耳石易于脱落,如内淋巴积水、内耳血管痉挛等损害椭圆囊后使耳石脱落。根据临床观察,突发性聋并发 BPPV 是最常见的继发性 BPPV。原发性与继发性 BPPV 的分类是相对的,随着认识水平的提高,一些所谓的原发性 BPPV 可能最终归入继发性 BPPV。

钙代谢与耳石症的关系需要特别关注。老年人 BPPV 发病率高与钙代谢异常有关。老年人肠内钙吸收减少,血浆钙浓度降低与内淋巴中的钙浓度降低密切相关,内淋巴液钙浓度减少都可使老年人耳石形成异常。雌激素参与耳石的钙代谢,耳石形成受雌激素的影响很大,使得50岁以上的女性 BPPV 发病率较高。骨质疏松患者 BPPV 高发病率也与钙代谢密切相关,血浆钙浓度降低导致耳石形成缺陷。偏头痛(三叉神经血管系统的复发性神经源性炎症)、感染(病毒和梅毒)、自身免疫、遗传性或创伤性原因引起的梅尼埃病的常见病理生理是内淋巴液钙调节异常,BPPV 的发病率增加。

## 二、临床特征

1. BPPV 是最常见的前庭疾病,特点是头运动到某一特定位置出现的短暂的眩晕,可见于各个年龄段,但儿童少见。根据 Miami 大学理疗科和 Bascom Palmer 眼科医院眩晕与平衡中心 1994—1998 年的资料,各个年龄段 BPPV 的发生率见表 6-1。BPPV 是原发性的,也可为继发性(继发于内耳病变、头部创伤等)。BPPV 有自愈性,故称自限性疾病。超过 3 个月不愈者称为顽固性 BPPV,复位无效可行手术治疗。

表 6-1 BPPV 的年龄分布

| 年龄 | 头晕的人数 | BPPV(%) | BPPV 人数 |
|---|---|---|---|
| 0—9 | 9 | 0 | 0 |
| 10—19 | 32 | 3.1 | 1 |
| 20—29 | 64 | 3.1 | 2 |
| 30—39 | 191 | 17.8 | 34 |
| 40—49 | 261 | 16.5 | 43 |
| 50—59 | 207 | 22.2 | 46 |
| 60—69 | 298 | 26.2 | 78 |
| 70—79 | 376 | 23.7 | 89 |
| 80—89 | 176 | 33.1 | 58 |
| 90—99 | 14 | 50.0 | 7 |

2. BPPV 最多见的主诉是躺下、床上翻身、屈身或仰视时出现眩晕。常见于下述活动时，如起床、家务劳动、淋浴时洗头等。其他与 BPPV 相关的主诉包括眩晕停止后持续数小时或数天的平衡障碍及较为模糊的感觉如头晕或漂浮感。根据 Tusa 和 Herdman 的资料，各种临床症状的发生率见表 6-2。

表 6-2 BPPV 常见主诉的发生率

| 主诉 | 发生率(%) |
|---|---|
| 平衡失调 | 57 |
| 眩晕 | 53 |
| 行走困难 | 48 |
| 头晕 | 42 |
| 不稳感 | 29 |
| 自身旋转感 | 24 |
| 倾斜感 | 22 |
| 漂浮感 | 15 |

## 三、发病机制

1. *嵴帽结石*　这一学说是 1969 年由 Schuknecht 提出，认为椭圆囊的退变碎片黏附到后半规管的壶腹嵴，使其对重力敏感，该理论即嵴顶结石症。该理论的证据是在 BPPV 患者颞骨病理学研究发现后半规管的壶腹嵴有嗜碱性物质沉积。并可增加嵴顶的密度，当头位变化使受累耳在下位时会产生后半规管壶腹嵴顶的异常偏斜，引发眩晕。由于只要患者在激发体位壶腹嵴就会保持偏斜状态，眼震和眩晕可持续存在，但中枢适应后，强度会逐渐减低，因此嵴顶结石症的特点是：①患者处于激发体位眩晕立即出现；②眼震与眩晕的潜伏期相同；③激发体位不改变，症状就持续存在。这种类型的 BPPV 少见。

2. *半规管结石*　这一学说是 Hall 等(1979)提出，后 Epley(1980)加以完善的理论。这一学说认为退变的碎片在半规管内淋巴中自由浮动，证据是可在术中显微镜下暴露膜迷路后发现有自由浮动的耳石碎片。头部处于激发体位时，耳石在半规管中处于悬垂位。根据流体力学的理论，耳石的运动引起内淋巴的运动，牵拉壶腹嵴顶，使该半规管的神经放电增加。反应的潜伏期与内淋巴牵拉使壶腹嵴顶偏斜的时间相关。眩晕、眼震与壶腹嵴顶的相对偏斜有关。继续保持该头位由于内淋巴移动停止，眩晕和眼震也下降。因此，管结石症有以下特点：①患者处于激发头位后眩晕的出现有 1～40s 的潜伏期；②眼震与眩晕的潜伏期相同；③眩晕和眼震的强度波动，先重后轻，时长不超过 60s。管结石是 BPPV 最常见的类型。

## 四、诊断与鉴别诊断

### (一)诊断

BPPV 可以累及三对半规管的任何一个，最常见的是后半规管 BPPV，其次是水平半规管 BPPV，而前半规管 BPPV 最少见，为 2%～3%。前半规管 BPPV 存在争议，原因有三：①解剖学上，AC 位于迷路的较高部分，耳石碎片难以进入 AC。如果有，可能也是暂时的，因为当患者直立时，耳石颗粒将从 AC 的后臂直接下降到总脚，离开 AC。②相当多的患者在直头悬吊或 Dix-Hallpike 动作中出现下跳性位置性眼震(positional down-beat nystagmus，pDBN)，而无中枢性病变的证据。③PC-BPPV 复位成功后，Dix-Hallpike 操作中也可观察到一过性 pDBN，可能由于耳石移位至 AC，或残留的耳石碎片在 Dix-Hallpike 操作中落回到 AC，诱发了抑制性眼震。

判断受累半规管主要根据是头处于激发位置时眼震的方向。仔细观察如果发现患者从卧位回到坐位时眼震时相和方向逆转，也可用来判断哪个半规管受累。正确的治疗建立在正确识别受累半规管及判断属于嵴顶结石症还是管结石症。有3种手法操作用于激发眩晕和眼震。这些检查最好在正常光线下佩戴 Frenzel 眼镜或红外摄像系统完成，用以防止水平性和垂直性眼震的固视抑制，增加观察到眼震的可能性，但固视不抑制扭转性眼震。在进行检查前，应向患者说明检查的过程，消除患者的紧张情绪，取得患者的最佳配合。

1. Dix-Hallpike 试验　Dix-Hallpike 试验也称 Bárány 检查，或 Nylen-Bárány 检查。这是用来确定 BPPV 诊断最常用的检查方法（图 6-2）。患者坐位水平方向转头 45°，快速躺下使头悬垂与水平面呈 30°角。这种体位正好使后半规管处于受重力牵拉的平面。黏附于壶腹嵴顶或浮动于半规管长臂的碎片会移动并引起眩晕和眼震。眩晕出现可有潜伏期，该体位应维持 30s。如果患者有 BPPV，当患耳为下位耳时会诱发眩晕和眼震。然后患者缓慢恢复坐位。如果患者在悬头位出现眩晕和眼震，恢复坐位时还会出现眩晕和眼震。该体位也使前半规管处于相对悬垂的位置，因此前半规管 BPPV 也可诱发眩晕，前半规管 BPPV 的眼震方向为向下扭转性眼震。在 Dix-Hallpike 检查中，检查右侧时，碎片可能移动引起眩晕和眼震；检查左侧时则无眩晕和眼震。该检查过程中也可引起前半规管内碎片的移动，故也可用于前半规管 BPPV。

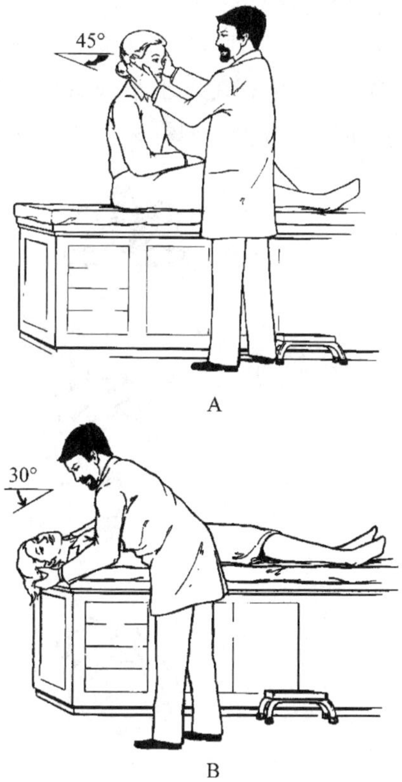


图 6-2　Dix-Hallpike 试验

2. 侧卧试验　患者坐于检查床上（图 6-3），头向一侧转 45°，然后快速向对侧侧卧，这样处于向下耳的后半规管壶腹嵴受到重力的牵拉，管结石或嵴顶结石诱发眩晕和眼震。同样，下位耳内前半规管耳石也可移动，出现眩晕和向下的扭转性眼震。患者然后回到坐位。

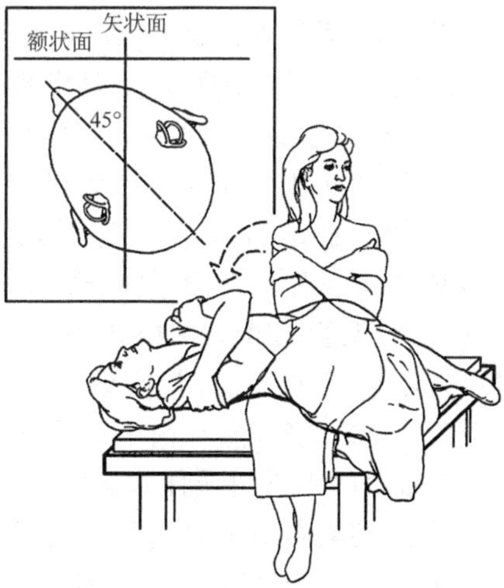


图 6-3　侧卧试验

3. 滚转试验　水平半规管 BPPV 采用 Dix-Hallpike 检查可能引不出眩晕和眼震，最好的检查方法是在水平半规管平面转动患者的头部。患者仰卧头屈曲 20°（图 6-4），然后头快速向一侧转动，并保持头位1min，观察有无眩晕出现。头位再转回中线位（仍然是轻度屈曲位），再快速转向对侧。水平半规管BPPV，由于耳石在水平半规管内来回移动，左转和右转两个方向都会出现眩晕和眼震。头转向患侧时慢相眼速加快，眼震时程延长，患者主观症状加重。眼震的方向取决于是嵴帽结石还是半规管结石。水平半规管管结石眼震方向向地，有疲劳性；而嵴顶结石眼震方向离地，持续存在不疲劳。

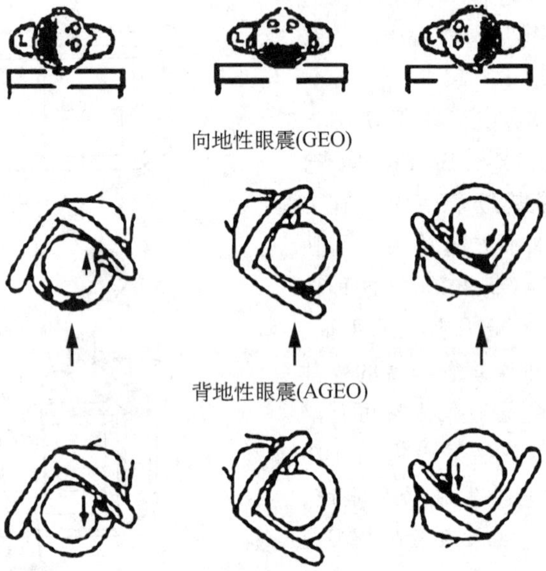


图6-4　水平滚转试验

4. BPPV变位检查的眼震特点

（1）后半规管BPPV的眼震特点：患者头向一侧转45°后快速卧倒，使头悬至床下，与床平面成30°夹角，患耳向地时出现以眼球上极为标志的垂直扭转性眼震（垂直成分向眼球上极，扭转成分向地）；回到坐位时眼震方向逆转。管结石症眼震持续时间＜1min；嵴帽结石症眼震持续时间≥1min。

（2）前半规管BPPV的眼震特点：患者头向一侧转45°后快速卧倒，使头悬至床头，与床平面成30°夹角，患耳向下时出现以眼球上极为标志的垂直扭转性眼震（垂直成分向眼球下极，扭转成分向地）；回到坐位时眼震方向逆转。管结石症眼震持续时间＜1min；嵴帽结石症眼震持续时间≥1min。

（3）水平半规管BPPV的眼震特点：管结石症在双侧变位检查中均可诱发向地性或背地性水平眼震，眼震持续时间＜1min；嵴帽结石症在双侧变位检查可诱发背地性水平眼震，眼震持续时间≥1min（图6-4）。

各型BPPV参见表6-3。

**（二）鉴别诊断**

1. 轻嵴帽　位置性眩晕包括中枢性位置性眩晕、BPPV及轻嵴帽，轻嵴帽，定义为壶腹比周围内淋巴比重低。水平半规管中背地性眩晕持续时间＞1 min，多与耳石黏附于半规管嵴帽上致使嵴帽比重相对增加有关，即嵴帽结石症学说，所谓水平半规管“重嵴帽”；如果眼震持续时间＞1 min的向地性位置性眼震，没有潜伏期、疲劳性，存在眼震消失的平面（零平面），可用“轻嵴帽”解释。后、前半规管的轻嵴帽少见。轻嵴帽预后良好，多数轻嵴帽患者眼震1～2周内消失，个别患者1～2个月内消失；患者既往存在梅尼埃病、

表 6-3　BPPV 的临床分型

| 分型 | 单管型 | | | 多管型 BPPV |
|---|---|---|---|---|
| | 后半规管 BPPV | 水平半规管 BPPV | 前(上)半规管 BPPV | |
| 特点 | A. 向地性<br>Ⅰ. 耳石在靠近壶腹臂中自由漂浮<br>Ⅱ. 耳石附着在嵴帽(重嵴帽)<br>B. 背地性:漂浮耳石在非壶腹部 | A. 向地性:浮动耳石在非壶腹后臂(长后臂水平半规管结石)<br>B. 背地性<br>Ⅰ. HSC 短壶腹前臂的自由浮动耳石(短前臂水平半规管结石)<br>Ⅱ. 嵴帽耳石症(重嵴帽)<br>a. 耳石碎片附着壶腹半规管侧<br>b. 耳石碎片附着壶腹椭圆囊侧 | ASC-BPPV 是由半规管石症引起。体位试验中,ASC 壶腹臂中的耳石碎片可致位置性下跳性眼震<br>ASC 的嵴帽结石无临床报道<br>非壶腹臂 ASC 管石无临床报道 | 1. 累及双侧迷路同一半规管<br>2. 多管单侧,一侧迷路中至少涉及两个不同的半规管(后、侧或前)<br>3. 多管双侧包括两个或两个以上不同的半规管 |

前庭性偏头痛、突发性聋或中枢神经系统性疾病,发病考虑继发因素,可给予对因治疗;也可行鼓室内类固醇注射;顽固不能自愈,可行半规管填塞术外科干预。

轻嵴帽的诊断如下。

(1)右侧轻嵴帽眼震的特点

①右侧卧位,水平眼震向右耳,持续>1min。

②左侧卧位,水平眼震向左耳,持续>1min。

③水平眼震低头向患侧,后仰向对侧。

④仰卧位,头部向一侧转动 20°～80°时出现零平面。零平面是指头部从一侧转向另一侧某个平面时眼震和眩晕消失,对确定轻嵴帽至关重要。

(2)零平面的确定:可有 3 个零平面(以右侧为例)

①第 1 零平面:坐位,头轻度俯屈或后仰过程中出现眼震消失,该位置定义为第 1 零平面(图 6-5A)。

②第 2 零平面:平卧位,头部后仰 60°,再向右转头(20°～30°)过程中出现眼震消失的平面,该位置定义为第 2 零平面(图 6-5B)。

③第 3 零平面:俯卧位,向右转头(偏转角度 20°～30°),出现眼震消失,该位置定义为第 3 零平面(图 6-5C)。

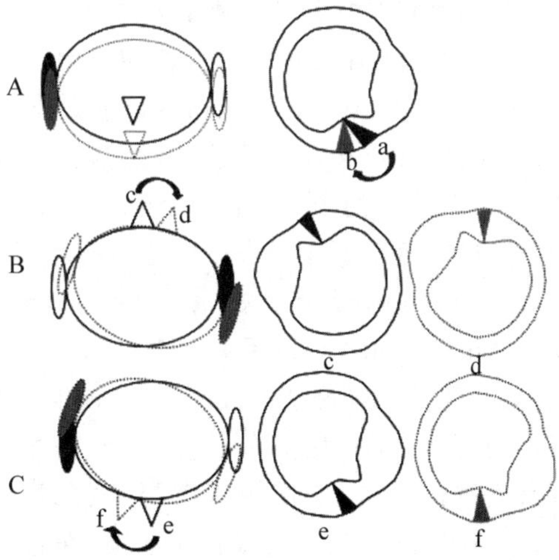


图 6-5　嵴帽病(轻嵴帽和重嵴帽)及其患侧可通过识别 3 个零点进行诊断

可出现零位点的 3 个体位(分别命名为第一、第二和第三零位点):A. 坐位,眼震向右,当轻前屈(a 到 b)眼震消失,第一零平面;B. 仰卧位,眼震向左,向右转动(c 到 d),眼震消失,第二个零平面;C. 俯卧位,眼震向右,右转(e 到 f),眼震消失,第三零平面。

2. *前庭阵发症*　前庭阵发症的诊断是建立在症状学之上的，症状的全面把握，是诊断前庭阵发症的关键环节。前庭症状有如下特点。

(1)VP是一种发作性前庭综合征，发作频率高，个体间的发作频率差异性大：从每天30次到每年几次不等。病程常呈慢性(＞3个月)。

(2)多数为自发性(即无预兆的)。

(3)部分患者可为诱发，直立位左右转头、过度换气。

(4)眩晕(旋转或非旋转)或侧方倾倒类型在个体内常较一致。如果在站立或行走时发作，患者通常会出现不稳。

(5)持续时间，大多为1s～1min；部分可达数分钟，或随病程延长增加。

发作期与BPPV鉴别并不困难。

## 五、治疗

### (一)垂直半规管耳石复位方法

BPPV治疗有3种方法：管结石复位法(canalith repositioning therapy，CRT)、Semont法及Brandt-Daroff练习，适应证各不相同，根据受累的半规管决定治疗方法。一般首先应用管结石复位法治疗管结石症，Semont法还可用于治疗嵴帽结石。Brandt-Daroff练习可用于治疗后有轻微残余症状的患者的家庭练习(自己进行治疗)。BPPV患者，尤其是BPPV病史较长者，可能害怕某些激发体位活动，应向患者解释，消除其顾虑。对体位试验或耳石复位敏感者，可能会出现恶心、呕吐反应，可在30min前口服抗胆碱能药或吩噻嗪类抗组胺药抗吐，如异丙嗪。颈部和背部疼痛可能妨碍治疗，老年患者特别是有关节炎等其他疾病者可能不能承受CRT或Semont法的操作。应用倾斜桌可能有助于减少CRT治疗中伸颈的程度。对于骨质疏松或既往有颈部外伤或颈部手术史的患者应该小心。双侧BPPV也可为特发性或继发于头部外伤。应用CRT或Semont法首先治疗症状最重的一侧。Brandt-Daroff法可能是治疗双侧后半规管BPPV合适的选择。BPPV患者如果伴有前庭功能低下也应进行康复训练。手术治疗包括前庭神经切断，支配后半规管的单孔神经切断及患侧半规管的阻塞。耳石复位多可治愈，故手术很少采用。

1. *Epley管结石复位法治疗后半规管结石症*　管结石复位是让患者经过一系列的头位变化，使耳石经过总脚，回到前庭椭圆囊。第一步是使患者运动到Dix-Hallpike体位的患耳侧(图6-6)，保持下位1～2min。然后经过中度头伸位，头缓慢向健侧旋转，短暂保持新的位置，患者旋转呈侧卧位，患者头向下45°。在最后的位置上患者可能出现短暂相同特征的眩晕和眼震，表明耳石碎片在后半规管内移动。然后保持该头位缓慢坐起。管结石复位法治疗水平半规管结石症：水平半规管耳石复位法是使自由浮动的耳石碎片经水平半规管的长臂到前庭。患者移动到平卧位，头转到患耳侧。然后患者的头部缓慢旋转移离患侧，每次移动90°，直到头移动360°，每一位置等待直到眩晕停止。向地性水平眼震BPPV复位方法见图6-7，背地性水平眼震BPPV复位方法见图6-8。

2. *Semont法治疗后半规管BPPV*　Semont法是判断出病变侧别后，立即将患者头部移动到激发症状的侧卧位，头转到后半规管平面并保持2～3min(图6-9)。患者快速移动到坐位，并倒向对侧卧位。一般情况下，这时会再次出现眼震和眩晕。如果未出现眼震和眩晕，突然小振幅晃动患者头部1～2次，使耳石碎片游离。患者在该体位停留5min。然后缓慢回到坐位。Semont法治疗前半规管BPPV时头转向患侧的患者快速躺向患侧使鼻与地面夹角为45°。数分钟后，患者快速经过坐位到对侧卧位(注意此时鼻为向上45°)。后续治疗同后半规管BPPV。

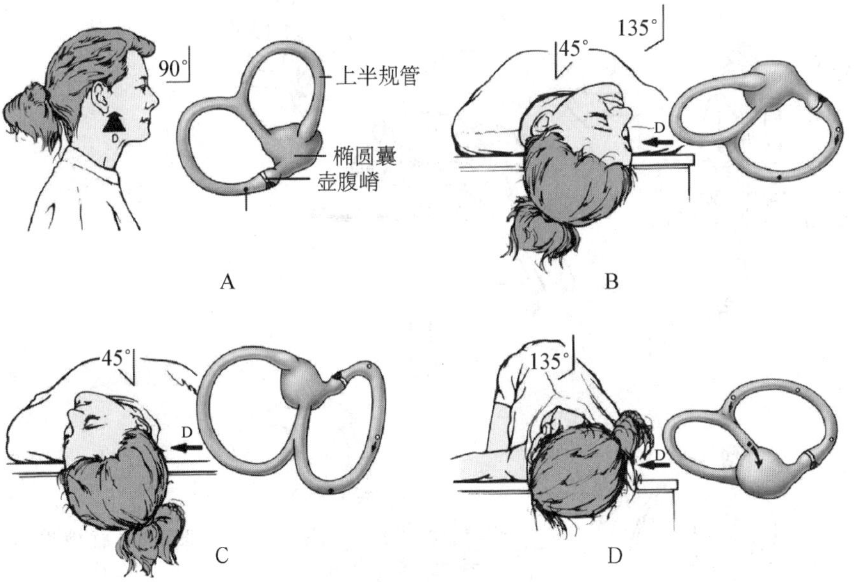


**图 6-6 Epley 法后半规管复位步骤(右后 BPPV)**

A. 患者坐于检查床上，头右转 45°；B. 快速后仰，使头与水平面成 10°～30°；C. 将患者头向左转 90°；D. 头再向左转 90°，待眩晕消失后坐起。

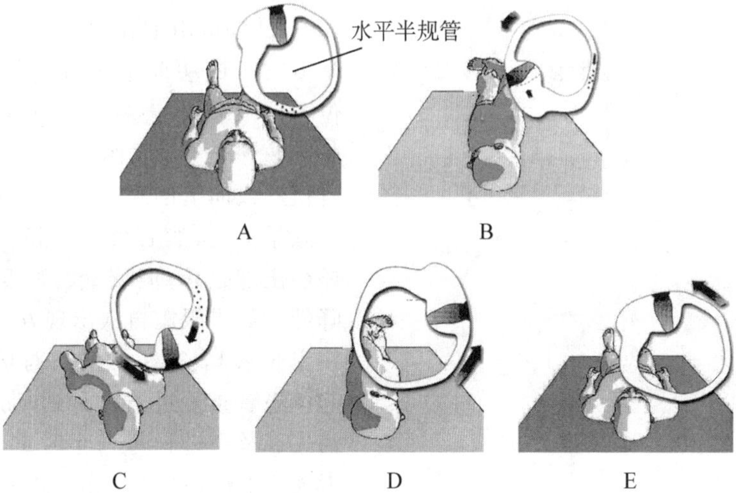


**图 6-7 向地性眼震(右侧水平 BPPV)的复位**

A. 患者仰卧；B. 头向健侧转动 90°；C. 身体转动 180°，由仰卧变为俯卧而头位保持不变；D. 继续转头 90°至面部向下，再继续转头 90°至患耳向下；E. 回到平卧位。每次头位变换须迅速在 0.5s 内完成，每一体位保持 30～60s 直至眼震消失，整个过程头部转动共 360°。

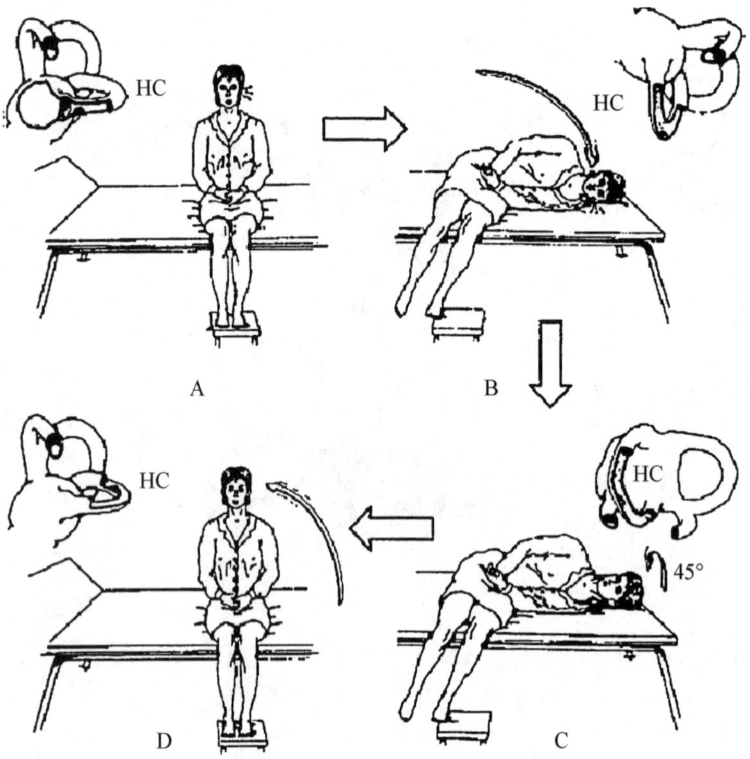


图 6-8 背地性水平眼震 BPPV (左侧)的复位

A. 坐位;B. 向左侧卧;C. 眩晕消失后向右转 45°;D. 眩晕消失后坐起。

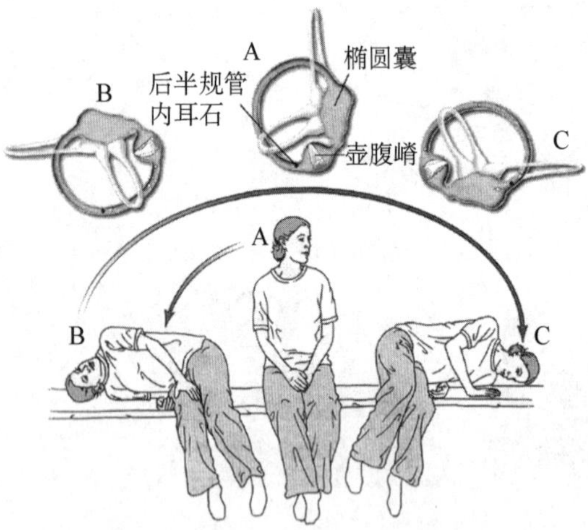


图 6-9 Semont 法治疗后半规管 BPPV

A. 患者坐于检查台头向健侧转 45°;B. 患者迅速向患侧躺下(与受累的后半规管平面平行),直到头 20°悬位;C. 1min 后,患者经过开始的坐位向对侧躺下,保持头偏向健侧 45°不变(鼻 45°向地),保持该体位 1min 后缓慢回到坐位。

3. *Brandt-Daroff 法治疗后半规管嵴顶结石症* 该法要求患者反复运动到激发体位,每日数次。患者首先坐位,然后快速进入引起眩晕的体位(图 6-10)。眩晕发作时伴有扭转或向上的眼震。患者在眩晕体位停留至眩晕消失,然后再次坐起。通常回到坐位还会出现眩晕,但眩晕的强度和持续时间都降低。如果眼震再次出现方向则相反。患者在坐位停留 30s,再倒向对侧,停留 30s,坐起。患者重复进行这种运动过程,直到眩晕消失。整个过程每 3 小时重复 1 次,直到患者连续 2d 无眩晕发作。这一方法可能的机制:耳石碎片自壶腹嵴脱离,头运动中不再影响壶腹嵴;或者是中枢适应,适应的结果使中枢系统对来自后半规管信号的反应下降。这一方法加以修正后可以用于治疗水平半规管嵴顶结石症,让患者在水平面内重复运动。

4. *Yacovino 法治疗前半规管 BPPV* 见图 6-11。

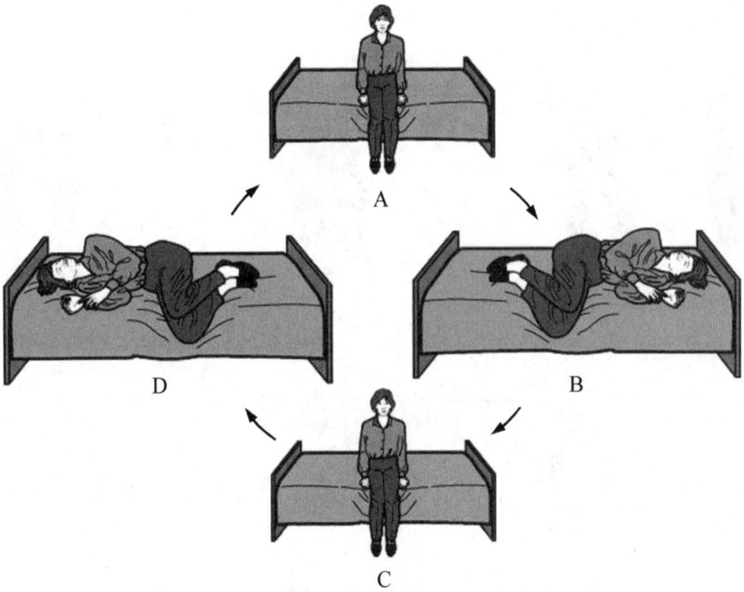


**图 6-10 Brandt-Daroff 法治疗后半规管嵴顶结石症**
A. 正坐；B. 头左转，倒向右侧；C. 坐起；D. 头右转，倒向左侧，然后再坐起。

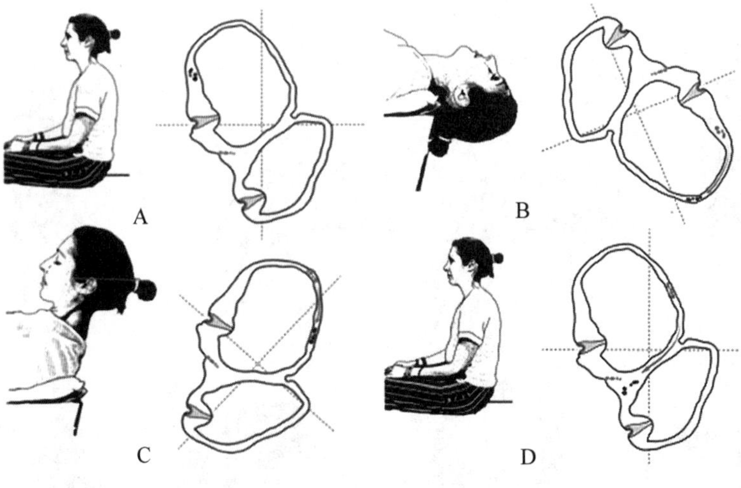


**图 6-11 Yacovino 法治疗前半规管 BPPV**
A. 坐位；B. 悬头 45°；C. 抬头 3～5min；D. 恢复坐位。

### (二)水平半规管耳石复位方法

1. Gufoni 手法治疗水平管背地性 BPPV 见图 6-12。

2. Gufoni 手法治疗水平管向地性 BPPV 见图 6-13。

3. Barbecue 复位法 见图 6-14。

4. 强制延长体位向地性左侧水平半规管 BPPV 见图 6-15。

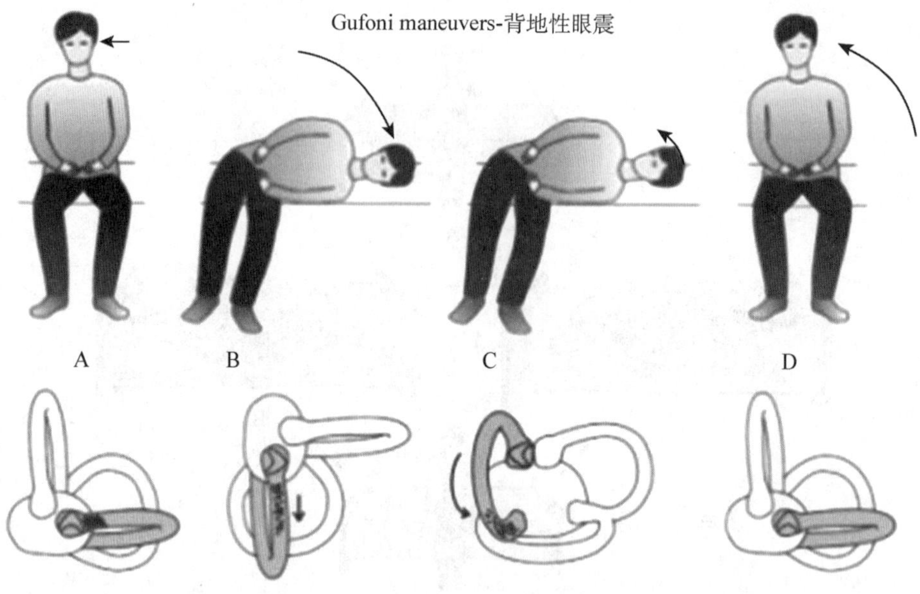


图 6-12　Gufoni 手法治疗水平管背地性 BPPV

A. 坐姿，碎屑附着在嵴帽或左侧 HC 的前部；B. 倒向受累侧，颗粒向 HC 的后部移动，并产生壶腹内淋巴流和强烈的水平眼震，远离地面跳动(本例中为右跳眼震)；C. 头部向天花板旋转后，颗粒进一步向后部移动并落入前庭，再次导致壶腹内淋巴流，眼震向健康(右侧)。每个体位保持至少 2min 或直到眼球震颤消失；D. 恢复直立姿势。

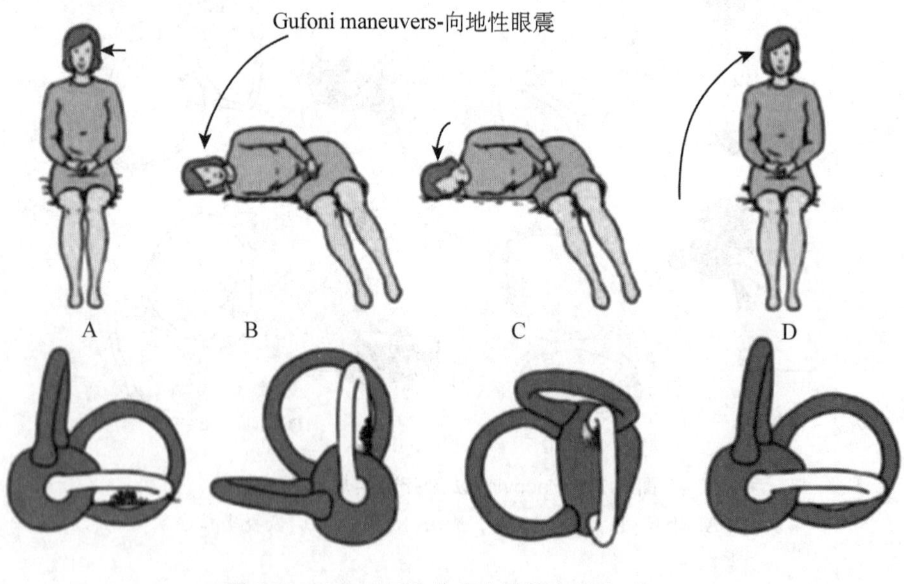


图 6-13　Gufoni 手法治疗水平管向地性 BPPV

A. 患者位于坐位和碎片位于水平半规管的中部；B. 将患者移至右侧健康侧，而不改变头部相对于肩部的位置。当头部与床接触时，动作迅速且减速。随着这一运动，碎片远离壶腹；C. 几秒钟后，头部向下旋转约 45°，以利于碎片在重力作用下从中排出；D. 约 2min 后，患者恢复坐姿。这个动作可以重复 3 次。

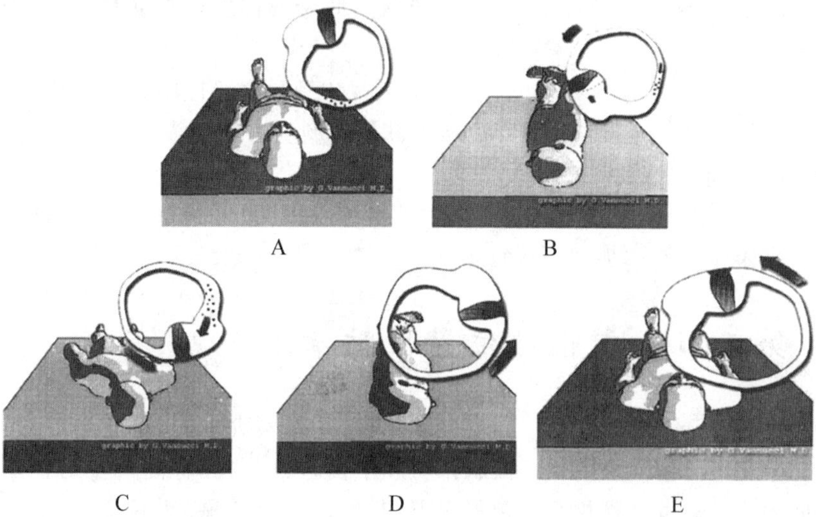

图 6-14 Barbecue 复位法

A. 平卧；B. 向左翻转 90°；C. 眩晕消失后向左转 90°；D. 眩晕消失后向左转 90°；E. 眩晕消失后向左转 90°，眩晕消失后坐起。

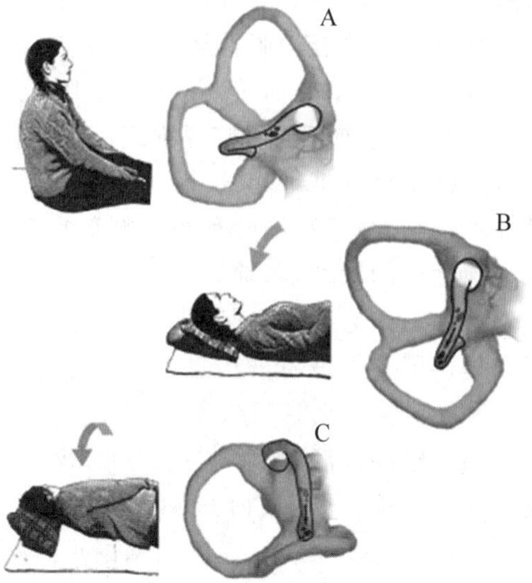

图 6-15 强制延长体位向地性复位法

A. 从坐姿开始(头朝前)；B. 患者以仰卧位躺下；C. 将患者头部向健康侧(右侧)旋转 90°。该位置保持 12h。图中显示水平半规管中耳石的移动情况。

## 六、并发症处理

1. 耳石的异常移位　后半规管 BPPV 在耳石复位时，偶尔可见出现耳石误入前半规管及水平半规管 BPPV 的情况，可能是由于在治疗中或治疗后卧位时耳石碎片移入前半规管或水平半规管。这些继发性 BPPV 均可治愈。治疗过程和随访评价过程中注意观察眼震，有助于发现 CRT 的这些并发症并适时处理。

2. 眩晕、恶心　检查和治疗过程中有些患者可能出现较剧烈的眩晕和恶心，要求患者在诊室坐位安静休息，好转后再离开；敏感患者可在检查或复位前服抗胆碱能制剂进行抗吐处理。

3. 复位后残留症状　成功治疗 BPPV 后，一些患者仍然报告有不稳定、头晕、定向障碍、模糊或嗜睡的非特异性感觉，称为残留头晕(RD)，RD 的发生率在 29.6%～61%，RD 的持续时间从几周至几个月。RD 延迟恢复的可能原因：①年龄(老年人)；②诊断前眩晕的持续时间，CRP 前眩晕的持续时间可导致中枢适应延迟；③焦虑情绪；④糖尿病、肥胖、偏头痛等；⑤BPPV 患者复位后脑结构和功能的变化；⑥椭圆囊功能障碍或共存未诊断的前庭功能障碍；⑦残余物在耳道中的持续存在，不足以引起杯状偏斜和眼震；⑧交感神经失调可能是一个可能的原因(RD 类似自主神经功能障碍症状)。

干预：BPPV 快速诊断、尽早治疗、适当的康复计划可显著改善 RD。

## 七、疗效评估

1. 评估时间　短期为 1 周；长期为 3 个月。

2. 痊愈　眩晕或位置性眼震完全消失。

3. 有效　眩晕或位置性眼震减轻，但未消失。

4. 无效　眩晕和位置性眼震无变化，加剧或转为其他类型的 BPPV。

（吴子明　张素珍　钟时勋　王锦玲　王尔贵）

# 第二节　中枢性位置性眩晕

中枢性发作性位置性眩晕（central paroxysmal positional vertigo，CPPV）是一组中枢源性的发作性位置性眩晕，由头部位置相对于重力改变引发的眼球震颤，归因于影响前庭-小脑中枢通路的疾病。CPPV 首次由 Riesco-Macllure 在 1957 年提出，后来逐渐被人们所认识。虽然 CPPV 发病率远不如 BPPV 高，但其临床表现与 BPPV 相似，鉴别诊断十分困难，容易造成误诊，导致临床不良后果。目前尚没有严格评估 CPPV 的患病率的研究；但有的回顾性研究报道称，11%～12%的位置性眼球震颤是中枢性的，因此其在这些临床环境中并不少见。故本文将从 CPPV 的发病机制、病因、临床表现、诊断和治疗来阐述其相关问题。

## 一、发病机制

外周前庭系统由球囊、椭圆囊和半规管组成，外周前庭装置内的神经上皮毛细胞通过第Ⅷ脑神经（前庭耳蜗神经）的前庭神经将信号传递到第四脑室背外侧区的前庭核（每侧前庭核分为 4 个亚核，分别标记为上前庭核、外侧前庭核、内侧前庭核和下前庭核）。一些细胞核仅接受初级前庭神经传入，但大多数接受来自小脑、网状结构、脊髓和对侧前庭核的传入，从而调整姿势、肌张力和眼睛位置以响应头部在空间中的倾斜和加速。

前庭外侧核团和内侧核团分别形成外侧和内侧前庭脊髓束：外侧前庭脊髓束沿脊髓同侧向下延伸，并与运动神经元相连，以维持伸肌张力和平衡；内侧前庭脊髓束仅延伸至颈段和胸上段，对控制颈、头位置起重要作用。

主要来自内侧前庭核的纤维，同时也来自所有其他前庭核的纤维，在有大量髓鞘的内侧纵束中连接至动眼神经核、滑车神经核和外展神经核，从而介导了前庭眼反射（VOR）。前庭神经的一些纤维绕过前庭核，直接连接小脑的绒球小结叶，也称为前庭小脑或古小脑，绒球小结叶和小脑蚓部也接收来自前庭核的脉冲，与前庭核有几个相互连接，此外，一条通过丘脑腹后侧到皮质的上升通路提供了头部位置的信息，与顶叶皮质的视觉和触觉空间信息相结合（图 6-16）。

通过这些神经解剖学，我们可以理解前庭系统的功能，即通过前庭眼反射（vestibulo-ocular reflex，VOR）维持视觉固定，改变空间中的头部和身体位置及伸展或直立的身体姿势。视觉固定的维持还需要通过动眼神经整合器，两侧的前庭神经核随后与动眼神经核结合，产生相应的信号，以在头部移动时将眼睛保持在原位。

任何影响前庭核或其突起的病变，尤其是与小脑之间的投射，都会导致眩晕症状和相关眼球震颤体征。

垂直向的 VOR 通路，如图 6-17 所示，其直接通路主要分为兴奋性和抑制性两类，其中兴奋性的上向和下向前庭眼动传导束：

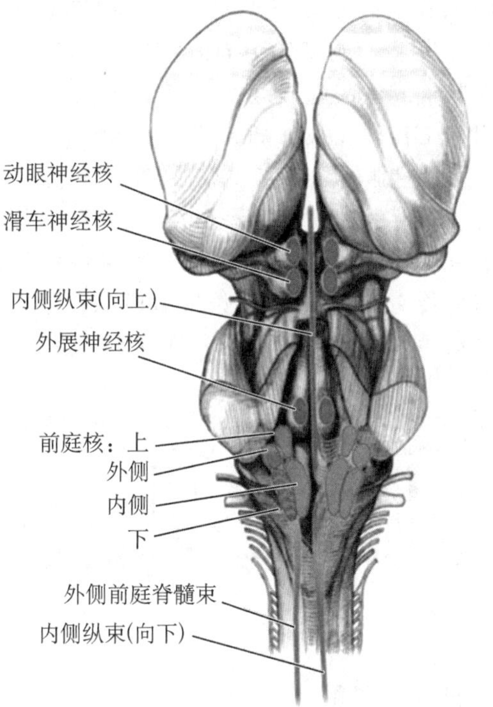


**图 6-16 前庭神经核及其连接**

引自 Blumenfeld H. 脑干Ⅰ:表面解剖学和脑神经。在:神经解剖学通过临床病例. 第2版. 桑德兰:Sinauer 协会,2010:524.

①起自前庭神经内侧核(media vestibular nucleus,MVN),进入对侧内侧纵束(medial longitudinal fasciculus,MLF)向上传导,至眼动神经核团,即兴奋性 MVN-MLF 通路;②抑制性的上向和下向的前庭眼动传导束,起自前庭神经上核(superior vestibular nucleus,SVN),经同侧 MLF 向上传导,至眼动神经核团,即抑制性 SVN-MLF 通路,抑制性通路属于辅助通路;③另外一条兴奋性的上向前庭眼动传导束,腹侧被盖束(ventral tegmental tract,VTT)将前庭上核(SVN)连接到第三神经(Ⅲ)核中的上直肌和下斜运动神经元,前庭核接收上半规管兴奋性传入,产生向上的眼球慢速运动。VTT 自 SVN 发出后,在脑干下段走行于小脑上脚的腹外侧,在脑桥中段弓形向内走行并进入脑桥腹侧被盖,紧贴脑桥被盖网状核的上极,在此水平交叉(该交叉在人类可能位于脑桥后基底部),之后在对侧脑桥上段的腹侧被盖内向喙侧走行,与内侧丘系相邻,止于动眼神经核的上直肌和下斜肌运动神经元,即兴奋性上向 SVN-VTT 通路。兴奋性 SVN-VTT 通路对于介导向上的眼速前庭信号和向上的眼位置信号很重要,在脑桥病变中,向上的 VOR 增益降低,出现上跳性眼震 UBN。

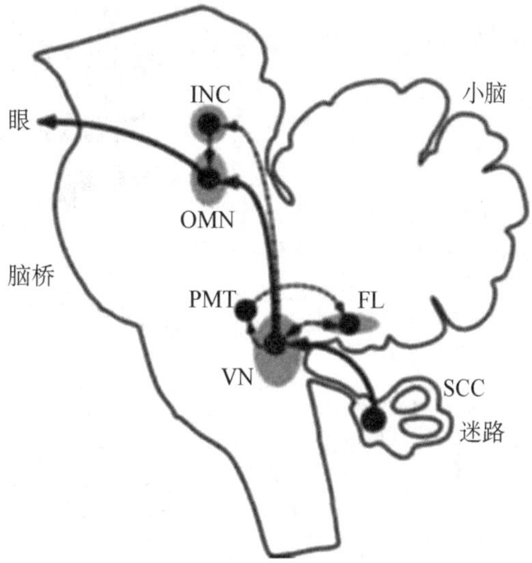


**图 6-17 垂直前庭反射(VOR)通路**

直接通路(实线):三级神经元从垂直半规管(SCC)到前庭核(VN),再从那里到垂直眼运动神经元(OMN)。间接通路:一条多突触通路(虚线)连接 SCC、VN 和用于垂直凝视的脑干积分器(nucleus intertialis Cajal,INC)与 OMN。环路(虚线),对 VOR 适应和凝视保持很重要,连接 VN,旁中央束神经元(PMT)和小叶(FL)。

在核间性眼肌麻痹中观察到的结果表明,内侧纵束(MLF)参与向上和向下前庭信号的传递。由于没有因局灶性脑干损伤引起的 DBN 临床病例报道,因此可以假设向下前庭信号的传递仅取决于 MLF,而向上前庭信号的传递则涉及 MLF 和 VTT。导致 DBN 的主要局灶性病变累及小脑绒球和(或)旁绒球。显然,这种结构抑制 SVN 及其兴奋性传出通路(即 VTT),但不抑制向下的前庭系统。因此,绒球病变可能导致SVN-VTT 通路的去抑制,从而导致眼肌运动神经元的驱动相对多变,导致眼球向上缓慢偏倚。UBN 也是由累及尾部髓质的病变引起的。该区域的一个区域可以形成涉及向上凝视的反馈回路的一部分,起源于 VTT 的侧支,先后包括尾部髓质、绒球和 SVN。因此,由局灶性中枢病变引起的自发性垂直眼球震颤的主要类型是由 SVN-VTT 通路的原发性功能障碍引起的,SVN-VTT 通路在脑桥或尾部髓质病变后变得低活性,从而引起 UBN;在绒球病变后过度活跃,从而诱发下跳性眼球震颤 DBN。如图 6-18 所示。

最近的一项研究提出了一种模型,假设病变涉及前庭小脑通路,该通路将估计的重力传递到旋转反馈,该模型模拟在耳下位置产生了与重力相关的背地性眼球震颤,如

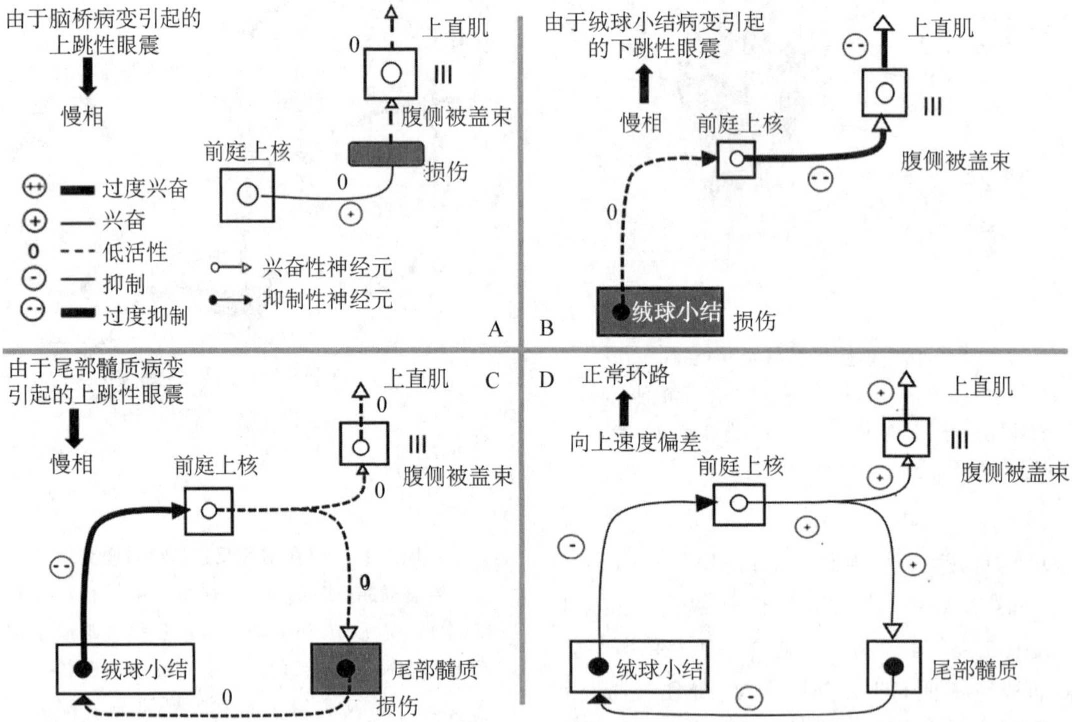


**图 6-18 垂直眼球震颤的假设病理生理学**

仅显示小脑-脑干通路(一侧),假定主要参与原发位置上跳眼球震颤(UBN)或下跳眼球震颤(DBN)。A. 脑桥病变引起的 UBN:起源于上前庭核(SVN)的腹侧被盖束(VTT)可能受损(双侧;见文字),因此眼肌运动神经元相对于不变的向下系统相对低活性,引起向下缓慢的眼球偏移。B. 绒球小结病变引起的 DBN:由于绒球小结通常抑制 SVN,因此与不变的向下系统相比,病变导致下游通路的去抑制,因此眼肌运动神经元相对过度兴奋,引起向上缓慢的眼球偏差。C. 由于尾部髓质病变引起的 UBN 病:尾部延髓[Roller 的细胞核和(或)副正中束的细胞群]可能从 SVN 接收侧支并通过可能的抑制途径投射到绒球小结受损。结果是抑制性绒球前庭神经元的去抑制,然后过度激活,引起下游通路(VTT)的过度抑制,即相对于向下系统的低活性,因此(如 A)眼睛缓慢向下偏差;D. 正常回路,源自在 A、B 和 C 中观察到的临床结果及已知的猫和猴的解剖学实验数据。该回路可能专门涉及向上的前庭系统,并且在向下系统中似乎没有等效物;结果可能是正常状态下的轻微向上速度偏差。

图 6-19 所示。这一通路的中断导致估计重力信息的丢失，并导致沿头部的鼻枕轴向鼻子倾斜。因此，当仰卧时头部转向一侧时，由于头部旋转的反馈信号不恰当，会出现持续的背地性位置性眼球震颤。相反，扁桃体病变中持续的向地性眼球震颤可以用代偿旋转反馈来解释，由于负偏倚，沿鼻枕轴远离鼻子。大多数患者的正常垂直感反映了前庭-眼反射的直接通路不需要被破坏就会产生持续性的向地性位置性眼球震颤。

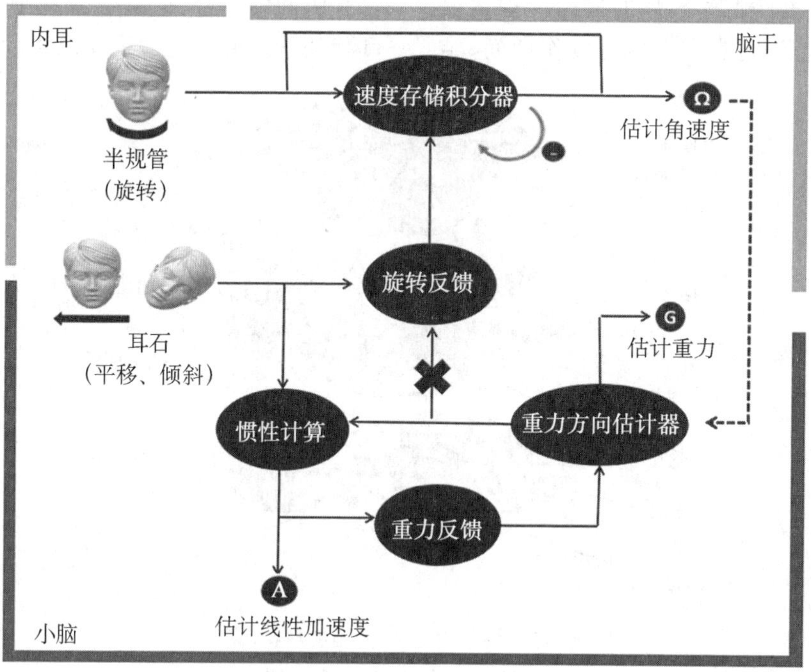


图 6-19　CPN 模型

头部旋转由内耳的 SCC 感知。在这里，相对内淋巴运动由壶腹帽检测，当壶腹帽偏转时，产生指示头部旋转的神经信号。然后通过脑干中的速度存储积分器集中重建头部的角速度估计，该积分器考虑了 SCC 动力学的固有缺陷。一个负反馈回路被添加到积分器，以防止噪声积累在积分器的输出。头部在空间中的平移和相对于重力的倾斜是由内耳的耳石器官感知的。SCC 提供的关于头部方向相对于重力的额外感官线索，通过向小脑中的重力方向（即头部倾斜）估计器传递信号，帮助解决重力惯性模糊，该估计器随时间整合头部旋转速度。重力方向估计器提供重力矢量的估计，然后可以从重力惯性加速度中减去重力矢量来计算惯性并估计头部线性加速度（即头部平移）。在重力方向估计器中加入重力反馈环，防止了因噪声信号积分引起的误差积累，使重力估计向重力惯性加速度方向逼近。最后，在速度存储积分器中添加一个传递虚拟角速度信号（即估计的重力方向与重力惯性加速度的交叉矢量积）的旋转反馈环，以防止角速度估计不准确，从而导致重力方向估计不正确。结节和小舌似乎负责估计重力方向，并将此信号输入旋转反馈回路。在持续性向地性 CPN 中，病变（交叉）涉及前庭-小脑通路，该通路将估计的重力传递到旋转反馈，在耳朝下位置时，造成估计的重力方向沿头部鼻枕轴向鼻子偏倚。实际重力和估计重力之间的持续不匹配迫使旋转反馈回路使重力估计方向向实际方向靠拢，从而产生异地向性眼球震颤。在持续向地性 CPN 中，机制类似，只是偏压方向相反（即远离鼻部）。在阵发性（向下跳动和向地性）CPN 中，结节和小舌的功能障碍会引起 SCC 明显的旋转后反应，从而导致对角度和重力方向的错误估计（圆圈线）。

目前有研究表明,CPPV与小脑蚓部、结节和(或)蚓垂、扁桃体、第四脑室背外侧区,以及上、中、下小脑脚和延髓外侧、脑桥与舌下神经前置核的病变有关(图6-20)。

在那些无明显结构病变的病因的患者中,中枢性位置性眼球震颤的病理生理情况仍不清楚。在前庭偏头痛患者发作期间,结节和蚓垂可能抑制前庭神经核,作为前庭神经核异常激活的适应性/代偿反应,会导致位置性眼球震颤和眩晕。与VM相关的CPN的另一种机制与枕叶皮质扩散抑制的存在有关(即去极化传播波导致神经高度兴奋,随后是长时间的神经抑制,导致皮质脑组织灌注和代谢的改变),是偏头痛眩晕的潜在原因。

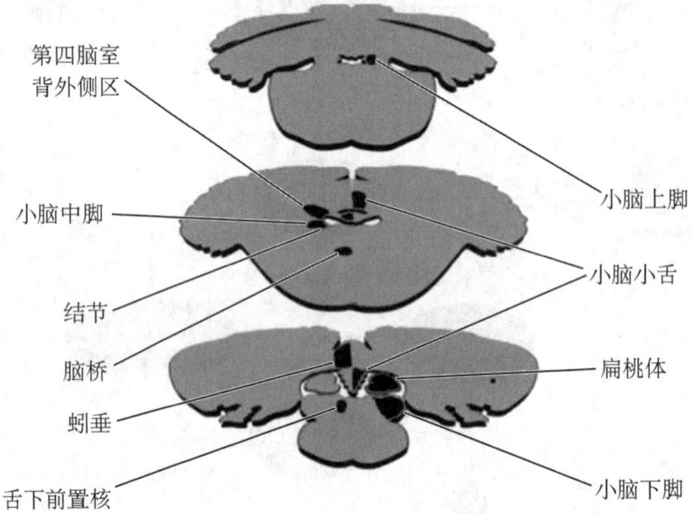


**图6-20 与CPN的相关结构**

为了清晰起见,每个结构只在一侧描绘。

## 二、病因

中枢性位置性眩晕(central positional vertigo,CPV)常见的病因中提示有小脑和(或)脑干存在的结构性或弥漫性受累。

结构性病变包括卒中或短暂性脑缺血发作、脱髓鞘如多发性硬化、肿瘤(前庭神经鞘瘤、海绵状畸形、血管母细胞瘤和髓母细胞瘤)和小脑扁桃体下疝畸形。其中,眩晕或眼球震颤可能与小脑后下动脉(PICA)区域、小脑前下动脉(AICA)区域或小脑上动脉区域的小脑缺血性卒中有关。当梗死区域累及小脑脚、绒球、结节、蚓垂时,其眩晕或眼球震颤的表现更常见,较少见于小脑半球远侧的小病变。累及延髓尾部、脑桥或中脑的脑干梗死也可有眩晕的表现。

弥漫性病变包括退行性、遗传性、自身免疫/副肿瘤疾病。例如,帕金森病、多系统萎缩、进行性核上性麻痹、发作性共济失调、前庭性偏头痛、肌萎缩性侧索硬化症、X-连锁肾上腺脑白质营养不良、特发性震颤、副肿瘤综合征等。

## 三、临床表现

BPPV与CPPV患者常以阵发性、位置性眩晕/头晕为主诉来诊,Dix-Hallpike试验、Roll试验、头悬位试验等体位可诱发出位置性眼震,试验方法见图6-21所示。CPPV患者的发作表现与BPPV的发作相似,但眼震发作时间通常比BPPV短。与BPPV不同的是,CPPV的眼震不对应于受刺激的管平面,通常是纯垂直的,最常见的是下跳性眼震,或纯扭转性眼震，此外还可见到非向地性水平型眼震、向地型眼震和混合型眼震。眼震出现时没有潜伏期或潜伏期短至5s，不表现出BPPV中眼球震颤的渐强-减弱特性或疲劳性，也不受固视抑制。除了这一特征性眼球震颤外，CPPV患者经常表现出小脑和其他神经系统体征，包括小脑功能障碍如共济失调和周期性交替和凝视诱发的眼球震颤。总结见表6-4。

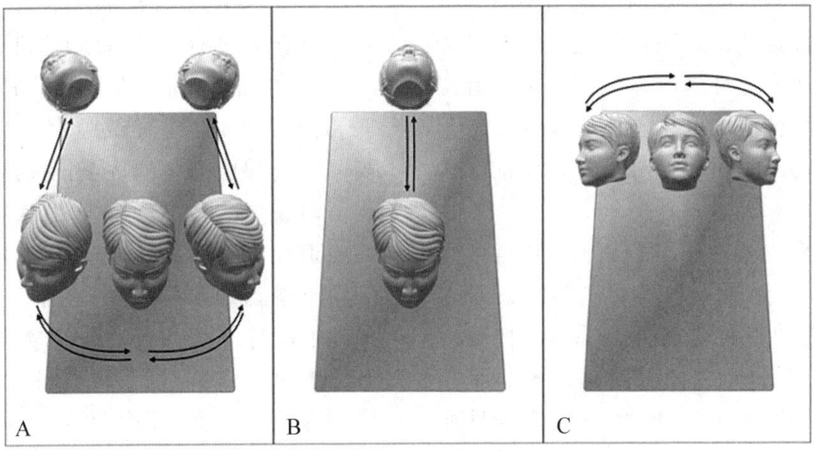


**图6-21 CPN的临床评估-定位试验**

A. Dix-Hallpike位；B. 直头悬垂位；C. Pagnini-McClure位。

**表6-4 CPPV和BPPV典型临床特征区别**

| | BPPV | CPPV |
|---|---|---|
| 变位操作后的潜伏期 | 1～5s(h-BPPV较短，取决于头部转动和耳石的加速) | 0～5s |
| 眼球震颤的持续时间 | 5～60s(管石症患者更长) | 5～60s |
| 眼球震颤的方向 | 在受影响半规管平面的刺激期间；p-BPPV和a-BPPV的扭转/垂直；水平见于h-BPPV | 纯垂直；纯扭转，不能归因于受刺激的半规管平面 |
| 可疲劳性 | 常见于PC-BPPV和a-BPPV，在h-BPPV中罕见 | 可能 |
| 发作时眼球震颤和眩晕的病程 | 典型的渐强-渐弱，在h-BPPV中不常见 | 可能渐强-渐强 |
| 眩晕 | 典型 | 典型，但有例外 |
| 恶心和呕吐 | 在单次诱发操作中罕见(与剧烈眼球震颤相关，在多次操作后并不少见) | 在单次诱发操作中频繁出现(不一定)，伴有强烈的眼球震颤强度 |
| 病情的自然病程 | 70%～80%的患者在数周内自发恢复 | 自发恢复罕见 |
| 相关的神经系统体征和症状 | 没有 | 常有小脑和脑干动眼神经体征 |
| 脑成像 | 正常 | 第四脑室背蚓和(或)背外侧病变 |
| 复位疗法 | 位置性眼球震颤在适当的体位治疗后消失 | 复位治疗难治性 |

BPPV. 良性阵发性定位性眩晕/眼球震颤；CPPV. 阵发性体位性眩晕/眼球震颤；a. 前；h. 水平；p. 后。

位置性眼球震颤的轨迹与头部参考坐标中的半规管不一致，例如纯垂直或纯扭转位置性眼球震颤（前提是视觉固视受阻），提示中枢神经系统疾病。反复体位检查后疲乏或在适当的耳管复位操作后消退提示中枢性病因。强烈的位置性眼球震颤伴几乎没有眩晕感也可能提示中枢性病因。位置性下跳性眼球震颤特别可能具有中枢性病因，但眼球上极向患耳跳动的小扭转部分可能提示前半规管 BPPN。

中心水平位置性眼球震颤（尤其是向地性）有时与床旁水平管 BPPV 的眼球震颤难以区分，但在中枢位置性眼球震颤中，强度通常最初达到峰值，并随着时间的推移呈指数下降，移除固定后，向地性中枢位置性眼球震颤患者通常也会出现低强度水平中央前庭眼球震颤，坐位和仰卧位相似。关于仰卧时的眼球震颤方向，仰卧位滚动试验在耳朝下位置诱发的向地性眼球震颤如果继续沿同一方向跳动，则可称为“同侧”，如果沿相反方向跳动，则称为“逆向”。与向地性水平管 BPPV 不同，向地性中枢位置性眼球震颤的眼球震颤强度通常在右耳和左耳向下位置相似。

最近的一项研究根据刺激位置的变化分析了阵发性 CPN 的模式，并揭示了 3 种不同的亚型：①阵发性下跳性眼震，主要出现在躺下、直悬头部或 Dix-Hallpike 动作时头部旋转后。这种阵发性下跳性 CPN 可能伴随水平和扭转成分，这取决于在定位过程中受到刺激或抑制的半规管。②阵发性上跳性眼震，当患者从仰卧位、直头悬垂位或 Dix-Hallpike 位恢复直立位后，头部向前旋转时出现。③阵发性背地性眼震，侧卧时易出现。这些患者的位置性眼震在体位变化时眼震方向可变。

此外，退行性和遗传性共济失调中均有阵发性和持续性下跳性、上跳性、非向地性和向地性 CPN 的报道，一些退行性和遗传性共济失调的特征性表现为 CPN，如多系统萎缩和脊髓小脑性共济失调 6 型（SCA6）。此外在 SC31 中也报道了 CPN。

已有单独的报道显示，在自身免疫性和（或）副肿瘤性小脑疾病中存在 CPN，例如，在霍奇金淋巴瘤中，直垂和仰卧位时，阵发性下跳性的眼球震颤与浦肯野细胞抗体——Tr 抗体有关，在位置试验中，非向地性眼球震颤与胰腺肿瘤中的抗 Hu 抗体有关。在抗谷氨酸脱羧酶（GAD）抗体高滴度的患者中，有报道在直垂头部时出现阵发性位置上跳动和向下跳动的眼球震颤，在位置试验中出现向地性眼球震颤。直垂头部时的位置性向下和向上跳动眼震，以及位置试验中的非地性和向地性眼震也与高滴度的抗神经节苷脂抗体有关。

绒球小结叶主要与前庭神经核和前庭神经相联系，称为前庭小脑（vestibulocerebellum），在进化上该部出现最早，故又称为原小脑（archicerebellum），与身体平衡功能有密切关系，其反射进行的途径为：前庭器官（内耳）→前庭核→绒球小结叶→前庭核→脊髓运动神经元→骨骼肌。

其中，绒球/旁绒球损害后常表现如下。

1. 下跳性眼震 DBN（常为自发性） 绒球/旁绒球主要与慢速眼球运动有关，在垂直平面，主要控制下向慢速眼球运动（约 90% 的浦肯野细胞）。其发出抑制性的绒球-前庭束投射到前庭神经上核 SVN，对 SVN 进行持续性的张力抑制。绒球/旁绒球的损伤可以引起 SVN 的失抑制，使兴奋性上向 SVN-VTT 通路过度兴奋，传导上提眼肌运动神经元的神经冲动过强，导致上向和下向的兴奋性眼动张力不平衡，引起眼球缓慢向上偏移，从而引发向下的纠正性垂直扫视，即 DBN。DBN 的眼震振幅较大（10°～15°），在向侧方凝视和（或）会聚运动时振幅增加。猴子绒球的切除或功能丧失导致凝视障碍，从而导致不能凝视和反跳性眼球震颤、扫视后漂移、追踪受损和前庭眼反射(VOR)受损。

2. 凝视诱发性眼震(GEN)　是指眼球离开原位在离心固视位产生的眼震,眼震快相方向与注视方向一致。其中反跳性眼震可与 GEN 伴发出现,可能与脑干、小脑等整合中枢的纠正侧视时向心性漂移有关。

3. 扫视、跟踪和视动眼动异常　表现为扫视辨距不良、扫视性跟踪、反向视动等。当视觉系统察觉到视野边缘的目标时,眼球运动系统能快速地转动眼球,将兴趣目标的影像投射到中央凹上,这种类型的眼球运动被称为扫视。跟踪系统是一种随意的眼动控制系统,它能使缓慢移动(<30°/s)的目标保持在观察者的视网膜中央凹上。单侧小脑扁桃体(绒球旁叶)病变选择性损伤病变侧视跟踪,而不影响前庭功能。在个案报道中,1 例单侧小脑扁桃体梗死患者仅在黑暗中表现出轻度的患侧自发性眼球震颤,伴有轻度 SVV 偏斜(向健侧)而无眼偏斜反应(OTR)表现,同侧视跟踪受损,但 VOR 反应正常—VOR 抑制失败。

此外,还可能出现重塑适应损害,甩头幅度/方向异常,对侧 OTR/交替性反向偏斜。

在人类中,孤立的绒球叶梗死很少见,因为绒球叶的血供主要来自小脑前下动脉的一个分支,该分支同时也向背外侧脑桥和内耳供血。因此,前庭周围结构和前庭核同时损伤通常掩盖了由绒球损伤引起的表现。急性单侧绒球梗死表现为向病灶侧的自发性眼球震颤、反向眼旋转、SVV 偏斜,双温试验正常,低频刺激时 VOR 增益增加,而高频刺激时 VOR 增益下降,与 CPPV 关系比较小。

另外,小结/蚓垂损害后常表现为周期交替性眼震(PAN)。这种以水平为主的自发性眼球震颤每 90~120 秒改变一次方向。通常,PAN 会在改变方向之前减弱。PAN 归因于小脑对下脑干速度存储的抑制丧失。小结/蚓垂参与前庭重力信号的调节,并直接接受来自前庭神经的传入信号(小结叶-半规管,蚓垂-耳石器),与前庭核有双向联系。累及小结叶和舌叶的小脑梗死可能会出现位置性眼球震颤(Supine Roll 实验诱发的中枢性背地性位置性眼震和悬头位诱发的下跳眼震),水平摇头后出现的短暂下跳眼震(错位性眼震),并且旋转后眼震的倾斜抑制受损,摇头眼震向同侧(可与自发眼震方向相反),旋转 VOR 延长,对侧 OTR/交替性反向偏斜,影响习服,损害平移 VOR,以及空间定向障碍等。

总之,与 CPPV 相关的是扭转或下跳性眼震,中枢性位置性眩晕眼震的主要部位在于小脑小结。

位置性眼震是眼动异常中最常见的类型,急性发作期 VM 患者几乎均可出现中枢性位置性眼震。其中 VM 患者行位置试验时可出现:Roll-test 中水平离地眼震最多见,Dix-Hallpike 中可见向下扭转眼震。鉴别 VM 的要点在于:患者两侧眼震差别小,时间长,可出现眩晕-眼震分离,患者的发病年龄小、发作频繁,复位效果差,自发缓解快,头颅 MRI 正常,不能排除中枢性眩晕。

在位置性眼震中,水平性眼震(仅位置性)最易与 HC-BPPV 混淆;而下跳性眼震(常自发性)有时与 AC-BPPV 混淆;此外,基本无扭转、向上性眼震很难与 PC-BPPV 混淆。BPPV 的眼震特点是具有潜伏期,患者在向患侧卧倒时,到达诱发位置几秒后开始出现眼震和眩晕,眼震和眩晕仅仅在特定的诱发位置出现。眼震强度先是增强后又减弱,持续 5~20s,一般不超过 1min(嵴帽型 BPPV 的眼震持续时间会超过 1min)。当患者由卧位回归坐位后,出现强度稍低、方向相反的眼震。经多次试验后,眼震和眩晕有疲劳性。例如,后半规管 BPPV 的眼震特点是患者头向患侧转 45°快速卧倒后,患耳向地时出现以眼球上极为标志的垂直扭转性眼震(垂直成分向眼球上极,扭转成分向地);回到坐位时眼震方向逆转。

与 BPPV 的眼震不同的是,CPPV 的眼震不具有潜伏期。眼震也不仅在某个特定的位置出现,而是在多个位置都能出现,眼震方向不变。患者在向患侧卧倒时,到达诱发位置后马上就出现眼震(而不像 BPPV 那样有 10s 左右的潜伏期后才开始出现眼震)。眼震强度没有明显的增强或减弱变化。眼震持续时间远大于 1min。当患者由卧位回归坐位后,眼震方向不会出现反向变化,眼震方向不会出现反向变化,没有所谓的“上跳型”和“下跳型”“顺时针”和“逆时针”的变化。经多次试验后,眼震不具有疲劳性。

若患者诱发试验无互换性(半规管不能解释),无外伤的“多管耳石”,复位效果差(眼震不消失),发作次数多(月)但每次持续时间短(数天),诱发试验下跳眼震考虑中枢(AC-BPPV 罕见),有时眩晕-眼震分离,需考虑 CPPV。

## 四、诊断

我们评估体位性眩晕患者的第一步是全面的病史和体格检查,以确定鉴别诊断的关键特征。BPPV 是体位性眩晕最常见的病因,可通过诱发 Dix-Hallpike 的特征性上侧或水平眼震进行诊断。出现体位性眩晕和 Dix-Hallpike 阴性、非典型 Dix-Hallpike 眼震或其他神经系统症状的患者应进行进一步评估,需要对每个疑似有中枢性眩晕的患者进行“HINTS”测试。HINTS 代表头部冲动试验、方向变换凝视诱发性眼球震颤和偏斜试验。仅当患者在执行检查时仍然患有持续性眩晕时,该测试才有效。这是区分外周眩晕和中枢性眩晕的最佳床旁检查。同时神经影像学检查可以帮助我们更好地确诊。

MRI 是显示潜在梗死、肿瘤、出血或脱髓鞘证据(可揭示中枢性眩晕病因)的首选成像方式。如果 MRI 不能使用,可以采用 CT。CT 血管造影和 MR 血管造影可以同时或依次进行,以寻找可能引起眩晕的椎-基底动脉系统的任何阻塞。

CPPV 标准包括阵发性和非阵发性位置性眼球震颤伴随的体位性眩晕或头晕,与中枢眼运动异常、眼尾平衡不平衡或两者均有;所有患者通过手法复位治疗均失败。

## 五、治疗/管理

确定患者患有哪种类型的前庭功能障碍至关重要,因为这决定了治疗方法和开始治疗的紧迫性。外周前庭疾病的主要治疗方法是对症治疗,但一旦确定了中枢性眩晕的诊断,治疗就针对潜在的病因。

CPN 的对症治疗包括可以用止吐药或前庭抑制药(如苯二氮䓬类药物)。最近一项荟萃分析认为,单剂量抗组胺药在 2h 内比单剂量苯二氮䓬类药物更能缓解眩晕。此外,现有证据不支持苯二氮䓬类药物的使用与急性眩晕任何结局的改善有关。其他证据表明,每日使用抗组胺药可能对急性眩晕患者没有益处。

缺血性卒中引起的中枢性前庭功能障碍的治疗可包括紧急静脉溶栓治疗和介入性取栓。如果患者是在发病后 3～4.5 h 内出现急性后循环缺血性卒中,在没有任何禁忌证的情况下,应积极考虑溶栓治疗。如果在 12h 的时间窗口内神经影像学检查提示大血管阻塞,则可以考虑 4.5h 溶栓窗口之后介入取栓。

早期识别脱髓鞘疾病(如多发性硬化症)至关重要,可以对大多数能够耐受的 MS 患者使用皮质类固醇(例如静脉注射甲泼尼龙,每天 1g,持续 3～5 d),防止疾病的迅速进展并造成不良后果。前庭治疗通常对 MS 的中枢性眩晕没有很大的益处。然而,有研究证明它可以改善 MS 患者由于头晕或一般不平衡引起的平衡和残疾。眼球运动功能障碍的治疗既是药物治疗性的,也是非药物性的。对于获得性扭转性眼球震颤,可尝试加巴喷丁和美金刚。下跳性眼球震颤，通常由绒球小结叶病变引起，氯硝西泮、巴氯芬或加巴喷丁可改善一些 MS 患者的眼震。棱镜镜片可对某些类型的眼球震颤和复视有帮助。

此外，在卒中和脱髓鞘的患者中，随着时间的推移，CPN 可能会发生自发的消退。在小脑肿瘤患者中，4-氨基吡啶可能通过增加小叶的代谢活性来改善 CPN。此外，前庭神经鞘瘤、海绵状畸形、血管母细胞瘤和髓母细胞瘤和小脑扁桃体下疝畸形的患者可考虑手术治疗。对于 VM，首先应该找到和去除触发症状和体征的诱因，可以使用偏头痛预防药物治疗。

CPN 的病因治疗取决于其病因，治疗效果的证据大多基于单个病例。例如，在 SC6 中，乙酰唑胺在少数病例中改善了 CPN。副肿瘤性 CPN 可以通过化疗和肿瘤切除减退。在抗 GAD 抗体综合征中，使用免疫球蛋白可减轻患者的 CPN。在抗神经节苷脂类抗体综合征中，尽管我们也观察到患者的自发恢复，但患者在免疫球蛋白/类固醇治疗后显示 CPN 完全或显著改善。

VR 现在是一个积极研究的主题，并且已被证明对多种前庭疾病、外周或中枢疾病有效。VR 是一种物理疗法，有助于训练中枢神经系统以补偿前庭功能障碍。对于大量因中枢性前庭疾病而有不平衡和头晕的患者来说，个性化 VR 程序是一种安全有效的治疗选择。

（毕国荣）

## 参考文献


[1] Eggers SDZ, Bisdorff A, von Brevern M, et al. Classification of vestibular signs and examination techniques: Nystagmus and nystagmus-like movements: Consensus document of the Committee for the International Classification of Vestibular Disorders of the Bárány Society [J]. Journal of Vestibular Research, 2019, 29 (2-3): 57-87.

[2] Shoman N, Longridge N. Cerebellar vermis lesions and tumours of the fourth ventricle in patients with positional and positioning vertigo and nystagmus[J]. The Journal of Laryngology and Otology, 2007, 121(2): 166-169.

[3] Lemos J, Strupp M. Central positional nystagmus: an update [J]. Journal of Neurology, 2022, 269(4): 1851-1860.

[4] Macdonald NK, Kaski D, Saman Y, et al. Central Positional Nystagmus: A Systematic Literature Review [J]. Frontiers in Neurology, 2017(8): 141.

[5] Lui F, Foris LA, Willner K, et al. Central Vertigo [A]. StatPearls [M]. Treasure Island (FL): StatPearls Publishing, 2022.

[6] Voetsch B, Sehgal S. Acute Dizziness, Vertigo, and Unsteadiness [J]. Neurologic Clinics, 2021, 39(2): 373-389.

[7] Pierrot-Deseilligny C, Milea D. Vertical nystagmus: clinical facts and hypotheses [J]. Brain, 2005, 128(6): 1237-1246.

[8] Choi SY, Jang JY, Oh EH, et al. Persistent geotropic positional nystagmus in unilateral cerebellar lesions[J]. Neurology, Wolters Kluwer Health, Inc. on behalf of the American Academy of Neurology, 2018, 91(11): e1053-e1057.

[9] Lee HJ, Kim ES, Kim M, et al. Isolated horizontal positional nystagmus from a posterior fossa lesion[J]. Annals of Neurology, 2014, 76 (6): 905-910.

[10] Kim JM, Lee SH, Cho SH, et al. Cerebellar infarction presenting with isolated positional vertigo: differentiating factors for benign paroxysmal positional vertigo [J]. Neurological Sciences, 2021, 42(3): 1045-1052.

[11] Saha K. Vertigo Related to Central Nervous System Disorders [J]. CONTINUUM: Lifelong Learning in Neurology, 2021, 27(2): 447-467.

[12] Choi JY, Kim JS. Central positional nystag-

mus: Characteristics and model-based explanations[A]. Progress in Brain Research[M]. Elsevier, 2019, 249: 211-225.

[13] Yellin I, Svrakic M. Positional Vertigo[J]. Otolaryngologic Clinics of North America, 2021, 54(5): 913-924.

[14] De Schutter E, Adham ZO, Kattah JC. Central positional vertigo: A clinical-imaging study [A]. Progress in Brain Research[M]. Elsevier, 2019, 249: 345-360.

[15] Hunter BR, Wang AZ, Bucca AW, et al. Efficacy of Benzodiazepines or Antihistamines for Patients With Acute Vertigo: A Systematic Review and Meta-analysis[J]. JAMA neurology, 2022, 79(9): 846-855.

[16] von Brevern M, Radtke A, Clarke AH, et al. Migrainous vertigo presenting as episodic positional vertigo[J]. Neurology, 2004, 62(3): 469-472.

[17] Zhang S, Liu D, Tian E, et al. Central vestibular dysfunction: don't forget vestibular rehabilitation[J]. Expert Review of Neurotherapeutics, 2022, 22(8): 669-680.

# 第7章 中枢性眩晕

来自前庭末梢感受器的头部位置觉信号经由前庭神经投射到位于延髓脑桥交界部位的前庭神经核，在此更换神经元后发出次级投射，分别到达脑干内的眼动核团、脑干网状结构、丘脑、前庭皮质、古小脑和脊髓中间神经元，其中上行通路包括前庭-眼反射、前庭-自主神经反射、前庭-古小脑环路以及前庭-皮质投射，下行通路则主要为前庭-脊髓反射。中枢性眩晕指的是病变累及前庭神经核及核以上关联结构而产生的临床表现，由于病变常同时累及邻近前庭通路的脊髓丘脑束、三叉丘系、脑神经核团或稍远的锥体束、皮质脑干束及古旧小脑等结构，所以眩晕患者常合并中枢神经系统局灶性损害的特征性表现，如偏身感觉障碍、肢体瘫痪、构音障碍、复视、面瘫或小脑性共济失调等。少数微小病灶仅局限于前庭通路本身，患者可以没有或仅有轻微的中枢局灶性损害表现，易被误认为周围性眩晕。急性中枢性眩晕多见于后循环脑梗死，偶见于前循环脑梗死，有时也见于脱髓鞘疾病；发作性中枢性眩晕多见于前庭性偏头痛，较少见于发作性共济失调，近期出现的发作性眩晕也可见于后循环短暂性脑缺血发作；慢性中枢性头晕多见于小脑退行性病变，有时见于皮质下动脉硬化性脑病、正常颅压脑积水或感觉性神经病，肿瘤、畸形及药源性头晕相对少见。本章将重点介绍急性后循环脑梗死和慢性神经退行性病变。

## 第一节　急性中枢性眩晕

约75%的急性中枢性眩晕来源于后循环脑梗死，除眩晕或头晕之外，患者多合并偏瘫、构音障碍或复视等局灶性中枢神经系统损害的表现，头颅MRI检查通常能明确病灶的具体部位和性质。5%～8%的后循环急性脑梗死，病灶微小且仅局限累及前庭神经核、绒球扁桃体或小结悬雍垂等，患者没有肢体瘫痪和(或)构音障碍等中枢损害的表现而貌似周围性眩晕，需仔细鉴别诊断。10%～15%的急性中枢性眩晕来源于脱髓鞘疾病，相对而言，起病稍慢，病灶分布不符合血管支配，且MRI信号与梗死有所不同。本节将主要介绍急性后循环脑梗死。

### 一、功能解剖及生理病理

1. 脑干内的前庭结构　脑干内的前庭核团和传导束路主要位于脑干被盖部。前庭神经核包括内外上下4个亚核，位于第四脑室底部的延髓脑桥交界处，主要接收外周前庭的传入信号，同时接收来自舌下前置核与Cajal间核、绒球及顶核、颈髓和对侧前庭核等结构的部分传入信号。局限性的前庭神经核病变可出现貌似前庭神经炎样的临床表现。舌下前置核位于前庭神经核的内侧，与前庭内侧核共同构成脑干水平凝视中枢。孤立性的舌下前置核病变，常出现快相朝向患侧的水平凝视性眼震。旁正中束细胞群分布于尾侧脑桥和延髓中线附近，接收所有投向眼动核团信息的副本，传出信息投向绒球、旁绒球和蚓部，为小脑优化凝视调控和眼动长时程适应提供反馈，病损后可出现凝视性眼震、上跳性或下跳性眼震。脑桥旁正中网状结构位于脑桥被盖部中线的两侧，接收来自上丘和额叶眼动区等部位扫视信息的传入，发出扫视信号投向眼动核团，病损后可产生朝向患侧的扫视峰速度减低。脑桥被盖网状核位于脑桥网状核腹侧，接收来自额叶眼区、上丘以及顶核、前庭神经核等部位传入信号，主要投向小脑蚓部背侧和绒球等，参与扫视、视追踪和辐辏运动，病损后出现朝向患侧的视追踪异常、扫视峰速度减低和辐辏运动不能。Cajal间质核位于动眼神经核背外侧的中脑网状结构内，主要参与垂直方向凝视的维持。内侧纵束头端间质核位于内侧纵束顶端、第三脑室的腹内侧，接受来自上丘、额叶眼动区及前庭神经核的信息传入，是垂直性扫视的低位启动中枢。病变后产生垂直性眼震和扭转性眼震的快相及垂直扫视峰速度降低。内侧纵束走行于舌下前置核的腹内侧，上达中脑下达高颈髓，左右各有一条，为前庭次级信号的主要投射束路。单侧内侧纵束病变，临床常见核间性眼肌麻痹。腹侧被盖束位于内侧纵束的腹侧，是前半规管次级信号的主要投射束路之一，病损后出现上跳性眼震（图 7-1）。

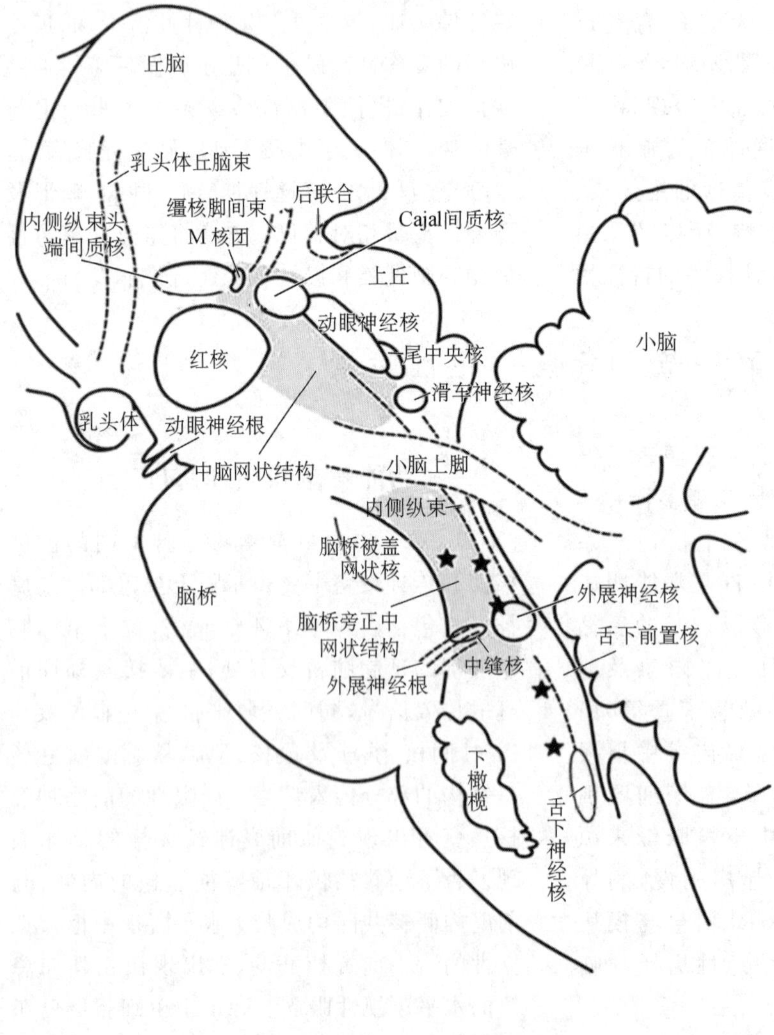


**图 7-1　脑干内调控眼动的相关神经结构**

中脑网状结构中包含内侧纵束头端间质核、Cajal间质核和M细胞群，调控动眼神经核与滑车神经核的活动。脑桥旁中央网状结构包含调控水平扫视的兴奋性爆发神经元和抑制性爆发神经元以及位于中缝核中的全息神经元。舌下前置核位于舌下神经核和外展神经核之间。星号表示旁中央束，主要向绒球发出投射。

2. 小脑内相关的前庭结构　调控各类眼球运动的结构主要位于古小脑，包括绒球、扁桃体和小结叶，后蚓部（属于旧小脑）主要参与调节扫视与视追踪；调控肌张力的结构位于古小脑和旧小脑，后者包括蚓部和旁蚓部（图7-2）。古小脑主要接收来自同侧前庭神经核及部分来自同侧前庭末梢的传入信号，加工后的部分信号经由副绳状体投向同侧前庭神经核、舌下前置核等结构，部分信号经对侧结合臂投射到脑干网状结构与前庭神经核，主要调节眼球运动，部分调节轴肌张力。当一侧绒球病变后，可出现快相朝向患侧的自发性水平眼震、凝视性眼震及朝向健侧的眼偏斜反应，甩头试验高频增益轻中度减低，双温试验正常；当一侧扁桃体病变后，出现朝向患侧的自发眼震、反跳性眼震和视追踪异常；当一侧小结病变后，可出现凝视性眼震、离地性位置性眼震和摇头眼震的倒错，患者向健侧倾倒，有时可见周期性眼震；双侧绒球、扁桃体或小结病变后可出现下跳性眼震。旧小脑主要经由绳状体、部分通过结合臂接受本体觉传入，经由下橄榄核等接收部分视觉和大脑皮质的信号，中脑视束核也向小脑投射部分视觉信号，经小脑加工整合后的信号主要经由结合臂投向红核、脑干网状结构、下橄榄核以及前庭神经核，主要调节视追踪、扫视以及轴肌与四肢的肌张力。单侧后蚓部病变（主要为Ⅶ和Ⅷ叶），朝向患侧的平滑追踪顿挫；单侧后蚓部或结合臂病变可出现朝向患侧的扫视欠冲，一侧顶核或小脑下脚病变则出现朝向患侧的扫视过冲；一侧古小脑和（或）旧小脑病变，可导致同侧躯干及肢体肌张力减低，患者易向后方摔倒（图7-3）。新小脑皮质（小脑半球的外侧区，图7-2）经桥臂接收对侧皮质的传入信号，加工后的信号通过齿状核经由对侧结合臂到达丘脑

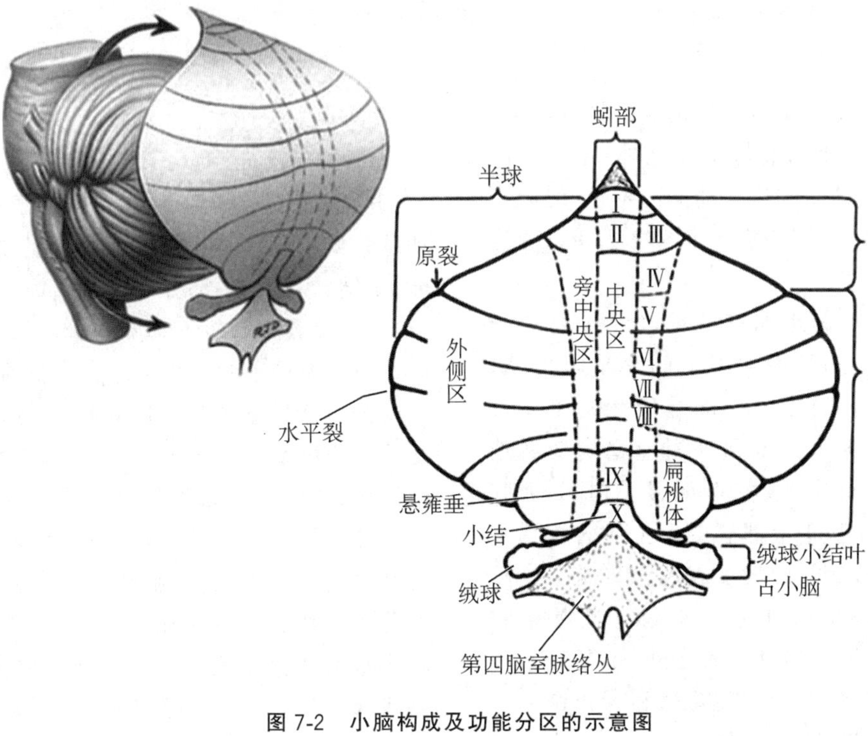


**图7-2　小脑构成及功能分区的示意图**

左上图为小脑前后位示意图，箭头示意刨开后的功能轮廓；右下图为小脑展开后的功能结构区。古小脑为绒球小结叶，旧小脑包括蚓部及旁蚓部，主要调节前庭性眼动与肌张力；外侧区主要为新小脑结构，调节肢体远端的精细运动。

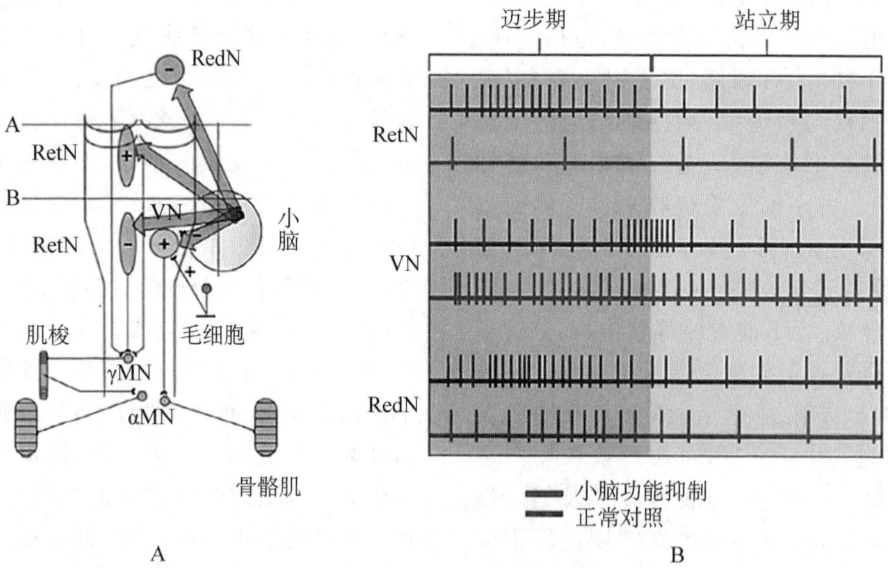


**图 7-3　小脑控制肌张力的模式图**

A. 小脑分别通过前庭-脊髓束、网状-脊髓束和红核-脊髓束，调节肌张力。图中的 A 线和 B 线分别为上丘平面和下丘平面。B. 在迈步期和站立期，网状核团（RetN）、前庭神经核（VN）和红核团（RedN）神经元点火频率的变化。小脑病变后，前庭核去抑制化而兴奋性增高外，伸肌张力增高，脑干网状核及红核团均受到抑制，伸肌屈肌张力均降低。

及大脑皮质，参与调节肢体远端的精细运动。除调控眼球运动与肢体运动之外，小脑还部分参与认知、情感和语言功能的维护，但后者在小脑性眩晕头晕患者中通常并无明显的异常表现。

感受头部转动速度的神经元主要位于下位脑干，在脑桥中部以上的含量较少，感受头部位置及转动方位的神经元则主要位于脑桥以上。当延髓和外周前庭病变后速度感受神经元的信息接收明显受损，因而眩晕感显著，而脑干上部病变后主要为位置觉神经元受损，症状则着重表现为头晕平衡障碍。古小脑（又称前庭小脑）除了直接接收部分前庭末梢的信息传入之外，还与位于下位脑干的前庭核、舌下前置核和旁正中束细胞群存在广泛的联系回路，所以当古小脑病变后，速度感受神经元的功能受损，眩晕感也十分突出（图 7-4）。

## 二、后循环区域血液供应

后循环区域的血供主要来源于椎-基底动脉系统（图 7-5），其中延髓背外侧、扁桃体、小结、蚓部下半部分（悬雍垂、蚓锥和蚓结节）主要接收小脑后下动脉的血供，延髓内侧区接收脊髓前动脉和椎动脉穿支供血；绒球、脑桥被盖部外侧区及小脑中脚（又称桥臂）主要接收小脑前下动脉的血供，蚓部上半部分、结合臂、脑桥上段顶盖与中脑顶盖及齿状核主要接收小脑上动脉的血供；脑桥基底部接收基底动脉穿支供应，脑桥中下段被盖内侧部分接收基底动脉深穿支血供；中脑下段接收小脑上动脉与大脑后动脉分支血供，上段基底部接收大脑后动脉与脉络膜前动脉分支血供，被盖部及顶盖主要接收大脑后动脉分支血供（图 7-6）。当动脉粥样硬化或夹层等严重累及大血管管壁并导致管腔重度狭窄而

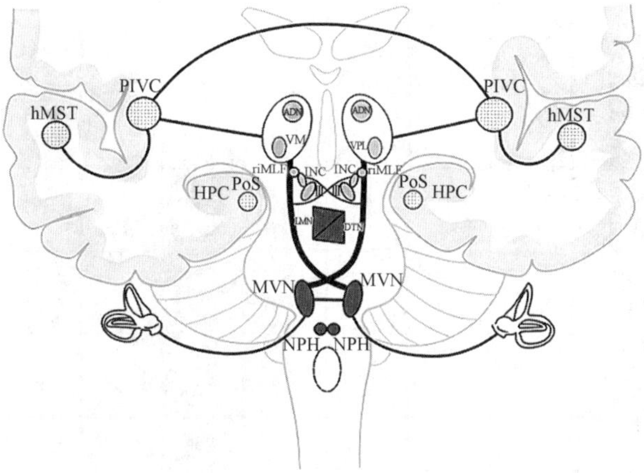


**图 7-4　速度感受神经元与方位感受神经元的分布**

感受头部转动速度(图中黑色核团)的神经元主要位于前庭内侧核、舌下前置核、膝上核和巨细胞旁网状背侧核(图中未标记),在脑干上部的含量较少。感受头部转动方向的神经元(图中灰色核团)主要分布在中脑上部、前背丘脑和前庭皮质。位置觉神经元(图中白底黑网格)主要位于海马,网格细胞位于后部皮质。小脑绒球和小脑蚓部主要投射到延髓。NPH. 舌下前置核;MVN. 前庭内侧核;DTN. 被盖核;LMN. 外侧乳头体核;Ⅲ. 动眼神经核;INC. Cajal 间质核;riMLF. 内侧纵束的头端间质核;ADN. 前背丘脑;VPL. 丘脑腹外侧核;HPC. 海马;PoS. 后部皮质;hMST. 人类颞上回内侧区;PIVC. 顶-岛前庭皮质。

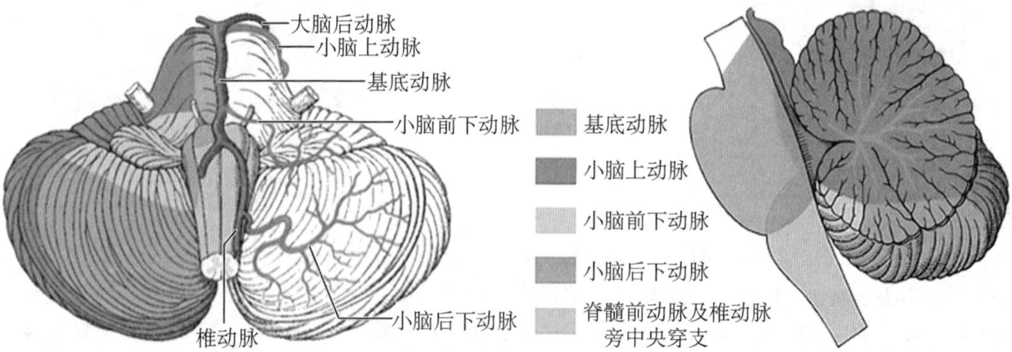


**图 7-5　后循环区域血供轮廓图(左为前后位,右图为侧位)**

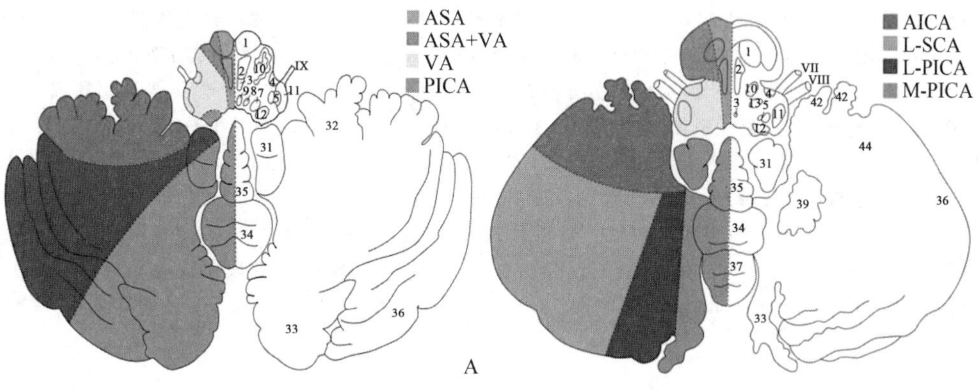

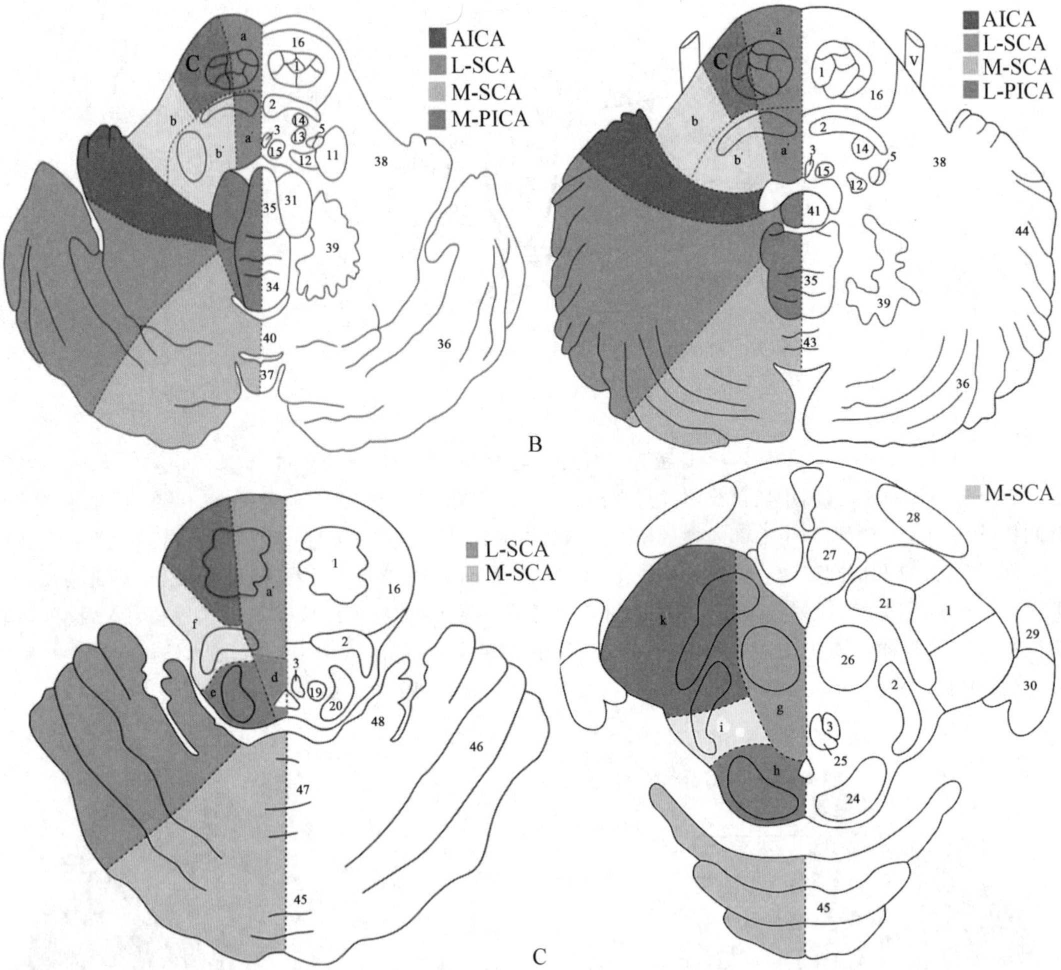


**图 7-6　后循环区重要结构的血供示意图**

A 中左图为延髓中上段的轴位剖面，A 中右图为延髓脑桥交界处的轴位剖面；B 中左图为外展神经核平面脑桥下段的轴位剖面，B 中右图为三叉神经平面脑桥中段的轴位剖面；C 中左图为脑桥中脑交界处的轴位剖面，C 中右图为上丘平面的中脑轴位剖面。ASA. 脊髓前动脉；VA. 椎动脉；PICA. 小脑后下动脉；L-PICA. 小脑后下动脉外侧分支；M-PICA. 小脑后下动脉内侧分支；AICA. 小脑前下动脉；SCA. 小脑上动脉；L-SCA. 小脑上动脉外侧分支；M-SCA. 小脑上动脉内侧分支。a. 基底动脉前内侧供血区；b. 基底动脉长旋支供血区；c. 基底动脉短旋支供血区；a′. 基底动脉穿支供血区；d. 大脑后动脉脚间窝支供血区；e. 小脑上动脉内侧支供血区；f. 小脑上动脉外侧支供应区；g. 大脑后动脉前内侧支脚尖窝动脉供血区；h. 大脑后动脉后侧组分支供血区；i. 大脑后动脉外侧组分支供血区；k. 大脑后动脉外侧组与脉络膜前动脉共同支配区。1. 锥体束；2. 内侧丘系；3. 内侧纵束；4. 脊髓丘脑束；5. 三叉神经脊束核；7. 孤束核；8. 迷走神经背核；9. 舌下神经核；10. 下橄榄核；11. 小脑下脚；12. 前庭神经核；13. 面神经核；14. 上橄榄核；15. 外展神经核；16. 桥核；19. 蓝斑；20. 结合臂；21. 黑质；24. 上丘；25. 动眼神经核；26. 红核；27. 乳头体；28. 视束；29. 外侧膝状体；30. 内侧膝状体；31. 扁桃体；32. 二腹叶；33. 下半月叶；34. 蚓锥；35. 悬雍垂；36. 上半月叶；37. 蚓结节；38. 小脑中脚；39. 齿状核；41. 小结；42. 绒球；43. 蚓坡；44. 单小叶；45. 蚓顶；46. 方形叶；47. 中央叶；48. 中央叶翼。

灌注显著不足时，或当来自心脏内附壁血栓或近端大血管壁的附壁血栓脱落而栓塞远端循环时，或当小动脉（直径 40～300$\mu$m）因严重的动脉硬化或血管炎等发生闭塞时，均可导致相应区域脑组织因严重的缺血缺氧而急性坏死，出现与该部位功能缺损相对应的临床表现。

## 三、临床表现

当梗死病灶累及脑干内的锥体束和（或）脊髓丘脑束时，与前循环梗死一样，患者会出现偏瘫、构音障碍和（或）偏身感觉障碍。与前循环区域有所不同的是，脑干被盖部存在多种脑神经核团，如动眼神经核、外展神经核、面神经核、三叉神经核、疑核及舌下神经核等，这些核团受累后会出现复视、周围性面瘫、面部感觉障碍及真性球麻痹。局灶性中枢损害的这些经典表现，与眩晕头晕相比较，通常持续时间较长，甚至会遗留一定程度的后遗症。急性发作的肢体瘫痪、构音障碍和复视等中枢神经系统损害的特征性表现，高度提示罹患脑卒中的可能，须争分夺秒就医救治。这些特征性表现的英文单词首字母恰好构成 FAST（face 代表面舌瘫，arm 代表肢体瘫痪，speech 代表构音障碍，time 代表时间紧迫）（图 7-7）。FAST 既能提示人们快速识别脑卒中，又能提醒人们时间急迫与迅速救治。小脑内没有锥体束、脊髓丘脑束和脑神经核团，病损本身不会导致偏瘫、面舌瘫和偏身感觉障碍。尽管如此，一旦当小脑发生大面积梗死且合并严重的组织水肿时，却可压迫位于前方的脑干，出现脑干继发性受累的表现，如肢体瘫痪、构音障碍、复视、锥体束征和意识障碍等，严重者可危及生命。累及小脑蚓部、旁蚓部及齿状核等相关结构的病变，可导致构音障碍与饮水呛咳，轻中度损害与锥体束病变后的构音障碍难以鉴别，中重度病变则表现为发音不规则、声音颤动及音调高低不一，即所谓"吟诗样语言"。相对于偏瘫和偏身感觉障碍而言，眩晕及平衡障碍的持续时间较短，多数患者介于数十分钟到数天，少数可达数周或仅仅维持数分钟。眩晕头晕持续时间较为短暂的患者，中枢性眼动异常的持续时间通常也较为短暂，所以对于这类患者，问诊过程应特别注意追溯发病初始阶段的表现，及时全面地完成床旁的神经-耳科查体，防止所收集信息的碎片化、残缺化甚至扭曲化。与偏瘫和构音障碍一样，各种中枢性眼动异常可作为中枢神经系统损害，尤其是后循环病变的特征性标志。兼顾应用的方便性和较高的敏感度及特异性的神经-耳科查体项目，作者的经验是基础性的检查至少应包括下列项目：眼震的观察（非水平性自发眼震或凝视性眼震提示中枢病变）、平滑追踪（又称视追踪）的检查（眼球运动顿挫提示中枢病变）、甩头试验（中枢病变通常阴性）、姿势反射（Romberg 征后倾倒及后牵拉试验阳性，提示小脑蚓部病变）和步态观察（额叶性步态和感觉性共济失调步态等具有特异性的诊断提示），作为印证及补充，必要时可加做 VOR 抑制试验、摇头眼震和扫视试验，作者称上述程序为改良 HINTS 检查（注：HINTS检查由国外学者于2009年报道，

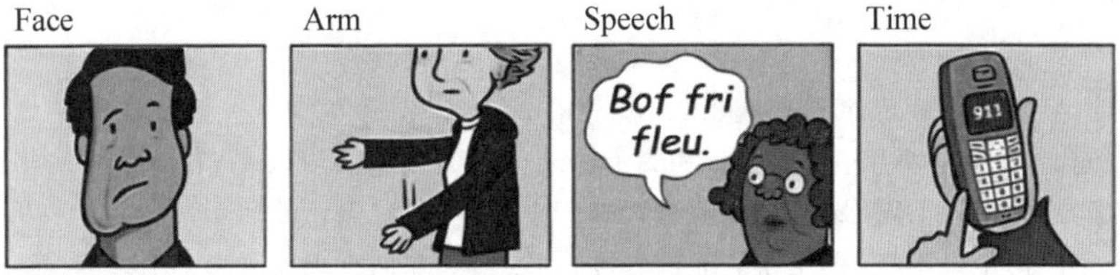


**图 7-7　脑卒中快速识别与急救示意图**

患者一旦出现面瘫、肢体瘫痪与构音障碍，须快速救治。

用于鉴别后循环脑梗死与前庭神经炎，主要包括 Head-Impulse、Nystagmus 和 Test of Skew，即甩头试验、眼震的形式和眼偏斜反应，但作者多年的实践经验表明眼偏斜反应的价值远低于平滑追踪和姿势反射。为尊重原创及便于交流，作者建议的程序称为改良HINTS)。当眩晕患者出现 FAST 和(或)改良 HINTS 的表现时，可基本确立中枢性眩晕的诊断，进一步的影像学检查或必要时的脑脊液化验等通常可证实临床判断并确定病变性质。由于小脑后下动脉、小脑前下动脉和小脑上动脉均同时供应脑干和小脑，所以常可见到接收同一动脉供血的小脑并脑干相应区域的急性梗死。下面简要介绍几种常见的后循环脑梗死，所附病例的梗死面积较小且均局限于不同的功能结构，以便读者能进一步提高定位诊断的能力。

1. 急性脑干梗死　延髓梗死是中枢性眩晕的常见病因，其中延髓背外侧综合征最多见，延髓内侧梗死少见。延髓背外侧综合征又称 Wallenberg 综合征，是小脑后下动脉病变的结果(图 7-8 A，B)，经典表现如下：①因前庭神经核受损而出现的剧烈旋转性眩晕伴恶心呕吐，水平旋转性眼震朝向健侧，朝向患侧的扫视侧冲，朝向健侧视追踪明显受损；部分患者可见朝向患侧的眼偏斜反应。②因小脑下脚受累而出现的患侧肢体共济失调。③因疑核受损而导致的患侧真性球麻痹。④因三叉丘系与脊髓丘脑束受累而出现的交叉性感觉障碍，即患侧面部和对侧躯体的痛温觉减退。⑤因中枢交感下行纤维受损而出现的同侧Horner征。延髓内侧梗死是

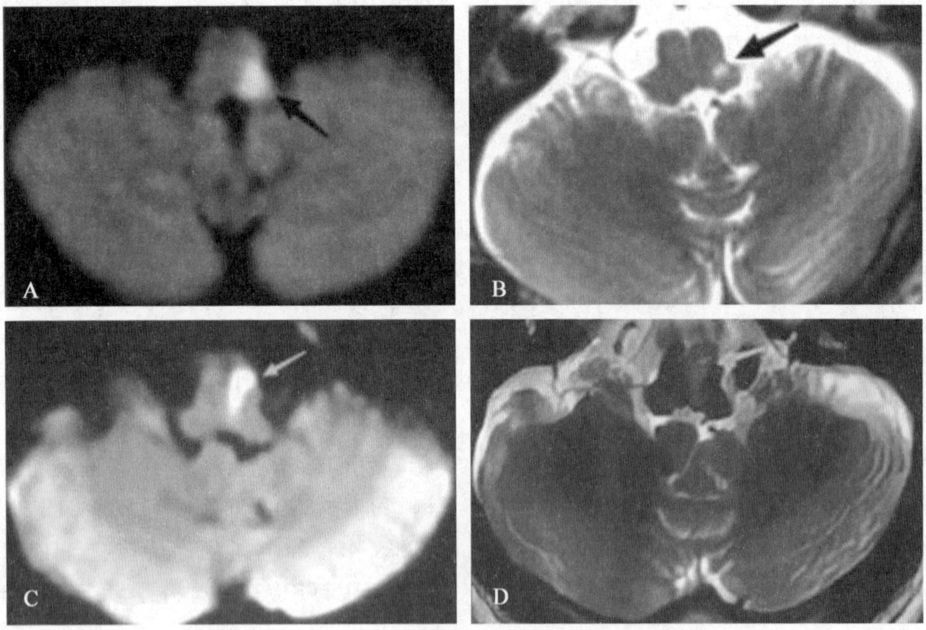


图 7-8　延髓梗死的病例

A. 43 岁男性，突发视物旋转伴恶心呕吐 2d，发病前 2d 内曾先后发作 2 次持续数分钟之视物旋转，查见右侧肢体痛觉减退、左侧肢体共济运动笨拙、左侧 Horner 征，眼偏斜反应朝左、右向自发水平眼震、扫视左侧侧冲、右向视追踪异常，MRI DWI 显示左侧延髓背外侧小片高信号(黑色箭所示)。B. 50 岁男性，延髓背外侧综合征发病 1 个月后仍步态不稳，查见左侧面部轻度痛觉减退、左向视追踪异常，MRI $T_2$ 显示左侧延髓背外侧小点片高信号(黑色箭所示)。C-D. 58 岁男性，突发眩晕并右侧偏瘫 10 余小时，查见右侧肢体肌力 3 级、上跳性眼震、左侧扫视欠冲；MRI DWI 显示延髓左内侧高信号、MRI $T_2$ 呈稍高信号(灰色箭所示)。

脊髓前动脉或椎动脉穿支闭塞的结果，由于累及锥体束而导致对侧肢体偏瘫，由于累及内侧丘系而出现对侧深感觉减退（图 7-8 C，D）；若病灶累及舌下神经核则可导致同侧周围性舌瘫，当病灶局限于舌下前置核时，出现朝向患侧的自发性水平眼震或凝视性眼震，当 Roll 核、中介核或旁中央束细胞群受损则可出现上跳性眼震、偶见下跳性眼震，当前后半规管通路也同时受累时，可出现半跷跷板眼震（hemi-seesaw nystagmus），可能出现朝向对侧的眼偏斜反应。

脑桥梗死是中枢性眩晕较为常见的病因，多数梗死病灶累及被盖部。脑桥前内侧区由基底动脉穿支供应，该部位梗死后锥体束受累，因而出现偏瘫或手笨拙综合征，当深穿支闭塞累及脑桥被盖部时，可出现短暂性眩晕头晕与中枢性眼动异常，有时可合并感觉障碍和复视，视追踪正常或同侧受损（图 7-9B）。脑桥被盖部中线附近有内侧纵束、腹侧被盖束，稍外侧有外展神经核及面丘，再外侧有前庭神经上核和三叉神经脊束核，分别由基底动脉深穿及 AICA 绒球小脑脚支供应，该区域梗死可出现眩晕及不同类型的中枢性眼球运动障碍，部分患者因内侧纵束或外展神经核受累而复视，常没有肢体瘫痪（图 7-9A，D，E）。桥臂主要由基底动脉短旋支及

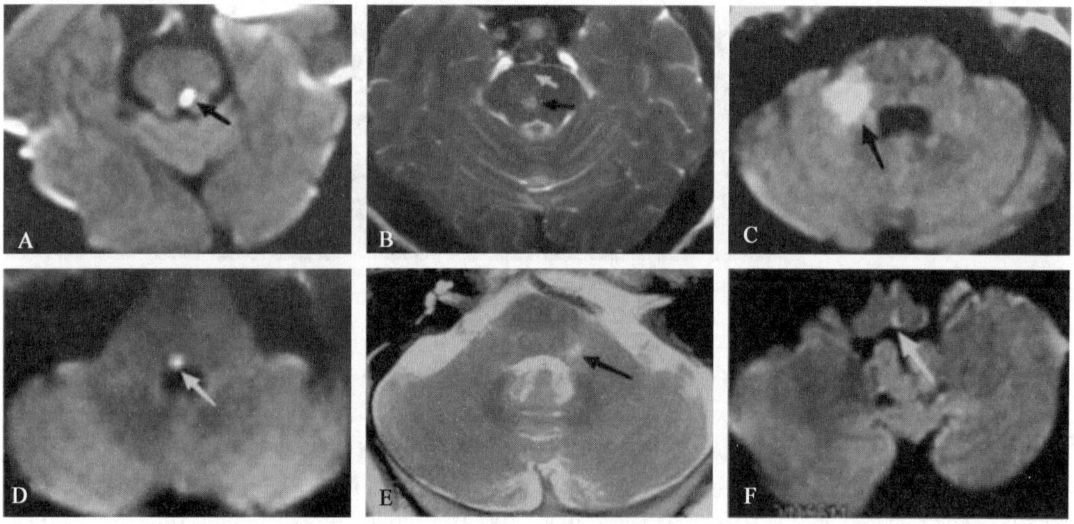

**图 7-9　脑桥自上而下不同平面内的重要结构梗死的病例**

A. 63 岁男性，突发步态不稳 10 余小时，查见左眼内收露白 2～3mm 及右眼外展时水平朝右眼震（称之为核间性眼肌麻痹）、眼偏斜反应朝右；MRI DWI 显示脑桥上段左侧内侧纵束急性梗死（黑色箭处）。B. 41 岁女性，3d 前按摩枕颈部后出现头晕活动时明显，左侧肢体活动欠灵活，查见左侧肢体肌力 4 级、左侧巴氏征阳性、2 度上跳性眼震、视追踪右侧顿挫；MRI $T_2$ 显示脑桥中段内侧梗死（黑箭所示病灶累及腹侧被盖束，灰色箭所示病灶轻度累及锥体束）。C. 58 岁男性，突发视物旋转步态不稳 1d，查见右侧面部痛觉减退、右侧指鼻试验笨拙、Schwabach 试验右侧骨导缩短、Weber 试验偏左，左向自发性眼震、甩头试验右侧阳性；MRI DWI 显示右侧桥臂较大面积梗死。D. 60 岁女性，突发行走及转头时头晕 10 余小时，查见右侧周围性面瘫、右眼内收外展均受限、左眼外展时可见水平眼震（即八个半综合征），Tandem-Romberg 试验左倾，MRI DWI 显示脑桥中下段被盖部面丘、外展神经核及内侧纵束部位急性腔梗（灰色箭所示）。E. 72 岁女性，步态不稳 20 余天，病初曾视物旋转恶心呕吐持续数小时，查见左侧面部痛觉轻度减退、水平摇头眼震朝向右侧、左侧甩头试验阳性，MRI $T_2$ 显示脑桥下段左侧前庭神经核部位的梗死病灶（黑色箭所示）。F. 52 岁男性，突发视物旋转伴恶心呕吐 5h，查见左向凝视性眼震，余无明显异常，MRI DWI 显示脑桥延髓交界处左侧舌下前置核梗死。

AICA 脑桥侧段支及绒球小脑脚支供应，可出现交叉性感觉障碍、眩晕或平衡障碍及中枢性眼动异常；当病灶局限于前庭神经核时，眼震朝向健侧，当病灶局限于舌下前置核时则眼震朝向患侧(图 7-9 C,E,F)，朝向患侧的视追踪通常受损。当内听动脉受累时可出现突发性聋样表现。

中脑梗死发生眩晕的程度及比率均较低，但平衡障碍相对常见。按血供来源及功能划分，中脑梗死可分为 3 类(图 7-10 A)，来自大脑后动脉的中脑内侧支闭塞后可导致中脑内侧区梗死，患者通常出现不同组合的眼球运动异常及一定程度的平衡障碍，当病灶位于上丘平面及以上时，临床可见核间性眼肌麻痹、动眼神经麻痹和垂直凝视麻痹，朝向健侧的旋转性眼震和向下扫视受损，水平扫视及视追踪可能正常；当病灶位于下丘平面时，可出现垂直凝视障碍、朝向患侧的旋转性眼震及滑车神经麻痹(图 7-10 B)。来自大脑后动脉的中脑外侧支或脉络膜前动脉闭塞后可导致中脑外侧区梗死，患者通常出现对侧轻度偏瘫、共济失调和构音障碍。来自大脑后动脉的中脑背侧支或小脑上动脉内侧支闭塞可导致中脑顶盖和被盖部梗死，出现垂直凝视麻痹、汇聚障碍(图 7-10 C,D)和垂直性 1 个半综合征。

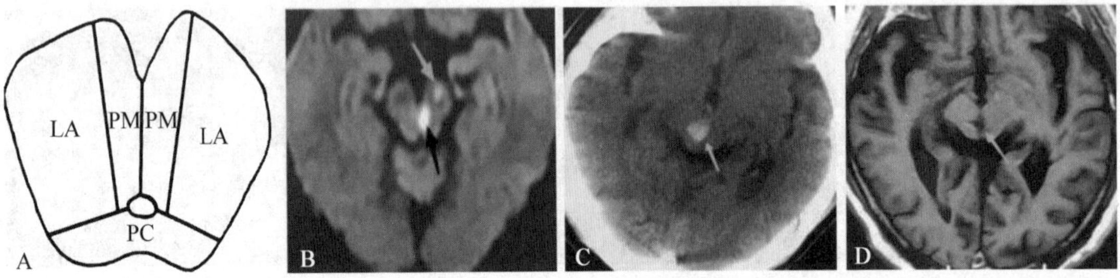


**图 7-10　中脑梗死示例**

A. 灶分布类型，PM 旁中央区，血供主要来自大脑后动脉分支；LA 外侧区，腹侧部分供血主要来自大脑后动脉和脉络膜前动脉，外侧部分来自大脑后及小脑上动脉分支；PC 后侧区，尾侧部分由小脑上动脉及大脑后动脉分支供应，头侧部分由大脑后动脉分支供应。B. 51 岁男性，突发头晕复视构音障碍 10 余小时，查见左侧肢体轻度共济失调、朝向病侧的旋转性眼震和轻度滑车神经麻痹表现，MRI DWI 显示下丘平面中脑内侧部梗死(黑色箭所示被盖部病灶为责任病灶，灰色箭所示大脑脚中部非责任病灶)。C-D. 67 岁男性，突发步态不稳伴视物成双 3 个月，查见向下凝视困难、汇聚退缩性眼震、Tandem-Romberg 征阳性，病初头颅 CT 检查显示上丘平面被盖部小量出血(图 C)、发病后 3 个月后 MRI $T_1$ 显示内侧纵束头端核部位小点片软化灶(灰色箭)。

2. 急性小脑梗死　小脑梗死是中枢性眩晕的常见病因。研究显示，近 2/3 的急性中枢性眩晕累及小脑，病灶主要位于古小脑和旧小脑，其中扁桃体、小结、悬雍垂和蚓锥等病变的占比较高。通常表现为严重的自发性持续性眩晕和平衡障碍，少数表现为中枢位置性眩晕，常出现某种或几种不同形式的中枢性眼动异常，如下跳性眼震、凝视性眼震、反跳性眼震、摇头眼震倒错和(或)中枢性位置性眼震等特征性表现，视追踪异常和 VOR 抑制失败，后倾倒及典型的小脑性步态(图 7-11 A,C,E)，当顶核受累时出现朝向同侧的扫视过冲。后蚓部病变，视追踪、VOR 抑制和扫视异常等异常率高(图 7-11 D)；中央叶及蚓顶等上蚓部梗死则姿势步态异常和构音障碍多见(图 7-11 F)。新的小脑梗死主要表现为同侧肢体远端的共济运动失协调，但半月叶及二腹叶病变有时可导致眩晕头晕(图 7-11 C)。实际上临床更为常见的现象是，梗死病灶面积相对较大而非局限于某一功能解剖部位，除眩晕头晕外，患者常合并构音障碍、姿势与步态异常、肢体共济失调和多种中枢性眼动异常（表 7-1）等不同组合形式的表现。研究发现，小脑梗死后头晕的发生率为 50%～60%，眩晕的发生率为 40%～50%，可持续数分钟至数天，有时达数周，视追踪异常率为 85%，约半数患者合并共济失调、步态异常或构音障碍。小脑不同部位脑梗死的临床表现与责任血管的关系见表 7-2。

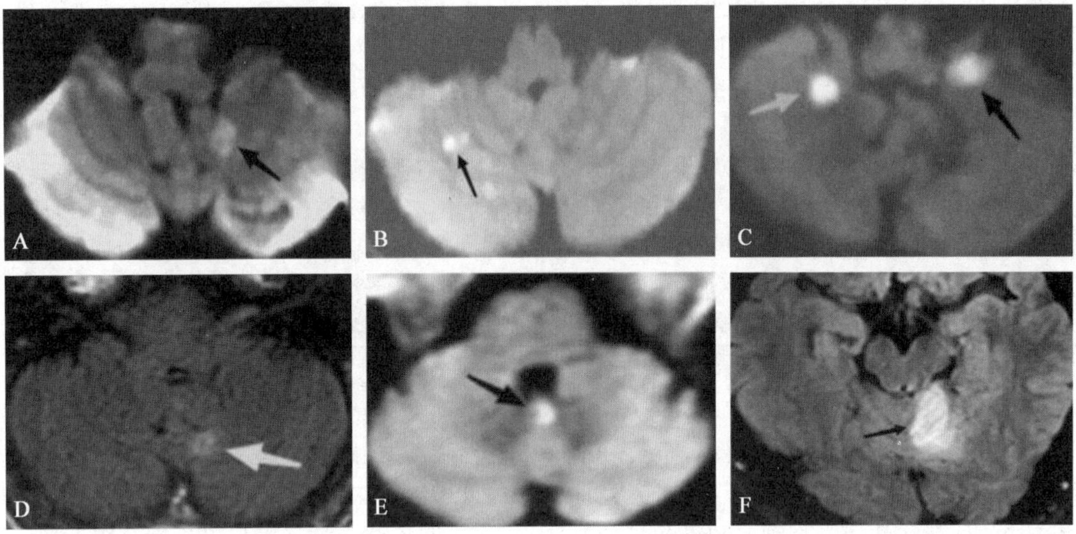


**图 7-11 小脑自下而上不同平面内重要结构梗死的病例**

A. 52 岁男性，突发眩晕并步态不稳 8h，查见自发眼震朝向左侧、视追踪左侧明显异常，无肢瘫及构音障碍；MRI DWI 显示左侧扁桃体部分梗死（黑色箭所示）（注：小脑边缘高信号为技术性伪影）。B. 30 岁女性，突发视物旋转伴呕吐 1 天余，查见右手指鼻欠稳准、自发性右向眼震、偶见位置性下调眼震，MRI DWI 显示右侧二腹叶急性梗死。C. 69 岁男性，突发眩晕构音障碍 1 个月，查见上跳性眼震及凝视性眼震、双侧视追踪阳性左侧为著，无肢瘫及感觉障碍；MRI Flaire 显示左侧绒球及右侧扁桃体小叶急性梗死（黑色箭所示为绒球，灰色箭所示为扁桃体小叶）。D. 46 岁男性，突发步态不稳半月余，查见视追踪左侧异常，扫视左侧欠冲，余无明显异常；MRI Flaire 显示蚓结节左侧旁蚓部小片梗死灶（灰色箭所示）。E. 59 岁男性，发作性脑内旋转感 1 周，牵拉试验向后倾倒，无肢瘫构音障碍；MRI DWI 显示小结梗死（黑色箭所示）。F. 41 岁男性，突发步态不稳 1 周，查见构音障碍、左侧肢体共济运动笨拙、双眼方波震荡，余无异常；MRI DWI 显示左侧小脑部分舌叶和中央叶梗死。

**表 7-1 古旧小脑不同部位病变的眼动异常**

| | 绒球-扁桃体 | 小结-悬雍垂 | 蚓部-顶核 |
|---|---|---|---|
| 眼震 | 凝视性眼震，下跳性眼震 | 周期性眼震，位置性眼震，凝视性眼震 | / |
| 视追踪 | 增益显著降低 | / | 蚓部：同侧异常，OTR 朝健侧；顶核：与上相反 |
| 扫视 | 脉冲-阶跃失匹配（速度慢、幅度可），末期变慢 | / | 蚓部：同侧欠冲、对侧轻度过冲；顶核：与上相反 |
| VOR | VOR 抑制试验失败，固视抑制失败 | VOR 反应延长（速度储存），旋转后眼震明显延长 | / |

表 7-2 小脑供血动脉病变后的临床表现

| | PICA | AICA | SCA |
|---|---|---|---|
| 来源及主要分支 | 起源椎动脉，主要分支包括外侧支与内侧支；此区梗死最常见 | 起源近端 BA，小脑分支与内听动脉分支；此区域梗死较少见 | 远端 BA，包括内侧与外侧支，是次常见的梗死区域 |
| 受供的相关结构 | 内侧支供应悬雍垂、小结、扁桃体；外侧支供应后下半球；近端穿支供应延髓背外侧 | 小脑支供应绒球；穿支等供应前庭神经髓内段、前庭上核、脊丘系等；内听动脉供应内耳 | 内侧支供应上蚓部、齿状核、脑桥中脑交界被盖部，外侧支供应上半小脑外侧部分 |
| 病损的核心症状 | 无听觉障碍的剧烈旋转性眩晕等急性前庭综合征表现；有时可模拟 VN | 可伴听觉障碍的剧烈旋转性眩晕等急性前庭综合征表现；可模拟 SHL | 内侧病变为姿势反射、步态及构音障碍，外侧病变可肢体共济失调 |
| CNS 损害的表现 | 当延髓支受累时，常合并延髓背外侧梗死表现 | 脑桥被盖受累，可面瘫、复视，偶痛觉减退 | 中脑被盖部受累，可出现复视和汇聚障碍 |

PICA. 小脑后下动脉；AICA. 小脑前下动脉；SCA. 小脑上动脉；VN. 前庭神经炎；SHL. 突发性聋。

后循环区域的空间较为狭小，重要功能结构相互之间的空间位置较为拥挤，累及前庭结构的梗死病灶通常会同时累及邻近的其他结构，出现相应的中枢损害表现。但也有少数情况，病灶微小且仅局限于某个前庭结构，此时患者突出的症状为眩晕头晕而无中枢损害的特征性表现，即所谓孤立性中枢性眩晕，经验不足者容易误诊漏诊。

3. *孤立性中枢性眩晕* 多由微小梗死局限性损害某一中枢前庭结构，常见于小结、悬雍垂或扁桃体，有时也见于内侧纵束、腹侧被盖束、旁中央细胞束或小脑下脚，较少见于绒球或前庭神经核。由于病变较小且并未累及或仅仅轻微累及锥体束、脊髓丘脑束和脑神经核团等中枢结构，患者通常没有或仅有轻微或一过性的肢体偏瘫、感觉障碍、构音障碍或复视等表现。事实上，许多所谓的孤立性中枢性眩晕，起病初期确有轻微或短暂的 FAST 表现，但常因各种原因被忽略，如果再次认真追溯病史的话，通常会发现这些眩晕并非“孤立”。急性期内就诊的孤立性中枢性眩晕，通常存在各种不同组合形式的中枢性前庭眼动异常，包括非水平性自发性眼震、凝视性眼震、反跳性眼震、摇头眼震倒错、视追踪，以及 VOR 抑制试验异常、中枢性位置性眼震、疑诊前庭神经炎但甩头试验阴性，与眩晕程度不能匹配的重度平衡障碍或后倾倒等，即所谓改良 HINTS 体征。后循环急性微小脑梗死发病后 24h 内，1.5T MRI DWI 的假阴性为 10%左右，当临床高度怀疑或不能排除后循环急性脑梗死时，应适当择时复查影像学。

4. *后循环短暂性脑缺血发作*(transient ischemic attack, TIA) 后循环梗死前约 20%的患者发生过后循环 TIA，但这种 TIA 常常是后循环梗死的前奏，患者多在随后的数天内发生脑梗死，少数后循环梗死可在病前数周内发作过 TIA，但极少会在梗死前数月前发作。患者常合并高血压、糖尿病、吸烟或心房颤动等多种脑血危险因素，卒中 $ABCD_2$ 评分对判断 TIA 进展为脑梗死的风险程度有一定的参考价值。与前庭性偏头痛和 MD 等不同，长期反复发作的孤立性眩晕，极少可能为后循环 TIA，这是临床进行发作性眩晕的病因鉴别时，需要考虑的重要因素之一。

## 四、诊断与鉴别

急性发作的眩晕或平衡障碍，同时合并偏瘫、构音障碍、复视和(或)共济失调等中枢神经系统局灶性损害的特征性表现，发病时即达到病情高峰，均需考虑后循环急性脑梗死，少数患者病情进展1～3d即可稳定。所有患者均应及时进行影像学检查，以便确认病变的性质、范围或排除相对少见的脑出血或脱髓鞘疾病。确认脑梗死后，必须进一步评估责任血管和血流动力学等因素以明确脑梗死的病因分型。对于临床高度怀疑急性脑卒中，但发病早期的MRI检查呈阴性者，须择时复查。对于急性发病但没有FAST表现的孤立性眩晕，需重点鉴别前庭神经炎与孤立性中枢性眩晕(多为血管源性)，仔细地问诊与以HINTS为代表的神经-耳科体征具有重要价值，具体见表7-3。

表7-3 前庭神经炎与孤立性中枢性眩晕的鉴别

| | 前庭神经炎 | 孤立性中枢性眩晕 |
|---|---|---|
| 伴随症状 | | |
| FAST表现 | 无 | 常短暂或轻微 |
| 听力障碍 | 罕见 | AICA区损害是可有的 |
| 改良的HINTS体征 | | |
| 自发性眼震 | 水平眼震朝向健侧 | 非水平眼震，可水平眼震 |
| 凝视性眼震 | 无 | 可有 |
| 位置性眼震 | 无 | 可有 |
| 视追踪 | 正常 | 朝向患侧常异常 |
| 甩头试验 | 通常阳性 | 阴性(前庭核梗死除外) |
| 摇头眼震 | 水平眼震朝向健侧 | 可出现眼震倒错 |
| 姿势反射 | 剧烈眩晕过后，病侧倾倒 | 后倾倒或重度平衡障碍 |
| 辅助检查 | | |
| MRI DWI | 无异常 | 病灶高信号 |
| 双温试验 | 患侧中重度损害 | 通常正常 |
| vHIT | 患侧显著异常 | 通常正常 |

FAST. face代表面瘫；arm代表肢体瘫痪；speech代表构音障碍；time代表需及时就医。AICA. 小脑前下动脉；HINTS. head-impulse为甩头试验；nastagmus为眼震的形式；test of skew deviation为反向眼偏斜检查。DWI. 弥散加权成像。vHIT. 视频甩头试验。

影像学检查推荐应用MRI扫描，扫描序列必须包括DWI、$T_2$、$T_1$和Flaire序列，最好同时进行MRA检查了解颅内大血管状况；确实无法进行MRI检查者可行CT检查，除非是脑出血或大面积梗死，否则在急性期内的头颅CT通常无法显示后循环梗死病灶。

发生于后循环区的多发性硬化或视神经脊髓炎谱系疾病等脱髓鞘疾病在急性中枢性眩晕中的占比为10%～15%，患者可出现类似后循环脑梗死的临床表现。相对而言，前者起病稍慢且有一定程度的发展加重过程，病灶分布不符合动脉支配的范围，头颅MRI信号与梗死病灶有一定的区别，确诊需要血清学和脑脊液相关抗体的检查。

感染性及免疫性小脑炎、副肿瘤性小脑

炎和中毒代谢性小脑炎在急性中枢性眩晕中的占比为3%～5%。相对于脑梗死和脱髓鞘疾病而言，常呈亚急性甚至慢性起病，病情有明显的发展加重过程，部分患者甚至难以与慢性前庭综合征相鉴别，病程早期的影像学可无明显异常，确诊需要综合病史、全身相关检查和特异性血清学和脑脊液抗体检查。

### 五、治疗及预后

1. *对症治疗*　对于意识清楚且生命体征正常，但眩晕程度重、持续时间长或伴随剧烈恶心呕吐的患者，急性期可应适当应用异丙嗪、地西泮或地芬尼多等前庭抑制药以缓解症状，急性期过后应及时停药，以免延误前庭代偿。

2. *对因治疗*　对于发病4.5h之内的后循环梗死，除非有禁忌证或家属拒绝，否认应积极准备静脉溶栓或桥接动脉取栓；对于无血管再通指征或超过时间窗的患者，应积极检查尽早明确脑梗死的病因分型，尽早启动合理的抗栓或抗凝治疗。对于少数大面积小脑梗死且脑组织水肿严重者，应在密切监测病情变化的同时，保持与神经外科的密切联系，必要时去颅瓣减压以免危及生命。

3. *其他*　除极少数大面积脑梗死外，患者一般经过数天(少数经过数周的治疗)，症状可消失或显著缓解，中枢性眼动异常多随之消失或显著减弱。部分小脑梗死的患者遗留一定程度的平衡障碍，需要数月甚至更长时间恢复，少数脑干梗死者遗留一定程度的构音障碍或肢体瘫痪，需要数月以上的时间恢复，该阶段有时能发现一定程度的中枢性眼动异常或姿势反射异常。

## 第二节　慢性中枢性头晕

慢性前庭综合征包括三组病因不同的疾病群，患者均表现为姿势性不稳间或伴随眩晕头昏，病情迁延或缓慢进展，病程常持续数月甚至数年以上。三组疾病群分别为功能性或精神心理性、双侧前庭病或失代偿的单侧前庭病、神经系统变性病，其中神经系统变性病主要位于小脑，较少见于额叶病变和感觉性周围神经病，本节重点介绍小脑退行性病变。

### 一、流行病学

在剔除急性梗死和脱髓鞘疾病后，德国慕尼黑大学国家眩晕中心的数据显示，慢性小脑性头晕患者中神经退行性病变占比约70%，主要包括散发性成人起病的小脑性共济失调和多系统萎缩C型等；遗传性占比约10%，主要为各类脊髓小脑性共济失调；后天获得性约20%，包括免疫性脑炎、副肿瘤综合征、中毒和代谢性。德国国家眩晕中心连续就诊的459例小脑性头晕眩晕患者，病因分布见图7-12。尽管该中心接诊的患者多来自基层转诊或推荐，数据与普通人群相比可能存在一定的偏移性，但目前对于国内的学术界仍有极大的参考价值。

### 二、临床表现

散发性和遗传性小脑性共济失调，患者通常起病隐袭，初始表现多为姿势性不稳及步态异常，之后数月逐渐出现轻度构音障碍及偶然饮水呛咳。病情缓慢进展，除共济失调、构音障碍以及中枢性眼动异常之外，部分患者逐渐出现锥体束征、腱反射减弱、手套袜套样感觉障碍、尿急尿失禁或体位性低血压等表现，部分遗传性共济失调可合并视网膜病变、心脏传导阻滞、高弓足和脊柱侧弯等脑外脏器损害。早期就医的姿势性不稳患者，提示中枢神经系统损害的特异性表现并不明显，容易被患者家属及经验不足的医师所忽

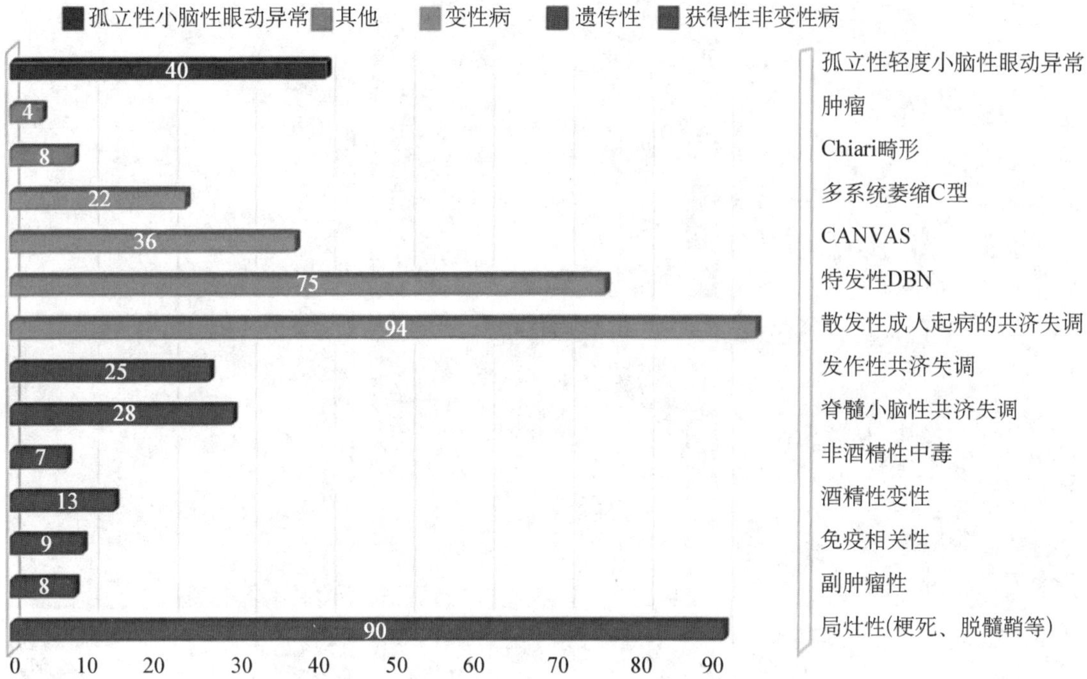


图 7-12　德国国家眩晕中心 459 例小脑性头晕眩晕的病因分布(图中的数字为病例数)

略，误诊为功能性头晕或外周前庭功能减退，或者疏于考虑，将少数进展缓慢的获得性共济失调误诊为散发性共济失调，导致误治或延误治疗。

1. 散发性小脑性共济失调　主要包括散发性成人起病的共济失调(sporadic adult-onset ataxia，SAOA)和多系统萎缩小脑型(multiple system atrophy cerebellar type，MSA-C)。患者无明确的病因及阳性家族史，SAOA 发病年龄多为 45－50 岁，MSA-C 则为 55 岁左右，男性均多于女性。发病早期患者姿势性不稳或平衡障碍及眼动异常等表现并无明显的特异性，但随病情进展，MSA-C 常会较快出现明显的自主神经损害表现，如尿急尿失禁等失抑制性膀胱的表现和黑矇猝倒等体位性低血压的表现。对于部分无明显的自主神经功能障碍的早期 MSA-C 患者，需在后期随访中修改诊断。SAOA 进行自主神经相关的辅助检查可能会有异常，但患者通常没有自主神经障碍的临床表现。SAOA 的小脑萎缩多局限于皮质，虽可累及桥臂及脑干但程度较轻(图 7-13 A-C)，而 MSA-C 通常出现脑干小脑的显著萎缩，典型者可出现脑桥十字征和(或)桥臂片状脱髓鞘(图 7-13 D-I)。SAOA 的病程较长，发病后独立行走期可维持 10 余年、生存期平均可达 20 余年；MSA-C 发病 4～5 年后即需轮椅生活，生存期较少超过 10 年。德国国家眩晕中心报告的 459 例小脑性头晕眩晕患者中，特发性下跳性眼震(down beat nystagmuse，DBN)及发作性共济失调均占有相当的比率，值得国内同行关注借鉴。

2. 遗传性小脑性共济失调　根据遗传方式可分为 4 种亚型，其中常染色体显性遗传性小脑性共济失调(autosomal dominant cerebellar ataxia，ADCA)和常染色体隐性遗传性小脑性共济失调(autosomal recessive cerebellar ataxia，ARCA)相对多见。ADCA

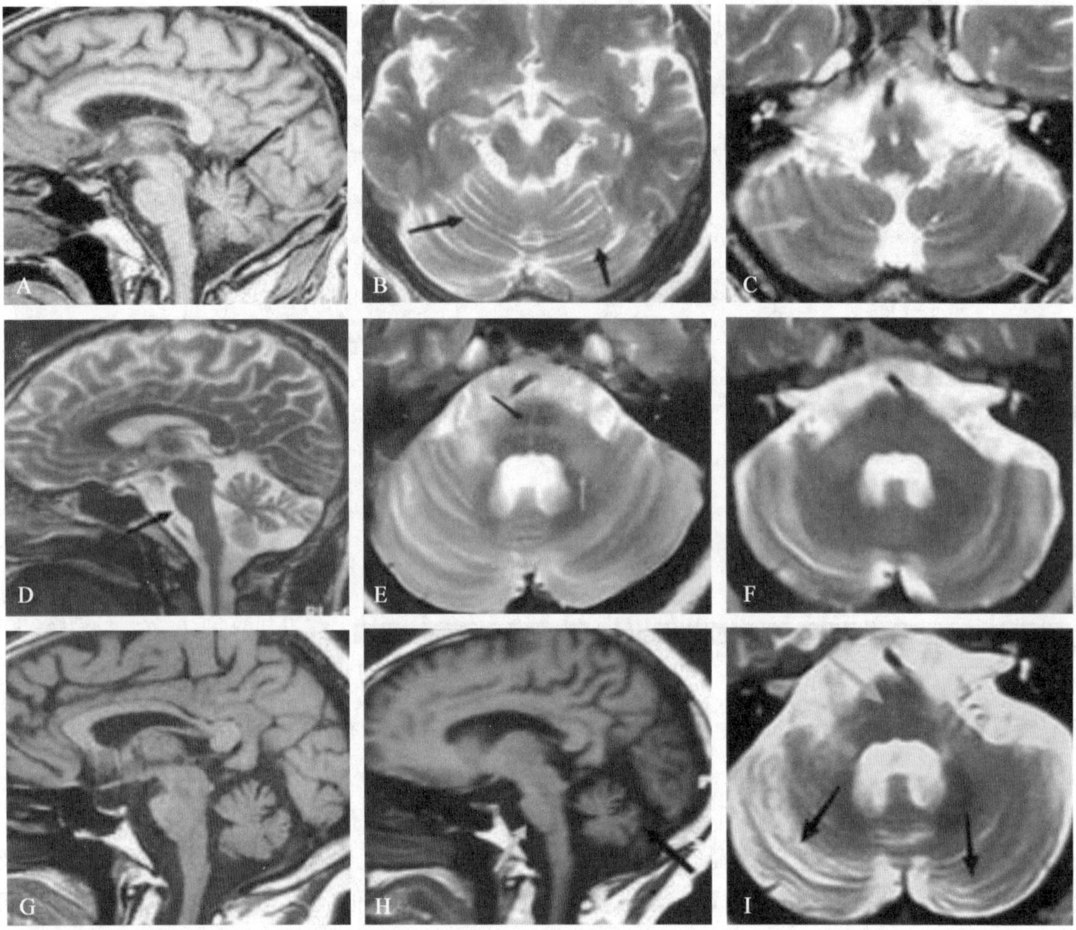


**图 7-13 散发性小脑性共济失调病例**

A-C. 51 岁男性，步态不稳 1 年余，偶饮水呛咳 2 个月，无家族史及其他特殊病史，查见视追踪双侧顿挫，指鼻试验正常，加强的 Romberg 征阳性；MRI 显示小脑前叶蚓部及半球均明显萎缩（黑色箭所示为前叶，灰色箭所示为后叶）。D，E. 56 岁男性，步态不稳进行性加重 2 年余，饮水呛咳 1 年并尿急尿失禁半年余，无家族史及其他特殊病史，查见指鼻及跟膝胫试验笨拙、构音障碍、双侧锥体束征，视追踪双侧异常，明显的体位性低血压；MRI $T_2$ 可见脑腹明显萎缩（D 图黑色箭所示）及十字征（E 图黑色箭所示）与桥臂片状高信号（E 图灰色箭所示）。F-I. 57 岁女性，步态不稳进行性加重 3 年余，饮水呛咳尿急尿失禁 1 年余，无家族史及其他特殊病史，查见宽基步态、跟膝胫试验及 Romberg 试验明显异常，视追踪双侧明显异常，双侧锥体束征阳性；F-G 与 H-I 分别为发病后 1 年和 3 年时的 MRI 检查，可见小脑脑干萎缩均明显进展（灰色箭所示桥腹明显萎缩、脑桥十字征，黑色箭所示为显著萎缩的小脑后叶）。

一般在中年以后发病，在近 50 种的突变类型中，国人脊髓小脑性共济失调 3 型（spinocerebellar ataxia type3，SCA3）占比为 60%～70%，其次是 SCA2 及 SCA6（图 7-14 A-F）。ARCA 一般在 25 岁之前发病，弗里德赖希共济失调（Friedreich ataxia，FRDA）是最常见的 ARCA。遗传性共济失调各类型之间相比，影像学所显示的小脑萎缩并无明显区别。

遗传性共济失调的核心症状为共济失调和构音障碍，各型之间通常没有明显的区别，

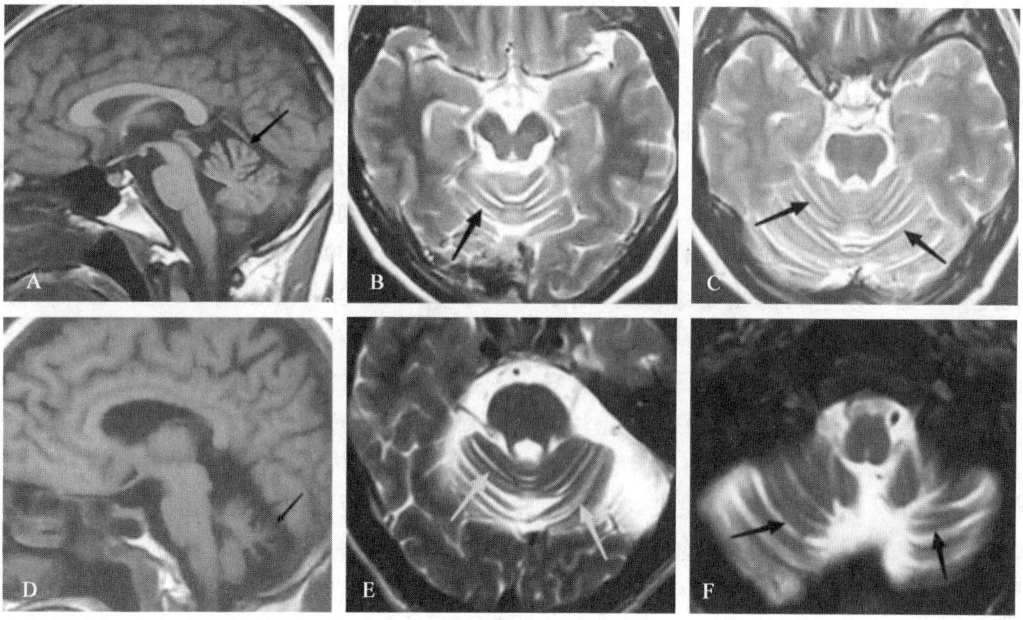


**图 7-14 遗传性小脑性共济失调病例**

A-C. 32 岁女性，步态不稳进行加重 5 年，有家族史，查见凝视性眼震与非持续性上跳眼震，视追踪双侧轻中度顿挫，Romberg 征阳性，宽基步态，基因检测证实 SCA3；MRI 显示小脑萎缩、前叶为著（黑色箭）。D-F. 38 岁男性，发作性头晕 2 年余、步态不稳 1 年余，有家族史，查见凝视性眼震与反跳性眼震，双侧视追踪明显顿挫，指鼻跟膝胫欠稳准，步态基本正常，加强的 Romberg 异常，基因检测证实 SCA6 型；MRI 显示小脑萎缩明显、后叶更为突出（黑色箭所示为后叶，灰色箭所示为前叶）。

但少数 ADCA 发病初期以非共济失调症状最为突出，如 SCA7 的视力下降、SCA14 的肌阵挛发作和 SCA17 的帕金森样症状，个别患者早期以姿势性震颤、头部震颤、震颤麻痹或肌张力障碍为突出表现，临床应该注意鉴别。部分早期就诊的患者，共济失调及构音障碍等 FAST 表现轻微容易被经验不足者漏诊，但改良 HINTS 体征通常比较明显（表 7-4），按程序检查不难识别，常会为诊断提供方向。

**表 7-4 几种遗传性共济失调的眼动异常表现**

| 异常体征 | SCA1 | SCA2 | SCA3 | SCA6 | SCA7 | FRDA |
|---|---|---|---|---|---|---|
| 扫视失准 | 60%～80%，过冲 | 42%，欠冲 | 40%～86%，过冲 | 37%～48%，过冲 | 14%，欠冲 | 常见过冲 |
| 扫视峰速 | 50%，轻中度降低 | 早期>80%，明显降低 | 基本正常 | 正常 | 早期 80%，明显降低 | 正常 |
| 平滑追踪 | 50%～80% | 减慢，后期消失 | >90%，轻中度低增益 | >70%，低增益 | 100%，低增益 | 增益下降 |
| GEN | 20%～50% | 40%，后期无 | 63%～100% | 86%～95% | 无 | 33% |
| 反跳性眼震 | 33% | / | / | 60% | 无 | 13% |

SCA1-7. 脊髓小脑性共济失调 1-7 型；FRDA. 弗里德赖希共济失调；GEN. 凝视性眼震；百分数. 代表异常患者的占比率。

3. 获得性小脑性共济失调　获得性小脑性共济失调包括乙醇性、中毒性、维生素缺乏性、副肿瘤性小脑炎和 Chiari 畸形等。长期酗酒可导致小脑萎缩等中枢损害，多在中年发病，主要表现为步态障碍和下肢与上肢共济失调、构音障碍及异常眼动等相对较轻，症状在数周数月内迅速进展，但部分患者进展缓慢。影像学以小脑前叶萎缩为主（图 7-15 A-C），戒酒与补充维生素 $B_1$ 治疗有效。长期应用苯妥英、胺碘酮、锂剂及氟胞嘧啶等可导致小脑性共济失（图 7-15 D-F）。慢性呕吐、酗酒、乳糜泻、短肠综合征与胆汁淤积等疾病可导致维生素 $B_1$ 和维生素 E 等吸收障碍，患者出现姿势及步态异常、构音障碍和感觉性周围神经病，影像学并无特殊，补充维生素治疗有效。副肿瘤性小脑炎属于抗体介导的主要损害浦肯野细胞与下橄榄的免疫性疾病，多见于小细胞肺癌、乳腺癌、霍奇金淋巴瘤等，除后者之外，多数患者首先出现小脑性共济失调表现，之后进行相关的检查才探明恶性肿瘤的存在。小细胞肺癌相关的抗体多为 anti-Hu，也可见到 anti-CV2、anti-ZIC4 或 anti-VGCC，乳腺癌和霍奇金淋巴瘤则分别为 anti-Yo 和 anti-Tr，anti-Ri 即可见于小细胞肺癌，也可见于乳腺癌。副肿瘤性小脑炎通常呈亚急性发病，共济失调快速进展，通常在 2～3 个月内出现严重的共济失调导致患者不能自理，发病 1 个月内应用血浆置换、丙种球蛋白或激素，可能有效。其他免疫相关性小脑性共济失调，无论起病急缓（多数急性或亚急性/个别慢性起病），患者常有神经系统损害的其他表现，特异性抗体等相关检查可以明确诊断。

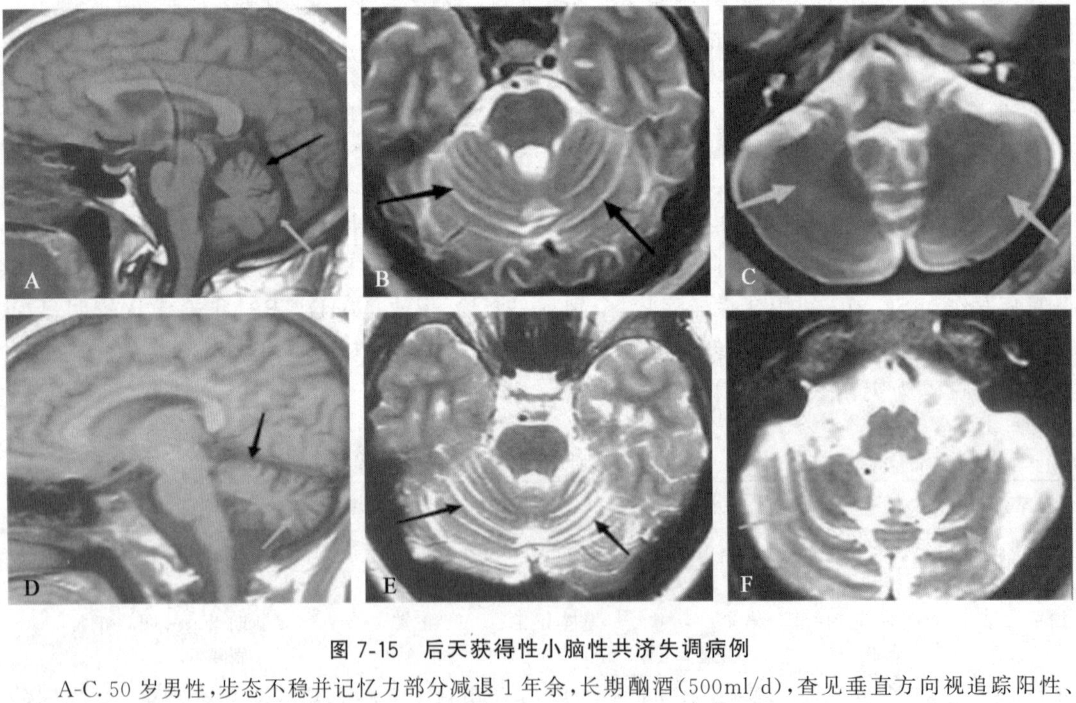


**图 7-15　后天获得性小脑性共济失调病例**

A-C. 50 岁男性，步态不稳并记忆力部分减退 1 年余，长期酗酒（500ml/d），查见垂直方向视追踪阳性、加强的 Romberg 征阳性，余无明显异常；MRI 显示小脑前叶蚓部及半球均明显萎缩（黑色箭所示为前叶，灰色箭所示为后叶）。D-F. 26 岁女性，步态不稳并有时饮水呛咳 50 余天，因癫痫长期服用抗癫痫药物，查见指鼻笨拙，宽基步态，凝视性眼震、视追踪双侧顿挫，血浆药物浓度检测显示苯妥英钠中毒；MRI 显示小脑半球萎缩明显重于蚓部（D 图为蚓部，E 和 F 图分别为明显萎缩的前叶与后叶半球）。

4. Chiari畸形与颅底凹陷症　Chiari畸形Ⅰ型又称小脑扁桃体下疝畸形，因后颅脑先天性发育异常，小脑扁桃体下段疝入枕骨大孔上缘超过3～5mm，常在青春期或成人期发病。主要表现为枕部头痛和(或)姿势性不稳，咳嗽等瓦氏动作活动可加重，可间或短暂眩晕发作，可见下跳性眼震及其他中枢性眼动异常，MRI是确诊的重要依据(图7-16 A)，对于非手术治疗无效和合并脊髓空洞者，可考虑手术。颅底凹陷症是先天性骨质发育不良所致枕骨大孔周围的颅底骨向上方凹陷并齿状突升高甚至进入颅底，压迫脑干与小脑。常在成人甚至中年后发病，主要症状为脑干小脑受压的表现，如共济失调、锥体束征、后组脑神经麻痹等。诊断主要依靠影像学，当齿状突上缘超过Chamberlain线5mm则需要考虑颅底凹陷(图7-16 B-C)，出现脑干受压的临床表现，一般推荐手术治疗。

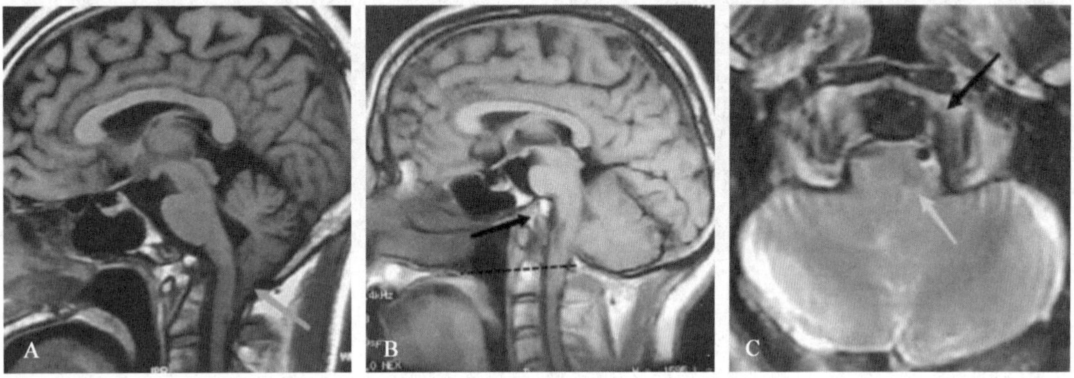

**图7-16　颅颈交界区畸形病例**

A. 38岁男性，步态不稳4年，查见凝视性眼震、下跳性眼震，视追踪双侧顿挫，指鼻正常，Romberg征睁闭眼均阳性，直线行走不能；MRI矢状位显示小脑扁桃体下疝(灰色箭所示)。B，C. 58岁男性，发作性头晕10余年，多出现在起卧床及侧翻身过程中，查见凝视性眼震、有时可见周期性眼震，视追踪左侧顿挫、扫视左侧欠冲，Romberg加强阳性；MRI显示寰枢关节整体突入颅腔、齿状突上端突出Chamberlain线3cm并压迫脑干(B图黑色虚线即Chamberlain线，黑色箭为齿状突上端，C图黑色箭为寰枢关节整体突入颅腔、灰色箭为脑干小脑下部受压变形)。

5. 额叶性共济失调及感觉性共济失调

部分早期就诊的平衡障碍患者，智能损害、失抑制性膀胱或手套袜套样感觉障碍并不突出，易被经验不足者漏诊误诊。庆幸的是，该类平衡障碍患者的占比率远低于小脑性共济失调。额叶性共济失调多见于正常颅压脑积水(图7-17 A-D)和皮质下动脉硬化性脑病，后者又称为Binswanger病(图7-17 E-H)，患者典型表现为额叶性步态、尿急尿失禁和智力减退；影像学常有交通性脑积水或中重度脑白质疏松，部分早期患者表现不典型，可仅有姿势性症状。所谓额叶性步态，主要表现为行走时双足拖曳于地、碎小步伐、冻结状态及步基较宽(图7-18)，部分患者病后呈“外八字”迈步。感觉性共济失调主要见于严重的感觉性周围神经病或脊髓后缩病变，典型表现为抬脚过高且落地较重，姿势步态具有显著的视觉依赖性(表7-5)，Romberg征闭眼站立不能，电生理检查显示感觉神经波幅和(或)传导速度显著降低，或体感诱发电位显示后索明显损害。额叶性共济失调步态与感觉性共济失调步态具有特异性，初学者容易掌握并应用。

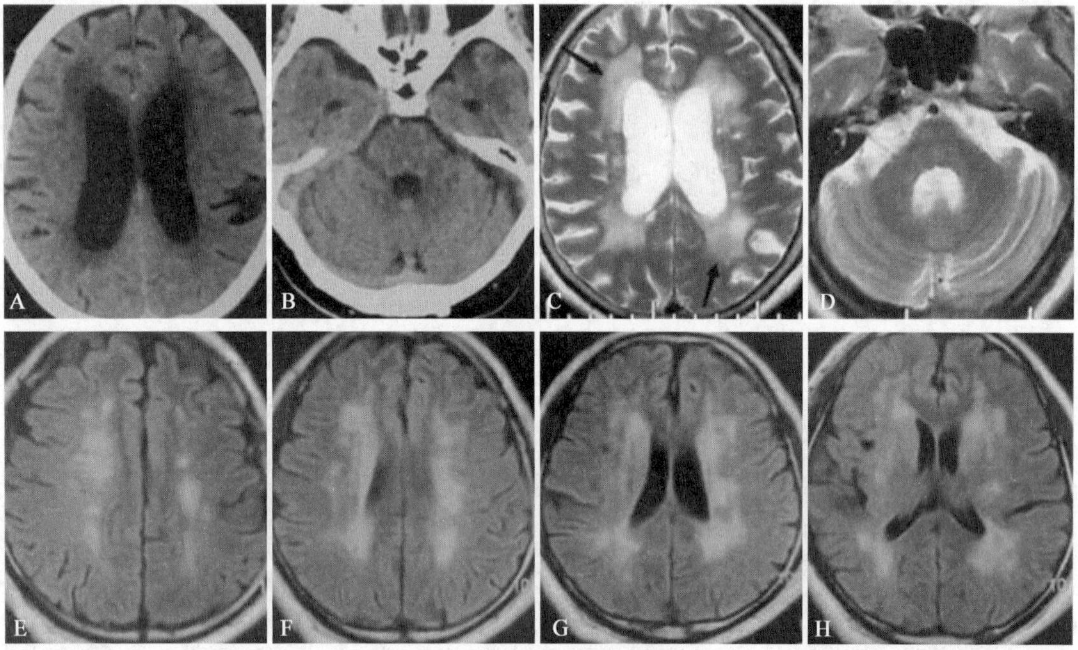

**图 7-17　额叶性共济失调病例**

上排为正常颅压脑积水，下排为皮质下动脉硬化性脑病。A，B. 63 岁男性，步态不稳 3 年，智力及尿便正常，查见轻度拖曳步态、双侧视追踪顿挫、扫视缓慢，腰穿放去脑脊液 40ml 后症状明显改善；头颅 CT 侧脑室及四脑室均扩大。C，D. 66 岁女性，智力减退并步态不稳 1 年余，偶尿失禁，查见拖曳及冻结步态、视追踪明显顿挫，放去脑脊液 30ml 后症状显著改善；MRI $T_2$ 显示脑室及四脑室均扩大并脑脊液外渗（黑色箭）。E-H. 58 岁男性，智力减退并尿便失禁 3 年，有长期高血压及吸烟史，检查发现记忆力、理解力、计算力均明显减退，假性球麻痹、强哭强笑，视追踪双侧明显顿挫，双侧膝反射活跃、双侧巴氏征阳性，指鼻正常，拖曳冻结步态；头颅 MRI Flaire 显示脑白质疏松 3 级，脑室大小正常。

**表 7-5　小脑性、感觉性和额叶性共济失调步态的鉴别**

| | 小脑性 | 感觉性 | 额叶性 |
|---|---|---|---|
| 步基 | 较宽 | 稍宽，低头看地 | 较宽 |
| 步速 | 快慢不均匀 | 较慢 | 很慢 |
| 步伐 | 不规则，间或窜动 | 抬脚较高，落地较重 | 步幅小，拖曳于地 |
| 起步 | 正常 | 正常 | 迟疑缓慢 |
| 转弯 | 明显偏离轴心 | 相对正常 | 迟缓顿挫，不连贯 |
| Romberg 征 | 闭眼后有所加重 | 闭眼后显著加重 | 闭眼后有所加重 |
| 跟-膝-胫试验 | 明显不协调 | 尚协调 | 缓慢，尚协调 |
| 姿势性不稳 | + | +++ | ++++ |
| 摔倒风险 | 相对较低 | 较高 | 较高 |

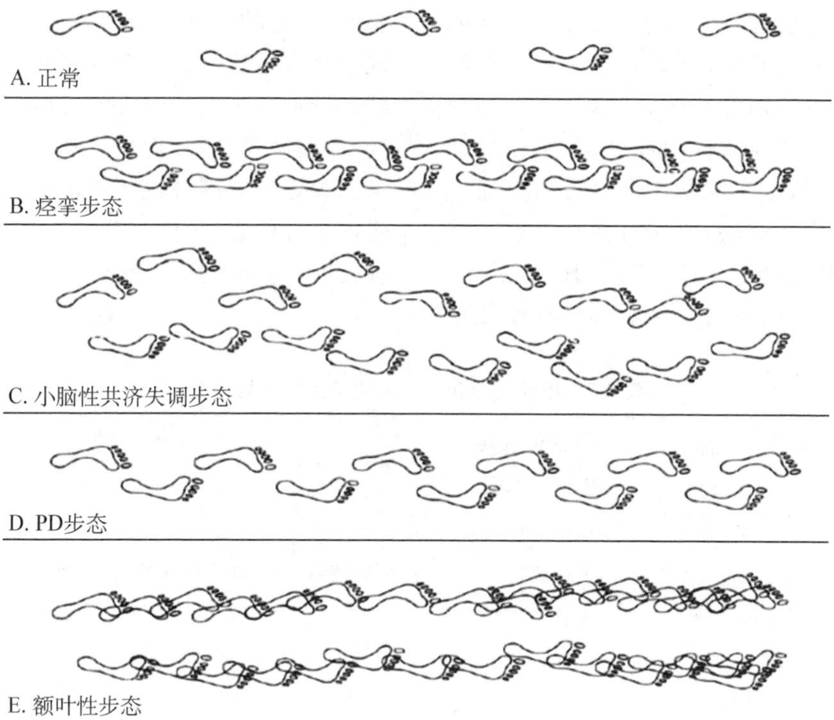


**图 7-18 正常及异常步态障碍示意图**

A. 正常人，步基、步幅与节律正常；B. 痉挛性截瘫，步基窄，步伐节律正常；C. 小脑性共济失调，步基宽，步伐节律不整；D. 帕金森病步态，步基较窄，节律正常；E. 正常颅压脑积水及Binswanger 病，步基宽，步幅碎小，右侧可见明显的冻结步态。

## 三、诊断与鉴别

对于发病早期就诊的小脑性共济失调患者，问诊和查体均需特别仔细，以防遗漏表现轻微的局灶性神经系统损害的特征，包括经典的 FAST 和改良的 HINTS（见本章第一节）。影像学检查虽可见到一定程度的脑沟增宽、四脑室扩大和脑实质萎缩等表现，但早期表现并无特异性，有时与增龄性改变难以区别。对于没有家族史和酗酒史等明确病因的患者，应注意排除中毒、维生素缺乏和免疫异常等后天获得性因素；对于原发性小脑性共济失调，需综合家族史、临床表现或基因检查等结果，确定具体病因（表 7-6）。

**表 7-6 小脑性共济失调的病因鉴别**

<table>
<tr><th></th><th></th><th>成年散发</th><th>多系统萎缩</th><th>遗传性</th><th>中毒性</th><th>免疫性</th><th>感染性</th><th>脑外伤</th><th>新生物</th></tr>
<tr><td rowspan="2">相同点</td><td>表现</td><td colspan="8">姿势性不稳，小脑性共济失调</td></tr>
<tr><td>影像</td><td colspan="8">头颅 MRI 小脑萎缩</td></tr>
<tr><td rowspan="3">不同点</td><td>病因</td><td colspan="2">不明</td><td>基因突变</td><td>乙醇药物</td><td>免疫异常</td><td>感染</td><td>外伤</td><td>肿瘤</td></tr>
<tr><td>诊断</td><td colspan="2">排除遗传与获得性</td><td></td><td colspan="5">排除获得性遗传性＋相关病史＋辅检证据</td></tr>
<tr><td>治疗</td><td colspan="3">对症治疗</td><td>对因治疗</td><td>免疫治疗</td><td>抗炎治疗</td><td>手术</td><td>放化疗</td></tr>
</table>

当患者主要表现为姿势性不稳而无其他特异性的合并症状时，查体发现一定程度的拖曳碎步或甚至冻结步态，同时没有明显的指鼻不稳和跟膝胫试验笨拙等小脑病变的证据和其他原因，且影像学存在显著的交通性脑积水或脑白质疏松，临床可初步确定额叶性共济失调的诊断。鉴别正常颅压脑积水和皮质下动脉硬化性脑病，则需要根据腰椎穿刺释放脑脊液后的步态是否改善来确定。发现平衡障碍的患者表现为抬脚较高、落地较重且行走时高度依赖视觉，同时除外小脑病变、前庭病变、额叶病变及功能性头晕后，应考虑感觉性周围神经的可能，需进一步行神经电生理检查，了解病变的范围和程度。慢性前庭综合征的病因鉴别见表 7-7。

**表 7-7　慢性头晕和平衡障碍常见的病因鉴别**

| 鉴别点 | | 功能性 PPPD | 外周前庭病 UVH，BVP | 神经系统病变 | | |
|---|---|---|---|---|---|---|
| | | | | 小脑性 | 额叶性 | SNP |
| 头晕的性质 | | 姿势性不稳 | 姿势性不稳 | 姿势性不稳 | 姿势性不稳 | 姿势性不稳 |
| 持续时间 | | 近乎持续性 | 近乎持续性 | 近乎持续性 | 近乎持续性 | 近乎持续性 |
| 伴随症状 | | 焦虑抑郁 | 或伴耳蜗症状 | 共济失调，构音障碍 | 尿失禁，智力减退 | 肢体感觉障碍 |
| 体征 | 步态 | 无特异 | 无特异 | 宽基，失协调 | 额叶性步态 | 高抬重落、视觉依赖 |
| | Romberg | 可异常 | 轻中度异常 | 中度异常 | 中度异常 | 重度异常 |
| | 其他 | 无异常 | 甩头异常 | 指鼻轮替笨拙，改良 HINTS 异常 | 视追踪、扫视异常 | 手袜套感觉障碍 |
| 辅助检查 | | 均正常 | 前庭功能减退，颅脑影像正常，小脑萎缩等 | 前庭功能基本正常，小脑萎缩等 | 前庭功能基本正常，脑积水或脑白质病 | 前庭功能基本正常，SCV 显著异常 |

PPPD. 持续性姿势性知觉性头晕；UVH. 单侧前庭功能减退；BVP. 双侧前庭病；SNP. 感觉性周围神经病；SCV. 感觉神经传导速度。

## 四、治疗及预后

1. *原发病的治疗*　对于慢性中枢性头晕的主体，即原发性小脑退行性病变，无论遗传性还是散发性，目前尚无有效的治愈措施，部分患者应用金刚烷胺、丁螺环酮或乙酰唑胺可能短期缓解部分症状，太极拳及瑜伽冥想等可能改善部分患者的主观感受。外骨骼及脑机接口等工程技术或许在不久的未来能改善患者的生活质量，彻底阻止甚至逆转共济失调的病因病理或将更为遥远。对于少数表现为慢性头晕的获得性小脑性共济失调，除副肿瘤性小脑炎之外，对因治疗多数有效。正常颅压脑积水进行脑室胸腹腔分流手术有显著效果，皮质下动脉硬化性脑病接受经颅磁刺激等神经调节治疗有效。

2. *其他防治措施*　慢性共济失调患者多合并失眠、易激惹及情绪低落等焦虑抑郁状态，除亲情关怀等心理支持外，药物应首选盐酸丁螺环酮，无效者可尝试西酞普兰等 5-HT 再摄取抑制药。苯二氮䓬类抗焦虑作用起效快，但应警惕其肌松作用加重部分老年患者跌倒的风险。对于原发性小脑性共济失调，除了对患者生活空间内的地面做防滑以及家居棱角的防撞等处理之外，必要时应予拐杖或轮椅等辅助用具，预防摔倒所致的严重外伤。

（韩军良）

## 参考文献


[1] 付炜，韩军良. 中枢前庭应用解剖与生理[M]. 北京：人民卫生出版社，2023.

[2] 吴子明，刘博，韩军良. 临床前庭医学[M]. 北京：人民卫生出版社，2023.

[3] 中华医学会神经病学分会，中华神经科杂志编辑委员会. 眩晕诊治多学科专家共识[J]. 中华神经科杂志，2017(50)：805-812.

[4] Royl G, Ploner CJ, Leithner C. Dizziness in the emergency room: diagnoses and misdiagnoses [J]. Eur Neurol, 2011(66): 256-63.

[5] Paul NL, Simoni M, Rothwell PM. Oxford Vascular Study. Transient isolated brainstem symptoms preceding posterior circulation stroke: a population-based study [J]. Lancet Neurol, 2013(12): 65-71.

[6] Tatu L, Moulin T, Bogousslavsky J, et al. Arterial territories of human brain: brainstem and cerebellum [J]. Neurology, 1996 (47): 1125-1135.

[7] 韩军良，赵钢. 应重视眩晕患者的床旁检查[J]. 中国神经精神疾病杂志，2014(40)：48-51.

[8] Kattah JC, Talkad AV, Wang DZ, et al. HINTS to diagnose stroke in the acute vestibular syndrome: three-step bedside oculomotor examination more sensitive than early MRI diffusion-weighted imaging [J]. Stroke, 2009 (40): 3504-3510.

[9] Choi KD, Lee H, Kim JS. Ischemic syndromes causing dizziness and vertigo [J]. Handb Clin Neurol, 2016(137): 317-340.

[10] Kobayashi J, Ohara T, Minematsu K, et al. Etiological mechanisms of isolated pontine infarcts based on arterial territory involvement [J]. J Neurol Sci, 2014(339): 113-117.

[11] Ogawa K, Suzuki Y, Oishi M, et al. Clinical study of twenty-one patients with pure midbrain infarction [J]. Eur Neurol, 2012 (67): 81-89

[12] Katharina Feil, Ralf Strobl, Alexander Schindler, et al. What Is Behind Cerebellar Vertigo and Dizziness [J]. Cerebellum, 2019 (18): 320-332.

[13] Zwergal A, Feil K, Schniepp R, et al. Cerebellar Dizziness and Vertigo: Etiologies, Diagnostic Assessment and Treatment [J]. Semin Neurol, 2020(40): 87-96

[14] Edlow JA, Newman-Toker DE, Savitz SI. Diagnosis and initial management of cerebellar infarction [J]. Lancet Neurol, 2008 (7): 951-964.

[15] Parker JL, Santiago M. Oculomotor aspects of the hereditary cerebellar ataxias [J]. Handb Clin Neurol, 2012(103): 63-83.

[16] Klockgether T. Sporadic adult-onset ataxia [J]. Handb Clin Neurol, 2018(155): 217-225.

[17] Wenning GK, Krismer F. Multiple system atrophy [J]. Handb Clin Neurol, 2013 (117): 229-341.

[18] Klockgether T. Sporadic ataxia with adult onset: classification and diagnostic criteria [J]. Lancet Neurol, 2010(9): 94-104.

[19] 中华医学会神经病学分会神经遗传学组. 遗传性共济失调诊断与治疗专家共识[J]. 中华神经科杂志，2015(48)：459.

# 第 8 章 外伤性眩晕

外伤性眩晕指外力作用于颅脑、前庭中枢及外周器官或颈部所引起的前庭功能紊乱。外伤性眩晕分为周围性、中枢性、颈性，也可并存称混合型。据统计，有 25%～90% 颅脑外伤（包括闭合性损伤、颅内出血、血肿形成、脑挫伤、脑水肿、颞骨骨折等）患者伤后可立即或稍后出现眩晕及平衡障碍等前庭系统受损症状。头部击伤甚至很轻的击伤都可能造成对前庭、听觉系统及颈部的损害。高速运动时由后部撞击致颈部剧烈弯曲的挥鞭样损伤（whiplash injury）可引起脑干损伤、大脑挫伤、脑神经牵拉伤及颈部软组织伤，又称颈椎过度屈伸损伤。致眩晕的损伤种类较多，主要有器械伤、撞击伤、压力伤、爆炸伤、颈外伤、耳手术伤等。由于外伤原因、损伤部位与损伤程度不同，临床上可有不同的表现。随着影像学、听功能及前庭功能检测手段的进步，对不同原因、不同部位损伤所致的眩晕，有可能给予明确的诊断和合理的治疗。

## 第一节 脑外伤后综合征

脑外伤后综合征（post-traumatic syndrome，PTS），又称脑震荡后综合征（post-concussion syndrome，PCS）、脑震荡后遗症、脑损伤后神经症，指脑震荡或轻度脑挫裂伤后数月至数年，仍遗留头痛、头晕、记忆减退、失眠、头颈部不适及情绪改变等系列自觉症状，但缺乏明显器质性神经功能损害征象，发生率约 10%。

### 一、病因

伤后短期内出现症状者，可能是在脑轻度器质性损伤基础上产生。外伤时脑震荡可能引起自主神经功能失调，导致脑血管运动功能和血脑屏障紊乱。轻度脑挫伤者可发生脑水肿、点状出血和小软化灶，致脑实质变性，引起脑皮质功能减弱和皮质与皮质下功能失调，出现系列神经系统症状。三叉神经、听觉及中潜伏期诱发电位均可出现潜伏期明显延长，表明有弥漫性轴突损伤。轻度的器质性病变加重伤者的精神负担，影响伤者康复。

### 二、临床表现

1. *病史和症状* 有明确头部闭合性损伤脑震荡史。3 个月以上仍出现下述 4 种或 4 种以上症状，包括头痛、头晕（体位性、摆动感、失平衡）、记忆力减退、注意力不集中、难以恢复原来的专业活动、失眠、头颈部不适及易怒、焦虑等情绪改变和症状，无明显神经系统检查阳性体征，可予诊断。

2. *辅助检查* 对患者详细检查，明确有无脑部器质性病变，如慢性硬膜下血肿等。CT 及 MRI 脑扫描多在正常范围或脑室轻度扩大。脑电图检查正常或轻、中度异常。必要时行腰椎穿刺，脑脊液压力应属正常或有时偏低。

3. 前庭功能检查 少数病例眼震电图(ENG)可出现位置性眼震或诱发性眼震，幅度两侧不对称、时程不等。前庭诱发肌源性电位(VEMP)部分出现震幅低或引不出。

4. 诱发电位检查 脑干听觉诱发电位(ABR)、脑干三叉神经诱发电位(BTEP)及中潜伏期诱发电位(MLAEP)检查均显示潜伏期延长。MLAEP检测结果与外伤后3个月患者的状态特别是精神认知方面的症状相关。此类患者常涉及法律诉讼，很多症状缺乏客观评价标准，增加诊断难度。

### 三、治疗

1. 对症治疗 对有头痛、头晕、失眠等症状者适当使用镇静、镇痛药和抗眩晕药。必要时予抗抑郁药物，如苯二氮䓬类药、三环类抗抑郁药、单胺氧化酶抑制药、5-羟色胺再摄取抑制药等。

2. 辅助治疗 神经营养药、活血化瘀类中药。

3. 认知重建 认知症状包括注意力不能集中、记忆力差、操作能力下降等。可在真实生活场景中对患者实施认知疗法项目，包括心理咨询、专业人员的支持、适应性训练等。

4. 心理治疗 向患者解释说明头部创伤的影响，消除顾虑，让患者相信出现的症状是自然恢复过程中的一部分，症状有减轻就鼓励患者逐渐恢复工作。

## 第二节 迷路震荡

迷路震荡为内耳受到暴力冲击或强烈的振动波冲击所致。颅脑闭合性损伤中约1/4患者可出现迷路震荡，多合并脑震荡。常发生于头部在固定位置时受外力打击的情况下，其损伤程度与受伤部位及外力强度有关。

### 一、发病机制

外力形成的压力波经颅底影响颅内可活动的结构，经颅骨传导至中耳。听骨由于惯性作用使镫骨底板产生过度活动，作用于外淋巴液，通过前庭膜、基底膜传入内淋巴液，致内淋巴液剧烈震动；解剖上耳蜗和前庭的淋巴液相通，因而可出现内耳结构充血、出血或水肿及Corti器、前庭器的损伤。球囊因离镫骨底板近，损伤多见且严重，椭圆囊和壶腹可正常；可出现部分球囊壁塌陷，耳石膜损伤，耳石脱落或结构离断、变形等，致前庭功能障碍。耳蜗第一、二圈Corti器的毛细胞脱落、破裂或消失，基底膜剥离严重者Corti器可整个消失，耳蜗神经纤维变性，致出现耳聋、耳鸣。

### 二、临床表现

1. 临床症状 症状与颅脑外伤累及的部位及范围密切相关。除颅脑外伤症状外，可出现程度不等的头痛、耳聋、耳鸣、头晕、眩晕、平衡失调，头迅速活动及头位迅速改变时出现位置性眩晕。上述征象常被颅脑外伤的临床表现所掩盖而被忽视。症状持续数天，一般1周后逐渐减退，可遗留位置性眩晕，持续数周、数月至数年。儿童因代偿快，仅2%有眩晕症状。在爆震性损伤中，一般耳蜗受损较重而前庭较轻。在治疗恢复中，听力恢复较前庭功能恢复显效快，但最终前庭症状恢复好于耳蜗症状。

2. 检查 可查见位置性水平型或水平旋转型眼震，部分查见前庭功能减退。耳聋多为感音神经性，亦有呈混合性聋者。

### 三、诊断

有明确颅脑外伤史，外伤后出现前庭及耳蜗症状，眼震电图检查有位置性眼震，少数可出现半规管麻痹，前庭诱发肌源性电位振幅减低或引不出，可诊断。

## 四、治疗

1. 急性损伤可按颅脑外伤脑振荡治疗。卧床休息，降低颅内压，予镇静药物如地西泮(安定)10mg 肌内注射或 2.5～5mg 口服；盐酸异丙嗪 25mg 肌内注射或口服。待病情稳定后尽早行前庭及听功能检查，以明确损伤部位及程度。

2. 眩晕明显者，可给予抗眩晕药如氟桂利嗪(西比灵)5～10mg，每日 1 次；盐酸倍他司汀 8～16mg，每日 2～3 次，或甲磺酸倍他司汀 6～12mg，每日 3 次；地芬尼多(眩晕停)25mg，每日 3 次。前庭抑制药如地芬尼多等长期使用不利于前庭功能代偿，建议短时使用，一般不超过 3d。

3. 予改善内耳微循环、营养神经、促进能量代谢药物，如丹参、川芎嗪、银杏叶制剂等。

4. 前庭康复训练，增加对眩晕的耐受能力，促进前庭功能代偿。

# 第三节　外伤性前庭衰竭

## 一、病因

颞骨骨折，尤其是颞骨横行骨折可致内耳破坏性损伤。一般是颅脑外伤的一部分，常合并全身复合伤。多由车祸、撞击颞枕部、坠落等所致。颞骨骨折者 80％出现在颅底骨折，占颅骨骨折的 15％～48％。

颞骨骨折根据骨折线与岩部长轴的关系分为以下 3 型。

1. 纵行骨折　约占 80％。骨折线与颞骨岩部的长轴平行，多由颞骨或顶骨受打击所致。骨折常起自颞骨鳞部，通过外耳道后上壁、鼓室顶部，沿颈动脉管于迷路前面，至颅中窝底的棘孔或破裂孔附近(图 8-1)。因骨折线多从骨迷路前方或外侧穿过，故较少损伤前庭及耳蜗。主要损伤中耳，致外耳道及鼓膜破裂出血，听骨损伤或鼓室内出血，引起传导性听力损失。鼓室骨折如果累及面神经骨管，可发生面神经麻痹，约占 20％，损伤部位多在近膝状神经节骨管处，骨折线由外耳道延伸至乳突部者不常见，此种骨折可损伤面神经的水平段及垂直段。

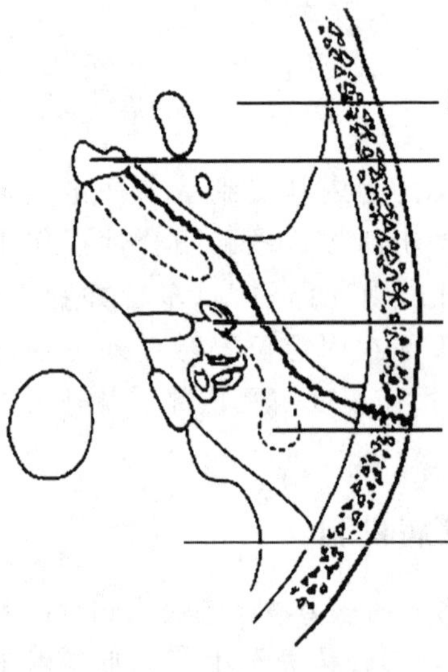

图 8-1　纵行骨折

2. 横行骨折　约占 20％，对内耳危害较大。骨折线与颞骨岩部长轴垂直，多由枕部受外力损伤或头颅压缩性损伤引起。骨折线常起自颅后窝的枕骨大孔，横过岩锥到颅中窝；或走行至颈静脉孔和舌下神经管之间，或经内耳道及骨迷路止于颅中窝的棘孔或破裂孔附近(图 8-2)。因其骨折线可通过内耳道或骨迷路外侧壁，主要损伤迷路，可导致前庭及耳蜗结构出血、血肿，内耳毛细胞及神经末梢结构撕裂和面神经受累，表现为剧烈眩晕和眼球震颤，严重的感音神经性听力下降，约 5％患者出现面神经麻痹。迷路外侧壁损伤者，可引起前庭窗或圆窗破裂，镫骨脱位或骨折，可出现脑脊液耳漏。

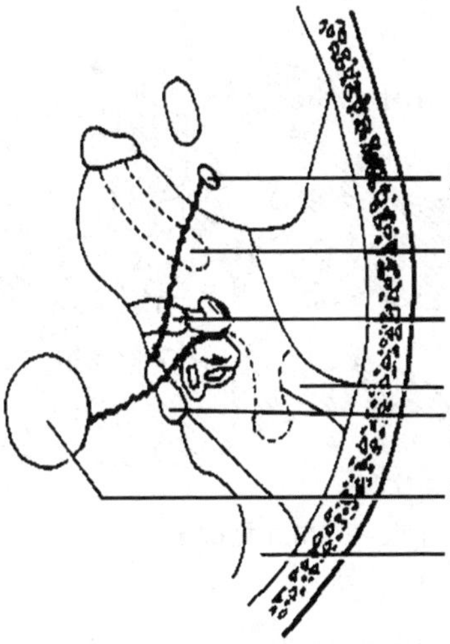


图 8-2　横行骨折

3. 混合型骨折　少见而严重。头颅受挤压引起多发性颅骨骨折，骨折线呈多向性，包括纵行及横行线，使外耳、中耳和内耳均受损伤，出现中耳及内耳症状。

## 二、临床表现

伴严重脑外伤者急性期可有不同程度脑挫伤、脑水肿和脑出血，出现昏迷、休克等。外伤后可出现鼓膜破裂、耳出血或鼓室积血。偶有脑脊液漏。横行骨折易致迷路或内耳道损伤而出现剧烈的旋转性眩晕，伴恶心、呕吐，向患侧倾倒；严重听力下降、耳鸣。眼震向健侧，当患耳朝下活动时症状及体征加剧，3～4d 后症状及体征逐渐减轻，6～12 周症状消失。患侧前庭功能明显减退或丧失，常为重度感音神经性聋，无重振现象。骨折线如累及面神经骨管可伴面神经麻痹。

## 三、诊断

有头颅外伤史，外伤后有耳出血、严重眩晕、耳聋、耳鸣、面瘫等症状。外耳道、鼓膜可有损伤，或鼓室内积血致鼓膜呈蓝色；前庭功能减退或丧失。多伴重度感音神经性聋。颞骨 X 线摄片或 CT 检查可见颞骨骨折。

## 四、治疗

同迷路震荡。

# 第四节　外伤性外淋巴瘘

外淋巴瘘（perilymph fistula，PLF）指由于外伤及其他各种原因引起外淋巴和中耳腔之间的骨质破损，或膜性组织和（或）韧带破裂，致使内耳外淋巴液经过异常通道流入中耳腔，出现急性感音神经性聋、耳鸣、眩晕、平衡障碍等症状。其中圆窗膜和（或）环状韧带撕裂者，又称迷路（内耳）窗膜破裂（breaks of window membrane）。在迷路窗膜破裂中，前庭窗膜较圆窗膜破裂者多。Fee 等于 1968 年首次描述创伤性外淋巴瘘。头部外伤占外淋巴瘘病因的 25%～36%，其中很多轻微头部外伤即可引起外淋巴瘘。因此，有学者建议在此情况下称为“震荡后综合征（post concussive syndrome）”。

## 一、病因

1. 创伤性

（1）头部外伤：如颞骨骨折、耳部创伤、钝性耳外伤、气压伤、噪声及爆炸伤等。

（2）手术外伤：镫骨手术或鼓室成形术、人工耳蜗植入术等术中直接损伤。应尽可能避免。

2. 非创伤性

（1）特发性：多与耳囊的先天性解剖薄弱因素有关，如迷路窗缘存在先天裂隙时，头部或耳部的轻微损伤可导致迷路窗缘微型瘘。或当用力擤鼻、大便、剧咳、进行需用力屏气的重体力活动（如抬举重物）时，由于中耳或蛛网膜下隙(脑脊液)压力的急剧变化而引起的迷路窗膜破裂。

(2)先天性解剖异常:内耳发育不良或存在解剖缺陷和畸形,如前庭导水管异常宽大,脑脊液压力突然升高时,压力较易传递至鼓阶,可造成窗膜破裂,出现淋巴瘘。

## 二、发病机制

Goodhill 提出特发性迷路窗膜破裂可有"向内爆破"(implosiveroute)和"向外爆破"(explosiveroute)两种传导途径。"向内爆破"为当外来压力经鼓膜及咽鼓管传至鼓室,直接经圆窗或镫骨底板压向内耳所致。如喷嚏、擤鼻、咽鼓管吹张时用力过猛、吹奏乐器,或因外界环境压力迅速升高如飞行、潜水、高压舱、爆炸、枪伤等,使中耳内陡升的气压冲破圆窗膜或环状韧带,形成外淋巴瘘(图 8-3)。"向外爆破"为当脑脊液压力突然增高,向外经蜗水管或内听道血管神经周围间隙传导至内耳外淋巴,经圆窗或卵圆窗向外爆裂。如用力排便、托举重物、剧烈咳嗽、呕吐、大声用力哭笑等(图 8-4)。此外,蜗水管过宽的解剖变异,亦是引起迷路窗膜破裂的另一诱因。

外淋巴瘘引起感音神经性聋的机制,曾有不少研究。动物实验中发现,用细针穿刺圆窗膜后,并不出现外淋巴液外流及基膜运动受干扰的现象。切开圆窗膜后,开始有外

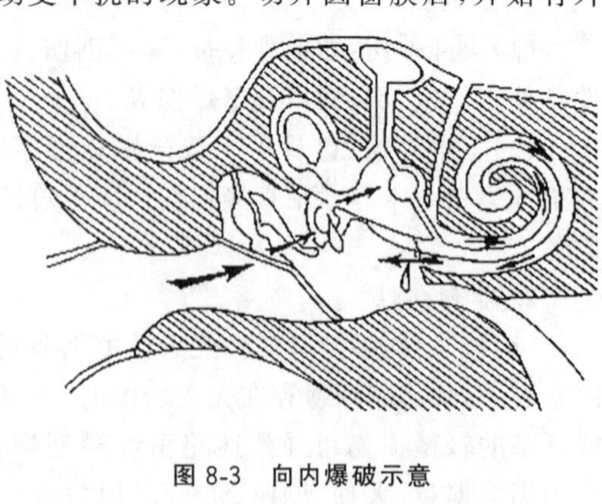

图 8-3 向内爆破示意

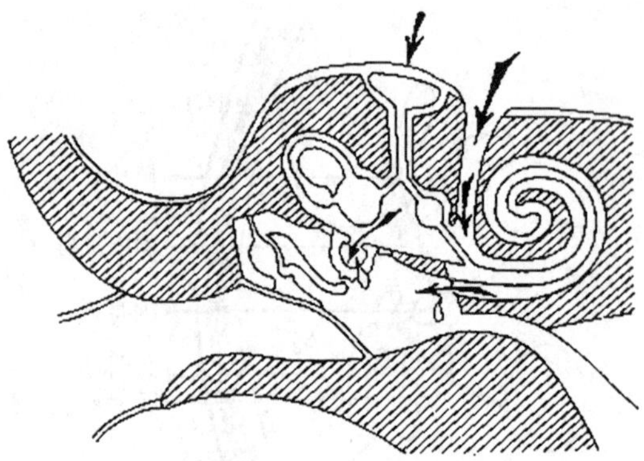

图 8-4 向外爆破示意

淋巴液外流,切口位于中央者,尚可见气泡进入鼓阶,30～90min 后,仅有部分动物的耳蜗复合动作电位(CAP)反应阈升高,电镜下可见膜迷路水肿,3～8d 后窗膜自愈。切开圆窗膜后再将外淋巴吸出,此时的电反应测听显示,动物听力明显下降,而内淋巴电位(EP)大多不变。如同时穿刺圆窗膜和前庭膜,CAP 不再能引出,基于这种实验现象,又提出了"双膜破裂"即圆窗膜和(或)环状韧带与前庭膜同时破裂的学说。根据各项动物实验结果,本病引起感音神经性聋和眩晕的机制可分为:①外淋巴液流失,空气逸入外淋巴系统,使内淋巴液的流动受到干扰,影响对声波的传导,并对耳石器和壶腹嵴顶产生异常刺激;②继发性膜迷路水肿,螺旋器退变;③窗膜破裂同时并发前庭膜或盖膜破裂后,内、外淋巴液混合引起细胞钾中毒;④浆液性或浆液-纤维素性迷路炎。

## 三、临床表现

1. 外伤史 多数患者有头部或耳部外伤史、中耳手术史或托举重物、剧咳、用力擤鼻、用力排便等使中耳或颅内压力突然升高的病史。

2. 平衡障碍 多有突发性眩晕,伴恶心、呕吐、出冷汗等自主神经症状,卧床数日后眩晕逐渐减轻,但仍有平衡失调,不稳感,

运动耐受不良(motionintolerance)。多数患者有位置性眼震,在外淋巴瘘修复前,此症状呈持续性。有些患者在视觉易受干扰或听到强声环境中,如在商场症状会加重,有头晕、恶心感,有的甚至对此出现恐慌和广场恐怖,检查时可有自发性眼震。

3. 耳蜗症状 有程度不等的听力下降伴耳鸣,典型的为突发性感音神经性聋,重者可为全聋或进行性加重的感音神经性聋。病变大多累及一耳。并发于手术者,多为术后出现波动性聋,听力损失一般不重,如淋巴瘘未能修复,则耳聋逐渐加重。

4. 鼓膜检查 多呈正常鼓膜像,头部外伤者,鼓膜可能有穿孔。

5. 眼震电图检查 可发现一侧前庭功能不同程度减退或 Hallpike 位置试验阳性。

6. 瘘管试验(Hennebert 征) 30%~50%患者呈阳性,少数病例用手指挖耳或接触外耳道口时,可诱发眩晕。

7. Tullio 试验 可为阳性,即用高强度的低频声刺激患耳时,可引起眩晕、恶心、呕吐和眼震等。

8. Romberg 试验 几乎均呈阳性,倒向外淋巴瘘侧。

9. 耳蜗电图 约 50%患者的-SP/AP 比值>30%,可轻度升高。

10. 畸变产物耳声发射(DPOAE) 有实验发现豚鼠形成外淋巴瘘后 DPOAE 幅值明显下降,愈合后又上升,提示 DPOAE 可作为外淋巴瘘辅助诊断的手段之一。

11. 甘油试验 可呈阳性。

12. 影像学检查 高分辨薄层 CT 可显示先天性耳囊畸形、骨折、瘘管,甚至迷路内气体存在。

## 四、诊断

由于外淋巴瘘产生的症状复杂,目前尚无诊断试验提供确切的诊断依据。病史仍然是本病诊断的主要依据。凡婴幼儿、青少年出现突发性、波动性、进行性感音神经性聋或眩晕,自发性脑脊液耳漏及复发性脑膜炎者,应想到先天性外淋巴瘘的可能。除头部及耳部外伤史、气压创伤史、手术损伤史、体力劳动或举重物史外,临床上遇有下列情况者,应疑及本病:①不明原因的突发性聋,伴眩晕,经治疗后眩晕不减轻,或虽有减轻,但仍有平衡失调、位置性眩晕及眼震。如发病前有鼓室压或颅内压骤升史者,更应疑及本病。②颅脑外伤后眩晕长期不愈,感音神经性聋逐渐加重者。③鼓室成形术、镫骨手术后出现眩晕、波动性感音神经性聋。④瘘管试验阳性。

下列进一步检查有助于诊断。

1. 鼓室耳镜检查 全麻或局麻下,在鼓膜紧张部做一辐射状切口,用 0°或 30°1.9mm Hopkins 耳镜插入中耳观察两窗有无瘘孔及肉芽纤维等病变。

2. 核素扫描 经腰穿注入核素,从迷路窗取液送检测。

3. β2-转铁蛋白(β2-Transferin) 腰穿注药,迷路窗取液,阳性者,有较高诊断价值。

4. MRI 强化成像 可显示迷路囊骨发育异常或损伤、外淋巴瘘管。增强 MRI 可发现内耳出血。核素钆增强 MRI 可显示创伤性炎症致耳蜗基底圈层面增强。

5. 鼓室探查 可确诊外淋巴瘘。

本病应与特发性突聋、梅尼埃病、听神经瘤及脑桥小脑角其他占位性病变等鉴别。

## 五、治疗

1. 非手术治疗

(1)卧位休息:头部抬高 30°~40°,5d 后如症状减轻,则继续头位抬高卧床至 3 周。

(2)避免诱发因素:禁止用力擤鼻、咳嗽、用力排便、重体力等增加颅内压及鼓室压的活动,对便秘者可给予缓泻药。

(3)对症治疗:给予前庭抑制药如地芬尼多(眩晕停)、异丙嗪(非那根)、地西泮(安定)、氟桂利嗪(西比灵)、倍他司汀(敏使朗)等。亦可用血管扩张药、激素和能量合剂静脉滴注。

2. *手术治疗* 镫骨手术及其他耳神经手术后疑有外淋巴瘘者,应立即行手术探查及修补术。外伤性鼓膜穿孔及听骨链损伤,若出现外淋巴溢出,观察 7～10d 不愈,可同期行鼓室成形术及外淋巴瘘修补术。外淋巴瘘经非手术治疗,听力无增进或继续下降者,应早期(一般建议 10d 内)行鼓室探查及修补瘘孔。

(1)手术方法:一般采用全麻。患者仰卧位,头转向对侧,术耳朝上,对侧耳枕头圈。经耳道鼓室探查术,取耳道内切口,磨去少许外耳道后壁骨质,充分显露圆窗和前庭窗,在 16～25 倍手术显微镜下,仔细观察窗膜处有无清亮液体外溢,必要时可压迫同侧颈内静脉,以显示瘘管部位。用微小刮匙搔刮瘘孔周围黏骨膜,用自体(中胚层组织)颞肌筋膜、耳屏软骨膜修补瘘孔。如有镫骨足板骨折,可先做足板切除术,然后再修补前庭窗,并重建听骨链。

(2)术中注意事项

①术中避免损伤鼓室黏膜,彻底止血,以免将组织液误认为外淋巴液。

②探查圆窗膜前应充分显露,必要时应先磨去圆窗龛,在 16～25 倍手术显微镜下查看圆窗膜。注意磨圆窗龛显露圆窗膜时要用低钻速,勿损伤圆窗膜,勿将圆窗龛黏膜皱褶误认为圆窗膜。

③准确找到瘘孔并进行修补。a. 用 16～25 倍手术显微镜仔细观察,时间为 6～10min;b. 有瘘管可疑时,可采用触动镫骨、颈静脉加压、头部放低等方式,促使瘘管显现;c. 瘘管周围黏膜必须充分搔刮,使形成可靠的移植床;d. 用中胚层组织(如颞肌筋膜、软骨膜)修补,不宜用脂肪组织;e. 用强化法不能显示瘘管,而临床表现典型者,可用中胚层组织填塞两窗。

(3)术后处理

①酌情用广谱抗生素预防感染,使用镇静药。

②卧床休息 7～11d,头部抬高 30°。

③术后 3 个月限制体力劳动,禁止用力擤鼻、咳嗽、打喷嚏,避免坐飞机、登山及潜水。

(4)手术并发症:可发生听力减退甚至全聋,面瘫,感染。

(5)手术效果:术中能够确诊瘘管部位并切实修补瘘孔者,效果良好,眩晕可迅速减轻乃至消失,除少数患者外,听力大多不能恢复,仅能防止进一步恶化。若修补迷路窗瘘孔后,效果仍不理想,应考虑同时存在迷路内膜破裂的可能性。

## 第五节 爆震性前庭损伤

强烈爆震形成的冲击波及强噪声(统称压力波)不仅损伤听器,也损害前庭末梢器官。在战伤中,中耳和内耳伤的发生率约占全部耳鼻咽喉伤的 57.3%,炮兵尤为突出。损伤程度与火炮种类、口径、发射频度,阵地环境,爆震源距离、方向及炮手位置、年龄和个体差异有关。王尔贵等(2001)对参加实战炮手前庭损伤的调查发现 435 名炮手早期头晕的发生率为 15.6%,其中大口径炮手的发生率 20.1%,小口径炮手的发生率 7.7%,大口径炮手发射炮弹数明显少于小口径炮手,而头晕发生率却明显高于小口径炮手,表明压力波强度是引起头晕的主要因素。

### 一、病因及发病机制

枪炮射击、炸弹等武器及核爆炸、爆竹、烟花的爆震,开矿、采石、建筑及筑路的爆破性作业,锅炉、煤气罐、加压舱、高压锅、电视机等可爆物的爆震瞬间，形成巨大的压力波，直接作用于人耳，压力波自外耳、中耳、前庭窗或圆窗传入内耳，造成淋巴液强烈波动，在损及螺旋器的同时，可累及前庭末梢，引起鼓膜、听骨链损伤、迷路震荡、窗膜破裂、耳石器损伤。

### 二、病理

王尔贵等实验观察爆震对豚鼠前庭器的影响，将豚鼠暴露于压力峰值为175.3dB(SPL)的压力波环境，前庭功能未发现异常，透射电镜发现爆震后2d，后半规管壶腹嵴和球囊斑、椭圆囊斑感觉细胞有轻度机械性损伤，纤毛弯曲或融合，耳石膜移位下陷和细胞质外溢。爆震后7d及14d机械性损伤减轻，少数感觉细胞有轻度代谢性损伤，其中以线粒体和神经杯水肿，细胞质和神经杯空化及传入神经终末异常为主。其损伤特点为：①Ⅰ型感觉细胞改变重于Ⅱ型感觉细胞；②感觉细胞细胞器中的改变主要在线粒体；③壶腹嵴中央区改变重于边缘区；④神经末梢改变多出现在爆震后期，传入神经末梢改变重于传出神经末梢；⑤前庭器中以壶腹嵴改变较明显，次为球囊；⑥早期以纤毛弯曲、融合，皮板受损、耳石层下陷和细胞质外溢为主；中期上述改变基本恢复，以线粒体改变和神经杯水肿为主；后期以线粒体改变、神经杯空化及传入神经终末异常为主，除早期外，病变多局限于少数感觉细胞。因而前庭症状较轻，多为可逆性。

### 三、临床表现

1. 多为旋转性眩晕，轻者见于中耳损伤，为短暂可逆性，重者见于内耳损伤，可伴恶心、呕吐、平衡障碍。恢复期可出现位置性眩晕。

2. 伴有听力下降、耳鸣等听功能障碍症状。听力下降的性质与创伤部位有关，可为传导性、感音神经性或混合性聋。

3. 其他症状，如有颅脑损伤，可出现昏迷。可有耳痛、头痛。

4. 耳镜、听功能、前庭功能检查及CT、MRI影像学检查，可明确损伤情况、部位及程度。

### 四、诊断

有明确爆震史，爆震后出现前庭及耳蜗症状，眼震电图可出现位置性眼震或少数出现半规管功能减退或麻痹，前庭诱发性肌源电位振幅低或不能引出，听功能检查出现相应异常。

### 五、治疗

1. *早期*　采用改善内耳微循环、扩血管药、激素、神经营养药及促进细胞代谢药物。如选用银杏叶注射液、氟桂利嗪(西比灵)、山莨菪碱(654-2)；地塞米松、ATP(三磷腺苷)或CTP(三磷胞苷二钠)、辅酶A；弥可保、B族维生素；中药葛根素、丹参、川芎嗪注射液；高压氧治疗等。通常前庭症状缓解、恢复效果好，对听力症状恢复效果差。

2. *后期*　如仍有头晕、不稳症状者，可进行前庭康复训练。

3. *预防*　对于爆震性内耳损伤重在预防。

## 第六节　内耳减压病

减压病(decompression disease)是由于潜水作业者暴露于高气压环境一定时间后，体液和组织中的气体溶解量大量增加，如突然脱离高气压环境，减压幅度太大、速度太快，多溶解的气体在血液和组织中呈饱和及过饱和状态，经脱饱和作用后形成的气泡释放和扩散，引起血管阻塞、挤压而造成的全身性疾病。内耳是减压病较易损伤的器官之一，减压病时释放的氮气等气泡进入耳蜗血管、内淋巴和外淋巴，引起内耳的机械损伤和组织缺氧，这种减压病引起的内耳损伤称为内耳减压病。内耳减压病以前庭减压病最为多见。随着潜水事业的发展，内耳减压病增多。

## 一、病因

引起减压病的原因是高气压作业，如潜水、沉箱、隧道、高压氧舱、加压舱等环境下的作业，作业后如减压不当可导致减压病。一般潜入水下每下沉 10m 即增加一个大气压的水压，相当于施加人体 17～18MPa 的压力，尤其在 100m 以上深氦氧潜水转换，或为了克服氮麻醉作用而采用压缩混合气体（如氦-氧）呼吸装置后，可导致耳蜗及前庭损害，以前庭型减压病最为多见。

## 二、发病机制

减压病的发病机制有气泡栓塞学说、气泡-血液界面活性学说及弥散性血管内凝血学说等。Edmonds 等（1983）认为有以下几方面的机制。①减压过程中形成的气泡可直接损害内耳的结构；②血管内的气性、液性或血栓性栓塞形成；③由减压病的血液学效应所引起的内耳损伤性灌注，在使用氦-氧混合气体潜水时更为常见；④内、外淋巴液惰性气体浓度的不平衡产生的渗透作用，可使内、外淋巴之间的液体交换发生混乱，气泡形成后骨管内的液态压力增高可引起内耳膜破裂。

潜水员下潜时为加压过程，由于压力的不平衡易形成气压伤，而上浮时潜水员处于减压过程，由于外界压力的降低，溶解在组织及血液中的空气呈过饱和状态，大量气体经肺向外弥散，如减压速度过快，就可能在组织、血液或淋巴液中形成气泡。减压后形成的气体引起减压病的可能机制为：①机械性的挤压和阻塞。血管内的气泡形成气栓阻塞血流，使血管内压和通透性增高，周围组织缺血、缺氧、水肿；细胞内和组织内的气泡可挤压细胞器和组织细胞，造成细胞器的破坏和组织的损伤。②在气血界面，由于气泡的表面活性作用而形成一层薄膜，使血小板和红细胞等聚集，造成血栓及血管内凝血；这层薄膜还可妨碍气泡的溶解和排出，进一步加剧病情。

内耳动脉吻合支少、无侧支循环，一旦气栓形成，血流受阻，很易引起内耳组织的缺血、缺氧、水肿，甚至变性、坏死，且不易恢复而导致永久性损伤。此外，由于淋巴液的黏滞性小，有利于过饱和状态下气泡的形成，而淋巴液灌流速度慢又不利于气泡的排出；耳石表面的粗糙也有利于气泡的形成；内耳不仅可从自身血供获得气体，也可从圆窗和前庭窗获得气体，经圆窗和前庭窗的气逆扩散，使外淋巴形成饱和状态并迅速达到稳态，加之内耳毛细胞对缺氧的特别敏感等都是造成内耳减压病的因素。汪磊等（1989）曾用豚鼠进行模拟 100m 氦氧潜水实验，用快速减压方式发现有 3 只豚鼠在减压过程中出现自发性眼震（水平与垂直性）及躯体旋转、倾斜，听阈明显提高，无圆窗膜破裂，表现为内耳减压病。

## 三、病理

1. 中耳　因咽鼓管功能障碍不能自动调节鼓室内气压，潜水后上升产生相对高压状态，引起内爆性损伤，如听骨移位、窗膜破裂、单纯镫骨移位等，可致眩晕。Lundgren（1974）曾报道潜水上升或下降致气压改变性眩晕发生率为 17%，如重新返回到原来水深，症状即可消失。

2. 耳蜗　由于内耳的缺血、缺氧，可有 Corti 器毛细胞损伤或消失，仅残留立方上皮、前庭阶、鼓阶及螺旋韧带出血、水肿。

3. 前庭　病损主要位于外淋巴间隙前庭感觉神经上皮下的软组织。汪磊等（1988）做的动物模拟潜水实验，发现半规管外淋巴间隙有蛋白渗出、纤维化及骨化，壶腹嵴有出血。

## 四、临床表现

1. 潜水员在减压时或潜水后短时期内，尤其在气体转换后可出现眩晕、恶心、呕吐、站立不稳、倾倒感等平衡障碍，以及耳鸣、耳闭塞感、听力减退，重者全聋。

2. 患者可能伴有全身多系统急性减压病的临床表现，如较常见的皮肤、关节、肌腱、韧带和骨膜多处的损害，其他如脊髓、大脑受累时出现的呼吸系统、循环系统、消化系统症状及视觉系统受累引起的视觉功能障碍等。慢性减压病则表现为四肢关节酸痛、疼痛、感觉异常和减压性骨坏死等。

3. 眼震电图检查可记录到自发性眼震，多为水平性，有时出现垂直性眼震。静态平台试验可观察平衡协调状态。Romberg 试验，患者多向一侧倾倒。纯音听阈测试常有感音神经性聋，全频听力下降或高频下降。可行重振试验、声导抗测听、听觉脑干反应测听、耳声发射等，了解损伤部位。

## 五、诊断

减压病的诊断主要依据高气压作业史及作业后出现上述症状。诊断时应对潜水者的过程进行评价，包括潜水深度、沉底时间、既往潜水次数，以及其他如锻炼、寒冷、年龄、肥胖、脱水、饮酒、外伤等影响组织灌流、血流分布和水合作用的因素。除进行前庭功能及听功能检查外，对大血管内的气泡可通过听诊、多普勒气泡监测仪等检查观察。如疑有骨坏死，应进行 X 线、CT、MRI 等检查。

## 六、鉴别诊断

应注意与中耳、内耳气压伤相鉴别。气压伤和减压病的发病机制不同，内耳气压伤由于咽鼓管功能不良，为平衡中耳压力，潜水员捏鼻鼓气用力过大，造成圆窗膜破裂或镫骨底板脱位，可出现眩晕、耳鸣、听力减退症状，如出现耳痛，多为中耳气压伤。听力检查，如为中耳气压伤，常为低频下降，而内耳减压病可出现高频听力减退，应根据症状发生在加压期或减压期来判断(表 8-1)。

内耳减压病还应与潜水时的噪声性听力损失、气压伤所致的圆窗膜破裂相鉴别。沉箱和头盔内通风或压缩气体产生的噪声，可单独造成噪声性内耳损伤，而无减压病其他症状。

**表 8-1　内耳气压伤与内耳减压病的鉴别**

| 内耳气压伤 | 内耳减压病 |
| --- | --- |
| 多出现在加压过程，有咽鼓管吹张或中耳受压史 | 咽鼓管通畅，在减压过程中出现 |
| 不具备等压气体逆扩张的条件 | 具备等压气体逆扩张的条件 |
| 前庭窗、圆窗损伤或破裂，镫骨环韧带损伤或移位 | 前庭窗、圆窗完好，镫骨环韧带完好 |
| 内淋巴液有血液，外淋巴液入中耳 | 内淋巴或内耳血管内有气泡 |
| 加压治疗可能会加重症状 | 加压治疗症状明显好转或痊愈 |

## 七、治疗

内耳减压病的处理应在全身治疗的同时尽早进行，主要是改善内耳的微循环、增加供氧量、加快内耳内气泡的溶解和排出，促进内耳器官结构和功能的恢复。

1. *加压舱治疗*　应及早进行，最好不超过伤后 60min，尽可能一次成功。加压治疗分为加压—停留—减压 3 个阶段，每个阶段的压力程度和时间应根据致病的环境气压、病情的轻重和治疗的反应而定。治疗过程中要特别注意以下 3 个关键问题：①加压程度。加压愈高，则体内气泡压得愈小。因此治疗一开始就应以最快的速度升高气压（如患者有明显不适时则应暂停并缓慢加压）。对内耳减压病加压的深度以眼震消失、症状缓解为最适宜，一般要大于出现症状的深度 30m。如内耳减压病发生在气体转换之后，加压治疗要用气体转换前使用的惰性气体。②停留时间。应在高气压下停留足够的时间，以便气泡能充分溶解于体液中，并经血流至肺部排出。③减压速度。加压治疗后的减压时间比高气压下作业后的安全减压时间长得多，因此应根据病情轻重、所加气压的高低和高气压下停留时间的长短，参照规定的治疗减压表制定减压方案。减压过程中应注意休息，并可用多普勒气泡监测仪监测大血管内的气泡变化。疑有圆窗膜破裂者采用加压疗法时应慎重。

2. *吸氧*　可增加组织的氧分压，促进氮气的排出。

3. *输液*　出现低血容量休克者，应尽早输液，给予改善微循环的药物。

4. *乙醇疗法*　发病后可迅速口服 40%～50%的乙醇 100～150ml，以促进氮气的溶解，并有加快血流的作用。

5. *抗凝治疗*　阿司匹林类药物口服可防止血管内凝血。

6. *利尿*　有尿潴留者可给予渗透性利尿药或其他利尿药。

7. *激素*　适当给予抗炎药物和类固醇皮质激素。

8. *营养神经血管*　在加压治疗的基础上，给予扩血管药、神经营养药、细胞活性药、维生素等。

9. *对症治疗*　前庭症状严重者，可对症处理，如氟桂利嗪（西比灵）5mg，每日 1 次，睡前服；倍他司汀（甲磺酸倍他司汀）12mg，每日 3 次；地芬尼多（眩晕停）25mg，每日 3 次；地西泮（安定）2.5mg，每日 3 次等。

### 八、预防

减压病预防的关键是高气压作业后的安全减压。每一次高气压作业后都应严格按照安全规定进行减压。应避免在减压过程中，尤其在较深的减压阶段进行气体转换，如需气体转换应尽可能缓慢，气体分压尽可能小，在超过 100m 的深水作业时，要避免 50～30m 减压阶段的快速上升。对于体胖、年纪大、减压病易感者，以及劳动强度大、气温低时，应注意缩短工作时间和适当延长减压时间。对潜水员应定期检查咽鼓管功能、听力及前庭功能。对鼓膜穿孔、咽鼓管功能不良、原有内耳疾病（如感音神经性聋、梅尼埃病）者，应避免从事高气压作业。

## 第七节　颈外伤性眩晕

颈外伤性眩晕在临床上常见，出现包括眩晕、耳鸣、听力下降及颈部疼痛等症状。近年的临床研究发现绝大部分颅脑外伤患者同时伴有不同程度的颈部损伤，颅颈兼治能取得更满意的治疗效果。常见的有颈挥鞭伤（whiplash injury），多发生于交通事故中，见于急刹车或猛烈屈颈，继之过度反弹等（见本章第八节）；车祸致寰枢关节脱位，数年后仍可出现眩晕；长期反复举重，使颈椎错位、骨质增生；足着地的坠落伤（脊柱冲击伤）；猛烈牵拉手臂；颈椎推拿手法不当；颈过度扭转，长期伏案工作，姿势不良等。

## 一、病因

由于绝大部分颈部创伤(头颈外伤)同时合并颅脑外伤,认为除了颈部伤外,脑、脑干、脑神经、颈神经根或内耳创伤所致病变亦是眩晕的病因。

## 二、发病机制

颈部的上端承托重量大、活动频繁的头颅,下端连接处于相对固定的胸部及躯干。位于中间的颈部较纤细,活动范围大、负重大,几乎所有的颅脑外伤均可引发颈部快速的过度活动、挥鞭样摆动或旋转,或者受到突发暴力的冲击与震动,导致颈椎、颈部相关韧带、颈肌、颈部血管、血管内膜及相应的颈神经受损伤。寰枢关节的结构及力学特点使其容易在外力作用下产生旋转和侧方位移,导致寰枢关节紊乱、半脱位甚至骨折。颈椎尤其寰枢关节与椎动脉、颈部神经等解剖关系密切。颈部损伤时,一方面可能直接损伤椎动脉及颈部交感神经,另一方面可由于颈椎错位、不稳或局部外伤性炎症而使椎动脉、交感神经受到压迫、牵拉、刺激,造成椎-基底动脉供血不足、交感神经功能紊乱而出现类似颈性眩晕的系列症状。颈肌、颈部韧带等软组织损伤本身既可产生局部症状,加剧颈椎不稳,也可造成颈部本体感觉传入紊乱,由感受器传入异常冲动,到达前庭神经下核,诱发前庭症状。这些因素互相影响,可形成恶性循环。

## 三、临床表现

1. *明确的外伤史* 在颅脑外伤,尤其轻中度颅脑外伤患者中可伴有头痛、头晕、记忆力减退、失眠、头颈部不适及心理情绪方面的改变,即脑外伤后综合征(post-traumatic syndrome,PTS)。

2. *眩晕* 颈外伤发生眩晕者有报道可高达86%。表现为各种形式的眩晕,但多为颈部运动时发生短暂晃动、站立不稳、浮沉感等,亦可发生历时较长的旋转性眩晕,伴恶心、呕吐、耳聋、耳鸣等症状。有时表现为位置性眩晕,多于起卧时发生。

3. *头面颈部症状* 头面颈部感觉异常、颈部疼痛、颈僵硬感,甚至颈活动受限,耳痛,咽异物感或咽痛。颈源性头痛多表现为单侧偏头痛、头后部痛或项枕部痛、颈后痛,疼痛为钝性,且深在;间歇性发作,每次数小时至数天,后期可持续发作。

4. *颈部检查* 可见颈棘突偏歪征,于枕外隆凸外下方、棘旁、棘突间、颈肌、肩胛上肌群或横突等处可能有压痛,颈肌较紧张或两侧紧张度不对称、颈活动不同程度受限。

5. *旋(转)颈试验阳性* 可能诱发眩晕及眼震。主观眩晕感在保持头固定不动做旋转运动时最为明显。

6. *颈部X线摄片或CT扫描* 应常规行颈椎X线检查,包括正、侧位及张口位。X线片可发现寰枢关节半脱位、小关节紊乱、生理曲度变直或过度前凸、棘突偏歪、增生性改变、椎间隙狭窄等。必要时行CT、SCT或MRI检查。

7. *经颅多普勒超声(TCD)* TCD是检查颈性眩晕及其他椎-基底动脉供血不足的较有效、安全、简便的方法,能测量椎动脉血流总量与颈外动脉血流总量的比值(QVA/QECA),了解椎动脉供血情况。

8. *前庭功能检查* 部分患者眼震电图出现变位性眼震、半规管功能减退。前庭诱发肌源性电位可呈现低振幅或引不出。平台姿势描记可发现平衡功能异常。

9. *纯音听阈测试* 可有感音神经性聋,多有重振现象。

## 四、治疗

1. *早期处理* 颅脑外伤合并颈部损伤在受伤早期,X线片发现有寰枢关节半脱位、小关节紊乱、椎间隙狭窄等改变时,应给予颈部固定，行枕颌带牵引或颅骨牵引。早期配合药物治疗，减轻炎症水肿、镇痛等。

2. *药物治疗* 多选用改善脑供血、调节脑细胞代谢、抗凝、降低血黏稠度、调节自主神经等药物。必要时使用前庭抑制药、抗眩晕药、地西泮(安定)、地芬尼多(眩晕停)、异丙嗪(非那根)、氟桂利嗪(西比灵)、倍他司汀(敏使朗)等。

3. *颈部理疗* 选择超声波治疗、电中频治疗、电兴奋治疗等。

4. *颈部功能锻炼* 主要针对颈椎活动度、颈肌肌力的锻炼，以及颈椎序列与生理弯曲度的调整，进行颈肩部医疗体操。

5. *前庭康复治疗* 进行前庭康复训练，促进中枢代偿。

6. *其他治疗* 颈椎病变者，应请专科医师诊治。手法复位及手法治疗应在颅脑外伤病情稳定后，由有经验的医师进行。颈椎损伤的手术治疗包括开放复位、减压、植骨融合及内固定术。椎动脉周围的交感神经剥离术、颈部软组织小针刀松解术等对颈相关性眩晕有一定的治疗作用。

## 第八节 挥鞭伤性眩晕

挥鞭伤(whiplash injuries)是交通事故伤中一种特殊类型损伤。早在1928年Crowe就提出了挥鞭伤(whiplash)这一术语，描述类似鞭打样的外力作用于颈椎和躯干上部时，突然产生的加速和减速力对两者的影响。1995年，挥鞭伤研究会对其定义为：在车祸和其他事故中，颈椎受到来自后方或侧向的冲击力所产生的突然加速和减速运动作用于颈部，可引起颈部急剧过度屈曲或伸展，导致颈部的骨及各种软组织损伤，即挥鞭伤，产生系列临床症状。

### 一、病因及发病机制

最常见的原因是发生于交通事故，车辆追尾式相撞，但其他类型的撞击，如前面、后面或侧面撞击也能引起。挥鞭伤发病机制是以上段颈椎($C_1$～$C_4$)为鞭条，下段颈椎($C_5$～$C_7$)为鞭把，在车辆行驶中相撞或急刹车状态下，由于躯体加速或减速过猛，使上段颈椎随头部及车辆的惯性作用而以$C_5$为交界点呈挥鞭样运动。造成颈椎的过度屈伸或过屈或过伸，强大的应力集中于$C_4$、$C_5$连接处的脊柱及相关肌肉、韧带等组织。由于相关的肌肉、韧带无法抗御骤然形成的暴力而引起下颈段的异常运动，产生S形曲度。这种损伤有时还可累及脊髓和脑干。通常挥鞭伤以在无明显外伤痕迹时出现颈椎及周围相关韧带的损伤为特征。病理变化主要表现在颈椎及其相关组织。

### 二、致晕机制

颈部损伤引起眩晕有几种假说：①神经血管假说，椎动脉受压、狭窄并刺激交感神经系统；②神经肌肉假说；颈部本体觉紊乱；③中枢神经系统功能失调；④外周迷路损害致良性阵发性位置性眩晕(BPPV)或前庭反应；⑤过度换气。目前认为，挥鞭伤是导致眩晕的可能原因。

### 三、临床表现

除头颈部外伤症状外，眩晕、头晕和平衡失调可占25%～50%。可有位置性眩晕、恶心，但很少伴呕吐。头痛及颈痛、颈僵硬、活动受限也常见，有的伴肩痛、臂痛。通常听力正常，少数患者可有耳鸣。有报道1例60岁妇女在背部被猛烈撞击发生挥鞭样损伤后，出现听力下降、耳鸣及眩晕，经鼓室探查发现系镫骨脱位进入前庭所致。个别在挥鞭伤后出现颞下颌关节功能紊乱而致耳鸣及头晕。此外，可伴有吞咽不适和声音改变。由于遗留慢性颈痛、头晕、失眠等症状,加之疗效不佳及未恢复工作的压力,有的患者可出现焦虑、抑郁等精神心理障碍。

神经耳科学检查,包括眼震电图、前庭诱发肌源性电位、纯音测听、听觉脑干反应、脑电图、CT 及 MRI(了解颈椎、椎间盘、脊髓、韧带及颈部各种软组织损伤情况)、MRA(了解椎-基底动脉等供血情况)等,以便做出准确和全面的诊断。

## 四、治疗

由于本病症状多样,影响因素多,需要多学科配合,以期获得最佳疗效。治疗方法的选择应根据不同患者的症状和体征而定。治疗以减轻疼痛、头晕和增强肌力为主,治疗越早越好。

1. 早期应减少颈部活动,颈托固定。但过度的休息和颈部制动可造成血流减少、局部肌肉萎缩,不利于痊愈。Rosenfeld 对比了临床对此病的主动治疗和规范治疗后提出,只要伤后情况允许,96h 内即可适当锻炼。

2. 对症处理,适当用镇静镇痛药、肌肉松弛药、抗眩晕药,改善血液循环药物,一般数周至数月可恢复。

3. 对慢性疼痛者可采用射频神经切断术,使造成慢性疼痛的神经变性。有报道治疗后 71%患者的疼痛得到长期缓解。复发者可再次治疗。

4. 眩晕、头晕患者可进行前庭康复训练。

5. 配合心理治疗,对一些累及椎间盘的患者,可能疗程较长,或遗有慢性颈痛症状,应与患者及其家属充分沟通,以取得更好的治疗配合。

6. 颈椎病变严重者,应请骨科协助诊治。

(郑　虹)

## 参 考 文 献


[1] Ernst A,Basta D,SeidlR O,et al. Management of postraumatic vertigo[J]. Otolaryngol Head NeckSurg,2005(132):554-558.

[2] Marzo SJ,Leoneti JP,Rafin MJ,et al. Diagnosis and management of post-traumatic vertigo [J]. Laryngoscope,2004,114(10):1720-1723.

[3] Hofer ME,Gotshal KR,Moore R,et al. Characterizing and treating dizines after mild head trauma [J]. Otol Neurotol, 2004, 25 (2): 135-138.

[4] Fitzgerald DC,Head trauma: hearing loss and dizines [J]. J Trauma: Injury, Infection and Critical Care,1996,40(3):488-496.

[5] Davies RA,Luxon LM. Dizines following head-injury :a neurootological study[J]. J Neurol, 1995(242):222-230.

[6] Soustiel JF,Hafner N,Chistyakov AV,et al. Trigeminal and auditory evoked responses in minorhead injuries and post-concusion syndrome[J]. Brain Injury,1995,9(8):805-813.

[7] Alexander MP. Mild traumatic brain injury: Pathophysiology, nateral history, and clinical management [J]. Neurology, 1995 (45): 1253-1260.

[8] Heid L,Clausen CF,Kersebaum M,et al. Vertigo,dizziness and tinnitus after otobasal fractures[J]. Int Tinnitus J,2004,10(1):94-100.

[9] Portmann D,SouzaLeao F,Busieres R,et al. Validation of a clinical scale for the diagnosis of perilymphatic fistula[J]. Rev Laryngol Otol Rhinol(Bord),2005,126(4):243-248.

[10] BourgeoisB,Feron Ch,BordureP,et al. Exploratory tympanotomy for suspected traumatic perilymphatic fistula[J]. Ann Otolaryngol Chir Cervicofac,2005(122):181-186.

[11] Boucara D,EsteveFrayse MJ,Loundon N,et al. Vestibular dysfunction after cochlear implantation: A clinical national multicentric study[J]. Rev Laryngol Otol Rhinol(Bord),

2005,126(4):275-278.

[12] Handzel O, Burges BJ, Nadol JB Jr. Histopathology of the peripheral vestibular system after cochlear implantation in the human[J]. Otol Neurotol, 2006, 27(1):57-64.

[13] 汪磊,姜伟,江平. 豚鼠外淋巴瘘对畸变产物耳声发射的影响[J]. 中华耳鼻咽喉科杂志,1998(33):14-16.

[14] Wang Ergui, Tang Hongwen, WangLijuan, et al. Blast trauma-induced damage in the vestibular apparatusand experimentalstudy[J]. Chinese Health And Hygiene J, 2001, 4(3):1-6.

[15] 王尔贵,王锦玲,刘顺利. 压力波引起豚鼠前庭器损伤透射电镜观察[J]. 第四军医大学学报,1990,11(1):4.

[16] 王尔贵,王锦玲,刘顺利. 压力波引起豚鼠损伤前庭器扫描电镜观察[J]. 中华耳鼻咽喉科杂志,1990,25(3):186.

[17] Ylikosk J, Juntunen J, Matikainen E, et al. Subclinical vestibular pathology in patients with noise induced hearing loss from intense impulse noise[J]. Acta Otolaryngol(stockh), 1998, 105(5-6):558-563.

[18] 汪磊. 内耳减压病//姜泗长,阎承先. 现代耳鼻咽喉科学[M]. 天津:天津科学技术出版社,1997:555-559.

[19] 卢永德,陈忠,任基浩,等. 迟发性内淋巴积水(附4例报告)[J]. 临床耳鼻咽喉科杂志,1994(8):156-159.

[20] 卢永德. 眩晕疾病的手术治疗[D]. 长沙:湖南医科大学附属第二医院,1997:18-27,49-51.

[21] Langman AW, Lindeman RC. Sensorineural hearing loss with delayed onset of vertigo[J]. Otolaryngol Head Neck Surg, 1995(112):540-543.

[22] Harcourt JP, Brooker GB. Delayed endolymphatic hydrops: clinical manifestation and treatment outcome[J]. Clin Otolaryngol, 1995(20):318-322.

[23] Shuknecht HF, Suguka Y, Zimmermann C. Delayed endolymphatic hyfdrops and its relationship to Meniere's disease[J]. Ann Otol Rhino Laryngol, 1990(99):843-853.

[24] GiannoniB, PagniniP, VannuchiP. Delayed endolymphatic hyfdrops[J]. Acta Otorhinolaryngol Ital, 1998, 18(4Suppl59):66-70.

[25] 王楚怀,澍维琪,李小金,等. 脑外伤后综合征中颈椎损伤致病作用的临床研究[J]. 中国康复医学杂志,2003(18):399-402.

[26] 丁轩. 颅脑外伤中颈性眩晕及头痛的临床研究[J]. 广东医学,2005(26):272-274.

[27] Eggers SD. Migraine-related Vertigo: Diagnosis and Treatment[J]. Cur Neurol Neurosci Rep, 2006, 6(2):106-115.

[28] Spitzer WO, Kovron ML, Salmi LR, et al. Scientific monograph of the quebe task force on whiplash-asociated disorders: redefining "whiplash" and its management. Spine, 1995(20):2S-73S.

[29] Endo K, Ichimaru K, Komagata M, et al. Cervical vertigo and diziness after whiplash injury[J]. Eur Spine J, 2006 Jan 24(Epub ahead of print).

[30] Trager V, Seidl RO, Ernst A. Displacement of a stapes piston as a consequence of whiplash injury with head impact[J]. HNO, 2005, 53(2):163-165.

[31] Boniver R. Temporomandibular joint dysfunction in whiplash injuries: association with tinnitusand vertigo[J]. Int Tinnitus J, 2002, 8(2):129-131.

[32] Vibert D, Hausler R. Acute peripheral vestibular deficits after whiplash injuries[J]. Ann Otol Rhinol Laryngol, 2003, 112(3):246-251.

[33] Fischer AJEM, Verhagen WIM, Huygen PLM. Whiplash injury. A clinical review with emphasison neurotological aspects[J]. Clin Otolaryngol, 1997(22):192-201.

# 第 9 章 运动病

运动病(motion sickness,MS)是因机体暴露在运动环境中,受不适宜的运动环境刺激而引起的以头晕、上腹部不适、恶心、呕吐、出冷汗、面色苍白等前庭自主神经反应为主的一组症候群。因诱发环境和运载工具的不同而有不同的病名,包括晕机病、晕船病、晕车病、模拟器病、航天病等。虽然具体诱发环境、原因不同,但诱发刺激的主要特征和发病个体的反应都是一样的,因而统称为 MS。2021 年 Bárány 协会发布了最新的 MS 诊断标准共识文件,将过去传统的运动病分为运动病(MS)、视觉诱发的运动病(visually induced motion sickness,VIMS)、运动病失调(motion sickness disorder,MSD)和视觉诱发的运动病失调(visually induced motion sickness disorder,VIMSD)4 种情况。

## 一、流行病学

MS 的发生与人员所处的运动环境状况、乘坐的运载工具、人员身体状况、心理状态等因素有较大关系,因此关于 MS 的发生率各种文献报道不尽相同。多数调查显示,一般健康人群在日常运动环境中晕车发生率约为 4%,晕船为 25%～30%,晕机为 10%。军事任务等特殊作业条件下,各种 MS 发生率则有较大差异,美军报道飞行学员晕机反应发生率可高达 88%,在前 10 次飞行中严重晕机反应的发生率为 10%～11%,其中 1%～2%学员因此停飞。我军空军飞行学员晕机反应率为 46.6%,其中严重晕机反应率为 19.7%,因晕机停飞率为 12%左右;空降兵部队初期训练中的空中 MS 发生率可达 20%～40%;海军在一般海况下晕船发生率为 21%～55%,在恶劣海况条件下晕船发生率则可达 90%;航天 MS 的发生率则报道在 15%～70%;模拟器训练中头晕、恶心等与 MS 相关的不适反应的发生率最高可达 70%。

性别、年龄、人种等与 MS 发生率也有一定关系。一般认为女性较男性更易发生 MS(1.7∶1),且在月经期更易发生,这可能与内分泌有一定关系。亚洲人的 MS 易感性较白种人高。2 岁以下婴儿很少发生 MS,2－12 岁儿童为易发期,12 岁以后发生率逐渐减少。

## 二、病因与发病机制

前庭系统接受较强运动刺激是 MS 发生的重要条件,前庭功能丧失者一般不会发生 MS。游戏视频或飞行、驾驶模拟画面等单纯的视觉刺激也可诱发 MS,但视觉不是引起 MS 的必需条件,文献报道盲人也会产生 MS。

目前还无一种学说可以完美地解释 MS 的发生机制。多数观点认为,异常的运动刺激在中枢神经系统内产生感觉冲突,引起有关中枢递质系统功能失衡、内分泌功能紊乱、大脑皮质功能失调、脑干自主神经中枢的调节作用失常,导致前庭感觉异常及自主神经功能紊乱,最终产生 MS。关于 MS 的发生主要有以下几种学说。

*1. 感觉冲突学说与神经不匹配学说*

Reason 首先提出了感觉冲突学说,此后各国学者在其理论基础上进一步完善和发展，形成了目前比较公认的神经不匹配理论。感觉冲突学说顾名思义，是指发生在不同运动感觉系统之间传入信息的冲突，强调的是各种感觉器官感受到不同信息之间的矛盾。当机体处于MS诱发状态下，即接受了异常运动刺激时，来自视觉、耳石器、半规管、本体感觉器之间的信号在大脑皮质发生矛盾而产生冲突，当冲突反复进行，协调作用遭到破坏，就可导致前庭系统功能紊乱而发生MS。冲突可发生在前庭、本体和视觉信息之间，也可发生在半规管和耳石器之间。

神经不匹配理论指的是输入信息与储存信息之间的不匹配，强调各感觉系统与中枢系统之间的矛盾。该理论认为中枢系统内储存以往的运动经验，当机体处于异常运动状态时，传入的感觉信息与储存的经验信息不一致，即发生了信息之间的不匹配而引起MS。例如，正常情况下戴上倒置眼镜或是棱柱眼镜使所视对象变形，即可使传入的信息与过去的经验不符而引起MS。有学者认为，传入的动态信息与中枢储存信息之间的不匹配比单纯的感觉信息冲突更为重要。

有些学者认为，边缘系统是中枢系统的"神经不匹配"中心，该系统内的胆碱能突触可能具有储存记忆功能。边缘系统在MS病因学及药物治疗学上都起着重要的作用。

2. *神经递质假说* 许多研究表明，发生MS时，体内一些神经递质会发生明显变化，因此认为MS是中枢神经系统的一种应激反应，一些神经递质的平衡失调参与这一应激反应。目前认为，相关的神经递质可能有乙酰胆碱(ACh)、去甲肾上腺素(NE)、组胺、5-羟色胺(5-HT)等。

当受运动刺激时，引起中枢神经系统内ACh系统激活而NE受抑制，导致ACh、NE系统的平衡失调，出现MS。脑内组胺能神经元主要集中在下丘脑-自主神经系统中枢，研究证明组胺能系统调制前庭功能，诱发大鼠MS出现异嗜高岭土行为后，发现下丘脑及脑桥、延脑组织中组胺含量明显升高，依此认为组胺在MS发病中起着重要作用。此外，研究发现，试验性MS患者的血浆5-HT浓度增加，5-HT受体拮抗药可有效控制MS的症状，当脑内5-HT的浓度降低时，容易发生MS，很多抗MS药物都是通过增加脑内5-HT的水平而发挥作用的，由此推测5-HT可能与MS的发生有密切关系。

3. *前庭器官过敏感学说* 当人体处于日常一般运动时，产生的角加速度或直线加速度均在人体生理可耐受阈值内，因此不会发生MS。当乘坐汽车、飞机或轮船等交通工具时，如果产生的加速度超过人体的生理耐受阈值，经过一定的时间积累，就有可能发生MS。以人员在舰船的运动环境中发生晕船病为例，船舶在海上航行可产生横摇、纵摇、首摇、垂荡、横荡、纵荡六种运动形式。船舶运动时产生的横摇角加速度最大为3°～5°/s$^2$，纵摇最大为2°/s$^2$。半规管对横摇产生的角加速度的生理阈限为2°～5°/s$^2$，对纵摇产生的角加速度的生理阈限为0.3°/s$^2$。横摇产生的角加速度常低于人半规管生理阈限(2°～5°/s$^2$)，而纵摇产生的角加速度常高于人半规管生理阈限(0.3°/s$^2$)，超过6～7倍，因此纵摇较横摇易引起晕船病。耳石器对垂直加速度的生理阈限为0.01$g$，船舶垂荡产生的直线加速度最大可达到0.5～1.0$g$，因此垂荡最易引起晕船病。船舶主要运动的分析证明，直线加速度是刺激前庭器的主要因素，可引起强烈的耳石刺激，导致发生晕船病。

4. *血流动力学改变学说* 前庭器官受刺激后，自主神经中枢发生失调引起脑血管紧张度改变，进而导致大脑各中枢的血液及氧的供应发生改变，当供应颞、顶叶等部位的血管收缩时，这些部位的血液及氧供应出现下降，使位于这些区域的神经中枢功能发生紊乱，引起 MS。有学者提出副交感神经兴奋，引起蛛网膜和皮质血管扩张，血流量增大，造成颅内平衡失调，颅内压上升，迷路水肿，导致 MS。

5. *耳石失重假说* 此学说主要解释航天 MS 的发生，认为有的人双侧耳石膜重量不等，相等的力将引起双侧耳石器输入中枢的信息不对称。这种人长期生活在地球引力下，对双侧耳石器的不对称刺激已适应，不会发生异常的前庭反应。进入失重状态时，耳石失去重量，失去重力条件下的刺激，从而解除了对半规管的正常抑制作用，半规管的兴奋性增强，中枢不能适应，此时轻微头部运动都可能成为阈上刺激而引起 MS。

6. *基因遗传学说* 目前有些研究发现多个基因位点可能与 MS 易感性之间存在一定相关，如血管紧张素转化酶（ACE）第 16 因子多态性、$\alpha_2$-肾上腺素受体、*c-fos* 基因、钙通道基因、*COCH* 基因、一氧化氮酶基因等，但是这些研究尚需进一步证实。

7. *其他相关学说* 有观点认为，类似人体中毒会产生呕吐，早期的 MS 症状是机体对处于异常运动环境的预警，提示人体脱离所处异常运动环境，这种功能使得 MS 的最终表现是通过呕吐而“排出这种毒害中枢的物质”。

还有观点认为，对运动的不确定性与 MS 发生有关，认为 MS 是由于机体对所处位置和运动的不确定性引起的。如当人体处于运动频率为 0.1～0.3Hz 时 MS 发生的概率最高。这是因为前庭耳石器对 0.1～0.3Hz 频率的线性平移运动（如左右方向平移）和位置变化运动（如左右体位倾斜）不能区分，即此时机体无法确定是处于平移运动还是处于位置变化摇摆运动。

## 三、临床表现

MS 的症状因程度、个体耐受力及刺激因素的不同而呈现差异。典型的 MS 是由轻到重循序发展的，一般可分为轻、中、重 3 型。①轻型：咽部不适、唾液增多、流涎、疲乏、恶心、头晕、头痛、怠倦、嗜睡、面色苍白或有便意等。②中型：恶心、呕吐、头晕头痛加重、面色苍白出冷汗。③重型：上述症状加重、呕吐不止、手颤动、心悸、胸闷、四肢冰冷、表情淡漠、衰竭无力、昏沉嗜睡，严重者可有脱水现象。

## 四、诊断与鉴别诊断

既往，对 MS 的诊断主要基于各种临床表现，如在乘坐各种交通运输工具时出现头晕、上腹部不适、恶心、呕吐、出冷汗、面色苍白等症状即可诊断。根据其在运动等特定环境下发病，与其他眩晕相关性疾病（如梅尼埃病、前庭性偏头痛等）鉴别并不困难。

但是，由于 MS 的发生与环境关系十分密切，一般运动环境下没有任何反应的人群在复杂运动环境中也会出现一定 MS 相关反应，同时 MS 症状表现从轻到重差异较大，因此长期以来，在诊断方面十分需要包含症状表现和所受环境刺激因素等在内的具体标准，2021 年 Bárány 协会发布了 MS 诊断的共识文件，使诊断标准得到了进一步细化和明确，但是依然没有包括患者接受的刺激强度、刺激时间等因素。

1. *急性 MS 和 VIMS* 分别受到物理运动刺激和视觉运动刺激时，出现下列 A～D 各项表现可分别诊断急性单次的 MS 和 VIMS。

A. 出现 1 项以上下列症状和（或）体征

a. 恶心和（或）胃肠道不适，包括胃部不适，反胃，呕吐，呃逆，流涎，便意等；

b. 皮肤温度调节紊乱，包括出汗/冷汗，潮热，脸红，脸色苍白等；

c. 醒觉状态变化，包括昏昏欲睡，哈欠，瞌睡，困倦，注意力难以集中等；

d. 头晕和（或）眩晕，包括定向不清，头晕头昏发沉，视幻觉等；

e. 头痛和(或)眼部疲劳不适,包括头痛,头胀,眼胀疲劳,视物模糊。

B. 症状和(或)体征出现在运动时,随着运动环境暴露时间延长而累积加重。

C. 症状和(或)体征最终会随着运动停止而消失。

D. 症状和(或)体征不能用其他疾病或功能失调来解释。

2. MSD 和 VIMSD　分别受到物理运动刺激和视觉运动刺激时,出现下列 A～E 各项表现可分别诊断 MSD 和 VIMSD:

A. 受到相同或类似的运动刺激时,至少发生过 5 次 MS/VIMS。

B. 可以明确症状/体征由相同或类似的刺激诱发。

C. 症状/体征未随着在相同或类似的刺激下重复暴露而明显减轻。

D. 症状/体征导致下列一项或以上的行为或情感反应

a. 为避免症状/体征出现而改变生活行为方式;

b. 为躲避有关导致症状/体征出现的运动刺激;

c. 在知道要受到运动刺激前就出现厌恶等消极不良情绪反应。

E. 症状和(或)体征不能用其他疾病或功能失调来解释。

如果受到相同或类似的运动刺激时,发生至少 2～4 次 MS/VIMS,可诊断为可能的 MSD 和 VIMSD。此外,根据受到的运动刺激类型,可诊断 VIMSD 和 MSD 两者兼有。

## 五、治疗原则与方法

MS 重在提前做好防护措施,避免其发生。防护和处理的主要原则如下。

1. 一般防护措施　脱离致病的运动环境或限制头动,取卧位等姿势,可使 MS 发病率降低约 20%,闭眼可减少视觉前庭的不协调。放松、深呼吸等可调节自主神经反应水平、减轻症状,当然这些方法对在特殊运动环境下执行任务的军事作业人员、特殊专业人员等来讲并不现实。

通过饮食、作息、环境改善是预防 MS 重要措施。如给患者清淡易吸收的多营养食品、水果,安排好作息时间保持充足睡眠休息,保持好良好的环境卫生和清新的空气等都可在一定程度上改善减轻 MS 的反应。

2. 习服锻炼　这是通过提高患者耐受性从而避免其发生 MS 的最根本的方法,其依据主要是前庭习服理论。目前锻炼方法较多,主要的可以分为:①地面徒手前庭体操锻炼,主要有徒手地面旋转(打地转),摇头操等;②利用各种设备进行的前庭功能锻炼(脱敏),主要有转椅、四柱秋千、旋梯、滚轮、浪木等;③反复的实际作业环境暴露锻炼,即逐渐反复地在导致 MS 发生的环境中暴露习服,如空军飞行学员初教机阶段的晕机反应、海军舰船作业人员晕船反应等都可以随着空中飞行时间和海上航行时间延长而逐渐减弱直至消失;④辅助性体育锻炼,理论上讲,凡是有急剧的旋转、跳跃、突然启动和停止的活动均有助于前庭习服的养成,可以用来预防,如各种体操、武术、跳水、溜冰、滑雪、滑翔等。

3. 传统中医药学防治 MS　我国学者研究表明,生姜、薄荷、半夏、苏梗、天麻、洋金花、银杏、花椒等中药制剂均对 MS 具有一定效果。此外,按压内关、足三里及耳穴等某些穴位也具有缓解 MS 症状作用;还有报道称,中药伤湿止痛膏贴于脐部防治晕船收到了较好效果。气功调节也是有效方法之一,可能与生物反馈疗法控制 MS 机制相似。

4. MS 易感性预测及特殊职业人员选拔　对于从事航空航天飞行和航海等作业的特殊职业而言,进行 MS 易感性预测,避免易患 MS 人员从事相关工作,是非常必要的 MS 防护措施。目前的预测方法主要有病史调查、生理倾向检测、心理倾向测验、适应性观察、诱发试验和作业环境中检测。作业环境中检测法即在飞机、舰船、汽车等交通工具中检测其运动病的反应，可靠性较高但费用高。生理倾向检测和诱发试验是指通过视动鼓刺激、冷热水刺激、Coriolis 加速度刺激等，观察受检者发生的症状，同时检测皮温、皮肤电阻、心电图、眼震电图、心率、血压、心率变异性、脑电图等生理指标，根据生理指标变化来进行预测。上述方法，以作业环境中检测的预测率最高。

5. *药物防治* 这是目前 MS 防治最主要方法手段，主要有以下几类。

(1)降低副交感兴奋性的药物：主要基于 MS 时体内 ACh 与 NE 系统失衡的生理药理基础。东莨菪碱是抗胆碱药中作用效果最强，也是目前诸多抗 MS 药物中效果最好的。阿托品、山莨菪碱等也有一定的效果，但以上药物不良反应较大，可引起口干、困倦、思睡、视物模糊等，一般乘客可以服用，但对从事特种作业的人员不适用。东莨菪碱虽效果较好，但代谢速度快，药效短，为延长其药效，可用东莨菪碱贴剂，使其经皮肤缓慢吸收。若东莨菪碱 0.5mg 与右旋苯丙胺 10mg 合用可减轻嗜睡困倦等中枢神经抑制的不良反应。此外，研究发现东莨菪碱对加速前庭习服也具有一定作用。

(2)抗组胺类药物：此类药物可与神经元释放的组胺竞争效应细胞上的 $H_1$ 受体，拮抗组胺所致的过敏反应，同时参与中枢神经的抗胆碱能作用，抑制迷路功能，减少前庭的兴奋，阻断前庭核区胆碱能突触的兴奋性冲动；并有可能与作用在延髓催吐中枢化学感受器的突触有关，从而抑制 MS 产生的呕吐。虽不如抗胆碱药有效，但它是目前常用的抗晕药，优点是作用时间长久，比东莨菪碱安全。常用的有苯海拉明、异丙嗪、马来酸氯苯那敏、多潘立酮、氯苯甲嗪、氯苯丁醇等。

(3)降低中枢兴奋性的镇静剂类药物：巴比妥钠、水合氯醛、地西泮等，对化学物质引起的呕吐有很好的效果，但亦有嗜睡、疲倦、精神抑郁等不良反应。

(4)拟交感神经药：此类药物为中枢神经兴奋药，主要有苯丙胺、甲基苯丙胺、苯二甲吗啉、苯丁胺、苯异妥英、麻黄碱、可卡因、哌酸甲酯等。由于拟交感药是中枢兴奋药，所以可与东莨菪碱联合使用，以减轻东莨菪碱的中枢抑制不良反应。不足之处是拟交感药有成瘾性，所以不提倡长期使用。

(5)选择性钙离子拮抗药：桂利嗪、盐酸氟桂利嗪。

(6)其他：维生素 $B_6$、三磷腺苷(ATP)、维生素 PP、地芬尼多等。

（贾宏博）

## 参考文献


[1] Bronstein AM. Oxford Textbook of Vertigo and Imbalance[M]. Oxford, United Kingdom: Oxford University Press, 2013.

[2] Cha YH, Golding JF, Keshavarz B, et al. Motion sickness diagnostic criteria: Consensus Document of the Classification Committee of the Barany Society[J]. J Vestib Res, 2021, 31(5): 327-344.

[3] Crampton GH, et al. Motion and Space Sickness[M]. Boca Raton, FL: CRC Press, 1990.

[4] Doron O, Samuel O, Karfunkel-doron D, et al. Scopolamine Treatment and Adaptation to Airsickness[J]. Aerospace Medicine and Human Performance, 2020, 91(4): 313-317.

[5] Ernsting J, NicholsonI AN, Rainford et al. Aviation Medicine [M]. Oxford: Butterworth Ltd, 1999.

[6] Reason JT. Motion sickness adaptation: a neural mismatch model[J]. Journal of the Royal Society of Medicine, 1978, 71(11): 819-829.

[7] Reason JT, Brand JJ. Motion sickness[M]. London: Academic Press, 1975.

[8] Samuel O, Tal D. Airsickness: etiology, treatment, and clinical importance-a review[J]. Mil

Med,2015,180(11):1135-1139.

[9] Takeda N, Morita M, Horii A, et al. Neural mechanisms of motion sickness[J]. J Med Invest,2001,48(1-2):44-59.

[10] Yates BJ, Miller AD, Lucot JB. Physiological basis and pharmacology of motion sickness: an update[J]. Brain Res Bull, 1998, 47(5): 395-406.

# 第 10 章 药物性眩晕

临床观察和实验室研究均证实，许多药物或化学试剂具有耳毒性，可引起第Ⅷ对脑神经（前庭蜗神经）的损害。根据对耳蜗和前庭损害的侧重、早晚和轻重不同而表现各异，中毒症状有的以眩晕、平衡失调为主，有的以耳聋、耳鸣为主。具有耳毒性的物质至少有 90 余种。20 世纪 40 年代前主要是水杨酸类及奎宁类药物的耳毒性，其前庭损害多可恢复且不严重；而 20 世纪 40 年代中期以后，链霉素等一系列氨基糖苷类抗生素广泛应用于临床，以后又发现襻利尿药和抗肿瘤化疗药物顺铂等均具明显耳毒性，加之对药物的不恰当使用，使前庭和（或）耳蜗耳毒性的发生率日益增多。本章主要介绍药物致前庭耳毒性所诱发的眩晕。常见的药物有以下几类。

第 1 类氨基糖苷类抗生素。为临床最常见的耳毒性抗生素，主要包括：①来源于链丝菌属的链霉素、新霉素、卡那霉素、妥布霉素和核糖霉素；②来源于小单孢菌属的庆大霉素、小诺米星、西索米星等；③半合成氨基糖苷类，如卡那霉素的半合成衍生物阿米卡星（丁胺卡那霉素），西索米星半合成药物奈替米星等。其中以链霉素、庆大霉素、新霉素、妥布霉素对前庭的损害较重。

第 2 类大环内酯类抗生素。如红霉素等。

第 3 类多肽类抗生素。如多黏菌素、万古霉素。

第 4 类襻利尿药。如呋塞米（速尿）、依他尼酸（利尿酸）。

第 5 类水杨酸类解热镇痛药。如阿司匹林、吲哚美辛（消炎痛）等。

第 6 类抗疟药。如奎宁、磷酸氯喹、乙胺嘧啶。

第 7 类抗癌药。如顺铂、长春新碱、2-硝基咪唑等。

第 8 类 β 受体阻滞药。如吲哚洛尔（心得宁）、普萘洛尔（心得安）等。

第 9 类其他。如乙醇、一氧化碳、汞、铅、砷、苯、激素类、避孕药等。

## 一、氨基糖苷类抗生素

氨基糖苷类抗生素（aminoglycoside antibiotics，AmAn）是一类化学结构中均含有氨基糖分子的抗生素，主要治疗由革兰阴性细菌引起的感染性疾病。

### （一）AmAn 共同特性

1. 全部是有机碱　AmAn 的化学结构均具有多个氨基或胍基性的基团，是一组多阳离子化合物。

2. 体内有类似的代谢过程　如不易被胃肠道吸收；主要分布在细胞外液内；不易通过血脑屏障；主要通过肾小球滤过作用而排泄。

3. 具有相同的毒性作用　如耳毒性、肾毒性等。临床应用中有 10%～20% 的耳毒性及肾毒性，还具有神经肌肉接头阻滞作用和变应原性作用。如硫酸链霉素以前庭毒性为主，每日给药 2～3g 时，可在 2～3 周内丧失前庭功能。张素珍等分析 87 例小儿眩晕的病因，链霉素中毒占 11.5%，居第三位。双氢链霉素及新霉素以耳蜗毒性为主，剂量大时也可引起前庭中毒，由于毒性过大已不再作为全身应用。庆大霉素和妥布霉素对耳蜗和前庭均有毒性，以前认为庆大霉素主要损害前庭，对耳蜗影响小，近年来庆大霉素引起重度感音神经性聋的报道并不少见。有实验比较鼓室注射链霉素和庆大霉素对沙鼠前庭和耳蜗的毒性，发现两者对前庭和耳蜗的损害相当，呈剂量依赖性。肾功能不正常时，药物不能以正常速率排出体外，每次用药后，药物在血清中的浓度升高，可达到中毒浓度。因此，肾功能不全患者应用 AmAn 会增加耳中毒的发生率。

4. 抗菌原理是抑制细菌蛋白质的合成　主要抑制革兰阴性菌的生长，对部分革兰阳性球菌也有较好的抑菌作用。如链霉素对大多数革兰阴性菌有强效杀菌作用，特别是对结核杆菌有突出的效果；庆大霉素适用于铜绿假单胞菌（绿脓杆菌）、变形杆菌、大肠埃希菌及葡萄球菌等所致的感染。

### （二）AmAn 耳毒性机制

1. 选择性内耳毛细胞中毒学说　全身或局部给药后均可到达内淋巴液，高浓度药物蓄积可导致内耳毛细胞中毒受损，前庭或耳蜗毛细胞先于邻近细胞受损的现象，与其他药物有选择性作用其他活细胞的情况相似。近年来，许多学者采用光镜、扫描及透射电镜，观察到实验动物在使用 AmAn 后，壶腹嵴中央区及囊斑微纹区常为首先被累及的部位，Ⅰ型毛细胞明显受累，表现为感觉上皮变薄，毛细胞肿胀、坏死、缺失，超微结构可见胞核皱缩，线粒体空化、变形，胞质稀疏，空泡形成。从分子水平研究发现：①AmAn 可抑制前庭毛细胞线粒体蛋白质合成，细胞色素 C 在胞质分布散乱；②氧自由基参与损害；③前庭毛细胞死亡以凋亡为主要形式；④作用于 N-甲基-D-天门冬氨酸（N-methyl-D-aspartate，NMDA）受体多胺位点，NMDA 受体过多激活，以及一氧化氮（NO）产生是毛细胞中毒死亡的主要原因。近几年动物实验发现，哺乳动物前庭毛细胞损伤后可以再生，临床上也有一些前庭功能恢复或部分恢复的现象存在，说明前庭毛细胞损伤并非完全不可逆。

2. 内耳毛细胞线粒体功能失常　20 世纪 90 年代以来，一些作者在分子遗传学研究中发现，许多母系遗传的线粒体肌病，最常见的是一种线粒体性感音神经性聋。据报道，在中国家系和日本家系中都显示有线粒体基因（mtDNA）突变，mtDNA 突变有 1555A→G，7445A→G，7472INSC 3 种，这种情形常呈家族性分布。在没有高敏家族史的正常个体，当大剂量应用 AmAn，也会出现耳蜗及前庭毒性，这也可能是线粒体功能异常所致。

3. AmAn 的代谢及自由基生成与耳毒性　Schacht 根据其实验结果，提出了 AmAn 代谢形成毒性更强的代谢产物及药物与铁离子结合形成复合物催化自由基生成的理论。实验发现，将庆大霉素加入分离的外毛细胞溶液中，未影响外毛细胞的存活，药物经肝细胞质及内耳组织胞质激活后形成杀伤毛细胞的细胞毒性物质，抗氧化剂在体外可拮抗这种细胞毒性，在体内这种保护作用有限。进一步研究发现，庆大霉素可以与铁离子形成复合物，催化自由基生成，导致脂质过氧化，铁离子螯合剂和自由基清除剂合用可明显保护大剂量庆大霉素所致的内耳损害。其提出的自由基机制，从发病机制到预防都可得到进一步的解释。而药物的代谢机制虽有较完善的体外实验依据，但用化学手段检测不到代谢产物，这两个机制之间的合理联系，还需进一步研究。

4. 听觉传出神经系统及其第二信使与耳毒性　有学者注意到，传出神经在耳蜗的分布与 AmAn 对耳蜗毛细胞的损害存在一致性，提出内侧橄榄耳蜗（medial olivocochlear，MOC）传出神经可能在耳毒性方面起作用。近年研究证实，一次性注射庆大霉素可消除对侧噪声对耳蜗共振、阻尼、听神经复合电位及畸变产物对耳声发射（DPOAE）的抑制作用，庆大霉素急性中毒反应的作用部位亦可能在 MOC 传出神经和外毛细胞突触区的乙酰胆碱的 N 受体。研究还发现，传出神经末梢存在大量 Maxi-$K^+$ 通道，推测耳蜗传出神经末梢上的 Maxi-$K^+$ 通道是 AmAn 的一个作用部位，在其毒性方面起重要作用。谢鼎华等（1999）采用乙酰胆碱酯酶组化染色和耳蜗铺片技术，发现庆大霉素慢性中毒时 MOC 传出神经末梢均受到明显损害，显示庆大霉素对 MOC 传出神经及其支配的外毛细胞产生明显毒性作用。近年的研究提示，耳蜗第二信使系统与 AmAn 耳中毒有关，AmAn 可通过抑制传出神经末梢及神经递质的释放，改变第二信使系统代谢和外毛细胞离子通道活性，最后导致听觉传出神经和外毛细胞损害。

5. *变态反应学说*　有学者认为，前庭损害是由于机体敏感性和过敏反应所致，其次是药物过量的中毒反应。这可以解释部分患者接受小剂量、短疗程药物治疗，也可出现一般人不会发生的严重耳中毒反应。有学者用纯链霉素和双氢链霉素加佐剂免疫家兔，成功地制备了抗链霉素和双氢链霉素的抗体，因而推测其耳毒性与变态反应有关。

6. *磷脂沉积病态学说*　AmAn 是多胺化、具有强烈阳离子的亲水性分子，能与带负电荷的磷脂结合，这种结合发生在富含阳离子的磷脂的溶酶体中，它们的结合可降低溶酶体磷脂酶的活性，使溶酶体出现髓样小体的聚积。有学者观察到，AmAn 所致的髓样小体由磷脂构成，主要富含磷脂酰胆碱，后者是主要的磷脂。有学者报道，溶酶体中甘油磷脂和鞘磷脂的聚积可导致磷脂酶 A1 和鞘磷脂酶活性降低，磷脂酶 A1 对磷脂酰胆碱而言是最有活性的磷脂酶，它是细胞的基本酶，具有膜转换、融合和清除毒物等重要作用。它的活性降低抑制了对磷脂酰胆碱的降解，很快引起溶酶体超负荷，形态上表现为溶酶体扩大，发生髓样变性，使溶酶体功能失调、溶酶体破裂，导致细胞受损、坏死。

7. *血-迷路屏障学说*　有学者认为，血-脑屏障可阻止许多毒性物质进入脑组织，因此提出可能存在作用相似的血-耳或血-迷路屏障阻止毒性物质进入内耳。耳毒性药物可损害此屏障功能，导致内环境稳定的破坏，使高浓度的耳毒性药物蓄积于内淋巴液中，从而损害内耳毛细胞。Tachibana 等提出，耳蜗外侧壁（包括血管纹、螺旋韧带和螺旋凸）存在一个“碱性氨基糖苷类分泌系统”，该系统损害将延缓进入内耳的毒性药物的排泄，增加耳中毒机会。

8. *干扰细胞代谢学说*　耳毒性药物中毒使内耳毛细胞的代谢受到干扰而发生紊乱，产生 ATP 酶系统的特殊抑制，使内淋巴液钾离子含量减少和钠离子含量增多，从而使内耳结构损害。丁大连等（1997）以 $^3H$ 标志卡那霉素自显影显示，毛细胞静纤毛、表皮板、质膜都有卡那霉素，但尤其积聚在线粒体，线粒体形态结构发生改变。线粒体是能量代谢和蛋白合成的主要场所，认为 AmAn 可使毛细胞上述功能受损。

9. *抑制蛋白质合成学说*　Spoendlin 电镜观察发现，猫中毒时细胞受损的结构是能合成蛋白质的细胞核和核糖体。耳中毒生化机制可能是药物与第二信使二磷酸磷脂酰肌醇结合干扰细胞信息的传递，干扰内耳蛋白质合成，导致毛细胞损害的蛋白质错构。

### （三）AmAn 的药动学

1. *药物进入内耳途径*　全身或局部给药→外淋巴液→内淋巴液，或经血管纹而不经外淋巴直接进入内淋巴。椎管内给药可直接通过脑脊液经蜗水管进入鼓阶。由于此路径不受血-脑屏障影响，常引起更严重的内耳损害。中耳局部用药可经圆窗膜或环韧带渗入外淋巴。

2. *AmAn 的分布*　AmAn 主要分布在细胞外液，一般于肌内注射后 30～90 min 达血清峰浓度，但其在血清中的浓度并不代表各器官系统组织间隙中的浓度。其在血清中的半衰期为 1.5～3h，在组织间隙中的半衰期则很长。药物经血液进入内耳淋巴液，由于其间存在的血-迷路屏障，使药物进出内耳淋巴液的速度均较血中缓慢。AmAn 较慢透入外淋巴液和内淋巴液，皮下注射此类药物 2～5 h 后，淋巴液中的浓度才达到峰值，其在淋巴液中的半衰期也较血清中的半衰期长，如链霉素、阿米卡星（丁胺卡那霉素）、妥布霉素、庆大霉素、卡那霉素及新霉素，血清半衰期为 1.5～3 h，而外淋巴液中的半衰期分别为 3.5h、10h、11h、12h、15h 和 30 h，可见淋巴液中药物峰谷浓度的波动范围低于血中变化。因此，内耳膜迷路比其他组织接触高浓度药物的时间长得多，致使内耳易发生损害。AmAn 几乎都由肾小球滤过清除，尿中浓度达血中浓度的 10 倍，肾功能减退将导致药物清除率降低，致药物半衰期延长，血中药物峰谷浓度差增宽，在内耳淋巴液中的半衰期会延长，长期用药将造成内耳药物蓄积，加重内耳损害。但有些学者的研究未能证明淋巴液中此类药物的蓄积超过血浆浓度。另外，内耳中氨基糖苷类抗生素也可经血管纹再吸收而被清除，但由于药物耳毒性破坏了血管纹，而导致再吸收率减慢、加重药物在内耳的蓄积。

**（四）AmAn 耳毒性的病理**

1. 主要损害在壶腹嵴和囊斑，壶腹嵴较椭圆囊更易受损，病变程度以后壶腹最重，其次为上壶腹，最轻为外壶腹。感觉细胞的损伤最明显，暗细胞的损伤较轻，支持细胞不明显。感觉毛细胞可出现纤毛融合、减少、消失，胞质肿胀、变性、空泡化，核上区线粒体肿胀、空泡化，内含无定形物质，核周与细胞器及浆膜连接的中间丝分离，由肌动蛋白丝组成的中间丝分解退变，以致感觉细胞消失。实验证实，细胞凋亡是前庭毛细胞损害后的主要死亡形式。

2. 壶腹嵴中央区较周边区易受损，囊斑微纹区较周边区重。

3. Ⅰ型感觉细胞较Ⅱ型感觉细胞易受损，但两型改变相似。

4. 中央区与周边区Ⅱ型感觉细胞的损伤无差别。

5. 椭圆囊斑病变较球囊斑明显，球囊对 AmAn 有相当的耐受力。

6. 囊斑耳石膜表现为耳石数量减少，耳石脱落，病变耳石增大，失去六棱柱结构，耳石钙含量下降，导致耳石器功能障碍，此可能是 AmAn 引起前庭耳毒性的机制之一。有学者研究链霉素对豚鼠耳石层的影响，在停药 8 周或 10 周后，椭圆囊和球囊斑耳石层的形态可完全恢复正常。

7. 前庭系中枢病变中前庭外侧核及小脑浦肯野细胞受损明显，前庭内侧核和背侧核病变较轻。脑干的红核、网状外侧核也可有不同程度的病变。

**（五）AmAn 前庭耳毒性的有关因素**

1. *用药剂量*　AmAn 的用药剂量与耳毒性有密切关系，日剂量越大，用药时间越长，中毒的机会越多。一般认为，同样剂量下每日 1 次较每日 3～4 次具更强耳毒性。药物治疗超过 2 周或反复应用可增加耳毒性危险，可能使一过性可逆性病变转为永久性损害。

2. *给药途径*　药物经口服、肌内注射、静脉注射、局部创面敷用、体腔或椎管注射、中耳滴药等途径，均可对内耳产生毒性作用。静脉注射可使血液中的药物浓度迅速升高，引起中毒的机会增多；肌内注射时，血液中药物浓度较低，中毒的危险性相对较小；向大面积烧伤创面、上颌窦腔、支气管、腹腔、胸腔、关节腔等局部投药，可从局部组织吸收而发生中毒；鼓室给药，药物可透过圆窗膜及经中耳血管进入内耳，而发生中毒性前庭功能障碍和（或）耳聋。在中耳存在炎症时更能增加药物的耳毒性。进入鼓室内药物的浓度与中毒的严重程度有关，浓度越高，中毒越重。鼓室内给药可引起内耳毒性损害的常见药物为新霉素、庆大霉素、链霉素，还有氯霉素、红霉素、多黏菌素 B 等。

3. 经胎盘进入胎儿血液循环　胎儿血清中的药物浓度虽仅为母体血清浓度的 15%～50%，但由于药物在胎儿体内排泄速度慢，故可损伤胎儿内耳，特别在妊娠头 2 个月最明显。

4. 耳毒性药物的联合应用　AmAn 如与依他尼酸（利尿酸）合用，或抗疟药与氨基糖苷类抗生素同时使用，均可发生对前庭耳毒性的协同作用，氨基糖苷类与碱性药（碳酸氢钠、氨茶碱等）联合应用，抗菌效能可增强，且耳毒性也增强。

5. 肾功能不良　AmAn 均经肾小球滤过后排出体外，且药物对肾亦有明显的毒性作用。如患者肾功能不全，药物由肾排出发生障碍，导致血清及内耳淋巴液中药物浓度增高，组织内药物蓄积可增加耳毒性。

6. 年龄　婴幼儿和老年人对 AmAn 具有易感性，可能与婴幼儿体内酶系统发育不全，血浆蛋白结合药物能力弱，肾小球滤过率较低，致血药浓度增高和半衰期延长有关。

7. 遗传因素　某些个体或家族对 AmAn 具有高敏感性，少量药物即可引起耳中毒。这种高敏感性具有随母系遗传的特点，且在不同的 AmAn 之间存在交叉易感性，如家系成员中有链霉素耳中毒史，其他成员改用庆大霉素或卡那霉素，亦易发生耳中毒。最近发现，许多母系遗传的线粒体肌病，可能是家族性链霉素中毒的原因之一。分子遗传学证实，线粒体基因组突变与家族性高敏感性完全相关，且多认为是常染色体显性遗传，但可具有不完全外显率，表现为隔代遗传。

8. 内耳疾病及其他因素　曾有前庭蜗神经（位听神经）疾病者，暴露于高强度噪声、振动环境和发热、脱水、饥饿状态，以及糖尿病和败血症等，血药浓度可增高，可促进或加重耳中毒。研究证实，膜迷路积水的豚鼠较正常者更易引起前庭、耳蜗耳毒性。

### （六）AmAn 前庭耳毒性的临床表现

1. 有使用耳毒性药物史　应仔细询问所用药物的日剂量、疗程、用药途径、有无家族史、过敏史等。家族中发生过同类药物中毒者，中毒的可能性比一般人大得多。有些患者往往有家族倾向和个体差异，在使用该类药物时，即使小剂量、短疗程、正常用药途径，也可能出现早期或严重的前庭耳毒性反应。致晕药物中以 AmAn 引起前庭损害发生眩晕和平衡失调的发病率最高，其中又以硫酸链霉素和庆大霉素最多见，这可能是这两种药对前庭毒性较大，在临床应用较多的原因。

2. 前庭症状　一般多在用药当日、数日或数月内，出现步态蹒跚不稳等平衡障碍症状。多数在用药 2 周后出现不稳感、步态蹒跚或位置性眩晕等。症状可持续数周或数月，多数患者的症状可因前庭代偿而消失，少数患者可长期存在。双侧前庭损害者步态非常不稳，必须靠支持物才能站立，这些症状在闭眼或黑暗处会更明显。全身用药导致一侧迷路损害引起的严重、急性眩晕者并不常见，但如单耳使用 AmAn，损害发生很快，则可出现严重、急性眩晕发作，恶心、呕吐，睁眼时视物旋转，须卧床闭目休息，可有自发性眼震。部分慢性中毒，因代偿功能已逐渐建立，故可不出现前庭症状，仅通过前庭功能检查发现前庭功能障碍。前庭功能低下或丧失，一般经前庭功能代偿后可逐渐恢复平衡，也有长期不能恢复者。如损害已经稳定，并有一定的前庭功能未受损，经过锻炼和有计划地康复，可以完成中枢代偿，即使不完全，也可以达到正常生活的目的。一般来说，年轻人恢复快而完全；而老年人可能不会完全恢复，步态不稳可能会伴随余生。在前庭功能严重丧失的眩晕患者中，常出现定向障碍，并且在缺少视觉或本体感觉信息传入的支持下更为明显，这些患者常有其周围环境向一侧倾斜的感觉，有学者认为这与前庭终器耳石部分的病变有关。在前庭终器严重中毒者中，可出现摆动性幻视情况。部分患者在头部或体位改变时突然出现视物模糊、头晕和不稳，活动停止后立即自动消失。严重病例还可伴发眩晕、恶心、呕吐和倾倒。故患者常使头保持正直、少动或不动，行立起坐和翻身、卧倒时尽量减慢，减少头位和体位活动的速度和幅度，以减轻症状和由此引发的不适，此称为 Dandy 征，又名前庭性视觉识别障碍综合征。AmAn 前庭中毒致前庭功能丧失，使眼球位置的保持有赖于视觉跟踪体系，以及如颈部感受器等本体感觉的传入，但是，这些传入并不能代偿在行走中的高频摆动。头动中的视线调整仅依靠于潜伏期较长和速度较慢的眼球视动反射来完成，视线不能迅速对准新的前方外界景物，因而视物不清。一般摆动性幻视多为垂直性的，如将头部向左右两侧频频摇动，也可出现水平向的摆动性幻视。如患者坐在颠簸的交通工具中，周围的环境对患者来说就不停波动，而诱发摆动性幻视。故应尽量避免造成双侧前庭功能丧失，这种情况临床上处理很困难，是一种严重的残疾。前庭症状可同时伴有耳蜗症状，两者程度可不一致，有的前庭症状重而耳蜗症状轻，也有的前庭症状轻而耳蜗症状重。襻利尿药类、水杨酸类、降压药等药物引起的眩晕一般较轻，无严重平衡失调症状，多数患者病程较短，前庭功能检查在正常范围。

3. 耳蜗症状　部分患者可同时或先出现耳蜗中毒症状，多在早期出现高调顽固性耳鸣，由于初期仅为高频听力受累，即对 4000～8000Hz 听力损失，对低频（语言频率）即 125～2000Hz 影响不大，故常无自觉听力障碍，随病情进展，频率波及范围扩展，耳聋程度加重，出现听力障碍。可发生在用药期，或停药数周至数月后，随时间的延长而加重，有明显的延迟作用，晚期表现为全频程的听力减退。个体易感者可发生于用药早期。耳聋多为双侧性，两耳对称，少数患者可不对称，偶见全聋者。

4. 前庭功能检查　前庭功能检查包括自发现象的观察和诱发性前庭功能检查法。

(1)自发现象观察

①自发性眼震：观察自发性眼震有无快慢相，若有快、慢相，应记录快相方向、眼震类型、强度、幅度、持续时间等。

②Romberg 试验：是静态平衡功能检查法，让受试者直立，两脚并拢，两手以手指互交于胸前并向两侧拉紧，观察受试者睁眼及闭目时躯干有无倾倒。前庭末梢器官中毒者向患侧倾倒，中枢神经损害者则向各方向倾倒。

③步态试验：让受试者沿直线走，先睁眼后闭眼。平衡功能障碍者不能沿直线行走。

④过指试验：如一侧前庭末梢病变，则一侧臂偏向眼震慢相侧（患侧），且双臂偏向一侧，但病变早期则偏向健侧。

(2)诱发性前庭功能检查：临床常采用变温试验，以眼震电图（ENG）描记，ENG 可记录自发性、诱发性、视动性、位置性眼震和固视抑制表现等，有助于了解前庭功能状态。此外，可行旋转试验、静态姿势图描记。前庭诱发电位亦是近年新兴的客观检查法，尚处于研究阶段，很少应用于临床。检查结果多显示前庭功能单侧或双侧低下或丧失。

5. 听功能检查　纯音测听多显示双侧对称性感音神经性聋，早期主要在 4000Hz 以上高频听阈提高，以后渐向低频扩展，呈下降型听力曲线。纯音阈上功能检查、声导抗测听可有重振现象。耳声发射、耳蜗电图及听性脑干反应提示为耳蜗性病变。

6. 诊断根据

(1)根据有用耳毒药物史及 Dandy 综合征。

(2)潜伏一定时间后出现头晕、不稳感、平衡失调，少数重者有眩晕、恶心、呕吐，但眩晕无反复发作，可伴耳鸣及耳聋。

(3)前庭功能检查半规管冷热反应减退或丧失等表现，一般不难诊断。

**(七)AmAn前庭耳毒性的预防**

1. 用药前注意事项

(1)严格掌握适应证：合理、慎重选用耳毒性药物，特别是不要滥用AmAn，其他耳毒性药物也应合理应用。

(2)用药前要详细询问家族史、过敏史、用药史：AmAn耳中毒有家族易感性，家族中发生过同类药物中毒者，中毒的可能性比一般人大得多，对有这种情况者用药更要慎重。有过敏史者禁用。最近使用耳毒性药物者，应注意防止蓄积中毒。

(3)6岁以下儿童和65岁以上老人慎用：肾功能尚未发育完善的婴幼儿和肾功能减退的老年人，用药后血液中药物浓度偏高，可导致耳毒性药物蓄积而发生耳中毒，故不宜应用从肾排泄的耳毒性药物。

(4)妊娠期妇女禁用耳毒性药物：耳毒性药物在孕妇可通过胎盘进入胎儿，胎儿血中药物浓度约为母体血液浓度的一半，可造成胎儿耳中毒。

(5)注意耳毒性危险因素：①每日剂量和总量；②长期治疗超过2周；③血药浓度升高；④发热、脱水和败血症时，血中药物浓度升高；⑤肾功能不全，使药物蓄积，加重其耳毒性作用的发生；⑥与其他耳毒性药物联合使用；⑦暴露于高强度噪声环境中；⑧有家族史者；⑨患耳感染或曾有听力异常者。

2. 用药期间注意事项

(1)严格掌握用药途径，尽量选用治疗有效，且对内耳损害小的途径给药。

(2)严格掌握用药剂量及疗程，前庭耳毒性多见于剂量大、疗程过长的病例。因此，剂量要按体重计算，疗程应尽量减少到最低有效限度。

(3)注意药物间的相互作用，联合使用或先后使用耳毒性药物可使耳毒性加重，必须慎重。如AmAn与依他尼酸(利尿酸)合用，顺铂与庆大霉素合用都可增加耳毒性。

(4)注意耳局部用药，特别对化脓性中耳炎鼓膜大穿孔或乳突根治术腔，忌用AmAn制剂，如新霉素滴耳剂、庆大霉素滴耳剂、卡那霉素滴耳剂等。笔者曾遇到一些中耳炎患者滴复方新霉素或庆大霉素滴耳剂后数天，即出现眩晕、平衡失调症状，患耳前庭功能丧失。由于氯霉素耳局部用药也可有轻度耳毒性，在应用氯霉素滴耳剂时应避免浓度过高和粉剂，并密切观察有无耳中毒症状。

(5)采取相应的监测手段

①注意发现耳中毒症状：对接受耳毒性药物治疗的患者，每日要询问其听觉及前庭、平衡失调症状，早期不良反应主要表现为头痛、头晕、耳鸣、耳部满胀感、头晕、不稳感、平衡失调或眩晕、恶心、呕吐等耳毒性反应，并观察有无血尿、蛋白尿、尿量减少等肾毒性反应。

②前庭功能检测：可疑前庭损害，如出现眩晕、平衡失调等，应做前庭功能及眼震电图检测，如变温试验、旋转试验或姿势图检测等。

③听功能测定：在用药前、用药过程中及长期用药后，应定期进行听力检测。可应用音叉试验粗略测试气、骨导听力改变，但不能发现早期高频听力下降；纯音测听，8000～20 000Hz超高频听力检测有助于早期发现耳蜗中毒。没有测听仪器，可做言语测试或秒表测试，即用简单易懂的词语或表声来测试听力。

④血药浓度监测及肌酐清除率测定：在用药过程中宜进行血中药物浓度监测，以指导临床用药；不能测定血药浓度时，应根据血清肌酐清除率调整剂量，肌酐清除率可据以下公式计算。成年男性肌酐清除率＝(140－年龄)×体重(kg)/72×患者血肌酐浓度；成年女性肌酐清除率＝(140－年龄)×体重

(kg)/72×患者血肌酐浓度×0.85或用血肌酐含量来调整剂量。有下列情况之一者可作为停药指征。a. 血清肌酐>132.6μmol/L或增加35.36μmol/L(原血肌酐含量正常);b. 血清肌酐至少增加44.2μmol/L,原血肌酐升高,但在265.2μmol/L以下;c. 血清肌酐增加>88.4μmol/L,原血肌酐>265.2μmol/L。

(6)逾量处理,由于缺少特异性拮抗药,主要用对症治疗和支持疗法,或采取一些特殊处理办法。

(7)保护内耳,据报道一些药物和元素,如维生素$B_1$、维生素$B_{12}$、维生素C、泛酸钙、葡萄糖酸钙、铁、镁、锌元素等对内耳有保护作用,但其效果尚不能肯定。

(8)拮抗耳毒性药物的研究,动物实验中发现,亚硒酸钠、硫代硫酸钠可拮抗顺铂。近年研究发现,脑衍生神经营养因子(BDNF)可能参与前庭感觉上皮和前庭神经节的营养,以及庆大霉素损伤后神经再生和壶腹嵴毛细胞的修复(Popper等,1999);抑制参与细胞凋亡的酶系可能使前庭毛细胞不受损伤(Forge A,Li L,2000);NO合酶抑制药和SOD对庆大霉素用药有保护作用(Ttakumida等,1999);链霉素与N-甲基-D-天冬氨酸(N-methyl-D-spartate,NMDA)受体非竞争性拮抗药Dizocilpine联用可减少受损前庭毛细胞数,并防止毛细胞过度运动造成的前庭损害,提示AmAn的前庭耳毒性可受NMDA受体拮抗药的调节(Basile等,1999)。还有学者认为,AmAn的抗菌作用和兴奋毒性作用是分离的,因而有望开发出新型的少或无前庭耳毒性的AmAn。

### (八)AmAn前庭耳毒性的治疗

1. 病因治疗　一旦发现药物中毒,若治疗原发病病情许可,应及时停药,改用无耳毒性的药物治疗。部分患者药物中毒时先出现耳蜗症状,后出现眩晕症状,若已有耳蜗症状也应立即停药。在停药同时应给予药物积极治疗。

2. 药物治疗

(1)对症处理药:眩晕症状严重者可选用盐酸异丙嗪12.5～25mg口服或25mg肌内注射;地西泮(安定)2.5～5mg口服或10mg肌内注射。呕吐较重者可选用甲氧氯普胺(胃复安)10～20mg,或阿托品0.5mg,皮下注射;溴丙胺太林(普鲁本辛),每次15～30mg,多潘立酮(吗丁啉),每次10～20mg,西沙必利(普瑞博思),每次5～10mg等药物,必要时服。

(2)神经营养:可酌情选用或合用维生素$B_1$、维生素$B_6$、维生素$B_{12}$、维生素A、ATP、辅酶A、辅酶Q10、泛酸钙;还可用甲钴胺(弥可保)500μg,每周3次肌内注射或静脉滴注,或1片,3/d等。增强神经功能的药物,如吡拉西坦(脑复康)400～800mg,3/d;胞磷胆碱25～50mg,1/d,肌内注射。

(3)改善内耳血液循环药:可采用复方丹参12～15ml、川芎嗪40～80mg等,加入5%葡萄糖溶液中静脉滴注,1/d。尼莫地平20mg,3/d;活血素2～4ml,2/d;倍他啶8mg,3/d;藻酸双酯钠100mg,2～3/d等口服。近年,银杏叶制剂(EGb761)应用于临床治疗眩晕、耳鸣和突发性聋有较好疗效,如金纳多注射液4～8支(17.5mg/支)加入生理盐水静脉滴注,或金纳多片40mg,2～3/d,或银杏叶提取物(达纳康)40mg,3/d,其含银杏黄酮苷和银杏内酯。经动物实验和临床应用证实,其具有调节血管张力,抑制血管壁通透性,改善血液流变学,对血小板活化因子有拮抗作用;还有清除自由基作用,可保护神经元、脑组织免受缺血、缺氧的损害,改善其代谢功能,从而起到治疗作用。此类药物有多种,可根据具体情况选用。

(4)大脑营养药:增加对大脑和神经感觉组织供氧、保护神经细胞药物,如都可喜1片,2/d。

(5)抗眩晕药:氟桂利嗪(西比灵)5～10mg,1/d;甲磺酸倍他司汀(敏使朗)6～

12mg，3/d；地芬尼多（眩晕停）25mg，2～3/d；盐酸倍他司汀 8～16mg，2～3/d；茶苯海明 25mg，3/d。待眩晕症状缓解，及时停药。有报道，茶苯海明（晕海宁）＋氟桂利嗪（Arlevert）疗法，较单独用药患者更易接受。

3. *高压氧治疗* 通过高压氧舱治疗，以改善内耳血供、提高血氧浓度，可能会促进内耳感觉细胞的修复；或紫外线辐射充氧自血回输疗法。每周 2 次，5 次为 1 个疗程。

4. *前庭康复治疗* 参见本书第 20 章“前庭康复”。

## 二、抗肿瘤药物

最常见的耳毒性抗肿瘤药物有顺铂（顺氯氨铂，Cis-platinum，CDDP）、卡铂、长春新碱、氮芥、硝基咪唑、环磷酰胺、博来霉素、氟尿嘧啶、甲氨蝶呤等；这类药物往往快速大剂量冲击静脉注射时才产生耳毒性，耳毒性易感性的个体差异明显，受多种因素影响。顺铂是无机铂盐中最有效的抗肿瘤药，对治疗某些头颈部鳞状细胞癌和卵巢癌、睾丸癌等恶性肿瘤有效，对耳、肾和骨髓有毒性作用。如一次大剂量给药，耳聋为不可逆性，发生率为 25%～91%，亦可出现眩晕。

1. *顺铂的耳毒性机制* 抗肿瘤药物顺铂应用于治疗肿瘤已有十余年历史，但对其剂量相关性毒性作用的细胞及分子水平上的作用机制了解不多。顺铂的耳毒性作用受顺铂血清峰浓度、清除动力学、顺铂与内耳感觉毛细胞的结合及酶活动的影响。其前庭耳毒性与氨基糖苷类损伤相似，主要影响前庭的感觉上皮，具有累积效应。

2. *顺铂前庭耳毒性的形态学改变* 顺铂前庭耳毒性的形态学改变与用药剂量呈正相关。扫描电镜观察，发现病变轻者表现为壶腹中央区纤毛脱失，囊斑微纹区纤毛稀疏，周围纤毛排列紊乱、融合，表面有球状物突起及孔洞，细胞界限尚清；病变重者壶腹中央区及囊斑微纹区纤毛全脱失，细胞境界不清，表面有孔洞、突起及细胞碎片。透射电镜见毛细胞胞质稀疏、空泡，线粒体肿胀、空化退变。

## 三、其他前庭耳毒性抗生素

1. *大环内酯类* 为一类有 12～22 个碳原子的内酯药物，包括红霉素、螺旋霉素、麦迪霉素等，其耳毒性作用少见，只见于乳糖酸红霉素，为过量静脉给药引起，可出现耳鸣、听力减退、平衡失调等症状，一般为可逆性，停药 1～3d 内开始恢复，偶尔需数月才能恢复，少数可发生永久性损害。

2. *多肽类抗生素* 包括多黏菌素、万古霉素。多黏菌素用于铜绿假单胞菌（绿脓杆菌）和大肠埃希菌所致的感染、对磺胺和其他抗生素产生耐药性的痢疾杆菌感染；万古霉素主要用于耐甲氧西林（甲氧苯青霉素）的金黄色葡萄球菌所致全身各系统感染。耳中毒与剂量相关，注意早期检测耳中毒症状，及时停药可缓解症状。

## 四、利尿药

襻利尿药是目前利尿作用最强的药物，虽其化学成分不一样，但都作用于髓襻升支厚壁段，主要有依他尼酸（利尿酸）、呋塞米（速尿）、布美他尼。其利尿作用迅速、强大，对 $K^+$、$Na^+$、$Cl^-$ 等转运系统有强大的抑制作用。同时该类药物又有很多不良反应，耳毒性是其最严重的毒性作用之一，这种不良反应与剂量有关。长期大剂量静脉给药，且速度过快时可致耳聋、耳鸣、眩晕；肾功能不全或与氨基糖苷类抗生素联合应用，则可加重耳毒症状，可呈永久性。

利尿药早期病变累及血管纹的边缘细胞、中间细胞及基底细胞层；晚期导致耳蜗及前庭毛细胞损害。

## 五、解热镇痛抗炎药

解热镇痛抗炎药又称非甾体类抗炎镇痛药，是一类具有解热镇痛而且大多数还有较强的抗炎和抗风湿作用的药物，可分为解热镇痛药和消炎镇痛药两大类。前者包括水杨酸类、安乃近、保泰松等；后者包括吲哚美辛(消炎痛)等。目前认为，此类药起作用的共同基础，都是通过抑制花生四烯酸代谢中的环(加)氧酶，而抑制了前列腺素的合成。非甾体类解热镇痛抗炎药长期大量应用可引起眩晕、耳鸣及可逆性听力丧失，特别是水杨酸类制剂，其抗风湿和抗炎的效力随剂量增加而增大，其血药浓度接近轻度中毒水平，不良反应相应增大。阿司匹林是目前治疗关节炎、风湿热及多种结缔组织病的常用药物。近年来，有主张较长期地服用，以预防心脑血管血栓病，应用范围更广泛。过量、大量口服后，可出现耳鸣、听力减退、眩晕。这些症状均为可逆性，及时停药多可恢复。吲哚美辛等亦可引起耳中毒，其发生与剂量呈正相关。

水杨酸盐类阿司匹林的耳毒性机制不清，可能为引起供给内耳的血管收缩，干扰毛细胞内酶的活性和代谢。出现的耳鸣、听力减退、眩晕多可恢复。

## 六、奎宁、磷酸氯喹、乙胺嘧啶

上述为抗疟药。不同抗疟药对抗疟原虫增殖过程不同阶段的作用各异。由于疟疾流行区域广，对人类危害大，所以抗疟药临床使用广泛，不良反应应予重视。有耳毒性的主要有奎宁、磷酸氯喹、乙胺嘧啶。长期使用可致迷路缺血、缺氧而出现耳鸣、听力减退及眩晕，可为暂时性，剂量大时可呈永久性。

抗疟药可能为该药物的血管收缩作用，致迷路缺血、缺氧，内耳毛细胞损害，血管纹内空泡形成，神经变性。

氯喹的分子结构与奎宁有些类似，用于治疗疟疾和类风湿关节炎，红斑狼疮，肾病综合征等自身免疫性疾病。氯喹也可引起耳毒性，并出现视物障碍。长期服用氯喹的孕妇在自身尚未发生中毒症状时，其胎儿却可能发生中毒。

## 七、其他

1. 甲基汞　CH-Hg，相对分子质量251.08。世界卫生组织(WHO)规定，每周摄入甲基汞不能超过0.17～0.2mg。甲基汞可通过水、气、食物等途径经呼吸道、消化道及皮肤侵入人体，90%从消化道吸收，绝大部分存于白细胞中。甲基汞有较强亲脂性，可破坏细胞代谢，导致细胞死亡。汞中毒后，耳蜗感觉上皮最早损害，在急性及慢性中毒时，前庭中的两型前庭毛细胞及邻近神经末梢均受损。汞中毒主要影响中枢神经系统。文献报道，汞中毒的发生多系饮用含有大量甲基汞的废水所致，出现听力减退、共济运动失调、视野向心性缩小等。

2. 甲紫(龙胆紫)　作为抗真菌制剂，经鼓室应用时可有前庭毒性。

3. 氯己定(洗必泰)　作为局部消毒剂，外用(经鼓室)时具有前庭毒性。

4. 苯衍生物　吸入可引起前庭损害，为一种职业病。

(任丽丽)

### 参考文献

[1] 张素珍，王延生，赵承军. 儿童眩晕症[J]. 中华耳鼻咽喉科杂志，1994，29(5)：3.

[2] 谢鼎华，伍伟景. 庆大霉素对豚鼠耳蜗复合动作电位的影响：听觉传出神经系统的作用[J]. 中国耳鼻咽喉颅底外科杂志，1997(3)：132-136.

[3] 王尔贵，王锦玲. 链霉素对耳石膜钙吸收影响的实验研究[J]. 中华耳鼻咽喉科杂志，1996，31(5)：3.

[4] 王锦玲,刘顺利,刘建,等.多粘菌素B听泡内注射对豚鼠前庭神经周围部分的影响[J].中华耳鼻咽喉科杂志,2020,27(4):200-201.

[5] 王锦玲,黄维国,陈阳.水杨酸钠抗庆大霉素耳毒性作用机理研究[J].中华耳鼻咽喉科杂志,2000,35(1):66-66.

[6] 陈阳,王锦玲,黄维国.甲磺酸去铁胺抗庆大霉素耳毒性作用及机理研究[J].中华耳鼻咽喉头颈外科杂志,1999,34(3):154-156.

[7] 李兰,王重远.顺铂前庭毒性的扫描电镜观察[J].临床耳鼻咽喉科杂志,1990,4(1):2.

[8] Smith PF,Darlington CL. Pharmacology of the vestibular system[J]. Baillieres Clin Neurol,1994,3(3):467-484.

[9] Harvey SC,Li X,Skolnick P,et al. The antibacterial and NMDA receptor activating properties of aminoglycosides are dissociable[J]. European Journal of Pharmacology,2000,387(1):1-7.

[10] Nakagawa T,Yamane H. Cytochrome c redistribution in apoptosis of guinea pig vestibular hair cells [J]. Brain Res, 1999, 847 (2):357-359.

[11] Pollastrini L,Abramo A,Cristalli G,et al. Early signs of occupational ototoxicity caused by inhalation of benzene derivative industrial solvents[J]. Acta Otorhinolaryngol Ital,1994,14(5):503-512.

[12] Matz GJ. Clinical perspectives on ototoxic drugs[J]. Ann Otol Rhinol Laryngol Suppl,1990(148):39-41.

[13] Schacht J. Biochemical basis of aminoglycoside ototoxicity[J]. Otolaryngol Clin North Am,1993,26(5):845-856.

[14] Sha SH,Schacht J. Salicylate attenuates gentamicin-induced ototoxicity [J]. Lab Invest,1999,79(7):807-813.

[15] Altissimi G, Colizza A, Cianfrone G, et al. Drugs inducing hearing loss,tinnitus,dizziness and vertigo:an updated guide[J]. Eur Rev Med Pharmacol Sci,2020,24(15):7946-7952.

[16] Staff NP,Cavaletti G,Islam B,et al. Platinum-induced peripheral neurotoxicity: From pathogenesis to treatment[J]. J Peripher Nerv Syst,2019,24 Suppl 2:S26-S39.

[17] Monroe JD,Hruska HL,Ruggles HK,et al. Anti-cancer characteristics and ototoxicity of platinum(Ⅱ)amine complexes with only one leaving ligand [J]. PLoS One, 2018, 13(3):e0192505.

[18] Van Hecke R,Van Rompaey V,Wuyts FL,et al. Systemic Aminoglycosides-Induced Vestibulotoxicity in Humans[J]. Ear Hear,2017,38(6):653-662.

[19] Ding D,Liu H,Qi W,et al. Ototoxic effects and mechanisms of loop diuretics[J]. J Otol,2016,11(4):145-156.

[20] Hornibrook J,Smith PF. Dizziness caused by medications[J]. N Z Med J,2014,127(1388):84-85.

[21] Chimirri S,Aiello R,Mazzitello C,et al. Vertigo/dizziness as a Drugs' adverse reaction[J]. J Pharmacol Pharmacother,2013,4(Suppl 1):S104-109.

[22] Borup Johansen N,Ayadipanah M,Sonnenschein ES,et al. Dizziness as a side effect of pharmacological therapy[J]. Ugeskr Laeger,2013,175(45):2720-2725.

[23] Shoair OA,Nyandege AN,Slattum PW. Medication-related dizziness in the older adult[J]. Otolaryngol Clin North Am,2011,44(2):455-471.

[24] Cianfrone G,Pentangelo D,Cianfrone F,et al. Pharmacological drugs inducing ototoxicity, vestibular symptoms and tinnitus:a reasoned and updated guide[J]. Eur Rev Med Pharmaco,2011,15(6):601-636.

[25] Blakley BW,Gulati H. Identifying drugs that cause dizziness[J]. J Otolaryngol Head Neck Surg,2008,37(1):11-15.

[26] Chen Y,Huang WG,Zha DJ,et al. Aspirin attenuates gentamicin ototoxicity:from the laboratory to the clinic[J]. Hear Res,2007,226(1-2):178-182.

[27] Lee CA,Mistry D,Uppal S,et al. Otologic side effects of drugs[J]. J Laryngol Otol,2005,119

(4):267-271.

[28] Lheureux P, Penaloza A. Ototoxicity-related vertigo[J]. Rev Med Brux, 2002, 23(4): A356-362.

[29] 王尔贵,王锦玲,刘顺利,等.多粘菌素B听泡内注射对豚鼠前庭神经周围部分的影响[J].中华耳鼻咽喉头颈外科杂志,1992,27(4):200-201.

# 第11章 前庭神经病变

## 第一节 前庭神经炎

前庭神经炎又称前庭神经元炎(vestibular neuritis,VN),首先由 Ruttin(1909)报道,为突发眩晕,而无耳蜗及其他脑神经系统症状的疾病。Nylen(1924)称此病为前庭神经炎,Dix 及 Hallpike(1952)总结本病临床表现后改名为前庭神经元炎。直到 1981 年,Schuknecht 对 4 名患者进行组织病理学研究,发现前庭神经和外周感受器同时受损,又定名为前庭神经炎。近年,随着对此病研究的不断深入,虽然目前两种命名依然沿用,但是 2022 年国际眩晕组织 Bárány 协会发布的“单侧急性前庭综合征/前庭神经炎”诊断规范对临床提出了更明确的要求。特指急性单侧外周前庭功能丧失,同时无急性中枢或急性听神经症状或体征的疾病,是一种临床常见的前庭外周性疾病,是急性前庭综合征。

### 一、流行病学特点

VN 在人群中的患病率国内还未见报道,来自日本和欧洲的数据显示 VN 的患病率为 3.5～15.5/100 000。眩晕或神经内科门诊的 VN 患者占 0.5%～9%。好发于春季及初夏,发病年龄为 20－40 岁,男女性别无显著差异。患者发病前 1～2 周多有上呼吸道感染病史。前庭上神经炎(superior vestibular neuritis)最常见(55%～100%),同时累及前庭上、下神经少见(15%～30%),仅累及前庭下神经更少见(3.7%～15%)。2%～11%的 VN 患者可复发。

### 二、病因

前庭神经炎的病因现仍不够明确,可能为病毒感染或病灶感染性疾病,亦有学者认为与血管因素有关。

1. *病毒感染* 30%患者发病前有感冒或上呼吸道感染史,或发生于某种病毒流行期,故推测本病为病毒感染前庭神经所致。Shimizu 曾对 57 例前庭神经炎患者血清抗体滴度来评估病毒感染,用单纯疱疹病毒、水痘病毒、腺病毒、巨细胞病毒等 11 种病毒抗体检测,只发现 1 例 57 岁女性患者单纯疱疹病毒抗体滴度升高。伴有皮肤带状疱疹的患者,其血清疱疹病毒抗体滴度异常,与休眠的Ⅰ型单纯疱疹病毒激活有关。

由于面神经的中间神经支与前庭上神经之间有吻合支,使得前庭神经更易受到来自面神经节中潜伏病毒的影响,而前庭上神经更易受累。而 Silvoniemi 等观察 89 例患者起病时间分散,并不与呼吸道疾病的发病高峰期或任何病毒性疾病的流行期一致,可能与 HSV-1 病毒隐性存在于前庭 Scarpa 神经节细胞中,在抵抗力降低等情况时被激活而发病有关。

2. *病灶感染* 可继发于鼻、鼻窦、扁桃体、胃肠道、胆道或尿路的急、慢性炎症,致前庭神经或脑干前庭神经核的感染,或神经组织对细菌内毒素过敏反应而发生水肿。

3. 血管因素　前庭迷路支小血管的循环紊乱可能为本病的一个病因。Magnusson(1993)曾对24例符合本病的患者进行观察，发现其中6例有小脑动脉栓塞，故考虑血管因素亦可能为本病的病因。

## 三、发病机制

该病的病因不够明确，故目前的发病机制亦难推测。Matsuo(1989)等发现，当患者在眩晕出现后2周左右，脑脊液中蛋白质含量升高，认为系身体其他系统病毒感染后致血脑屏障减弱的结果，可能围绕前庭神经或神经节的神经束膜的通透性增强，使前庭神经和其神经节成为病毒侵入的薄弱部分。若认为病毒是前庭神经和其节细胞受损的原因，则可能的机制有两个：①直接感染；②感染后的免疫损害。

## 四、病理

因该病的颞骨标本难以获得，故有关本病的病理研究较少，难以肯定本病的病理特征。Lindsay(1968)、Morgenstein(1968)、Hilding(1968)进行颞骨病理组织学检查发现，前庭神经节、中枢轴突及分布于椭圆囊与前、外半规管的神经变性或扭曲。Baloh(1996)对该病有完整记录的患者死后尸检证明，颞骨及脑组织病理切片显示冷热反应消失侧Scarpa神经节细胞选择性受损。患侧的椭圆囊斑和半规管壶腹嵴的毛细胞丧失及上皮化，患侧前庭神经核内突触密度比正常侧减低，所有的发现证明系Scarpa神经节病毒感染所致。Nadol(1995)从生前典型前庭神经炎患者的颞骨组织病理切片发现，前庭神经分支及前庭终末器官的神经上皮细胞退变。

## 五、临床表现

1. 突发性眩晕　呈急性或少见的亚急性发作。主要主诉为旋转或非旋转性眩晕，伴不稳感，有恶心、呕吐和(或)振动幻视，当头部或身体转动时眩晕加重。主要的临床体征可见自发性外周前庭性眼震(即眼震方向固定，去除视抑制后出现眼震增强)，通常为水平-扭转性眼震，眼震轨迹与所累及半规管一致。轻者仅在站立或行走时有失衡感，常伴有恶心，呕吐。

2. 发作特点　本病发作多为单侧发作，但Ogata(1993)曾报道有双侧前庭神经炎病例，其发作时间不同，在74例患者中仅有2例双侧发病，一例为患病3周后另侧发作，另一例为5年后另一侧发作。眼震方向依前庭功能受损严重程度而定，单侧者向健侧，双侧者向损伤较轻侧，经长期前庭代偿后，仍可观察到前庭麻痹性眼震。

3. 听力损失　罕见。通常无听力及其他脑神经受损，如果同时存在蜗神经症状应考虑其他诊断，特别要注意鉴别。

4. 分型　本病可分为单次发作型及多次发作型两种。①首次发作型，发作性眩晕通常持续数天后逐渐减轻，3～4周后症状基本消失，以后可转为位置性眩晕，6个月后症状全部消失。②多次发作型，呈现反复发作眩晕或不稳感，系前庭神经部分萎缩或神经功能障碍所致。慢性前庭神经炎症状持续时间可长至数年，可为急性转发为慢性，或无明显急性发作期。部分患者可因上呼吸道感染或紧张劳累而诱发眩晕反复发作。

## 六、实验室检查

1. 前庭功能检查　有向健侧自发性眼震，Romberg试验阳性，冷热试验呈半规管轻瘫或低下。HIT可以显示各个不同半规管的功能状态，该试验简单易行，其诊断准确度也被临床广泛接受。但注意头脉冲检查存在假阴性，特别是当病变局限于神经侧支，或已被眼球补偿性扫视掩盖时。

2. 前庭诱发肌源性电位(VEMP)检查

虽然颈源性前庭诱发肌源性电位（cVEMP）和眼源性前庭诱发肌源性电位（oVEMP）对此病的诊断价值仍存在争议，但VEMP已成为评价前庭耳石器功能的重要检查方法。cVEMP和oVEMP可以分别评估球囊和椭圆囊及其神经通路的功能状态，从而对VN病变进行更加精确的分型诊断。

3. 钆造影磁共振显像　此检查可直接观察前庭神经病变，也是可选择的检查方法。陈太生等对64例前庭神经炎患者进行眼震电图检查，认为在急性期其结果能正确判断前庭损伤侧别。表现为患侧冷热反应减退或消失、出现向健侧的自发眼震和摇头眼震、视动眼震向患侧方向的眼震减弱，2周后随着冷热反应减弱其症状逐渐恢复，自发性眼震从偏向健侧→消失或由患侧→消失。摇头眼震由偏向健侧方向的减退型→向患侧的恢复型或双向型→不规则型或消失。这些改变可作为前庭功能恢复的标志。

## 七、诊断标准

1. 发病前有明确的上呼吸道感染史。

2. 突然发作的、剧烈的旋转性眩晕，可伴恶心、呕吐等症状。

3. 水平旋转性自发性眼震，快相向健侧。

4. 无中枢神经系统异常体征。

5. 外耳道及鼓膜检查正常。

6. 纯音测听正常。

7. 前庭功能检查，前庭双温试验显示患侧水平半规管功能低下或丧失，单侧发病者优势偏向于健侧。单纯前庭下神经受累者，双温试验可正常。vHIT可出现相应半规管的功能异常，需注意假阴性的鉴别，特别是当病变局限或被眼球补偿性扫视掩盖时。

8. VEMP检查，可出现异常，平衡障碍Romberg试验身体向患侧倾倒。

9. 内耳MRI和颞骨CT检查，正常。

## 八、鉴别诊断

1. 梅尼埃病　眩晕发作突然，发作时间短，持续20min到12h，可伴有恶心呕吐；有波动性听力下降，可以有耳鸣/耳闷。早期前庭功能检查正常，多次发作后则减退。早期为低频听力下降，晚期可全频下降。

2. 听神经瘤　常有听力减退，无明确眩晕发作，常为头晕、步态不稳，以夜间为主，可伴有面神经及三叉神经症状；内听道MRI或颞骨高分辨CT可明确诊断。

3. 小脑梗死　急性发作性眩晕，有恶心呕吐，常伴高血压及血管/心血管疾病，CT和MRI可发现小脑梗死灶。

4. 迷路炎　眩晕可因化脓性中耳炎合并浆液性迷路炎或化脓性迷路炎引起。有长期耳流脓史或中耳炎手术史，有感音神经性听力损失。

5. 前庭耳毒性药物中毒　发病前有明确耳毒性药物用药史，眩晕程度可为持续性，但程度较轻，有潜伏期，用药后经过一定时间才发病，双侧发病为主，预后不良。本病呈单侧发生，可作为鉴别点。

6. 前庭性偏头痛　眩晕为发作性，有运动幻觉或运动敏感，持续数分钟至数日。多有偏头痛病史，有畏光、怕声特点。

## 九、治疗原则

1. 卧床休息　急性起病突发眩晕时应考虑卧床休息，避免跌倒。

2. 止晕药　可使用异丙嗪肌注，起效快，注意使用禁忌证。也可使用地芬尼多（眩晕停）。此药为非酚嗪类化合物，具有轻度抗胆碱作用，比组胺类及抗胆碱类药物不良反应小，但对前庭抑制明显，主张短程少用。此类药物使用时间不宜过久，以免影响中枢代偿功能建立。

3. 抗病毒药　如利巴韦林、阿昔洛韦等。根据病史酌情选用。

4. *类固醇药* 地塞米松或泼尼松可消除神经炎性水肿，有助于前庭功能恢复。Ohbayashi(1993)应用氢化可的松500mg，每2日递减100mg，静脉注射10d，同时口服泼尼松龙30～40mg/d，共10d，对34例确诊为本病者进行治疗，同时设对照组77例，随诊1周至9年，发现用与不用激素对眩晕和自发眼震的恢复无差别，而对中、轻度半规管麻痹的恢复有明显促进作用。

5. *改善微循环药* 如银杏叶提取物、倍他司汀等。

6. *支持疗法* 对恶心、呕吐严重者，应注意水电解质平衡，适当补充液体。

7. *前庭康复* 尽早开始前庭康复治疗，一旦剧烈眩晕缓解后，尽可能鼓励患者早期活动，进行站立和行走锻炼，增加规范的前庭康复训练，促使前庭功能早日恢复。

### 十、预后

本病预后良好，3～6个月可痊愈。但Takada(1995)曾对10例发病后2年，有半规管麻痹患者进行预后评估，10例中4例恢复，其余6例有持续的半规管麻痹，且头位移动可引起头晕。Okinaka(1993)对60例患者随访8周至18年后发现，起病后1个月仍有漂浮感者占70%，1年后为51%，3年后仍有症状者占33%，5年后占27%，10年后仍残留主观症状者2人，主观症状完全消失者只有56.7%，冷热反应正常者仅占41.7%。Ichijo(1996)随访26例，将该病临床过程分为受损前庭功能完全恢复、部分恢复及未恢复，但可由中枢神经系统所代偿。Strupp(1998)曾经提出，当单侧外周前庭受损后，颈本体感觉神经的传入作为前庭中枢的代偿部分，可以代替前庭信息的传入。

近年来对前庭神经炎患者的随访观察，患者年龄越小恢复越快、越完全；部分患者仍遗留有前庭功能损害的可能。

（刘　博）

## 第二节　前庭神经系统供血不足

前庭神经系统因血管病变如痉挛、梗阻、血流灌注缓慢、血管破裂或血管受物体压迫如肿瘤等，致前庭系统某一部位供血不足，神经功能障碍而产生前庭症状。

### 一、前庭神经系统的供血

前庭系统的血液供应来自椎-基底动脉系统。椎动脉是锁骨下动脉的第1分支，在第1肋骨上缘，于颈内静脉、椎静脉、交感干或下颈交感神经节后方，行向第7颈椎($C_7$)横突，然后伴随交感神经纤维穿过上6个椎体($C_6$-$C_1$)的横突孔，绕过寰椎侧块，再穿寰椎后膜进入颅内。椎动脉入颅后窝后，在延髓两侧上行，于延髓、脑桥交界处汇合成基底动脉。两侧椎动脉大小不等，粗细相等者仅占8%。椎动脉在颅内形成基底动脉前发出脊髓前动脉、下行脊髓后动脉及小脑后下动脉，供应下部前庭核、小脑绒球部、结节部和悬雍垂部。基底动脉起于脑桥前，终于脑桥中脑联合处，分支如下。

1. *小脑前下动脉* 是基底动脉的第1分支，供应前部前庭核。向外向下走行于脑桥腹侧，供应脑桥下2/3部位及延髓上部。

2. *小脑上动脉* 近大脑后动脉处，起源于基底动脉，分为喙侧支及尾侧支，走行于脑干外侧面及小脑上表面，一些分支如穿通动脉供应脑桥上表面及腹外侧面。

3. *大脑后动脉* 为基底动脉终末支，分左右走行，围绕中脑。

4. *后穿通动脉* 包括后交通动脉前交通节段及脉络膜动脉等，供应间脑及中脑，包括视丘、外膝状体、内侧丘系、丘脑内囊、大脑角、乳头体、中脑核、前后下丘、中脑网状结构等处。

5. 内听动脉(迷路动脉)　多来自小脑前下动脉及基底动脉终末支,也可来自小脑后下动脉或椎动脉,进入内听道后主干向前为耳蜗总动脉,另一支向后为前庭动脉前支。耳蜗总动脉又分出前庭耳蜗支。前庭动脉前支供给前庭神经的椭圆囊、球囊,以及前、外半规管等处,它在囊斑及壶腹嵴处形成毛细血管网。前庭耳蜗支供给后半规管、椭圆囊、球囊及耳蜗底回。耳蜗支分成许多小支,穿过蜗轴的小孔形成动脉网,供给骨螺旋板、螺旋神经节、基底膜及螺旋韧带。迷路动脉均为终末动脉,管径仅0.3mm,各分支到达前庭和耳蜗器官前均经过扭曲或螺旋状走行,这种解剖形态的特点在消除动脉搏动产生的噪声,维持血流稳定方面具有重要作用,但由于血管极度弯曲和血流速度缓慢也易发生微循环障碍。

基底动脉及其分支供应颅后窝内的大部分脑组织,以及脑干上部、丘脑、小脑、枕叶、内下颞区等血液循环,为内耳的血液主要来源。

## 二、椎-基底动脉供血不足的表现

椎-基底动脉功能不全,系从锁骨下动脉到迷路动脉各分支的病变所引起。Millikam及Siekert将椎-基底动脉功能不全称为椎-基底动脉短暂缺血性发作。Toole(1990)将椎-基底动脉短暂缺血性发作定为单独性疾病,与其他脑血管疾病明确分开。

1. 病因

(1)动脉硬化性改变:为椎-基底动脉供血不全(VBI)的主要原因,动脉粥样硬化,血管纤维性狭窄,暂时性或功能性血管病变,如血管痉挛、血管内红细胞聚集后形成凝块。血管内出血、血栓、脂肪栓或气栓形成;血管外肿块压迫或颅内占位性病变压迫,椎间孔骨质增生或粘连均为致病原因。

(2)椎-基底动脉狭窄:最常见于椎动脉起始部,近端的锁骨下动脉狭窄可引起的锁骨下盗血,称为盗血综合征。左侧椎动脉发自锁骨下动脉,当锁骨下动脉或头臂动脉发生闭塞时,左侧椎动脉压力下降,血液逆流经左侧椎动脉而进入锁骨下动脉远端,因而使右侧椎动脉所供应脑部的血液部分被盗。临床特点为左上肢活动后发作眩晕、视物模糊、复视、共济失调等脑干、小脑或大脑颞叶供血不全症状。当上肢停止活动后,片刻症状即消失。

(3)脑血管自主神经调节障碍:多发生于老年人,当体位改变时发生低血压,而脑循环不能自动调节脑血流量,以致脑血流速度减缓,而产生内耳前庭症状。

(4)颅底凹陷症:为枕骨大孔周围骨质向颅骨方向移位而致颅骨畸形,颅后窝受累,可致椎-基底动脉受压,而出现眩晕等症状。

(5)颈椎病:当头部极度转动,如头后伸又转向一侧,可使椎动脉上端发生扭曲、阻塞而发生眩晕。

2. 症状

(1)眩晕:80%～90%患者以眩晕为首发症状,也是最常见的症状,为周期性发作,病变愈接近椎-基底动脉末梢部分,症状愈局限,常为单发眩晕或耳聋。若病变接近血管的主干,前庭症状不典型,则以脑和脑神经症状多见。眩晕可同时伴有步态不稳、平衡失调。

(2)视系统症状:如复视、视物模糊或黑矇,暂时性偏盲。

(3)锥体束症状:面部及四肢麻木感,四肢软弱无力,运动失调。指鼻试验欠准确。

(4)头痛:亦是常发症状,较其他症状持久,亦可单独出现,多位于枕部,为跳痛或似炸裂性痛,弯腰或用劲时头痛加剧。

(5)网状结构症状:为神态迟钝,易跌倒,或意识丧失或模糊。

(6)咽喉部症状:发生于小脑后下动脉的

病变可出现软腭及声带麻痹，构音、发声及吞咽功能障碍。

椎-基底动脉供血不足病程短暂，症状很快减轻或消失，或残留轻微的体征，如头晕、恶心、视物不清，无意识丧失。由于椎-基底动脉供血不足而发生的眩晕与冠状动脉硬化心绞痛相似，应予警惕，若椎-基底动脉形成广泛性血栓，则病死率较高。

3. 检查

(1)常规检查：耳鼻咽喉常规检查，一般无异常。

(2)听功能检查：纯音测听常呈老年性聋，听性脑干诱发电位(ABR)检查各波潜伏期与波间期常在正常范围，而高刺激率(51/s)的ABR，Ⅰ～Ⅴ波间期延长，对椎-基底动脉供血不足有诊断价值。

(3)前庭功能检查：张素珍等曾总结椎-基底动脉不足的ENG改变，自发性眼震占13.6%，位置性眼震占58%，冷热试验较正常人反应低下，17.7%固视失败，扫视眼速减慢，跟踪40%呈现Ⅲ型曲线。亦可为正常之眼震电图或普遍反应低下。

(4)脑神经、感觉及运动系统检查：有面部麻木、呛咳、语音欠清晰，一侧或双侧肢体无力、麻木，痛、温觉障碍。

(5)脑血流图：经颅多普勒检查了解某一动脉血流情况。赵沛英等曾观察VBI者椎动脉多普勒超声检查，主要表现为一侧椎动脉管径变细，最大血流速度减慢，血流量减少，左右侧可有明显差别。

(6)单光子发射扫描(ECT)：测定脑局部血流量，敏感度为88%。

(7)正电子发射扫描(PET)：可测定脑局部血流量和局限性缺氧状况。

(8)血液实验室检查：血常规、血小板计数、凝血酶原时间、纤维蛋白原、胆固醇、三酰甘油、尿糖等项检查，观察有无高血脂、动脉硬化及糖尿病。

(9)CT及MRI检查：观察颈椎有无骨质增生及腔隙性脑梗死，采用质子密度图像法MRI检查，可发现椎-基底动脉狭窄、受压及存在慢血流状态。

4. 诊断　凡患者突发眩晕伴有运动性或感觉性障碍、脑神经症状或小脑的局部症状，应考虑为椎-基底动脉供血不足。早期眩晕等神经症状出现时间短，因系一过性局灶性脑缺血，再次发作可能又出现另一侧的神经系统症状，上述症状为该病的特点。利用前庭及耳蜗功能检查和颅后窝血液循环变化，经颅多普勒超声声像图检查，可判断椎-基底动脉的供血情况，以提供诊断依据。

5. 鉴别诊断　首先要与基底偏头痛相鉴别。Kuhu(1997)曾报道，基底偏头痛是一种复杂的头痛，国际头痛协会描述为起源于脑干或双侧枕叶，伴有先兆症状的偏头痛。过去曾认为头痛系因椎-基底动脉循环的暂时紊乱，而近来认为偏头痛系因中枢神经元疾病而引起。此病的特点为有先兆的枕部跳动性头痛，基底偏头痛不常见的症状包括双侧视觉症状、交替精神状态、眩晕、共济失调、双侧感觉异常及构音障碍，可在头痛前、头痛期及头痛后出现。

此外还应与良性阵发性位置性眩晕、梅尼埃病、颞叶癫痫相鉴别。颞叶癫痫为短暂性发作眩晕，无意识障碍，亦可在眩晕后发作癫痫。脑电图颞叶前部有棘波或尖波。

椎动脉供血不足，临床症状为当头转动时反复发作眩晕。一般均认为血管供血不足为椎动脉机械性受压，但Igarashi(1996)曾报道1例54岁女性患者，当头转动时出现反复发作性眩晕，拟进行双侧椎动脉减压术，手术时发现右侧椎动脉被星状神经节压迫，在切除颈交感链将星状神经节从椎动脉分离后，患者眩晕立即消失。笔者认为，严重眩晕或头晕在特定条件下反复发作，必须进行双侧椎动脉造影，以判断椎动脉是否需要进行减压术。

6. 治疗　应根据患者主诉及体征、检验

结果、影像学资料，确定前庭神经系统供血不足的病因及病变部位，急性发作时可给予血管扩张药、血小板聚集抑制药、抗眩晕药等。

(1)一般治疗：可用阿司匹林 50mg，1/d，银可络或金纳多 40mg，3/d，地芬尼多(眩晕停)25mg，2～3/d(发作时服用)。

(2)病因治疗：主要针对引起本病发生的基础疾病，如动脉粥样硬化、高血压、高脂血症、心脏病、颈椎病等进行治疗。外侧延髓综合征(Wallenberg syndrome)，已在第 7 章中枢性眩晕中讨论，在此不赘述。

## 三、迷路动脉栓塞

1. 病因　由高血压、心血管疾病、动脉粥样变、动脉硬化、结节性动脉周围炎、血液黏滞等疾病而引起。强噪声刺激、过度疲劳、精神过于激动均可使内耳微循环障碍导致内耳终末血管痉挛、血栓或栓塞。

2. 症状　根据内听动脉受损的分支而出现不同的症状。前庭支受累可突发眩晕、恶心、呕吐；若耳蜗支亦受累可出现突发性耳聋、耳鸣及听力受损。

3. 检查　自发眼震可为Ⅰ～Ⅲ度，快相向健侧。前庭冷热水试验显示前庭功能低下或消失。纯音测听为感音神经性聋，多为中或重度聋，以高频听力下降为主，亦有呈低频听力下降者，表现为上升型曲线，亦可为全聋，气、骨导均消失。重振测验阳性。耳蜗电图及脑干诱发电位表现为耳蜗损伤。

4. 鉴别诊断　应与听神经瘤、药物中毒性聋、免疫性疾病、脑血管意外或化脓性迷路炎相鉴别。Kim(1999)曾报道 1 例 92 岁女性，生前曾有突发眩晕及右耳听力丧失。尸检发现椎-基底动脉联合处有显著的动脉粥样硬化改变，但两侧内听动脉及其分支通畅。组织学检查显示，右侧迷路耳蜗及前庭退行性变，后半规管壶腹及球囊斑有部分感觉上皮及所属纤维尚完整，右侧前庭耳蜗神经呈纤维瘢痕及退行性变的多发斑。

5. 治疗　应根据病因进行治疗。对症治疗可用地芬尼多(眩晕停)25mg，3/d，氨氯地平 5mg，1/d(应用此药时要注意血压变化，血压过低须停药)，氟桂利嗪(西比灵)5～10mg，睡前服，年老者每次用 5mg，有抑郁症及帕金森病者禁用。突聋者用金纳多 87.5～100mg 加入小分子右旋糖酐 250ml 中静脉滴注，1/d，共 10 次。亦可用川芎嗪 80mg 或复方丹参 8～16ml 代替金纳多，若血液黏滞度高者可用东菱克栓酶 5U，溶于 200ml 生理盐水中，隔日 1 次，共 5 次，用药期间严密观察凝血三项的变化，如有出血倾向应立即停药。

(于　刚　陈　刚　李　文)

# 第三节　听神经瘤

听神经瘤(acoustic neuroma，AN)又称前庭神经鞘膜瘤，是来源于第Ⅷ对脑神经的良性颅内肿瘤，一般起源于神经鞘膜的施万细胞，占颅内肿瘤的 8%～10%，约占颅后窝肿瘤的 1/4，占桥小脑角肿瘤的 80%～90%，发病率约为 1/10 万，多见于 30－60 岁的成人，女性较多，男女之比为 2∶3。多来源于前庭神经鞘，70%～75%原发在内听道内。多为单侧发病，双侧发病者多见于神经纤维瘤病，仅占 2%。

## 一、病理

AN 由纤维状细胞组成，排列成条束状、旋涡状或栅状。细胞核的密度浓稀不等。肿瘤外观呈灰红色，大小不一，包膜完整。小的肿瘤呈圆形或卵圆形，肿瘤增大后呈分叶状。邻近的神经根、神经干可在肿瘤的表面走行，亦可包裹于肿瘤内。

肿瘤生长一般比较缓慢，平均每年增大0.25～0.4cm，病程一般数年甚至10年以上。若瘤体内出血、水肿或发生囊性变，瘤体可短期内迅速增大。

## 二、临床表现

本病的临床表现与肿瘤的性质、大小、所在位置及侵犯范围等有关。

1. 早期症状　体积较小的肿瘤可无明显症状。当AN在内听道压迫前庭蜗神经的耳蜗支和前庭支时，常会出现耳鸣、听力下降和眩晕。耳鸣常与听力下降同时出现。

(1)眩晕：眩晕程度较轻，持续时间长，与改变头部方向或体位无关。有少数患者出现短暂的旋转性眩晕，伴耳内压迫感、恶心、呕吐，类似梅尼埃病。

(2)平衡障碍：站立不稳或向一侧运动感。

(3)自主神经症状：不明显。

2. 中、晚期症状　随着肿瘤增长扩大，早期症状加重，且可因颅内压增高和肿瘤侵入颅后窝，出现以下症状。

(1)三叉神经损害：以同侧面部感觉迟钝和角膜反射减退最常见。

(2)面神经损害：晚期可出现同侧周围性面瘫。

(3)小脑功能障碍：早期表现为患侧手足运动不灵活，精细动作不能，步履蹒跚，向患侧倾倒等；晚期则卧床不起，发声不清。

(4)颅内高压症状：持续性头痛，可伴恶心、呕吐，视力障碍。

(5)其他颅脑神经损害症状：肿瘤压迫第Ⅲ、Ⅵ、Ⅹ、Ⅹ、Ⅺ对脑神经，可引起相应的脑神经症状，如吞咽困难、声嘶或误吸、呛咳、眼球运动障碍、复视等。但舌下神经很少受累。

## 三、辅助检查及诊断

1. 听力学检查

(1)纯音听阈测试：纯音听力图呈单耳感音神经性聋，曲线多为高频陡降型，少数为平坦型或上升型。

(2)自描听力曲线：多为Ⅲ、Ⅴ型，偶见Ⅱ型。

(3)音衰试验：大多为阳性。双耳交替响度平衡试验和短增量敏感指数试验示无响度重振现象。

(4)言语测试：言语识别率明显下降，多在30%左右。

(5)声导抗测试：镫骨肌反射阈升高或消失，潜伏期延长，常有病理性衰减。

(6)听性脑干诱发电位：患侧Ⅴ波潜伏期及Ⅰ～Ⅴ波间期较健侧明显延长，两耳Ⅴ波潜伏期差(LD5)超过0.4ms以上，如Ⅰ波存在而Ⅴ波消失，提示存在包括听神经膜瘤在内的桥小脑角占位病变。

(7)耳声发射：耳声发射正常。

2. 前庭功能检查　自发性眼震是AN较常见的体征，早期水平型自发性眼震，快相向健侧，继而向患侧，最后发展成向两侧。且可出现垂直或斜型眼震。80%有位置性眼震和自发性倾倒现象。各种诱发试验反应普遍偏低，常有向患侧的优势偏向。

3. 神经系统检查　除第Ⅷ对脑神经外，还需检查Ⅴ、Ⅶ及Ⅸ、Ⅹ、Ⅺ、Ⅻ对脑神经。眼底检查可出现视盘水肿。

4. 影像学检查　MRI及CT检查是临床AN诊断的主要依据。CT扫描可见内听道扩大。MRI是目前诊断AN最敏感、最有效的方法，为目前诊断AN的金标准。

5. 脑脊液蛋白分析　70%的病例出现脑脊液蛋白增加，但假阴性和假阳性比较多。

## 四、鉴别诊断

小脑脑桥三角区的肿瘤虽以听神经瘤多见，但先天性胆脂瘤、脑膜瘤、胶质瘤等也可见于此部位，应注意鉴别。发生于内听道的面神经鞘瘤在影像学上酷似听神经瘤，两者很难区分，前者可能较早出现周围性面瘫。

## 五、治疗

1. *治疗原则* 确诊后尽早施行手术治疗，在保证彻底切除肿瘤的前提下，尽可能减少肿瘤周围组织的损伤。对于小的AN，不愿或不能耐受手术者，可选用伽马刀治疗，但不适用于脑干受压或颅内压高的患者。

2. *手术治疗* AN的治疗主要为手术治疗。手术径路有经迷路径路、经颅中窝径路、枕下或乙状窦后径路，以及经迷路枕下联合径路。临床根据肿瘤的大小、位置、患耳和对侧耳的听力情况，并参照面神经功能状况选择径路。①局限在内耳道内的小肿瘤（直径<1.5cm），有实用听力者，可取颅中窝径路，既可彻底切除肿瘤，又能保存听功能及面神经功能，而且对脑干和小脑无严重损伤。缺点是不能清楚窥视内耳道口以外的颅后窝区域，且不易止血。②肿瘤侵犯至桥小脑角，直径为2.5～4cm的肿瘤，但无脑神经症状，可取经迷路径路，此为到达桥小脑角最短的径路，易于保护和修复面神经，对小脑的牵拉、损伤小，术后恢复快，但术后患耳听力完全丧失。③肿瘤位于桥小脑角，直径>4cm，伴有其他脑神经和小脑症状，或有颅内压增高，则可取枕下和迷路联合径路。

3. *伽马刀治疗* 对中、小型的AN，若无明显的脑干及小脑受压症状，无颅内压增高表现，伽马刀可作为首选的治疗方法。对双侧AN、仅存听力侧的AN以及外科手术后复发、拒绝开颅手术或不能耐受手术者尤为适应，但费用昂贵。且立体定向放疗后肿瘤与神经粘连严重，再次手术神经功能保留率大大降低。

## 六、预后

AN为良性肿瘤，如能彻底切除，预后良好，手术死亡率<1%。部分患者遗留有不同程度的永久性神经功能障碍。如何更好保护面听神经功能、提高患者生活质量，是临床需要解决的重点问题。

# 第四节 前庭阵发症

第Ⅷ对脑神经与血管交叉压迫（neurovascular compresion，NVC）所致阵发性眩晕称为前庭阵发症（vestibular paroxysmia，VP）。1975年，Janneta首次报道血管压迫第Ⅷ对脑神经导致眩晕和耳鸣。1984年，Janneta将神经血管压迫所致眩晕描述为致残性位置性眩晕（disabling positional vertigo，DPV）。第Ⅴ、Ⅶ及Ⅸ对脑神经与血管神经交叉压迫所致的三叉神经痛、半面痉挛及舌咽神经痛作为一种疾病实体已被广泛接受，并且已有较为成熟的诊断及治疗方法。而第Ⅷ对脑神经与血管交叉压迫所致的眩晕、耳鸣及听力障碍因症状多样而没有特异性，长期饱受质疑，主要原因是耳鸣和眩晕均可由多种疾病引起，而血管与第Ⅷ对脑神经压迫临床表现缺乏特异性。近年来，随着影像学技术的进步和显微外科技术的不断成熟，加上内镜的辅助，确认了第Ⅷ对脑神经血管压迫的存在并对VP的临床表现及治疗有了更深入的认识，VP的临床表现特点，诊疗技术及治疗效果已得到越来越多的关注及认同。

但由于对VP的认识还在不断深入，诊断标准也处于更新完善之中，所以至今缺乏大样本量的流行病学资料。Hufner等报道VP的患病率占眩晕门诊的4%，多见中老年人，无明显性别差异。

## 一、临床表现

1. *眩晕综合征* 迄今为止，关于VP临床表现的描述几乎涵盖了各类眩晕症的症状，包括眩晕、耳鸣、听力下降、大部分伴有恶心、呕吐、站立不稳及步态不稳，部分伴有耳痛及面肌痉挛，3min过度换气试验可诱发出眩晕及眼震。当VP与MD或BPPV合并存在时，其临床表现更具有疑惑性。

眩晕发作特点及诱因：反复发作的眩晕、头昏及不稳感或行动笨拙，运动时则症状加重并持续，静坐或静卧时症状减轻或消失，因此症状严重时患者常常被迫调整体位或停止工作，前庭抑制药、锻炼及抗组胺药均不能缓解。随着病史延长，症状呈加重趋势，每次发作持续时间数秒至数分钟，多于身体及头部转动时发作，亦可见于驾车、身体振动、深呼吸(或过度换气)及其他体力活动时发作。最常见的伴随症状为站姿不稳及步态不稳、恶心呕吐，可伴有单侧耳鸣，部分患者有耳鸣呈发作性、受累耳听力减退，部分患者有听力波动、耳周压迫感，麻木感，轻微头痛及头部压迫感、头部间断针刺样疼痛、视物模糊、恐惧及腹泻等症状。

2. 听力学表现　早期主要表现为反复发作的低频搏动性耳鸣或高音调持续单调耳鸣，随着病史延长，出现高频听力下降，少数患者可感觉听力波动。纯音听阈多表现为高频下降型感音神经性听力障碍，部分患者出现高频区听力波动，部分镫骨肌声反射阈提高，常同时有重振阳性。关于VP患者听性脑干反应(brainstem auditory renponse, ABR)，有研究指出，血管神经压迫导致听力下降的部位通常在前庭蜗神经的脑池段，其会造成Ⅱ波潜伏期的延长和所有后续波峰间期的延长。病程越长，Ⅰ-Ⅲ波峰间期及其耳间差延长越明显。ABR的典型表现为Ⅰ、Ⅱ、Ⅲ及Ⅴ波潜伏期延长，因延长主要出现在Ⅱ、Ⅲ波潜伏期，因而Ⅰ-Ⅲ间期及Ⅰ-Ⅴ间期延长而Ⅲ-Ⅴ间期正常，有时可见Ⅱ波分裂。因ABR无创、操作简单，在对VP的协助诊断及侧别的鉴别中有一定的提示价值。因VP多见于中老年人，50岁以上听力正常人群中部分不能引出耳声发射，故耳声发射诊断价值极其有限。VP患者耳蜗电图多正常或呈耳蜗病变表现，可与膜迷路积水鉴别。

3. 前庭功能检查　VP患者的眼震视图特点缺乏大样本的研究报道，尚无特征性的表现的结论。老年人的个案病例报道发现视动中枢异常。一项对22例VP患者的视频眼震检查中，77%的患者有持续的位置性眼震，但不符合具备BPPV眼震特征。有报道称VP患者前庭诱发肌源性电位(VEMP)引出率低，振幅减低，潜伏期延长，20例VP患者中11例异常，对于明确VP的侧别有一定意义。Hufner等对32例诊断为VP的患者进行前庭功能检查发现，静态SVV 2例异常，动态SVV 7例异常。随访期发现，静态及动态SVV异常例数均为5例，分析可能是由于VP患者在慢性发展的病程中已实现前庭功能代偿。

听力学及前庭功能检查均缺乏特异性。对受压部位的判断，听力学测试比前庭功能测试更敏感。

4. 影像诊断　VP患者临床表现为眩晕综合征，需首先排除内耳畸形及内听道占位病变，因而内耳、内听道及脑桥小脑角的影像检查需作为常规手段。因为尸检发现脑桥小脑角血管与神经的紧密接触并不少见，其中部分个体生前并没有临床症状，因此影像学对诊断NVC的价值一度遭到质疑。然而，回顾既往的研究发现，尽管NVC可见于无症状患者，但绝大多数有症状者有NVC的影像学表现，Hufner等对32例患者的MRI进行分析发现，有症状的患者，至少有一个部位可见血管神经相互压迫。可以认为，神经血管相互压迫是NVC患者出现临床症状的原因，并在制订治疗方案时予以考虑。有诸多影像技术被用来诊断NVC，其可靠性亦不同。磁共振断层血管成像(magnetic resonance tomographic angiography, MRTA)为一种新的计算机重建技术，对标准的MR血管造影系列进行重建，以获得关于脑实质或血管的高清晰度的影像，使得 MRTA 成为评估 NVC 的理想技术(图 11-1)。在三叉神经痛 NVC 诊断中证实，其敏感度达 100%，特异性达 96%。MRA 作为诊断 NVC 的另一手段，其敏感度高，而特异性低。有学者对 MRI、MRA 及 MRTA 在半面痉挛 NVC 诊断中的敏感度及特异性进行比较发现，敏感度 MRI<MRA<MRTA；特异性 MRTA 优于 MRI 及 MRA。因此有理由认为，MR(尤其是 MRTA)将在 NVC 的诊断中扮演十分重要的角色。随着磁共振成像技术的快速发展。能够发现一些颅后窝神经及细微结构，对于发现血管神经交叉压迫有着重要意义，对于 VP 的诊断有很大的帮助。柴臣通等采用三维时间飞跃法磁共振血管成像技术(3D-Time of flight-MRA/3D-TOF-MRA)对 30 例诊断 VP 的患者进行内听道血管神经的检查，发现 VP 患者中 93.3%可见血管神经压迫，最多见的压迫类型为血管襻压迫，最常见的责任血管为小脑前下动脉，80%的血管神经压迫角度在 45°～135°。

MRI 斜矢状位投照，从内听道的横断面上观察内听道内血管与神经的关系，对于判断前庭上神经、前庭下神经、耳蜗神经、面神经的分支、走行及血管与神经的接触提供了一个新视角(图 11-2)。

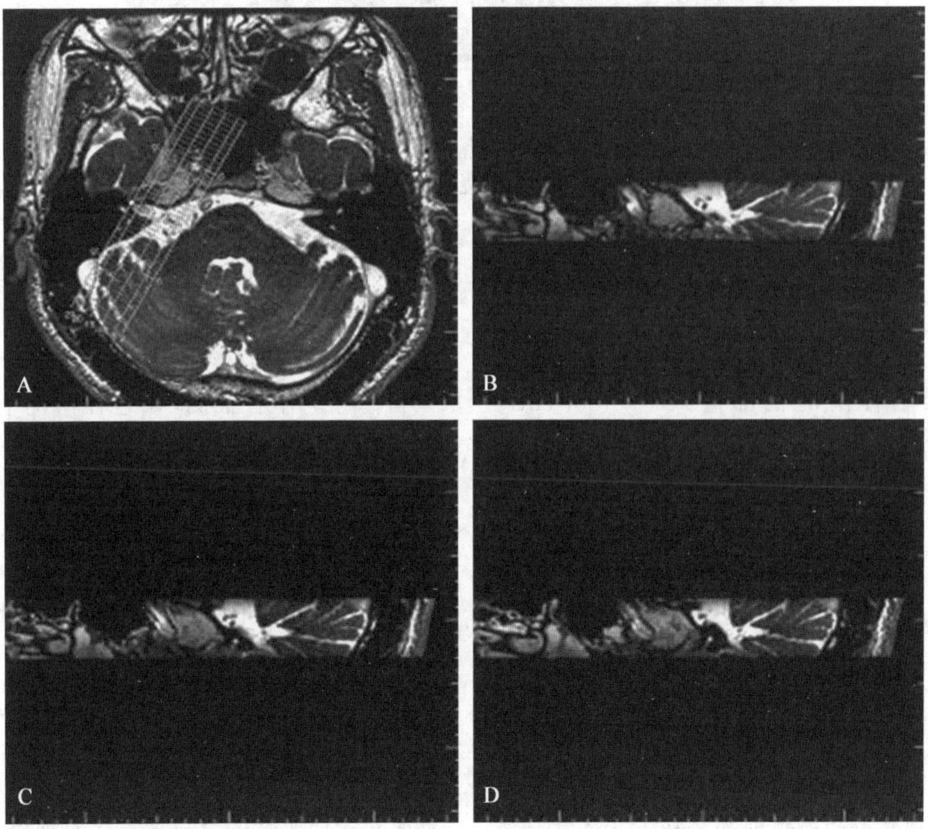


图 11-1 内听道斜矢状位定位图，常见血管神经压迫最明显的层面在脑神经的根部进入区

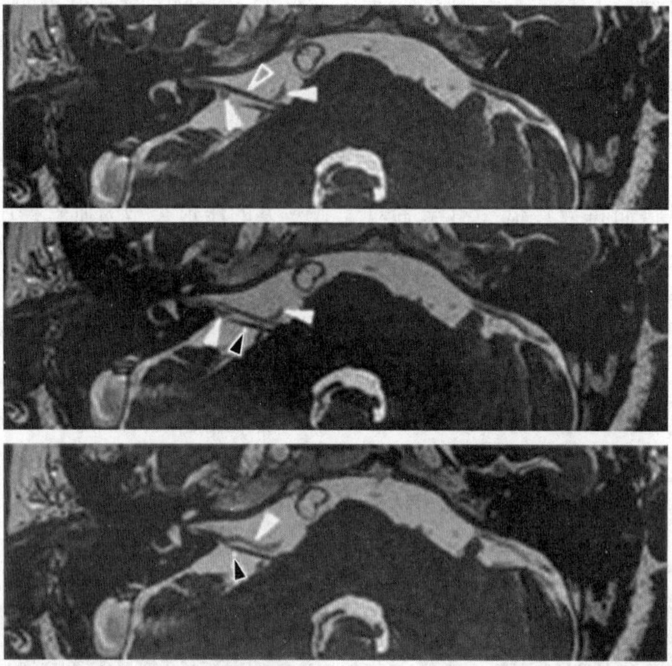

图 11-2　MRI-FIESTA 序列连续三个轴位层面显示：右侧迷路动脉增粗，与位听神经交叉走行，并局部重叠、压迫（实心白箭头，迷路动脉；实心黑箭头，位听神经；空心白箭头，面神经）

## 二、病因与发病机制

脑神经的外周部分与中枢部分连接区被定义为脑神经的根部进入区（root-entry zone，REZ）。REZ 被认为是脑神经受压最敏感的部位。Ryu 等分析了 29 例术中所见的压迫部位与临床症状的相关性，发现压迫第Ⅷ对脑神经腹侧面，仅有眩晕表现，压迫腹侧面和尾部，表现为耳鸣和眩晕，压迫尾部，则仅表现为耳鸣，其研究认为临床发现与术中所见密切相关。作者还发现，压迫神经的责任血管 68%为小脑前下动脉，13%为小脑后下动脉和椎动脉。然而，神经血管压迫导致临床症状的机制目前知之甚少。尽管三叉神经痛和半面痉挛的微血管减压术效果良好，但其病理生理基础仍有争论。鉴于第Ⅷ对脑神经和三叉神经均为传入神经，笔者仍以三叉神经痛为基础进行病理机制的讨论。最早的理论认为，血管搏动对三叉神经敏感部位的激惹为引起临床症状的根本原因，神经遭遇慢性的搏动性的撞击后，产生异常的兴奋传导。作者推测，在这种情况下，正常的、微小的面部刺激可产生信号异常放大的偏差。当神经元对这些异常放大的信号去抑制时则产生疼痛。由于血管的压迫，前庭神经对正常的刺激产生复杂的异常反应，这种神经过度活动综合征也累及邻近的面、听神经，同时，长期的血管压迫可导致前庭神经发生脱髓鞘改变，致使其功能下降。部分患者在头部或身体运动时诱发眩晕或不稳感，可能是活动时血管搏动加剧对前庭神经的刺激，或者头部活动时对责任血管的牵拉加重了对前庭神经的压迫，因而出现运动不耐受的临床症状。

## 三、诊断

1. 诊断与鉴别诊断　Hufner 等根据发

作时的临床表现特点及随访过程的病情变化提出了肯定的前庭阵发症(definite VP)及可能的前庭阵发症(probable VP)的标准。

2017年，Bárány学会前庭疾病分类委员会制订了新的VP诊断标准。肯定的VP(下述的每一条均需满足)：①至少有10次自发旋转性或非旋转性眩晕发作；②发作持续时间<1min；③症状刻板；④卡马西平或奥卡西平治疗有效；⑤不能采用其他诊断更好地解释。可能的VP(下述的每一条均需满足)：①至少有5次自发旋转性或非旋转性眩晕发作；②发作持续时间<5min；③眩晕发作为自发性或由一定头位诱发；④症状刻板；⑤不能采用其他诊断更好地解释。

2. 常见外周性眩晕症的鉴别

(1)VP与MD鉴别：VP无典型的眩晕发作及间歇，不伴耳胀满感，无MD特征性的耳蜗性聋听力曲线。

(2)与典型BPPV鉴别：BPPV为头部快速运动到特殊位置诱发的发作性眩晕及眼震，即眩晕不出现在头部运动过程中，而出现在特殊位置，且有短暂潜伏期，持续15～60s，易疲劳，间歇期无症状，日常体力活动不诱发眩晕及不稳感，手法复位可获良好效果，特发性BPPV不伴有其他耳部症状。

(3)与不典型BPPV鉴别：双侧患病或累及多个半规管的BPPV可在一个以上体位诱发出眩晕及眼震，但其眩晕及眼震依然符合典型BPPV特点。

(4)与前庭神经元炎鉴别：一次剧烈的眩晕伴恶心、呕吐，持续12～24h。随之出现持续数天至数周的平衡失调。

(5)与前庭型偏头痛鉴别：发作性眩晕持续数分钟到数小时，多由睡眠不规律、饮酒或其他食物诱发，30%～40%的患者以发作性眩晕为唯一症状，部分伴有头痛或其他偏头痛症状。大部分患者有偏头痛家族史，90%的患者可出现平衡失调。治疗以β受体阻滞药为主。

## 四、治疗

1. 药物治疗　因为VP的病理生理机制不明而且手术探查前难以确定诊断，故当前的药物治疗主要基于其与三叉神经痛、半面痉挛相同的病理生理机制。对经手术确诊的VP资料回顾性研究发现，前庭抑制药不能缓解症状，甚至使症状加重为其共同特点。Moler等对207例VP的资料分析发现，小剂量的地西泮或氯硝西泮可减轻症状。而三叉神经痛的药物治疗已有较为成熟的经验，75%的患者可通过药物治疗使症状得到长期控制，被证实有效的药物有卡马西平、巴氯芬及拉莫三嗪，目前临床药物治疗主要借鉴三叉神经痛的治疗经验。Hufner等回顾性分析了32例VP患者的疗效，发现80%的患者可通过抗癫痫药物治疗成功控制症状，主要用药亦为卡马西平、奥卡西平及巴氯芬。疗程为2个月到16年，平均为(25.4±39.8)个月，卡马西平最大剂量为(568±200.9)mg/d。卡马西平通过减少中枢神经系统的突触传递而改善症状。联合倍他司汀可使卡马西平用量减少，患者耐受性增加，疗效显著，且安全可靠。

随着基因检测技术的进步，对于符合VP诊断标准，可于使用卡马西平治疗前进行HLA-B*1502基因检测，对高风险患者可改为丙戊酸钠200 mg，3/d，口服。

2. 微血管减压术(microvascular decompresion，MVD)　对于因VP而丧失工作生活能力，而药物治疗无效或不能耐受药物不良反应的患者，可采取手术治疗。从已有的相关报道看，均采用经乙状窦后入路脑神经微血管减压术。减压措施为将责任血管从神经上移开固定于邻近的硬脑膜或在血管与受压神经之间放入Teflon片或筋膜。

(曾祥丽　尹时华)

## 参考文献


[1] Ryu H, Yamamoto S, Sugiyama K, et al. NeuRovascular compresion syndrome of the eighth cranial nerve: can the site of compresion explainthe symptoms? [J]. Acta Neurochir (wien), 1999(141): 495-501.

[2] Hufner K, Baresi D, Glaser M, et al. VestibuLar paroxysmia Diagnostic features and medical treatment [J]. Neurology, 2008 (71): 1006-1014.

[3] Bergsneider M, Becker DP. Vascular compresion syndrome of the vestibular nerve: A critical analysis[J]. Otolaryngol Head Neck Surg, 1995(112): 118-124.

[4] 陈莉莉，刘春岭，李慧，等. 神经电生理检查对前庭阵发症的诊断意义[J]. 临床神经病学杂志，2019，32(4): 305-309.

[5] DeCarpentier J, Lynch N, Fisher A, et al. MR Imaged neurovascular relationships at the cerebelopontine angle[J]. Clin Otolaryngol Alied Sci, 1996, 21(4): 312-316.

[6] 柴臣通，刘春岭，李慧，等. 前庭阵发症血管神经压迫角度影像学分析[J]. 中风与神经疾病杂志，2015，32(9): 816-819.

[7] Scrivani SJ, Mathews ES, Maciewicz RJ, et al. Trigeminal neuralgia[J]. Oral Sueg Oral Med Oral pathol Oral Radiol Endod, 2005, 100(5): 527-538.

[8] Schwaber MK, Whetsel WO. Cochleovestibular nerve compresion syndrome Ⅱ. Vestibular nerve histopathology and theory of pathophysiology [J]. Laryngoscope, 1992 (102): 1030-1036.

[9] Strupp M, Lopez-Escamez JA, Kim JS, et al. Vestibular paroxysmia: Diagnostic criteria[J]. J Vestib Res, 2016, 26(5-6): 409-415.

[10] Ryu H, Yamamoto S. Neurovascular decomPresion of the eight cranial nerve for intractable vertigo and tinnitus[J]. Operative Techniques in Neurosurgery, 2001(4): 142-152.

[11] Brackmann DE, Keser BW, Day JD. Microvascular decompresion of the vestibulocochlear nerve for disabling positional vertigo: the House Ear Clinic experience[J]. Otology & Neurotology, 2001(22): 882-887.

[12] 马里君，殷剑，白静，等. 老年人前庭阵发症3例[J]. 中华老年医学杂志，2019，38(12): 1428-1430.

[13] 祖倩，李延红，孙士宾，等. 1例前庭阵发症临床诊治分析[J/OL]. 中国实用神经疾病杂志，2019，22(1): 80-85.

[14] 张超，向莉，邓倩，等. 卡马西平治疗前庭阵发症的疗效及安全性[J]. 中华老年医学杂志，2018，37(6): 687-689.

[15] 李钊，王尚军，苗兴路，等. 前庭蜗神经显微血管减压术治疗前庭阵发症1例[J]. 中华神经外科杂志，2022，38(6): 629-630.

[16] Naganawa S, Kawai H, Sone M, et al. Endolympathic hydrops in patients with vestibular schwannoma: visualization by non-contrast-enhanced 3D FLAIR [J]. Neuroradiology, 2011, 53(12): 1009-1015.

[17] 黄选兆，汪吉宝，孔维佳. 实用耳鼻咽喉头颈外科学[M]. 北京：人民卫生出版社，2007.

[18] Daniele B, Nadya P, Vanier, et al. Role of electrop hysiology in guiding near-total resection for preservation of facial nerve function in the surgical treatment of large vestibular schwannomas[J]. Journal of Neurosurgery, 2018, 128 (3): 903-910.

[19] 孙虹，张罗. 耳鼻咽喉头颈外科学[M]. 9版. 北京：人民卫生出版社，2018.

# 第12章 迷路炎

迷路炎亦称内耳炎，可分为感染性和非感染性迷路炎，前者按感染途径分为耳源性及非耳源性两种。

耳源性感染性迷路炎是急性或慢性化脓性中耳炎时，病毒、细菌或其毒素经圆窗、前庭窗直接侵犯内耳，胆脂瘤侵蚀骨迷路形成迷路瘘管而侵及内耳；镫骨手术或内耳开窗术不慎时亦可引起内耳感染，颞骨骨折涉及内耳后继发感染亦可导致迷路炎。非耳源性感染性迷路炎，细菌经蛛网膜下隙感染外淋巴液可引起化脓性迷路炎；病毒经血行感染侵入迷路，常见病毒为腮腺炎病毒、麻疹病毒及风疹病毒。

非感染性迷路炎，可由血管痉挛导致内耳缺血后再灌注损伤产生的炎症，放射治疗造成的内耳炎症，或者其他免疫因素导致的内耳炎症。

## 第一节 迷路瘘管

### 一、病因

此病多由中耳胆脂瘤所引起。当骨迷路完整时，中耳覆盖半规管及前庭的黏膜发生炎症时不会发生前庭紊乱的症状。若骨迷路被胆脂瘤侵蚀，将形成迷路瘘管。中耳手术时若损伤了骨迷路，感染后亦可形成迷路瘘管。瘘管75%～85%在水平半规管，手术外伤造成的瘘管亦多在水平半规管。

### 二、病理

组织病理学见多数患者在瘘管周围无炎症反应，仅为骨内膜增厚，大部分骨标本前庭和耳蜗感受器未显示任何变化。胆脂瘤上皮或炎性组织常长到瘘管内的骨内膜及膜迷路。部分患者可能会出现对胆脂瘤上皮的免疫反应，出现慢性局限性迷路炎。

### 三、症状

患者有听力障碍及长期耳流脓史。当外耳道加压、头位转动或在运动时突然转头出现暂时性眩晕，或患者用棉棒擦耳或滴药入耳时出现短暂眩晕，少数患者有不稳感。少数患者可能因局限性迷路炎导致间歇眩晕发作。

### 四、检查

1. 耳部检查　鼓膜多呈松弛部内陷袋，或紧张部大穿孔，有时可见胆脂瘤皮质或肉芽组织。

2. 瘘管试验　当压迫耳屏，捏鼻鼓气，鼓气耳镜加压出现眩晕及眼震，为瘘管试验阳性。瘘管试验阴性者不能完全排除瘘管的存在。薄层CT检查有利于识别瘘管。

3. 前庭功能检查　部分患者可能因局限性迷路炎而产生自发性眼震，初期眼震快相向患侧，若迷路由兴奋转为抑制状态，前庭功能减退，眼震快相向健侧。冷热试验，以冷热空气刺激为宜，间歇期结果一般为正常或反应亢进。

4. 听力检查　多为传导性聋。若瘘管位于鼓岬，可呈现混合聋。

### 五、诊断

有慢性化脓性中耳炎病史，长期流脓，伴发胆脂瘤并出现阵发性眩晕者应考虑此病。手术外伤亦可引起类似症状。薄层CT检查可以确认。

### 六、治疗

瘘管试验阳性者应进行中耳乳突手术探查，瘘管一般位于水平半规管，瘘管处可能有肉芽组织或胆脂瘤皮质，清除胆脂瘤上皮时尽可能保留骨内膜。在彻底清除瘘管病灶前应将中耳及乳突腔病灶清除干净，最后处理瘘管处胆脂瘤，瘘管口可用筋膜和骨粉覆盖，胆脂瘤下方的肉芽组织可以不用处理。术前后根据中耳分泌物培养及药敏结果选用适宜的广谱抗生素，同时应用糖皮质激素以减轻膜迷路水肿。

## 第二节　浆液性迷路炎

### 一、病因

在急性或慢性化脓性中耳炎基础上，细菌性炎症波及内耳，膜迷路处于充血期，血管渗透性增加，迷路内有反应性浆液或浆液纤维素渗出。细菌毒素可经具有明显通透性的前庭窗、圆窗或经迷路瘘管进入内耳，但此时无细菌侵入，称为浆液性迷路炎。内耳开窗或镫骨底板手术亦可为致病因素。

### 二、病理

圆窗膜及鼓阶有炎细胞浸润，迷路骨内膜充血，毛细血管通透性增高，外淋巴腔有浆液纤维性渗出及淋巴细胞浸润，嗜酸性颗粒状或纤丝状沉淀物，内耳骨性结构正常。膜迷路受炎症刺激，炎症自耳蜗底周向顶周延伸，向前庭阶及全外淋巴系统扩散，严重者可扩散至内淋巴系统，使内耳感觉上皮退行性变。浆液性迷路炎是中耳炎并发症中的一种，有急慢性化脓性中耳炎病史患者的颞骨切片中，发现鼓阶外淋巴间隙有浆液纤维素圆细胞浸润，外毛细胞蜕变或消失，认为与慢性化脓性中耳炎的听力下降有关。

### 三、症状

长期耳流脓，自发性眩晕，若继发于迷路瘘管者则表现为眩晕症状加重，站立时向健侧倾倒。听力减退，可有耳部疼痛、头痛。

### 四、检查

1. 自发性眼震　病症轻时快相向患侧，若迷路由兴奋转为抑制状态，前庭功能减退，眼震快相向健侧。瘘管试验可呈阳性，亦可为阴性。

2. 耳科检查　外耳道及中耳有脓性分泌物，鼓膜穿孔，听力测试为混合性聋。

3. CT和MRI检查　可确定病变范围及炎症程度。

### 五、诊断

应与化脓性迷路炎相鉴别。本病患者眼震快相向患侧，若患侧前庭反应减弱，眼震则向健侧，但听力不会完全丧失。若有重度感音性聋或全聋，前庭反应消失者则已转为化脓性迷路炎。

### 六、治疗

若为急性化脓性中耳炎而引起，应根据中耳分泌物培养及药敏试验，选择敏感抗生素控制感染，同时使用糖皮质激素抗炎消肿，缓解症状，促使急性炎症得到控制后再考虑手术。慢性化脓性中耳炎并发胆脂瘤者应在抗生素及激素控制下进行手术，在显微镜下仔细清除胆脂瘤及肉芽组织，探查有无迷路瘘管，注意维持水电解质平衡。应用合适抗生素及适时清除中耳病灶，浆液性迷路炎可望治愈，前庭和听功能亦可恢复。

## 第三节　化脓性迷路炎

当细菌进入迷路形成脓性分泌物，以致神经上皮损伤而失去全部功能，成为死迷路者即为化脓性迷路炎，严重者炎症可经内淋巴管、耳蜗导水管向颅内扩散形成脑膜炎，可危及生命。

### 一、病因

多为迷路瘘管或手术损伤内耳未经妥善处理，致病菌进入内耳后扩散至整个迷路而形成化脓性炎症。镫骨底板切除或内耳开窗时若术腔不够清洁亦可使炎症扩散至内耳。颅底骨折累及迷路时也可形成化脓性迷路炎。

### 二、病理

内、外淋巴间隙可有大量白细胞和纤维状嗜酸性颗粒，感染可致感觉上皮破坏，膜迷路坏死，Ⅰ型和Ⅱ型前庭毛细胞的明显丢失，暗细胞密度明显降低。

### 三、症状

急性化脓期有眩晕、恶心、呕吐剧烈，不能行动，眩晕伴有耳鸣、耳聋，有时出现头痛或耳痛，若出现头痛加剧、高热、颈强直，应考虑有颅内并发症的可能，急性期持续 1～2 周，长者可达 4～6 周，化脓症状消失后进入代偿期，症状减轻，变为位置性眩晕。随着代偿功能的产生，症状逐渐消失，代偿时间不一，年老者可长期遗留平衡失调，步态不稳。

### 四、检查

急性期自发性眼震快相向健侧，幅度大，站立时向患侧倾倒，听力检查有患耳重度感音性聋，前庭功能检查患耳无冷热反应，代偿期前庭功能丧失，自发眼震可消失，患耳为全聋。若有高热、颈强直等症状，应行腰穿，若脑脊液压力升高，白细胞数增加，说明感染已向颅内扩散。CT 检查可以发现迷路骨壁缺损或迷路瘘管，普通增强磁共振或者内耳钆造影磁共振可以发现内耳高信号。

### 五、诊断

根据患者有慢性化脓性中耳炎病史、耳部手术史，就诊时的症状与体征，结合 CT 和增强磁共振检查，较易判断为化脓性迷路炎。除了普通的细菌感染，也要关注梅毒螺旋体、结核杆菌等特异性感染。

### 六、治疗

1. 针对中耳炎细菌培养及药敏试验，选用容易透过血脑屏障的抗生素。

2. 纠正水电解质紊乱，补充缺失的钠和钾。

3. 如无颅内并发症，待急性炎症期控制后行中耳乳突手术，仔细观察前庭窗、圆窗、半规管及耳蜗底回（鼓岬区）是否有骨腐蚀，并进行修复。

4. 有颅内并发症者应立即行乳突切开，清除胆脂瘤和中耳脓腔等病灶，同时请神经外科会诊是否同期处理颅内并发症。

## 第四节　病毒性迷路炎

由各种病毒引起的迷路损伤，称为病毒性迷路炎。

### 一、病因

常见的病因为流行性腮腺炎病毒，多发生于儿童，当腮腺炎病毒感染后表现为双侧腮腺肿大，疼痛，有时病毒可直接侵犯迷路而无腮腺增大。

风疹病毒多为母体患风疹后致病毒损害胎儿双侧内耳第Ⅷ对脑神经而致聋哑。麻疹病毒亦多见于小儿，可损伤双侧耳蜗及前庭。

带状疱疹病毒沿神经走行而进入体内，耳带状疱疹可侵犯面神经节、螺旋神经节、球囊斑、前庭神经节及脑干前庭核。

流感病毒、冠状病毒可引起迷路炎，内耳受损，以致患耳突聋。

### 二、病理

病毒可致前庭终末器及柯替器受损，内耳感受器内发生淋巴细胞浸润，柯替器毛细胞及位觉毛细胞变性。血管纹早期的病理改变为中间细胞肿胀变性，中间细胞层之间遗留空腔。最终发生蜗神经及前庭神经萎缩。胎儿期感染风疹病毒者，可表现为血管萎缩，内耳感受器不发育。

### 三、症状

发病急，突然眩晕伴耳鸣及听力减退，表现为突发性聋，前庭功能受损。流行性腮腺炎多侵犯单侧耳蜗致重度感音性聋。腮腺炎出现前庭症状者不多。麻疹病毒可致永久性中重度耳聋及前庭功能损伤。风疹病毒致内耳损伤为双耳全聋，妊娠期患风疹者，8%～33%的胎儿出生后为极度聋。耳带状疱疹主要特点为面瘫，可伴有听力减退和眩晕。

### 四、治疗

尽早使用糖皮质激素，可口服、静脉滴注和鼓室内注射，促使听力早期恢复，眩晕急性期可短期使用镇静药减轻症状。眩晕呕吐缓解后，积极进行前庭功能康复训练。

## 第五节　非感染性迷路炎

### 一、病因

血管痉挛后发生的缺血再灌注损伤，放射性治疗等因素，会导致细胞结构破坏，膜迷路屏障受损，诱发内耳膜迷路炎症反应，局部组织学改变，会类似于病毒性迷路炎和化脓性迷路炎的炎症改变，而产生听力下降和眩晕。免疫异常导致的内耳炎症，也可能产生听力下降和前庭功能受损。

对于无法确定发病原因的突发性聋患者，经静脉给造影剂，行内耳钆造影磁共振，约70%的患者可以发现患耳的信号高于健侧，图像类似于化脓性迷路炎的表现；其中多数患者预后差，但部分患者的听力也可以明显恢复。

静脉滴注造影剂后，膜迷路的造影剂信号高于健侧，说明患耳的血管通畅，但存在炎症或者结构受损，造成造影剂在膜迷路组织浓度升高，或者从血管渗出增加。

突发性聋的发病机制有可能是病毒性迷路炎或者是缺血再灌注损伤。

头颈部放疗后的患者，即使多年以后，内耳经静脉钆造影磁共振检查后常可看到膜迷路信号高于正常人，说明存在膜迷路的结构损伤。

### 二、病理

细胞结构破坏、肿胀，严重的不可逆性细

胞损伤，细胞间隙水肿，膜迷路通透性受到破坏，血迷路屏障受损。

## 三、症状

缺血再灌注损伤，可能是突发性聋的主要原因，症状为突发性聋的表现。免疫异常导致的迷路炎症，与炎症的严重程度和波及范围有关，可能出现不同程度的眩晕和听力下降、耳鸣。放疗造成的迷路炎症，可能没有明显的眩晕，以听力下降、耳鸣为主，症状往往为双侧。

## 四、诊断

详细的病史询问，排除其他疾病。完整的CT和内耳钆造影磁共振检查，排除其他疾病，并观察内耳的情况。完整的自身免疫抗体检测，以及关注神经免疫抗体的检测。

## 五、治疗

需要及早使用糖皮质激素，全身或者鼓室内注射，参考缺血再灌注损伤的治疗原则，可以合并使用抗氧化和促进细胞修复的药物。后期进行积极的前庭功能康复训练。

（王武庆）

## 参考文献


[1] Du Q, Hong R, Pan Y, et al. Comparison of Different Slice Thicknesses in Computed Tomography for Labyrinthine Fistula Evaluation[J]. ORL J Otorhinolaryngol Relat Spec, 2020,82(1):8-14.

[2] Kaya S,Schachern PA,Tsuprun V,et al. Deterioration of Vestibular Cells in Labyrinthitis [J]. Ann Oto Rhinol Laryn, 2017, 126(2): 89-95.

[3] Maranhão AS,Godofredo VR,Penido N. Suppurative labyrinthitis associated with otitis media:26 years' experience[J]. Braz J Otorhinolar,2016,82(1):82-87.

[4] Xiao Q,Zhang Y,Lv J,et al. Case Report:Suppurative Labyrinthitis Induced by Chronic Suppurative Otitis Media[J]. Front Neurol, 2022(13):892045.

[5] Kim CH,Yang YS,Im D,et al. Nystagmus in patients with unilateral acute otitis media complicated by serous labyrinthitis[J]. ACTA OTO-LARYNGOL,2016,136(6):559-563.

[6] Pauna HF,Knoll RM,Lubner RJ,et al. Histopathological changes to the peripheral vestibular system following meningitic labyrinthitis[J]. Laryngoscope Investig Otolaryngol, 2020,5(2):256-266.

[7] Ikezono T, Tomiyama S, Pawankar R, et al. Passive transfer of experimental autoimmune labyrinthitis[J]. Audiol Neuro-otol, 2000, 5 (5):292-299.

[8] Wang J,Ren T,Sun W,et al. Post-contrast 3D-FLAIR in idiopathic sudden sensorineural hearing loss[J]. Eur Arch Otorhinolaryngol, 2019,276:1291-1299.

# 第13章 伴眩晕的各种全身性疾病和综合征

人体在空间的正常定向及维持躯体平衡，有赖于视觉、本体感受器和前庭分析器间的相互协调来完成，而以前庭系统起主要作用。正常情况下，两侧前庭感受器不断向同侧的前庭神经核发放等值的神经冲动，再经过一系列的姿势反射而维持人体平衡。如果前庭系统及其与中枢联系过程中的任何一处发生病变，前庭感觉与视觉、深感觉三者互不协调，或前庭反射与颈反射、视反射未能协同作用，都将使神经冲动发送的对称性和均衡性遭到破坏，从而引起主观感觉上的眩晕感。因此，除耳鼻咽喉科疾病可致眩晕外，全身多个器官、系统的疾病亦可引起眩晕，使得眩晕的诊断和治疗较为复杂，对此，必须有一个系统、全面的认识，从而减少漏诊、误诊。

## 第一节　伴眩晕的全身性疾病

### 一、脑血管性眩晕

血管源性头晕/眩晕临床较常见，是指由脑血管病变引起，并以前庭症状为主要表现的症候群。脑血管病变可为缺血性和出血性疾病，病变血管包括椎-基底动脉系的任何部分和颈内动脉系统。最常见的病因是脑卒中，流行病学资料显示其占急性头晕/眩晕病因3%～5%。后循环供血的小脑或脑干卒中最常见，前循环供血的前庭皮质区病变较少。上述部位卒中所致的头晕、恶心、呕吐等症状，因缺乏特异性临床易漏诊。孤立性眩晕的中枢性病变占比很少，为0.6%～10.4%，其中>80%归因于血管源性病变，因缺少神经系统症状与定位体征，极易导致误诊为外周性前庭病变、治疗时机延误，以及预后不良。

1. 病因与机制　血管源性头晕/眩晕主要病因包括缺血性与出血性卒中。其中缺血性卒中包括脑梗死与短暂性脑缺血发作(transient ischemic attack，TIA)。常见病因包括心源性栓塞、动脉粥样硬化与夹层；少见病因包括椎-基底动脉延长扩张、血管炎等。出血性卒中包括自发性颅内出血与蛛网膜下腔出血，其中高血压是自发性颅内出血最常见病因。其他病因还包括脑淀粉样变性、梗死后出血转化、颅内静脉血栓形成、动静脉畸形等；蛛网膜下腔出血最常见病因是颅内动脉瘤破裂。缺血性或出血性卒中病灶若累及前庭神经核复合体结构、前庭小脑、前庭丘脑、前庭皮质等中枢前庭，或损害前庭-眼动、前庭-脊髓及前庭-小脑等联络通路，则会产生头晕、眩晕及姿势平衡障碍等前庭症状。由于前庭神经核是脑中最大的神经核，且位置表浅，因而对缺氧特别敏感。内耳的血供也来自椎-基底动脉系统，且为终末动脉，发生病变时较难建立侧支循环。血液成分的变化及血液灌注压的改变也可引起前庭系缺血而致眩晕。

2. 临床表现　血管源性头晕/眩晕通常

伴随神经系统功能缺损症状与体征，包括意识障碍、复视、构音障碍、吞咽困难、交叉性瘫痪或感觉障碍等。若迷路动脉受累则出现耳鸣、耳聋等耳蜗症状。眩晕可表现为急性前庭综合征，也可为发作性前庭综合征。根据起病形式、症状及定位体征可快速定位诊断，但对于缺乏神经系统症状或定位体征的“孤立性中枢性前庭综合征”(isolated central vestibular syndrome，ICVS)则需结合神经-耳科查体及神经影像学检查加以识别。临床表现除了前庭症状外，视受累部位的不同(如小脑、脑干、丘脑及前庭皮质等)，还可有其他症状和神经系统定位体征。

3. *诊断*　血管源性头晕/眩晕诊断流程主要根据病史明确前庭症状与综合征类型信息，结合支持中枢性病变的神经系统症状与体征，选择适合的影像学检查确认责任病灶或血管，并综合评估病因机制。急诊需重视神经耳科相关的眼动评估。

4. *治疗*　对因治疗及预防在血管源性头晕/眩晕中尤为重要。根据相关指南推荐对血管源性头晕/眩晕患者早期积极进行对因治疗，缺血性卒中应依据病情选择静脉溶栓、血管内介入治疗、抗血小板或抗凝等改善脑血循环治疗，以及给予他汀类药物、神经保护等其他治疗方案；对于出现神经功能恶化或脑干受压的小脑梗死或出血者，无论有无脑室梗死致脑积水的表现，均应尽快手术干预。预防治疗根据相关指南推荐对缺血性卒中或 TIA 所致的血管源性头晕/眩晕开展卒中二级预防，包括选择抗血小板或抗凝药物预防卒中复发，积极控制卒中相关危险因素，包括高血压、脂代谢异常、糖代谢异常及糖尿病、吸烟、睡眠呼吸暂停及高同型半胱氨酸血症等。

## 二、脑肿瘤性眩晕

脑肿瘤性眩晕的产生可有两种原因，一是由于肿瘤直接压迫、浸润前庭神经、前庭神经核、小脑绒球小结叶等处或其有关的神经径路；二是也可因肿瘤所致的颅内压增高，特别是由于肿瘤阻塞脑脊液循环而产生脑内积水，引起第四脑室底部前庭神经核受压而产生充血和水肿。故而脑干、小脑、第四脑室的肿瘤都可造成眩晕，大脑半球的肿瘤亦可因颅内压增高而引发眩晕。影像学检查即可明确。

1. *脑桥小脑角肿瘤*　听神经瘤最常见，早期常出现轻度眩晕，可呈摇摆感、不稳感，而旋转性眩晕少见，常有单侧耳鸣、耳聋等症状，可无自发性眼震。随病变发展可出现邻近脑神经受损的体征，如患侧角膜反射减退、面部麻木及感觉减退、周围性面瘫、外展神经麻痹、同侧肢体共济失调等。后期随颅内压逐渐增高，可引起小脑、脑干症状及脑桥小脑角综合征等，甚至引起脑积水和严重的颅内高压。听神经瘤的早期诊断主要根据单侧性听力下降和前庭功能渐进性减退、耳鸣，听力检查为感音神经性聋。CT 显示内听道扩大，增强 MRI 可见内听道或桥小脑角占位。听神经瘤须注意与小脑脑桥角的其他肿瘤如脑膜瘤、三叉神经纤维瘤、血管瘤等鉴别。

2. *脑干肿瘤*　因病变累及前庭核，眩晕程度较轻，发作持续时间短暂，而眼震可较持久。患者出现交叉性偏瘫及同侧脑神经(主要为第Ⅴ、Ⅵ、Ⅶ、Ⅸ、Ⅹ、Ⅻ对脑神经)瘫痪，一侧或双侧听力轻度减退。中脑肿瘤因压迫大脑导水管而可很快出现颅内高压症状，脑桥和延髓肿瘤则颅内高压出现较晚，而局部症状出现较早。应注意与脑干脑炎及脑干血肿相鉴别。

3. *小脑半球肿瘤*　早期可以引起反复发作或持续性头晕/眩晕，平衡障碍相对突出，表现为步态不稳、肢体共济失调等，短期内小脑体征也可不明显，但眩晕无明显的缓解期，仅有轻重之别，一般也无听觉症状。可有明显的振幅粗大的水平性、垂直相自发性眼震，方向不固定。前庭功能障碍程度视肿瘤的体积、压迫程度而不同。

4. 小脑蚓部肿瘤及第四脑室肿瘤(或囊肿) 小脑蚓部肿瘤以髓母细胞瘤为多见,第四脑室肿瘤则多为脉络膜乳头状瘤。眩晕常呈发作性,其发生或加重及颅内压增高症状常与头位有关。平衡障碍明显,以躯干肌失衡为主,常出现坐位不稳、站立不稳而倾倒。体位试验可诱发中枢性位置性眩晕及眼震,并有早期颅内压增高及固定头位等临床特征。

5. 幕上肿瘤 出现眩晕症状者并不多见,如有则可能与颅内压增高有关。不同部位的肿瘤可引起不同的定位症状,如颞叶肿瘤有时可出现以眩晕为主要表现的痫样发作,可引起失语、幻嗅、幻视等,脑电图上可以有癫痫样波发放;额叶肿瘤则主要表现为精神行为异常。

## 三、中枢神经系统感染性疾病所致头晕/眩晕

脑干脑炎、小脑炎在临床上较为常见,多为急性起病,迅速出现头痛和眩晕,平衡障碍。脑膜炎、脑炎或脑脓肿所致眩晕常由于原发病症状突出而被忽略,眩晕表现为非旋转性、缓慢进行性,也可出现位置性眩晕及自发性眼震,如累及脑干的耳蜗核、前庭核及小脑,将出现听力下降、旋转性眩晕及共济失调等。感染经内耳道、内淋巴管侵入内耳将引起耳源性眩晕、感音神经性聋。小脑脓肿以头痛、呕吐、眩晕为其三联征,而眩晕则可轻可重,可有快相向患侧的眼震和共济失调。脑桥小脑角蛛网膜炎常累及第Ⅷ对脑神经,眩晕症状突出,并伴有听力下降、耳鸣等耳蜗症状。小脑周围蛛网膜炎的症状与该处的肿瘤相似,炎症所致的眩晕有较明显的缓解与复发。脑脊液检查及基因二代测序有助于明确病原菌。

## 四、流行性眩晕

有时在一段时期内眩晕患者明显增加,呈流行性发病,起病都突然,眩晕甚为严重,以往无类似发作史,可能是病毒感染影响脑干前庭核或迷路前庭部所致,也有人认为本病与前庭神经炎为同一疾病。临床表现与前庭神经炎相似,急性起病,剧烈阵发性眩晕,可为旋转性眩晕或平衡障碍,因头部任何运动而加重,伴有水平性或旋转性眼震、头痛、全身乏力、肌肉疼痛,也可有脑干受累的其他体征,大多数患者听觉功能正常。患者常伴呼吸道或胃肠道感染症状,脑脊液细胞数及蛋白轻度增高,以单核细胞为主。患者多于1～2周完全恢复,眩晕发作痊愈后很少再发。此外,尚有一类在夏季流行性发病的眩晕综合征,如曾流行于日本和瑞士的Gerlier病,眩晕为此综合征的主要症状,为发作性,并伴有各个部位的疼痛及肢体、舌、咀嚼肌的软弱或弛缓性瘫痪,表现为吞咽困难、眼睑下垂、复视。每次眩晕发作约10min,间隔短时间后可再发。病因尚不明确。

## 五、颈源性眩晕

伴颈部疼痛不适的头晕或眩晕始终是神经科、骨科、耳科、全科及康复科的挑战,也是不同学科间最容易产生分歧的临床症状。颈源性眩晕是指颈椎及有关软组织(关节囊、韧带、神经、血管、肌肉等)发生器质性或功能性变化引起的眩晕综合征(目前颈性眩晕和颈源性眩晕等同)。临床主要表现为在颈椎运动中出现短暂的眩晕,数秒至数分钟,眩晕常为旋转性,并可伴颈肩背痛、头痛、恶心呕吐、心悸、耳鸣、乏力,甚至意识障碍或跌仆等,一般无听力下降。

颈性眩晕存在3大问题:①无法证实诊断;②没有特异的检查方法;③颈部活动和眩晕的关系不明确。颈性眩晕的诊断有争议,患者的主诉多而客观体征少,诊断缺乏金标准,目前诊断是排他性的。

1. 发病机制 目前,颈性眩晕的发病机制有以下5种假说。

(1)交感神经功能障碍(Barre-Lieou 综合征):Barre 和 Lieou(1928)提出 Barre-Lieou 综合征,颈椎退行性关节炎可以机械刺激后交感神经丛,引起椎-基底动脉反射性收缩,产生眩晕和平衡失调。当时对颈后交感神经的解剖和功能的认知有限,推断颈性眩晕是由颈交感神经异常输入所致。该假说是国内"交感(链)型脊椎病"分型的基础。但在血压正常情况下,刺激交感神经丛不能引起脑血流量的显著变化,没有交感神经或血管的改变确切证据,此学说渐被淘汰,也不再使用 Barre-Lieou 综合征这一概念。

(2)旋转性椎动脉闭塞综合征(Bow-Hunter 综合征):Sorensen 首次描述这一综合征(1978),指转头时椎动脉受压致后循环供血明显下降,出现一过性眩晕等症状。因转头旋转运动大多发生在寰枢椎水平,其次在 $C_4 \sim C_5$ 水平,患者在练习弓箭射击时也可出现症状,亦称弓猎手综合征(Bow-Hunter syndrome,BHS)。该学说一直得到国内学者的普遍认可。需要强调,转颈时出现的椎动脉受压并非致病的充分条件,很多无症状者都有转头时椎动脉受压的现象,说明椎动脉受压很常见;缺血的发生尚需其他条件。

旋转性椎动脉闭塞综合征诊断标准如下。

①头部正中位时椎动脉血管显影正常。

②转颈后血管造影确实看到椎动脉压迫,血流中断。

③TCD 监测椎动脉以后的血管如基底动脉或大脑后动脉,在转颈前血流正常,转颈后血流中断,血流中断一直持续至头位恢复至正中位压迫解除时,血流恢复时比基础血流增加约 10%。

④强调与转颈、血流中断一致的临床症状:转颈前无症状,转颈后出现症状,症状一直持续至头位恢复至正中位,血流恢复时症状才消失。

⑤强调临床症状除"晕"外,还应有其他脑干小脑症状如意识下降、视物模糊、言语含糊、跌倒、肢体麻木无力等。

⑥患者常有一侧椎动脉发育不全,前后循环交通支缺如等,后循环血供主要来自另一侧发育正常的椎动脉,转颈时如果正常的椎动脉受压,而对侧椎动脉和前循环又无侧支代偿,临床将出现眩晕等症状。

(3)本体感觉传入障碍:颈部本体感觉系统特别发达,尤其是上颈椎深部肌肉的 Y-肌梭存在异常丰富的机械感受器,在颈部软组织里,密集的机械感受器网络不仅控制关节多样的运动自由度,而且通过与前庭系统和视觉系统的直接神经连接,为中枢神经系统提供头部等身体其他部位的空间位置信息。颈部机械感受器的异常信号可导致大脑中枢神经系统对前庭信号和视觉信号的错误分析,影响大脑的空间定位和平衡控制功能。"颈性眩晕"(cervical dizziness)一词是由 Ryan 和 Cope 正式提出(1955),认为上颈部关节感受器受损,导致对前庭核的刺激异常,可能与眩晕有关。与颈部疼痛相关的上颈部躯体感觉输入变化在颈性眩晕的发病机制中起关键作用。有研究发现,颈痛患者正确感知颈部位置的能力差,颈部本体觉发生改变,可能是颈痛伴随肌张力增高,增加的炎症介质和代谢物质致敏本体感受器,颈部肌肉的本体感觉信号异常。颈椎挥鞭伤、退行性改变、肌肉痉挛或者直接的疼痛刺激都可影响颈部本体感受器。Furman、Cass(1996)进一步提出颈源性头晕是一种颈部深感觉异常所致的空间定位障碍或非特异性失衡感。这一概念要点为颈性眩晕由颈部深感觉障碍所致,不包含血管机制。本体感觉传入障碍是颈源性头晕的可能机制的主流认识。

(4)偏头痛相关的颈性眩晕:前庭性偏头痛与头晕眩晕间存在的紧密联系已得到广泛认同,青少年颈肩痛与偏头痛也密切相关。Yacovino(2013)基于前庭核和三叉神经核之间的双向联系,提出与偏头痛相关的颈性眩晕学说，认为在偏头痛发作期，前庭信号能够影响血管的三叉神经通路，与来自前庭和三叉神经的信息充分整合，引发偏头痛和眩晕。具体而言，高位颈神经的传入纤维和下行三叉神经脊束的传入纤维在高位颈髓后角的三叉神经核会聚，其中一个病变部位的痛觉冲动可能被误为源于另一个部位的初级神经纤维传入，即会聚理论。类似信号在三叉神经核会聚后引起颈源性头痛，再导致眩晕。国际头痛学会将其纳入 ICHD-3B(2012)的附录。

(5)颈椎失稳机制：颈椎过度失稳可刺激中枢神经系统(下丘脑)，产生诸如眩晕等一系列的交感神经症状。颈椎不稳可能是颈性眩晕的重要发病机制。部分症状严重者行颈椎不稳定节段前路椎间融合固定术疗效较好，但颈椎不稳兴奋交感神经的机制仍不清楚。有两种推测：①颈椎不稳刺激了椎间盘区后纵韧带的交感神经节后纤维，或加重了退变的椎间盘对交感神经纤维的刺激；②颈椎不稳激惹椎动脉壁和颈椎关节上的交感神经纤维。

2. 病因　颈性眩晕为椎动脉段受颈椎病变影响而造成的一过性血流障碍而引起。常见病因有颈椎病、钩突关节骨质增生或因颈椎横突孔骨质增生或骨刺形成而变窄压迫椎动脉，或寰枕畸形、颈椎外伤后，颈肋、前斜角肌压迫，颈交感神经受刺激引起椎动脉痉挛。本病特点是眩晕发生于头颈左右旋转或前后屈曲时，可产生发作性眩晕。颈性眩晕者的发病年龄以老年者为多，多同时有动脉硬化、高血压及颈椎骨质增生。颈性眩晕的主要病因如下。

(1)颈部椎动脉受压：椎动脉由颈入颅前，先在第 6 颈椎($C_6$)横突平面进入颈椎横突管，上升至第 1 颈椎横突后绕过寰椎椎板进入枕骨大孔，又分出小脑后下动脉及供应脑干腹内侧的旁正中动脉；于脑桥延髓交界处合而为一形成基底动脉，椎动脉或基底动脉发出的短旋动脉分布于脑干腹外侧，而小脑后下、前下动脉及小脑上动脉则供血脑干背外侧和小脑。年迈时颈椎肥大性颈椎病可有骨刺，当头颈部转动或过伸时则可压迫椎动脉，导致一过性供血不足。骨刺最常见的部位在第 4－5 颈椎($C_{4-5}$)及第 5－6 颈椎($C_{5-6}$)水平，其次为第 6－7 颈椎($C_{6-7}$)水平，亦即颈椎活动的最大部位，易受压致一过性缺血。

(2)颈肌压迫继发缺血：因锁骨下动脉与椎动脉均位于前斜角肌和颈深筋膜间，当颈部过度活动时，颈肌尤其是前斜角肌压迫锁骨下动脉及椎动脉的起始部，或因在横突孔处受到前斜角肌与中斜角肌腱绞压，致有一过性供血不足，上述压迫必将在椎动脉及基底动脉硬化基础上导致缺血。

(3)颈交感神经受刺激引起椎动脉一过性痉挛：由于椎动脉接收来自星状神经节与颈中神经节形成的椎交感丛支配，此外交感神经受外伤、颈部软组织炎、颈部肌肉或韧带损伤后反应性水肿均可刺激颈部交感神经丛；病理冲动亦可通过深部感受器，不断将冲动经 $C_{1-3}$ 神经后根，再经脊髓小脑束、橄榄及网状小脑束等传导通路向小脑及前庭诸核不断发放，致发作性眩晕及眼震。

(4)椎动脉本身病变：粥样硬化性狭窄、畸形等，症状更易发生。

3. 临床表现　表现为多种形式的眩晕，可为运动错觉性眩晕，也可为头昏、晃动、站立不稳、沉浮感等多种感觉，亦可有 2 种以上的眩晕感。眩晕反复发作，其发生与头部突然转动有明显关系，即多在颈部运动时发生，有时呈现坐起或躺卧时的变位性眩晕。一般发作时间短暂，数秒至数分钟不等，亦有持续时间较长者。部分患者有自发性和位置性眼震，为水平型或水平旋转型。晨起时可发生颈和(或)枕痛。部分患者可出现颈神经根压迫症状，即手及臂发麻、无力，致持物不自主地坠落。半数以上可伴有耳鸣，1/3 有渐进性聋，部分患者有自发性眼震；62％～84％的患者有头痛，多局限于顶枕部，常呈发作性跳痛，主要症状归纳如下。

（1）眩晕：为主要首发症状，出现率高90%以上，可为晃动、旋转或自身旋转感；多数呈反复发作性且和头颈活动关系密切。有50%以上伴耳鸣，约1/3病例有渐进性聋。部分病例有自发及位置性眼震。

（2）头痛：出现率为60%～80%，呈发作性跳痛，多局限于项枕部，重者伴以恶心呕吐、出汗、流涎等自主神经症状，易误诊为偏头痛。

（3）视觉症状：可有视觉先兆，眼前一过性黑矇或闪光，40%病例可有视力减退、复视、一过性视野缺损及不成形幻视。

（4）颈神经根征：约30%病例可有上肢串行性麻木或感觉异常，枕大、枕小或耳大神经压痛，部分病例有颈部活动受限。

（5）意识障碍：发作性意识障碍占25%～30%，常于头颈转动时突发；可伴肢体张力低下，口周麻木、耳鸣、眼前火花、猝倒发作；意识障碍可持续10～15min，但少数病例可达2～3h。

（6）检查所见：①颈部扪诊可发现棘突、横突、棘旁项肌、枕外隆凸下方、肩胛上区有压痛、僵硬感。个别患者在按压某一部位时可出现眩晕及眼震。②颈扭曲试验可呈阳性，但应再做位置试验以排除耳石器病变。有严重颈椎病者应慎用或禁用此法。③其他的激发性眼震电图检查可无异常，或出现头位性眼震，少数可有冷热试验增强。④颈椎影像学检查有助于了解颈椎病变。⑤超声多普勒颈椎血流检查，可有血管受压、血流减少征。

4. *诊断* 眩晕与颈部运动有关。前庭功能检查无特异表现、影像学检查有异常表现，并排除引起眩晕的其他疾病。

5. *治疗*

（1）病因治疗，主要以颈椎外科治疗为主，包括颈石膏固定、颈牵引，必要时手术等。

（2）理疗、普鲁卡因椎旁注射、按摩、针灸等。

（3）嘱患者避免诱发眩晕的头位，进行适当的体育锻炼。睡眠时枕头不能过高或过低，且应使肩上部也着枕。

（4）可适当使用抗眩晕药及钙通道阻滞药或血管扩张药、维生素类药物或活血化瘀类中药。

## 六、中枢神经系统脱髓鞘疾病及自身免疫性疾病

多发性硬化与视神经脊髓炎谱系疾病（neuromyelitis optica spectrum disorders）并不少见，若累及前庭神经核、REZ或延髓极后区、脑干、小脑等中枢前庭结构，可出现眩晕、恶心、呕吐或呃逆、平衡障碍、听力下降等症状。急性眩晕患者应注意排查脱髓鞘疾病及自身免疫性疾病。脱髓鞘疾病及自身免疫性疾病的诊断依据包括：①存在其他脑干、小脑症状与体征；②病灶不符合供血动脉分布；③多模态磁共振评估结果；④血清与脑脊液特异性免疫抗体阳性支持炎性脱髓鞘疾病、免疫炎性疾病的诊断。

## 七、眼源性眩晕

眼源性眩晕是指由于眼部疾病或视觉功能障碍所引起的一种不稳感或定向障碍，由来自视觉系统与来自前庭和（或）本体感觉系统的信息互相矛盾或错误匹配所致。视野前方缺乏稳定的视觉标志或缺乏近距离视觉目标可引起生理性眩晕，而屈光不正、眼外肌麻痹、视网膜病变和先天性眼病所致的视力障碍可引起病理性眩晕。不自主的眼球运动疾病如上斜肌纤维性肌阵挛、眼内疾病致视物模糊等也可引起眼性眩晕。某些与眼部有关的综合征也有眩晕，如Cogan综合征，Parinaud综合征、Vogt-Koyanagi-Harada综合征等。

1. *分类* 眼源性眩晕包括以下两种。

（1）生理性视觉眩晕：可由人眼视野前方

缺乏稳定的视觉标志(视动性刺激)及缺乏近距离的视觉目的物(如登高性眩晕)所引起。

(2)病理性视觉眩晕:可发生于屈光不正(最常见)、振动幻视、急性眼外肌麻痹,以及由视网膜黄斑病变和各种先天性眼病所致的视力障碍,双眼视力不一致引起双眼异像。不自主的眼球运动疾病如上斜肌纤维性肌阵挛、眼内疾病致视物模糊等疾病,皆可引起眼性眩晕。

2. *临床表现* 非运动错觉性眩晕,症状一般较轻,主要为不稳感,用眼过度时加重,闭眼休息后减轻,遮盖一眼后眩晕可减轻或消失。眩晕持续时间较短,且无前庭性眩晕特点,睁眼看外界运动的物体时加重,闭眼后缓解或消失。常伴有视物模糊、视力减退或眼外肌麻痹、复视。视力、屈光间质、眼底、眼肌功能等检查常有异常,神经系统无异常表现。如为眼肌麻痹所引起的眩晕,则向麻痹侧注视时眩晕更明显。患者出现代偿头位,头向麻痹肌作用方向偏斜。眼源性眼震的特点是幅度大,如钟摆样左右来回摆动,无快慢相的区别。闭目难立征阴性,视动性眼震试验常呈异常反应,以同向性异常型占多数。综合征患者可伴其他系统相应症状。

3. *治疗* 病因治疗、前庭康复训练及前庭脱敏治疗。

## 八、心血管疾病性眩晕

1. *锁骨下动脉盗血综合征* 已在第7章中枢性眩晕中阐述。

2. *颈动脉窦综合征* 颈动脉窦或其附近有病变时(动脉粥样硬化、动脉炎、颈动脉体瘤、近窦处的炎症、肿瘤、淋巴结增大、人为压迫等),颈动脉窦因激惹而反射过敏,引起迷走神经兴奋,心率减慢,或者引起交感神经的血管抑制纤维兴奋而使血管扩张,血压下降,进而产生发作性眩晕或晕厥。发病诱因大多是突然引起颈动脉受压的因素,如急剧转颈、低头、刮面、衣领过紧等。临床表现为患者出现晕厥,在意识丧失前可有眩晕,意识丧失时间一般较短,多在数分钟以内,少数病例有抽搐。多数病例有明显的窦性心动过缓或房室传导阻滞,偶可发生窦性停搏。部分患者伴有血压下降而心率改变不明显,而亦有患者心率及血压变化不大,但有广泛性脑供血不足的症状。下述两种检查有助诊断:①颈动脉窦按摩。应在心电图监测下进行,先按摩左侧,需要时再按摩右侧,两侧不能同时进行,每次按摩时间不得超过20s。正常时心率减少在5/min以下,血压下降不超过1.33kPa(10mmHg),如出现意识丧失即阳性。颈动脉窦按摩有一定危险性,还可诱发心搏骤停、脑梗死等,应严格掌握适应证和禁忌证。②发作频繁时以普鲁卡因封闭颈动脉窦,如发作减少可协助确诊。

3. *血流动力性直立性头晕/眩晕* 直立性头晕/眩晕是指在起来过程中出现的头晕/眩晕,特指从坐位到站位,或者从卧位到坐位/站位出现的头晕/眩晕。如果卧位就有头晕/眩晕,就不适合该名词。直立性头晕/眩晕是常见症状,原因也很多。直立性头晕/眩晕常见于直立性低血压(orthostatic hypotension,OH)、姿势性心动过速综合征(postural orthostatic tachycardia syndrome,POTS),也可见于血容量不足、出血、自主神经疾病、双侧前庭病、直立性颤抖、周围神经病、良性阵发性位置性眩晕(benign paroxysmal positional vertigo,BPPV)、持续性姿势-知觉性头晕(persistent postural-perceptual dizziness,PPPD)、步态异常、心脏疾病。尽管直立性头晕/眩晕很常见,但每个患者的表现不一样,实验室检查的敏感度和特异性较差。HOD/V严格限定为坐起或站起时血流动力学改变导致的头晕/眩晕,尚无统一的诊断标准,所以Bárány协会决定制订HOD/V诊断标准。

(1)HOD/V的流行病学:尚无直接的HOD/V流行病学资料,几项社区调查显示,

60岁以上人群直立性头晕流行率为2%～30%。在一项涵盖各年龄段的人口调查显示，1年的流行率为10.9%，终身流行率为12.5%。少数几项研究显示，直立性头晕伴OH在65岁以上人群中的流行率为2%～20%。在一项大的人口基数研究中，20岁以上的成年人进行站立试验，观察直立性头晕发生率，发现直立性头晕的流行率为4.8%。然而在这些研究中，症状的性质（头晕还是眩晕）未被明确。

（2）HOD/V诊断标准：明确的HOD/V诊断标准，下述条款都必须满足。①至少出现一次起立过程（从躺到坐/站或从坐到站）或站立状态触发的头晕/眩晕或不稳，坐下或躺下后症状消失；②站立或倾斜试验中记录到OH、POTS或晕厥；③不能用其他疾病更好解释。

可能的HOD/V诊断标准，下述条款都必须满足。①至少出现5次起立过程（从躺到坐/站或从坐到站）或站立状态触发的头晕/眩晕或不稳，坐下或躺下后症状消失；②至少有一项下述伴随症状：全身力弱/疲乏，思考或集中注意力困难，视觉模糊，心动过速/心悸；③不能用其他疾病更好解释。

HOD/V诊断标准中所用术语说明。①OH：其定义是站立后或在倾斜试验中3min内，收缩压至少下降20mmHg（1mmHg＝0.133kPa），舒张压至少下降10mmHg。OH有3种亚型。a. 神经源性OH，源于交感儿茶酚胺能衰竭，站立或在倾斜试验中3min内收缩压下降30mmHg，舒张压下降15mmHg；b. 迟发性OH，站立或在倾斜试验中3min之后，收缩压至少下降20mmHg，舒张压至少下降10mmHg；c. 初始性OH，站立后15s内血压出现短暂下降（收缩压下降＞30mmHg，舒张压下降＞15mmHg），它可能是一种常见的但未获认识的晕厥原因。②POTS：其定义是站立或倾斜试验中10min内，每分钟心率至少增加30次，或者心率达到120/min，而不伴OH。对于12－19岁青少年诊断POTS要求每分钟心率净增40次。③HOD/V可伴或不伴意识丧失：如果头晕/眩晕立即伴随晕厥，就直接考虑血流动力性原因。晕厥的主要类型有反射性晕厥、OH导致的晕厥和心源性晕厥。HOD/V可以是反射性晕厥和OH导致的晕厥的前驱症状，也可能是心源性晕厥的前驱症状。但心源性晕厥的前驱症状头晕的出现不一定与体位变化有关。反射性晕厥是最常见的晕厥，也称迷走性晕厥（神经心源性晕厥），由自主神经反射引起，导致交感血管张力下降和迷走功能增强，血压下降和（或）心率下降，它由长时间站立或特异场景刺激触发（静脉进针或见血）。典型情况下血管迷走晕厥在意识丧失前60s出现前驱症状和体征，如面色苍白、流涎、恶心、腹部不适、呻吟、叹息和过度换气。④伴随症状："可能的HOD/V的诊断标准"适用于那些站立时发生头晕但无明显OH或POTS证据的患者。即使对于已经明确了的直立性头晕/眩晕伴OH患者，反复进行倾斜试验，再出现OH的概率也相对减低。因此，如果记录不到OH和POTS，其他伴随的直立症状对于诊断HOD/V也有帮助。除了头晕/眩晕和不稳外，其他伴随的直立性症状中最常见的有力弱、认知障碍和视物模糊，力弱通常影响下肢，或累及全身；认知困难在老年人中明显，如思考和注意力受干扰；视物模糊也是常见主诉，偶尔出现管状视野。

（3）HOD/V可能的病理生理机制

①OH和POTS导致全脑灌注下降：OH是因为交感神经系统儿茶酚胺衰竭，不能正常介导周围血管收缩。它通常伴有糖尿病性或非糖尿病性自主神经病，及伴有神经退变性疾病，如帕金森病、原发性自主神经衰竭。也有非神经源性OH，如药物、低血容量、麻醉状态或全身感染引起的OH（非神经源性OH）。OH导致脑灌注显著降低则发

生 HOD/V。脑血流自身调节机制起作用的收缩压范围是 80～150mmHg。在此范围内，尽管血压波动，脑血流仍维持恒定。收缩压下降低于80mmHg时，脑血流自身调节机制失效，则发生脑灌注下降。POTS是直立耐受不能的常见原因。POTS好发年龄是15—50岁。女性居多，男女比为1∶5。POTS的病理生理是复杂而多因的，POTS原因可以是循环系统部分去神经支配、低血容量、血液处于周围池、长期卧床。一些POTS患者血中抗交感神经节乙酰胆碱受体抗体阳性，提示存在自身免疫型自主周围神经病。过度换气和心理因素也能形成POTS。POTS虽然不伴OH，但其站立性头晕/眩晕症状与OH相似。POTS导致脑灌注下降和交感神经激活。2019年Kim等在倾斜试验中，用近红外线光谱技术监测OH和POTS患者脑血流量，发现直立时OH和POTS患者脑血流量下降，平躺后，血流量恢复到原来状态较正常对照滞后。2019年3月，美国德南大学医学中心神经内科专家Bryarly等发表综述，提出POTS患者站立时脑血流下降的机制或者是由于过度换气，或者是由于交感神经激活，或者是由于血管内皮反应机制起作用。

②局部脑血管变异或狭窄：推测HOD/V产生眩晕的机制是，在脑灌注下降时，由于小脑和内耳的前庭结构的血供存在局部血管变异，使双侧小脑和前庭结构血供不对称下降，从而产生眩晕。在局部动脉狭窄存在的前提下，全脑性血流下降时还会产生一过性局灶性缺血发作。尤其是椎动脉或基底动脉尖部显著狭窄，血压小幅下降就能引起头晕或眩晕。严重的OH患者出现旋转性眩晕和向下眼震，可能由于小脑低灌注性功能障碍。一些患者出现混合性向下和水平眼震，伴或不伴旋转成分，可能是因为一过性低灌注引起的双侧前庭系统兴奋不对称或绒球失抑制。

③站立过程中的心血管自主神经调节：从坐位或卧位站起引起血流重新分布，进入下肢和内脏静脉中血量为300～800ml，这将导致回心血量减少，心搏出量下降。为了应对这些变化，心脏和血管交感活动增强，迷走神经活动下降。自主神经的这些变化，使血管张力增加、心率加快和心肌收缩力增加，以稳定动脉血压。在站立时，下肢骨骼肌收缩，以防止下肢静脉池增大，促进静脉血回流心脏。如果自主神经快速调整血压的功能失灵，将会出现头昏、头晕/眩晕，甚至晕厥。

④前庭系统在自主神经调节中的作用：前庭系统是自主神经系统活动的一个重要调节单元，并参与姿势相关的血压调节。刺激迷路感受器能改变支配血管收缩的交感神经末梢放电，并改变血管床中的血流量。切除动物的双侧前庭后，进行倾斜试验，发现血压下降，然而这种变化是短暂的。反之，中枢前庭损害能产生永久性姿势-心血管反应调整障碍。尽管去除小脑蚓部不影响血压调节，但同时去除蚓垂及双侧迷路，则在猫头旋转试验中诱发血压下降。给动物去除前庭冲动后，血压调整缺陷存在1个月。以上结果提示，前庭周围系统受损后，中枢神经系统的可塑性能使心血管反应能力恢复，这种恢复依赖于小脑蚓垂的整合功能。前庭神经核群的自主神经调节区域位于外侧的前庭神经内核中核和下核的尾端。这些神经核损害，使猫在倾斜试验中的血压快速调整能力永久丧失。延髓吻腹侧在血压控制中起主要作用，刺激这一区域使血压大幅下降，压力感受器传入冲动抑制延髓吻腹侧神经元的活动。切除这一区域的双侧结构或抑制该区域，产生显著的血压下降，与切除颈髓的作用相似，而且去除了压力感受器反射。

⑤前庭功能失调可引起HOD/V：颈肌性前庭诱发电位（cervical vestibular evoked myogenic potential，cVEMP）缺失者比正常者更易出现OH，这提示耳石器在心血管自

主神经功能中起作用。急性单侧周围前庭病(前庭神经元炎)也能使心血管对姿势变化反应发生障碍,这些患者显现出症状性 POTS 和 OH,然而这些发现仅在急性期明显。Tumarkin 发作可伴发晕厥,可能是虚假的耳石器传入信息错误地激活了前庭交感反射,导致压力感受器失去作用,产生晕厥,这很像血管迷走性晕厥发作。BPPV 患者尽管耳石颗粒已经成功进行复位,也可出现非特异性头晕,伴随姿势性头昏,尤以站立时明显,耳石复位后的残余症状与 OH 患者报告的直立性头晕相似。BPPV 成功治疗后,残余症状部分与自主交感神经功能障碍有关。完整的耳石系统在站立时能防止血压不稳。前庭系统似乎也参与心率控制。

⑥OH 与人孤立性小脑损害相关:31%的孤立性小脑损害患者有 OH,小脑上半月叶内侧和扁桃体受累更容易引起 OH,最主要的形式是起立后出现短暂性 OH。

(4)HOD/V 的部分鉴别诊断

①原发性直立性震颤:该病的特征是站立后承受重量时腿或手出现高频震颤(14～18Hz),导致不稳。根据功能影像资料推测,该病机制是脑桥-小脑-丘脑原发性运动皮质病理性激活。HOD/V 可以和 POTS 并存,两种综合征都能引起站立不稳。然而,原发性直立性震颤患者坐下或走路,症状立即改善,所以患者强烈躲避静止站立。根据重心平衡描记图和肌电图能迅速诊断原发性直立性震颤。

②步态异常疾病:HOD/V 是步态和平衡问题的常见原因,并且也是跌倒的主要原因,尤其是老年人。HOD/V 患者可能走路时左右摇摆,检查时可能显示出谨慎步态,这些变化与平衡信息不足相关。突然起立触发头昏,坐下后立即缓解,可帮助确定 HOD/V。而帕金森病步态或小脑共济失调可能合并存在 HOD/V,帕金森病和多系统萎缩是神经源性 OH 的主要原因,小血管白质疾病也是步态异常和老年人直立性头晕的常见原因。

③心脏问题引起的头晕/眩晕:在心血管问题引起的头晕患者中,一半有眩晕,而且眩晕还可以是孤立性的。约 10%的心肌梗死患者出现头晕,并且可能是主要症状。在这种情况下头晕和眩晕是血流动力性的,不需要坐起或站起就有头晕发作。心脏问题引起的头晕/眩晕可在用力时或平躺时出现,心悸、胸前区不适及窒息可以伴随存在。患者往往有年轻时猝死、结构性心脏病、冠脉疾病或心律失常家族史。

## 九、内分泌疾病致眩晕

内分泌功能障碍可引起非旋转性眩晕,但其机制尚未明了,可能与激素分泌紊乱而引起内耳功能紊乱有关。

1. *低血糖性眩晕*　常在饥饿或进食前发作,持续数十分钟至 1h,进食后症状很快缓解或消失,常伴有疲劳感,且常常引起衰弱或肢体出现抽搐样运动,发作时检查血糖可发现有低血糖存在。发作时轻症者应立即进食含糖食物或饮料,不能口服者应立即静脉注射 50%葡萄糖 40ml,重症者给予静脉注射 50%葡萄糖 50～60ml,若未见效,可重复注射。若为胰岛素瘤则应及时手术治疗。

2. *糖尿病致眩晕*　研究表明,糖尿病动物的前庭终末器官代谢活性显著增加,Ⅰ型毛细胞明显变性,前庭功能障碍与糖尿病密切相关,且球囊较椭圆囊更易受损。内耳葡萄糖代谢紊乱及自身免疫反应或遗传因素等导致内耳缺血及功能障碍而引起眩晕及平衡障碍。有研究显示,糖尿病患者发生良性阵发性位置性眩晕的比率比非糖尿病患者更高。2 型糖尿病患者的前庭功能检测结果与正常人存在差异,但也有报道认为二者差异并不明显。糖尿病除引起前庭功能障碍外,还可引起外周神经病致本体感觉功能受损,视网膜病变致视力下降、支配眼外肌的神经麻痹致复视，因此糖尿病患者的跌倒风险极高。治疗以纠正血糖紊乱为主。

3. 甲状腺功能紊乱致眩晕　甲状腺功能亢进或甲状腺功能减退均可引起发病，但其致病机制尚不明了。临床表现以平衡障碍为主，对甲状腺功能的相关检查可确诊。另有研究显示，桥本甲状腺炎与梅尼埃病、BPPV间可能存在潜在的相互影响的关系。

## 十、血液病致眩晕

血液病如白血病、贫血等疾病，因血液中携氧能力降低，可致前庭终末器官缺氧而致眩晕、平衡障碍。白血病细胞可通过血行途径或脑脊液途径侵及中耳、内耳、岩尖、内听道等处，患者出现眩晕、听力下降等症状。白血病还可引起耳蜗或前庭炎性改变，形成迷路炎而致眩晕。血小板减少或凝血功能障碍可致中耳或迷路内出血，导致眩晕、听力下降等。红细胞增多可致血液高凝状态，易形成血栓而致前庭缺血缺氧。

## 十一、高原病

在高原环境中，由于低氧而引起急性高原反应，发生高原肺水肿、脑水肿、细胞增多症等，致前庭中枢及末梢器官缺氧、缺血、水肿，而引起前庭功能障碍。研究表明，通常在海拔1500m时人体生理功能将发生变化，在3500m时氧饱和度明显下降，在5500m时生理功能将急剧恶化。如果在前往高原时上升过快，在2500m时即可发生高原病。

1. 眩晕可呈旋转性，也可表现为头晕、平衡障碍，可伴恶心呕吐，症状持续时间可为数分钟至数天。眼震电图检查可见良性阵发性位置性眼震。

2. 休息、吸氧及回到低海拔地区有助缓解症状。

3. 治疗，可服用改善内耳血液循环及抗眩晕药物，严重病例可使用激素。

## 十二、神经官能性眩晕

神经官能性眩晕多发生于精神类型不稳定的患者。患者可能无器质性前庭疾病，也可能在器质性前庭疾病的缓解期夹杂官能性因素。器质性前庭疾病在病程的一定阶段可有官能性眩晕；反之，酷似官能性表现者也可能由器质性前庭疾病引起。因此，眩晕初期尚无客观体征者，不能过早定为官能性眩晕。另一方面，内耳疾病如梅尼埃病、前庭神经炎患者都可能出现神经官能症，且症状与病程长短、听力损失程度、眼震程度相关。患者症状表现为多样性，头晕多系假性眩晕。神经官能性眩晕常伴有头痛、头胀、沉重感，或有失眠、心悸、耳鸣、焦虑、多梦、注意力不集中、记忆力减退等多种其他官能症表现，无外物旋转或自身旋转、晃动感。检查除偶有前庭反应性增加外，无明确的神经系统器质性受损体征，前庭及耳蜗功能均在正常范围内。要注意排除心血管病（高血压、脑动脉硬化）与血液疾病（如贫血等）的可能。对于45岁以上的妇女，还应注意与更年期综合征相鉴别。

## 十三、肾衰竭与眩晕

在罹患肾病，特别是出现肾衰竭时，可发生水、电解质紊乱和酸碱平衡失调，如水、钠潴留，低钠血症，低钾血症，酸中毒，或者可有低钙血症、高镁血症。水、盐代谢的紊乱和渗透平衡失调将影响内淋巴电位。而尿素、肌酐及其他一些毒素可发生潴留，这些病理生理变化都可能对内耳内环境的稳定性产生影响。同时，上述变化还可通过以下几个方面来影响内耳感觉上皮细胞或第Ⅷ对脑神经的正常活动，从而导致出现眩晕、听力下降、耳鸣等症状。

1. 心血管系统　高三酰甘油血症易致动脉粥样硬化，尿毒症毒素抑制心肌功能从而改变血流动力学，肾性高血压、贫血等都将最终影响内耳的血供。

2. 神经系统　一些代谢产物及毒素对中枢及外周神经产生损害，导致神经元固缩、染色质溶解、神经脱髓鞘改变等。文献报道13%～70%的系统性红斑狼疮(SLE)患者出现眩晕或平衡障碍，这可能与自身免疫反应及血管炎等对前庭中枢及周围器官的损害有关。

3. 内分泌系统　外周组织对胰岛素抵抗增强，肾对胰岛素的清除率下降，都可导致糖耐量异常和外源性胰岛素需要量减少。

在治疗上，应针对原发病进行治疗。

## 十四、颅颈结合部畸形所致眩晕

颅颈结合部畸形所致眩晕是指颅后窝颅底的骨性畸形压迫脑干的下部及颈髓的上部而出现眩晕，不稳感，进行性听力损失，耳鸣及其他神经系症状，其发病率可达18%。在人体发生学上，枕大孔区各骨缝闭合最晚，故容易发生先天畸形。

1. 病因　可分为两型。

(1)原发型：为先天性异常，包括颈椎融合、寰枕脱位、枢椎齿突异常等。

(2)继发型：如外伤、鼻咽及颈部感染、成骨不全、骨软化、佝偻病、甲状旁腺功能亢进、骨髓炎、骨质疏松症、类风湿关节炎、强直性脊柱炎等致颅底骨质软化所致，Down综合征可引起寰枢关节脱位。

2. 解剖学改变　主要解剖学改变为枕大孔前后径减小，骨缘向内翻，枢椎齿突突入颅内，超过Chamberlain线3mm以上，颅后窝变小，该区脑组织、血管神经受压。此区病变包括颅底压迹和颅底凹陷；寰椎枕化即颅与第1颈椎($C_1$)发育时未能分裂所致的寰枕融合，常伴有第1～3颈椎融合Klippel-Feil综合征；枢椎脱位齿突向后脱位引起脊髓压迫症状；小脑扁桃体下疝(ACM)出枕大孔，其骨缘压迫小脑而诱发症状。

3. 临床表现

(1)脊髓症状：肢体或半身麻痹，乏力，感觉障碍。

(2)视及小脑功能障碍：眩晕，出现率约占40%，视物模糊、振动幻视(oscilopsia)，可出现向下跳自发性眼震、共济失调及步态不稳、辨距不良、中枢性面瘫等。

(3)脑神经功能障碍：听力下降、耳鸣，后组脑神经麻痹症状，如吞咽困难、软腭麻痹、抬肩无力等。

(4)脑压高及脑缺血性损害：可有晕厥、眩晕或不稳感、瞬时视野缺失等。

(5)X线检查：常用测量方法有5种，如图13-1及表13-1所示。

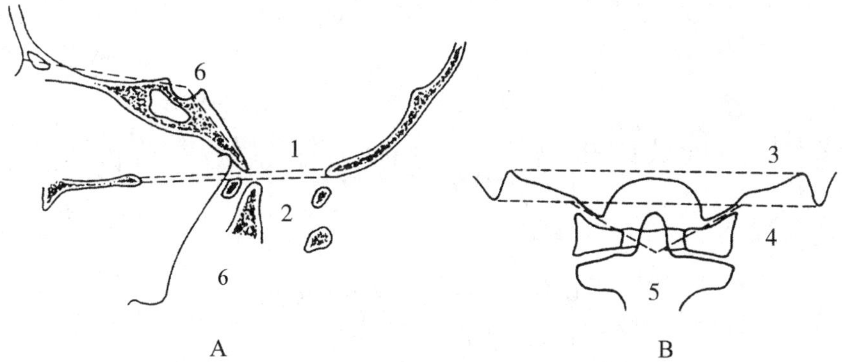


**图13-1　颅颈畸形X线片侧位(A)及正位(B)测量法**

1. Chamberlain线；2. McGregor线；3. 二腹肌沟连线；4. 乳突尖连线；5. 寰枕关节面夹角，即Schmidt-Fischer角；6. 颅底角(Aasal)。

表 13-1 几种常用颅颈交界X线摄片测量法

| 名称 | 测量方法 | 异常界限 |
|---|---|---|
| 1. 腭枕线(Chamberlain) | 硬腭后缘-枕大孔后缘 | 齿突超过此线 3mm |
| 2. 基底线(McGregor) | 硬腭后缘-枕骨下缘 | 齿突超过此线 7mm |
| 3. 二腹肌(Fishgold diagastric) | 二腹肌沟之间的连线 | 齿突偏向一侧或距此线<10mm |
| 4. 乳突尖线(Fishgold bimastoid) | 乳突尖的连线 | 齿突尖超过此线 |
| 5. 寰枕关节面夹角(Schmidt-Fischer angle) | 两侧寰枕关节面平行线之夹角 | >127° |
| 6. 颅底角(Aasal) | 鼻根向后穿过鞍中点的延长线与鞍中心至枕大孔前缘连线之夹角 | >148° |

4. 诊断　如有眩晕或不稳感，听力学检查呈感音神经性聋，颅颈侧位像、CT 及 MRI 显示颅底畸形或小脑扁桃体下疝（图 13-2）图像，眼震电图记录有向下的垂直性眼震，平稳跟踪障碍呈Ⅲ型曲线，固视抑制失败等视功能障碍（图 13-3），有助于诊断。

5. 治疗　根据颅底畸形压迫情况，采用不同治疗方案。

（1）复位术：包括固定术及后融合术。

（2）减压术：根据受累部位决定手术进路，通常咬除枕骨大孔的骨缘，切开硬脑膜并用颞肌筋膜修补缺损区。

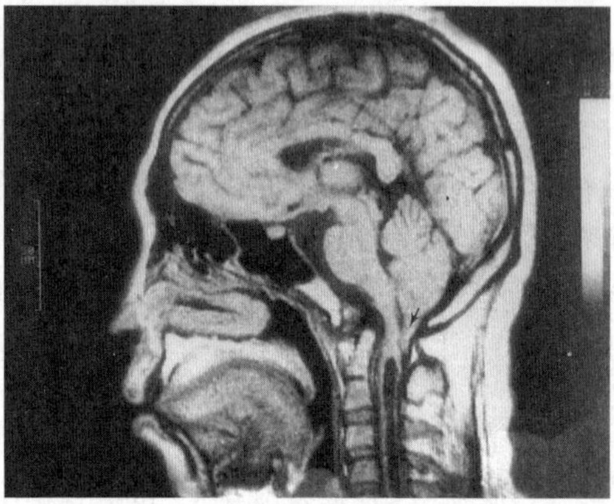

图 13-2　小脑扁桃体疝出枕大孔（箭）

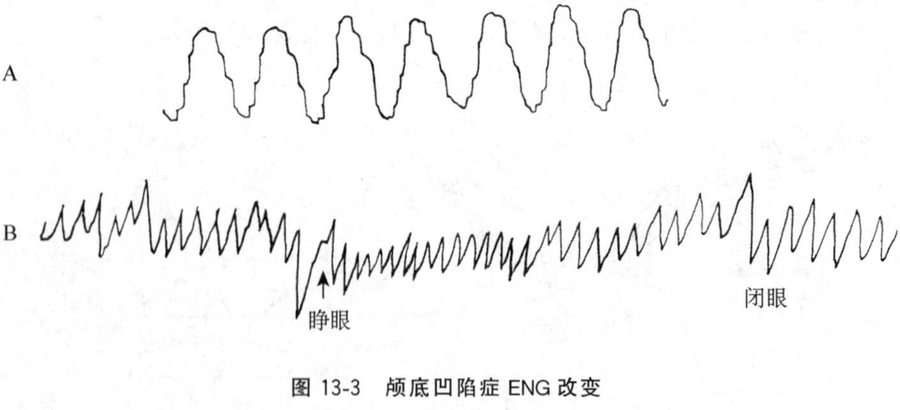



图 13-3　颅底凹陷症 ENG 改变

A. 跟踪Ⅲ型曲线；B. 固视失败。

（张素珍　钟时勋　付　蓉）

# 第二节　伴眩晕的综合征

## 一、Dandy 综合征

Dandy 综合征，又称前庭性视觉障碍综合征，是一种由于前庭功能丧失或低下所引起的一种特殊形式的眩晕。1941 年 Dandy 首次报道为梅尼埃病患者切断两侧第Ⅷ对脑神经前庭支，患者发生行动中视物不清，外物有假运动现象，但当患者静止不动时，这种现象消失，后来称之为 Dandy 综合征。

1. 病因

(1)医源性损伤：如前庭神经切断术、迷路切除术、内耳开窗术及改良乳突术后等。

(2)疾病因素：凡能引起前庭功能丧失或低下的病变，如链霉素耳中毒、颅底外伤、感染(如带状疱疹、迷路炎等)、自身免疫性疾病等。

(3)肿瘤：桥小脑角肿瘤。

2. 临床表现

(1)前庭功能障碍：起病时有眩晕，经一段时间后，由代偿作用而逐渐减轻甚而消失。

(2)视觉障碍：头动、体动、上下车时皆可引起外物假运动，视物不清，注视小物体时假运动更易出现，静止时上述情况消失。如患者直线行走，步态均匀，则假运动现象较轻。严重者，在黑暗中可出现空间定向力减退。上述现象可随前庭功能代偿作用的产生而逐渐消失。但是，在前庭功能丧失或低下的患者中，仅有部分患者出现此症，且有的长期不愈，有的短期痊愈。其原因可能系可逆性前庭病变只引起暂时的前庭与动眼之间的不协调，一旦前庭功能恢复，这种不协调作用又被协调作用所代替，故此症消失；也可能是病变累及脑干前庭核而致此症长期存在。

(3)核心症状：①振动幻视，头部运动时视觉晃动，尤其在行走或转头时；②平衡障碍，黑暗环境中症状加重，依赖视觉和本体感觉代偿；③步态不稳，行走困难，易跌倒；④慢性头晕，如非旋转性头晕，持续存在。

3. 辅助检查

(1)前庭功能测试：冷热试验、旋转椅试验显示前庭反应减弱。

(2)影像学检查：MRI 排除结构性病变(如肿瘤)。

4. 诊断　根据详细病史、症状及上述检查即可确诊。

5. 鉴别诊断

(1)梅尼埃病：发作性眩晕伴波动性听力下降。

(2)延髓背外侧综合征(Wallenberg 综合征)：脑干卒中引起的急性眩晕伴交叉性感觉障碍、Honer 综合征、共济失调、球麻痹等。

(3)良性阵发性位置性眩晕(BPPV)：是一种相对于重力方向的头位变化所诱发的、以反复发作的短暂性眩晕和特征性眼球震颤为表现的外周性前庭疾病，常具有自限性，易复发。

6. 治疗与管理　Dandy 综合征的核心是前庭-视觉整合障碍，治疗重在康复而非药物，及时诊断和早期康复介入对预后至关重要。

(1)病因治疗。

(2)前庭康复治疗(VRT)：通过适应性训练增强视觉和本体感觉代偿。

(3)生活方式调整：避免暗环境活动，使用辅助工具(手杖)。

(4)药物辅助：对症处理眩晕/恶心(如抗组胺药)，但无法根治。

(5)心理支持：长期症状可能引发焦虑，需心理干预。

7. 预后　部分患者通过康复训练可显著改善生活质量，但完全恢复者罕见。代偿能力因年龄、合并症及康复依从性而异。

## 二、Susac 综合征

Susac 综合征(Susac's syndrome)是一种罕见的自身免疫性疾病,主要累及脑、视网膜及内耳的小血管,导致微血管病变。该病以"三联征"(神经系统病变、视网膜病变、前庭耳蜗病变)为特征,多见于20—40岁女性。

1. 病因　尚不明确,可能与自身抗体攻击血管内皮细胞有关。

2. 临床表现

(1)典型三联征

①神经系统病变:认知障碍、头痛、行为异常、共济失调、肢体无力等。

②视网膜病变:视力下降、视野缺损,常由视网膜血管阻塞所致,眼底视网膜动脉闭塞或狭窄。

③前庭耳蜗病变:单侧或双侧听力丧失,常伴有耳鸣和眩晕。听力图表现为感音性聋,通常为低和中频损害,与耳蜗顶端的终末动脉闭塞有关。

(2)其他症状:精神症状(如人格改变、抑郁),部分患者表现为癫痫发作。

3. 辅助检查

(1)影像学检查

①头颅 MRI:典型表现为胼胝体中央层"雪球样"病灶($T_2$/FLAIR 高信号),也可累及深部灰质、脑室旁白质。

②视网膜荧光血管造影(FFA):显示视网膜小动脉分支闭塞(特征性改变)。

(2)耳科检查:纯音测听显示感音神经性耳聋。

(3)实验室检查

①排除其他疾病(如多发性硬化、狼疮、中枢神经系统感染)。

②部分患者抗内皮细胞抗体阳性,但无特异性。

4. 鉴别诊断

(1)多发性硬化:单侧或不对称听力下降在多发硬化中少见,而视网膜动脉阻塞与此病不符。Susac 综合征的 MRI 病灶通常更多、孤立,且比较小,典型表现为包括深层灰质(基底节和丘脑)在内的脑组织出现缺血性损害,而在多发硬化早期阶段则罕见。

(2)原发性中枢神经系统淋巴瘤:MRI 的病灶更大,数量更少,最常见的病变是葡萄膜炎。

(3)感染性大脑动脉炎:CSF 和血清学检查阳性,脑动脉造影异常,表明大脑基底的大动脉及其主要分支炎症性改变。

(4)中枢神经系统结节病:脑 MRI 病灶大且少,眼睛受累常表现为葡萄膜炎。

(5)系统性红斑狼疮:可导致缺血性视神经病、视网膜中央动脉或静脉阻塞及视网膜分支阻塞(5%~50%),典型的表现为棉絮样渗出和出血,常常伴有免疫功能异常及其他系统损害的表现。

(6)线粒体脑肌病伴乳酸血症和卒中样发作:MRI 病灶较大,有癫痫发作及血乳酸、丙酮酸增加。

5. 治疗

(1)免疫抑制治疗(核心方案)

①糖皮质激素:大剂量甲泼尼龙冲击后逐渐减量。

②免疫抑制药:如环磷酰胺、硫唑嘌呤、吗替麦考酚酯。

③生物制剂:利妥昔单抗(抗 CD20 单抗)或静脉免疫球蛋白(IVIG)用于难治性病例。

(2)对症支持

①抗血小板/抗凝治疗(如阿司匹林)预防血栓。

②听力丧失者需助听器或人工耳蜗。

③认知康复训练。

6. 预后　早期积极治疗可改善症状,但部分患者遗留永久性神经功能缺损(如听力丧失、认知障碍)。病程多为自限性(3~5年),但可能复发,需长期随访。

## 三、Cogan 综合征

Cogan 综合征(Cogan's syndrome)是一种罕见的自身免疫性血管炎,以眼部炎症和耳蜗前庭功能障碍为主要特征,可能伴随全身系统性损害。主要影响年轻人,疾病发作的平均年龄为 29 岁,男女发病率无差异。

1. 病因与发病机制

(1)自身免疫反应:可能由感染(如病毒或细菌)触发,导致机体异常攻击眼、耳及其他组织。

(2)血管炎:累及小血管或大血管,引发多系统炎症。

(3)抗体关联:部分患者检出抗内皮细胞抗体或抗内耳抗体,但无特异性标志物。

2. 临床表现

(1)眼部症状

①间质性角膜炎:最常见,眼红、疼痛、畏光、视物模糊。

②其他:巩膜炎、葡萄膜炎、结膜炎等。

(2)耳部症状:感音神经性聋(突发或进行性),常伴耳鸣、眩晕、平衡障碍等。

(3)全身症状

①发热、乏力、体重减轻。

②心血管系统:主要表现为主动脉瓣关闭不全,发病率约占 15%。冠状动脉炎、冠状动脉狭窄、主动脉炎、心包炎、心律失常、二尖瓣关闭不全、心肌坏死和心肌炎。

③其他:关节炎、肌肉疼痛、神经系统受累(神经系统表现不是特异性的。由于脑血管意外引起的偏瘫或失语是最常见的。其他罕见的表现有小脑综合征、锥体综合征、癫痫、脊髓病、脑膜综合征、脑炎、面瘫、周围神经病变)。

3. 辅助检查

(1)血液检查:ESR、CRP 升高;部分患者 ANA 或 RF 阳性。

(2)听力测试:感音神经性聋(纯音测听、脑干听觉诱发电位)。

(3)眼科评估:裂隙灯检查确认角膜炎。

(4)影像学:内耳 MRI(迷路异常增强)、血管造影(主动脉炎排查)。

(5)梅毒血清学:排除梅毒性眼耳病。

4. 诊断及鉴别诊断

(1)诊断

①典型眼部炎症(如间质性角膜炎),合并耳蜗前庭症状(听力下降+眩晕/耳鸣)。

②间隔时间:眼耳症状出现间隔通常<2 年。

(2)与以下疾病鉴别

①梅尼埃病:头晕/眩晕伴听力波动性下降,无眼部炎症。

②结节病:可能累及眼耳,但常伴肺部病变、ACE 升高。

③感染性疾病:梅毒、莱姆病(血清学检测可排除)。

④其他血管炎:肉芽肿性多血管炎(GPA)、白塞病。

5. 治疗

(1)急性期控制

①糖皮质激素:一线治疗,缓解眼耳炎症,如泼尼松 1 mg/(kg·d)。

②免疫抑制剂:甲氨蝶呤、环磷酰胺、硫唑嘌呤(激素抵抗或依赖时联用)。

③生物制剂:TNF-α 抑制药(英夫利昔单抗)、利妥昔单抗(难治性病例)。

(2)耳聋管理:早期大剂量激素可能挽救听力;晚期需助听器或人工耳蜗植入。

(3)心血管并发症:严重反流时可行主动脉瓣置换术;长期免疫抑制治疗预防复发。

(4)对症支持治疗:止晕药物(如倍他司汀)、眼部润滑剂、疼痛管理。

6. 预后与随访

(1)听力预后:早期治疗可改善,但多数遗留永久性耳聋。

(2)眼部预后:及时干预可保留视力,慢性角膜炎可能致瘢痕。

(3)全身并发症:心血管受累者死亡率增

加，需密切监测。

(4)长期随访：定期评估听力、视力、心血管及免疫状态。

## 四、小柳原田综合征

小柳原田综合征（Vogt-Koyanagi-Harada syndrome，VKH 综合征）是一种多系统受累的自身免疫性疾病，主要影响眼、耳、皮肤和神经系统。由日本医生小柳美三（Yoshizo Koyanagi）和原田永之助（Einosuke Harada）首次描述，结合 Vogt（瑞士眼科医生）的贡献，故称 VKH 综合征。属于罕见病，多见于亚洲、拉丁美洲人群，女性稍多。

1. 病因及发病机制

(1)自身免疫反应：T 细胞攻击黑色素细胞相关抗原（如酪氨酸酶），累及含黑色素的组织（葡萄膜、皮肤、内耳、脑膜）。

(2)遗传因素：HLA-DR4、HLA-DQ4 等基因型增加风险。

(3)环境触发：可能与病毒感染或紫外线暴露有关。

2. 临床表现

(1)前驱期（3～5 天）：类似感冒症状，如发热、头痛、乏力，或脑膜炎表现（颈强直、畏光）。

(2)急性期（数周）

①眼部症状：双眼肉芽肿性全葡萄膜炎，视力下降、眼痛、畏光；眼底可见渗出性视网膜脱离。

②听觉/神经症状：听力下降、耳鸣、眩晕；严重者出现脑膜炎或脑炎。

(3)恢复期（数月后）

①皮肤毛发改变：白癜风（躯干多见）、白发/脱发（头发、睫毛、眉毛）。

②眼底改变：晚霞状眼底、橙红色眼底，视乳头萎缩。

3. 辅助检查

(1)眼科检查：裂隙灯、眼底镜、OCT、荧光血管造影（多灶性渗漏）。

(2)听力测试：感音神经性聋。

(3)脑脊液检查：淋巴细胞增多。

(4)影像学：MRI 显示脉络膜增厚或脑膜强化。

(5)HLA 分型：支持诊断但不特异。

4. 诊断及鉴别诊断

(1)国际 VKH 诊断标准

①无眼外伤或手术史。

②双侧葡萄膜炎，伴以下至少 1 项：神经系统/听觉症状；皮肤病变。

③辅助检查。

(2)鉴别诊断：需排除交感性眼炎、白塞病、梅毒性葡萄膜炎等。

5. 治疗

(1)核心治疗

①糖皮质激素：大剂量口服泼尼松 1mg/(kg·d)或静脉冲击，逐渐减量（6 个月以上）。

②免疫抑制药：环孢素、硫唑嘌呤等用于激素抵抗或依赖者。

③生物制剂：抗 TNF-α（如阿达木单抗）用于难治性病例。

(2)并发症处理

①眼压升高：应用降眼压药物。

②视网膜脱离：激光治疗或手术。

(3)对症支持治疗：营养神经药物（维生素 B 族）、心理干预。

6. 预后及随访

(1)早期治疗：多数视力可恢复，但复发率为 30%～50%。

(2)晚期并发症：白内障、青光眼、视神经萎缩，严重者失明。

(3)长期管理：定期眼科、听力及神经系统评估，监测药物不良反应（如骨质疏松）。

## 五、Friedreich 共济失调综合征

Friedreich 共济失调（Friedreich's ataxia，FA）是一种罕见的遗传性神经系统疾病，

属于常染色体隐性遗传病。它是共济失调类型中最常见的遗传形式之一，主要表现为进行性运动协调障碍、神经退行性变及多系统受累。

1. 病因与遗传机制

(1)基因突变：由 *FXN* 基因(位于 9 号染色体)的 GAA 三核苷酸重复扩增引起，导致 frataxin 蛋白合成减少。

(2)遗传方式：常染色体隐性遗传，患者需从父母双方各遗传一个突变等位基因。

(3)病理机制：frataxin 蛋白缺乏导致线粒体铁代谢异常、氧化应激和神经元/心肌细胞损伤。

2. 临床表现

(1)神经系统：通常儿童期或青少年期起病，进行性步态共济失调，构音障碍、眼球震颤、深感觉减退。后期可能出现肌无力、脊柱侧弯。

(2)心脏病变：肥厚型心肌病、心律失常(是主要死因之一)。

(3)代谢异常：10%～30%患者合并糖尿病或糖耐量异常。

(4)其他：视力下降(视神经萎缩)、听力损失、骨骼畸形(如高弓足)。

3. 辅助检查

(1)基因检测：确认 *FXN* 基因的 GAA 重复次数(正常＜40 次，患者＞66 次，携带者一个等位基因异常)。

(2)神经学评估：肌电图(EMG)、神经传导速度(NCV)显示轴索性神经病变。

(3)影像学：MRI 可见脊髓萎缩，小脑通常正常。

(4)心脏评估：心电图、超声心动图监测心肌病变。

4. 诊断及鉴别诊断　根据临床特征、家族遗传病史、辅助检查即可诊断。但散发与迟发型病人，要排除多发性硬化症、腓骨肌神经性肌萎缩、小脑型遗传性共济失调及肝豆状核变性等。

5. 治疗及管理

(1)对症支持治疗

①物理治疗：延缓肌肉萎缩，改善平衡。

②矫形器具：如支具、轮椅和脊柱侧弯手术。

③控制糖尿病：注射胰岛素或口服降糖药。

④心脏药物：如 ACEI、β 受体阻滞药。

⑤体育锻炼可改善共济失调功能，对弓形足用关节固定术治疗有一定价值。

(2)实验性疗法

①抗氧化药：艾地苯醌(Idebenone)可能延缓心肌肥厚。

②基因治疗：AAV 载体递送正常 *FXN* 基因(目前尚处于临床试验阶段)。

③组蛋白去乙酰化酶抑制药：如 HDACi 尝试激活基因表达。

(3)遗传咨询：家族成员携带者筛查及产前诊断。

6. 预后　疾病呈进行性发展，多数患者在发病后 15～20 年丧失行走能力。平均死亡年龄为 30—40 岁，死因常为心力衰竭或糖尿病并发症。

7. 研究进展

(1)靶向治疗：针对 frataxin 蛋白替代、铁螯合剂(如去铁酮)的临床试验。

(2)小分子药物：如 Omaveloxolone($Nrf_2$ 激活剂)已显示部分延缓神经功能恶化。

## 六、Lermoyez 综合征

Lermoyez 综合征是一种罕见的耳源性眩晕疾病，以“听力恢复性眩晕”为标志，强调内耳血流动力学的动态变化。临床少见，易误诊为梅尼埃病或突发性聋。

1. 病因及发病机制　病因尚不清楚，目前系内耳微循环障碍假说，推测由血管痉挛或暂时性缺血导致内耳(尤其是耳蜗)供血不足，眩晕可能因血管再通、血流恢复引发前庭刺激。

2. 临床表现

(1)症状顺序独特:先出现单侧突发性聋、耳鸣及耳闷胀感,随后发生眩晕;眩晕发作后,听力常部分或完全恢复。

(2)与梅尼埃病的区别:梅尼埃病通常表现为眩晕伴随听力下降,且听力进行性恶化,而 Lermoyez 综合征的听力在眩晕后改善。

3. 辅助检查

(1)MRI/CT 排除听神经瘤、脑缺血等。

(2)前庭功能评估。

4. 诊断及鉴别诊断

(1)诊断

①典型病史:听力下降→眩晕→听力恢复。

②听力检查:纯音测听显示感音神经性聋,眩晕后改善。

(2)鉴别诊断

①梅尼埃病:听力波动性下降,无眩晕后恢复。

②突发性聋:听力骤降但无眩晕后改善。

③前庭性偏头痛:伴头痛、光敏感等偏头痛症状。

5. 治疗　以改善循环及对症治疗为主,未来需进一步研究其机制与疗效。

(1)急性期:血管扩张药(如倍他司汀)、糖皮质激素(减轻水肿)、抗眩晕药物(对症)。

(2)长期管理:低盐饮食、压力控制、避免烟酒。

(3)探索性治疗:高压氧疗法或鼓室注射激素(证据有限,个案报道有效)。

## 七、过度换气综合征

过度换气综合征(hyperventilation syndrome)是由焦虑、压力或情绪波动引发的呼吸过快或过深,导致体内二氧化碳水平急剧下降,引发呼吸性碱中毒及相关症状的功能性呼吸障碍。过度换气综合征的核心是心理-呼吸交互作用。

1. 病因

(1)心理因素:焦虑、恐慌、压力是主要诱因。

(2)生理刺激:剧烈疼痛、发热或高原反应可能诱发。

(3)习惯性过度呼吸:部分患者无明确诱因,可能与呼吸模式异常有关。

2. 临床表现　常见于15—55岁,女性发病率较高。与焦虑症、恐惧症、哮喘(需鉴别)相关。

(1)呼吸系统:呼吸急促、胸闷、窒息感。

(2)神经系统:头晕、视物模糊、手足或口周麻木/刺痛(因低钙血症引起)。

(3)心血管系统:心悸、心搏加快。

(4)其他:胸痛、肌肉抽搐、疲劳,严重时可能晕厥。

3. 辅助检查　血气分析示 $PaCO_2$ 下降,pH 升高,血中儿茶酚胺、血钾可升高,脑电图可出现异常(快波或慢波),前庭功能基本正常。

4. 诊断及鉴别诊断

(1)临床评估:病史(如反复发作与情绪关联)、诱发试验(主动过度呼吸诱发症状)。

(2)排除法:通过心电图、胸部 X 线片、血气分析等排除心肺疾病和代谢异常。

(3)血气分析:显示低 $PaCO_2$(<35mmHg),pH 升高(>7.45)。

鉴别诊断:胸痛需排除心梗,呼吸困难需排除肺栓塞。

5. 治疗及管理

(1)急性期处理

①纸袋呼吸法:纸袋法仅适用于单纯过度换气,禁用于心肺疾病患者(如哮喘、COPD)。回吸呼出的 $CO_2$,但需谨慎(避免缺氧或误用于其他疾病)。

②调整呼吸:缓慢腹式呼吸(吸气 4s→呼气 6s),或"噘嘴呼吸"。

③安抚患者:解释症状无害性,减少焦虑恶性循环。

④药物：严重焦虑者可短期使用苯二氮䓬类药物，如劳拉西泮。

(2)长期管理

①心理干预：认知行为疗法(CBT)、放松训练(渐进式肌肉放松、冥想)。

②呼吸训练：学习腹式呼吸(diaphragmatic breathing)。

③药物治疗：SSRIs(如舍曲林)适用于合并焦虑/抑郁者。

6. 预防措施

(1)识别触发因素：记录发作情境，提前干预。

(2)日常练习：有规律地进行呼吸训练和压力管理。

(3)生活方式：规律运动、充足睡眠，减少咖啡因/酒精摄入。

(4)及时告知患者症状机制可显著减少复发。若频繁发作，建议专科评估以排除潜在精神或躯体疾病。

## 八、Hennebert 综合征

Hennebert 综合征是一种罕见的与前庭功能障碍相关的临床综合征，主要表现为外界压力变化诱发的眩晕或头晕。

1. 病因及机制

(1)先天性梅毒(晚期)：梅毒螺旋体感染导致迷路骨膜破坏，形成迷路瘘管，使前庭系统对压力变化敏感。现因梅毒筛查普及，此病因已罕见。

(2)其他内耳异常：外淋巴瘘、上半规管裂综合征、内耳发育畸形(如 Mondini 畸形)。

2. 临床表现

(1)压力诱发的眩晕：由中耳或鼻咽部压力变化触发，如擤鼻涕、捏鼻鼓气(Valsalva 动作)、打喷嚏、咳嗽或外耳道加压(瘘管试验阳性)、可能伴耳鸣或听力下降。

(2)无自发性眼震。

(3)影像学正常：CT/MRI 检查通常无结构异常，但需排除其他内耳疾病。

3. 辅助检查

(1)瘘管试验：外耳道加压诱发眩晕或眼震，敏感性约为50%。

(2)前庭功能测试：如冷热试验可能显示功能减退。

(3)实验室检查：梅毒血清学检测，如 TPPA、RPR。

4. 诊断及鉴别诊断

(1)诊断主要依据临床表现及辅助检查。

(2)鉴别诊断

①梅尼埃病：波动性听力下降＋自发性眩晕。

②前庭神经炎：急性眩晕无听力症状，前庭功能低频眼反射减弱，头脉冲试验阳性。

③外淋巴瘘：多继发于外伤或手术。

5. 治疗　依据病因采取相应治疗措施。

## 九、Ramsay Hunt 综合征

Ramsay Hunt 综合征(Ramsay Hunt syndrome，RHS)又称膝状神经节疱疹，是由水痘-带状疱疹病毒(VZV)再激活引起的一种周围神经病变，可出现同侧周围性面瘫，伴有头晕、听力和平衡障碍。在1907年由 Ramsey Hunt 首先描述，故又称为 Ramsey Hunt 综合征或 Hunt 综合征。

1. 病因　病原体为水痘-带状疱疹病毒，初次感染表现为水痘，病毒潜伏于神经节中，免疫力下降时再激活。主要侵犯面神经的膝状神经节，可能累及听神经、前庭神经及邻近脑神经。

2. 临床表现

(1)典型三联征

①耳部疱疹：耳廓、外耳道、鼓膜或口腔黏膜出现疼痛性水疱或溃疡。

②同侧面瘫：周围性面神经麻痹(患侧额纹消失、闭眼困难、口角歪斜)。

③听觉/前庭症状：耳鸣、听力下降(感音神经性聋)；眩晕、恶心、呕吐、平衡障碍，感行走不稳。部分患者的前庭症状早于面瘫的发

生，可出现眼球震颤。

（2）其他症状

①脑神经受累的其他症状：若三叉神经眼支受累（占10%～15%的患者），则出现眼色素膜炎、角结膜炎、视神经炎、青光眼。表面及深部感觉减退或缺失。面神经受累除面瘫外，还可引起泪液减少、流涎减少、味觉丧失、鼻堵塞等症状。第Ⅹ脑神经受累则出现声嘶、软腭麻痹。

②颈部或头皮疼痛（疱疹前驱症状）。

3. 辅助检查

（1）神经耳科学检查

①耳鼻咽喉头颈部位全面检查：耳廓（以耳甲腔为重）、耳道口、耳道及耳后皮肤出现疱疹，局部皮肤充血、肿胀、糜烂及水疱。面部及头颈部感觉检查可发现受损区域的皮肤感觉减退，区域淋巴结肿大、压痛。口腔、颊黏膜、软腭、扁桃体、舌根、喉部及颈部可出现黏膜充血、局部疱疹。

②周围性面瘫相关检查：患耳同侧出现重度周围性面瘫，需要进行面神经损伤程度、面神经变性程度的一系列神经电生理检查，包括面神经电图（2～3周内）、面肌电图（2～3周后）等，以及面神经损伤部位确定，如流泪试验、味觉试验、镫骨肌支反射、颌下腺流量测定等。

③听力学检查：纯音听阈测试显示为感音神经性聋，一般为轻中度。

④前庭功能检查：平衡障碍，眼球震颤。视频眼震电图显示患侧前庭功能减退。

⑤脑神经检查：检查是否伴有第Ⅴ、第Ⅵ、第Ⅸ、第Ⅹ、第Ⅺ、第Ⅻ脑神经的阳性体征。

（2）实验室及影像学检查

①血清学检查：可提示是否单纯疱疹病毒感染。疱疹液PCR检测VZV DNA，血清VZV抗体检测（IgM/IgG）。

②磁共振成像检查：可见面神经，尤其是膝状神经节部位长$T_2$信号。MRI可排除脑卒中、肿瘤等。

③脑脊液检查：合并有颅内症状者需做脑脊液检查，脑脊液常有异常。

4. 诊断及鉴别诊断　典型症状（疱疹＋面瘫）是主要依据，同时伴有听力减退和眩晕或不平衡感，诊断即可成立。可辅助实验室检查，神经耳科学检查。

鉴别诊断：贝尔面瘫（无疱疹）、中耳炎、脑卒中、莱姆病等。

5. 治疗　关键在于早期干预（72小时内效果最佳）。

（1）糖皮质激素：泼尼松[1mg/(kg·d)，最大60～80mg/d]，逐渐减量，疗程7～14d。

（2）抗病毒药物：阿昔洛韦（800mg口服，每日5次）或伐昔洛韦（1000mg口服，每日3次），疗程7～10d。

（3）神经营养药：维生素$B_1$和维生素$B_{12}$等肌内注射或口服。

（4）对症治疗：镇痛药（如加巴喷丁）、止吐药、前庭抑制药（眩晕严重时）。眼部保护治疗，如人工泪液、夜间使用眼膏，防止角膜损伤。

（5）康复治疗：面部肌肉训练、针灸、物理治疗（改善面神经功能）。

（6）并发症治疗：角膜溃疡、面肌挛缩或面部不对称者，可采取相应的手术治疗。

6. 预后及预防

（1）预后

①早期治疗（≤3d）：可提高恢复率（约70%完全恢复）。

②不良预后因素：完全性面瘫、老年人、糖尿病、延迟治疗。

③后遗症：永久性面瘫、听力丧失、联带运动（如眨眼时口角抽动）。

（2）预防：可进行疫苗接种，带状疱疹疫苗（如Shingrix）适用于50岁以上人群，降低VZV再激活风险。增强免疫力，如均衡饮食、规律作息，控制慢性病（如糖尿病）。增强机体的抵抗力，加强锻炼。避免受凉、过度劳累和精神压力大等诱因，预防感冒。

## 十、大前庭水管综合征

大前庭水管综合征(large vestibular aqueduct syndrome,LVAS)是一种先天性内耳畸形,以前庭水管扩大为特征,常导致进行性或波动性听力损失,可能伴前庭功能障碍。多数病例与 *SLC26A4* 基因突变相关,属常染色体隐性遗传。

1. 病因与遗传

(1)基因突变:50%～60%患者存在 *SLC26A4* 基因突变,该基因编码 pendrin 蛋白,影响内耳离子平衡。

(2)相关疾病:部分患者合并 Pendred 综合征(甲状腺肿+耳聋),需监测甲状腺功能。

2. 临床表现

(1)听力下降:儿童期起病,呈波动性或渐进性,可因轻微头部外伤、感冒等诱发突发性聋。LVAS 听力下降的真正原因尚不清楚,公认的发病机制如下。

①内外淋巴混合学说:人耳内外淋巴液之离子浓度分别与细胞内外液之浓度相近似,内淋巴液是人体唯一与细胞内液相似之体液,当前庭水管发育障碍的同时,膜迷路之上皮层菲薄,头部轻微外伤后,可造成膜迷路破裂,含高钾离子之内淋巴液与高钠离子之外淋巴液混合,犹如梅尼埃病发作,产生耳聋、耳鸣、眩晕,直到膜迷路愈合后,内、外淋巴液之离子浓度自身恢复平衡,听力有所恢复,故诊断为 LVAS 者,切忌头部外伤。

②内淋巴倒流学说:内淋巴液是从耳蜗纵向流入内淋巴囊,其是吸收耳蜗、前庭毛细胞代谢产物场所,电解质及蛋白含量均高于耳蜗内淋巴液,当颅压增高时囊内内淋巴液经扩大内淋巴管倒流于耳蜗(图 13-4),损害听毛细胞功能,出现耳聋、耳鸣。至今尚无 LVAS 的颞骨病理切片报道,但以上两种学说得到同行的公认。

(2)前庭症状:眩晕、平衡障碍(尤其儿童易摔倒)。

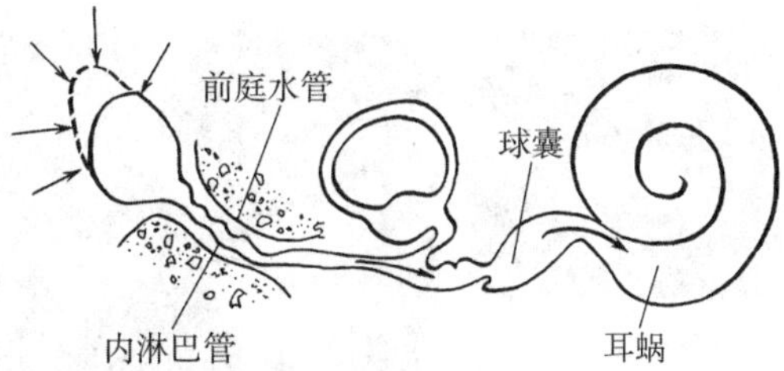

图 13-4 内耳淋巴液从内淋巴囊倒流入蜗管

(3)其他:耳鸣常见,少数伴耳闷胀感。

3. 辅助检查

(1)位听功能检查:临床怀疑此症者都进行耳鼻咽喉物理检查及位听功能检查,纯音测听以 0.5～2kHz 3 个频率均值表示语频听阈,幼小儿童不能以行为表示听阈者,用听性脑干反应(ABR)测试听阈,按 WHO 标准划分听力损失等级,25～40dBnHL 为轻度,41～55dBnHL 为中度,56～70dBnHL 为中度,71～90dBnHL 为重度,>91dBnHL 为极重度耳聋。本组 80.2%重度感音神经性聋,部分患者行眼震电图、姿势图检查,前庭功能有一定损害。

(2)影像检查:对不明原因的进行性波动听力下降者或与外伤不成比例的严重 SNHL 应行颞骨 CT 检查,国内大多数喜用轴位扫描,少数用冠状位或自旋回波 MRI 检查。轴位 CT 以眶耳线(OM 线)为扫视中心,在经内听道之纵切面与后半规管横切面之 CT 片上,岩骨后区可见一透光裂隙即为前庭水管外口,如图 13-5 所示。

目前只是从颞骨 CT 图像上看前庭水管口呈喇叭状,VA 外口径各家报道差异很大,为 2～6.4mm。Kodama 用颞骨切片测量正常人前庭水管外口(external aperture,EA)之大小。分 3 型:正常型 3.2～4.6mm;发育不良型 1.5～2.9mm;发育过大型为 5.4～6.8mm。Yamamoto 用 CT 三维重建测正常人外口长度为 4.02mm;作者测 LVAS 196 耳,外口径为 (7.5±1.2)mm。并将正常人与 LVAS 者的 EA 列于表 13-2 中。

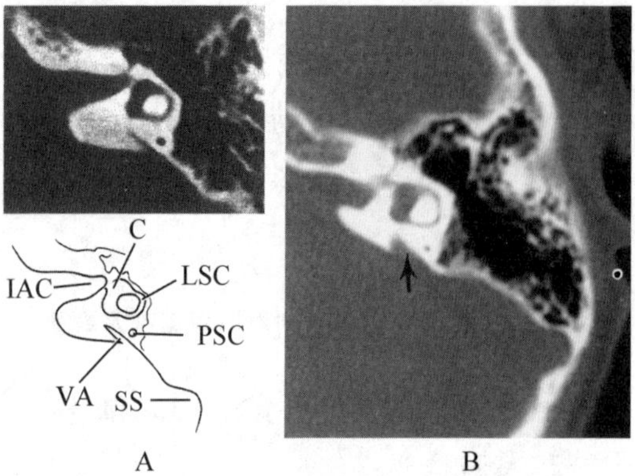


**图 13-5　正常人、LVAS 之颞骨 CT 轴位扫描所见**

A. 正常颞骨 CT 扫描及图解，VA 外口为一小裂隙；B. LVAS 的颞骨轴位 CT 扫描，VA 外口径扩大＝8.1mm（黑箭）；SS. 乙状窦沟；PSC. 后半规管；C. 椭圆囊；VA. 前庭水管；IAC. 内听道；LSC. 外半规管。

Okamoto 观察 CT 证明 LVA 者 MRI 内淋巴囊不一定扩大，相反有感音神经性聋者，ELS 扩大但 CT 相 VA 不扩大，故其建议 LVAS 应更名为“大内淋巴囊和管综合征”更合理，可解释 LVA 而无 SNHL 者。患者李某某 CT 证明 VA 外口径扩大，MRI 证明 ELS 亦扩大（图 13-6），ELS 管内部分呈强信号，证明蛋白含量高，ELS 切开，为黏稠 EL 液。Emmett、Dahlen 等提出另一判断标准，即冠状 CT 扫描从总脚至 VA 外口之中点，前后径超过 1.5mm 者为 LVA。

4. 诊断标准及鉴别诊断

（1）影像学检查

①CT：前庭水管中段直径≥1.5mm（正常＜0.9mm）。

②MRI：评估内淋巴管/囊扩张。

**表 13-2　正常人与 LVAS 前庭水管外口不同方法测量（$\bar{x}\pm s$）**

| | 耳数 | 大小（mm） |
|---|---|---|
| Kodama 颞骨切片测量 | 19 | 正常型 3.2～4.6<br>发育过大型 5.4～6.8 |
| YamamotoCT 三维重建测正常人 | 26 | 4.02±1.42 |
| 笔者 CT 测 LVAS 的 EA | 196 | 7.5±1.2 |

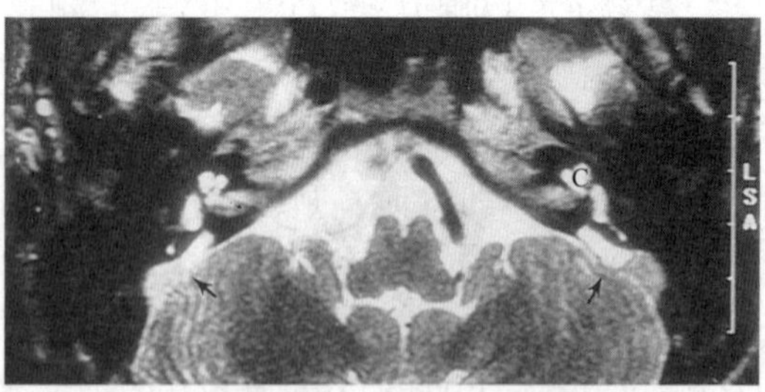


**图 13-6　1 例 LVAS 患者 MRI 所见**

MRI 证明两侧 ELS 扩大，管内部分呈强信号（黑箭）；C. 耳蜗。

（2）听力评估：多为感音神经性聋，少数混合性聋。

（3）基因检测：确认 *SLC26A4* 突变，辅助遗传咨询。

（4）鉴别诊断：需排除其他内耳畸形（如 Mondini 畸形）、感染性或免疫性聋。

5. 治疗与管理

（1）预防诱因：避免头部撞击、剧烈运动（如跳水）、用力擤鼻等。

（2）听力干预：轻-中度聋首选助听器；重度-极重度聋，尤其语言发育关键期（≤3 岁）者，选择人工耳蜗。

（3）急性听力下降：激素治疗（口服或鼓室注射），但效果个体差异大。

部分患者听力可部分自发恢复。

（4）前庭康复：平衡训练、视觉-本体感觉代偿练习。

(5)遗传咨询：夫妻携带者后代患病风险达25%，建议产前诊断。

6. 预后

(1)听力：可能逐步下降至重度聋，但及时干预可保留语言能力。

(2)生活质量：多数患者通过助听设备适应良好，需定期随访听力及心理状态。

(3)心理支持：关注儿童心理及社交发展，提供聋校或融合教育资源。

## 十一、前半规管裂综合征

前半规管裂综合征(superior semicircular canal dehiscence syndrome，SSCDS)是一种因内耳骨迷路(颞骨)先天性或后天性缺损导致的罕见疾病，由Minor等于1998年首次描述。其核心病理是前半规管顶部骨质缺损，导致内耳与外界的异常压力传导，引发前庭和听觉症状。

前半规管裂隙在强声刺激下可以引起眩晕和振动幻视综合征(Tullio现象)，改变经由外耳道传向中耳的压力也可出现类似的症状(Hennebert征)或Valsalva动作。在了解该病之前，常将该病误认为外淋巴瘘。诊断该综合征的关键是观察到声或压力诱发的眼动。眼震与前半规管在同一平面上(患侧较大的裂隙导致的功能低下也可使眼震出现在其他平面)。前半规管裂综合征的症状和体征可以用内耳骨壁缺形成的第三窗加以解释。眼震的方向可以根据前半规管内淋巴流动的方向判断。Valsalva动作时因捏鼻鼓气，使镫骨内移，前半规管的内淋巴沿着背离壶腹的方向流动，产生兴奋性眼震。同时Valsalva动作屏气，胸腔内压力增加，颈内静脉回流减少，颅内压力增加，在前半规管缺陷的区域的膜迷路受压，内淋巴向着壶腹的流动，产生抑制性眼震。外耳道正压时鼓膜内陷，镫骨底板内移，前半规管内淋巴离壶腹移动，负压则刚好相反。前庭诱发的肌源性电位(vestibular- voked myogenic potentials，VEMP)可用于评价前半规管裂综合征。特征是该电位的阈值降低。此外，前半规管裂的患者可以出现内耳病变的传导性聋。频率范围可从250～4000Hz，平均为(24±7)dB，低频区更明显。此时要注意鉴别诊断，避免不必要的鼓室探查。前半规管骨裂的临床表现各不相同，有些为前庭症状，有些仅有听力学症状。产生这些差异的原因还不清楚。此外，前半规管裂的患者短声刺激可以引出眼动反应。在患侧，可引出短潜伏期的垂直性眼动。

1. 发病率　颞骨解剖研究发现，前半规管裂的出现率为0.4%～0.5%，另有1.4%的标本骨壁菲薄(<0.1cm)，此时即便行超高分辨率CT扫描也可能出现骨壁缺损的假阳性。

2. 病因学　患者前半规管骨壁明显较正常人薄。该综合征的起病一般在成人。如果前半规管的厚度不正常，创伤或受到覆盖在上面的大脑颞叶的压迫就可以出现症状。

3. 发病机制

(1)前庭症状：压力的异常传递，出现Tullio现象。前半规管裂患者的传导性聋是内耳第三窗，气导能量异常损耗的结果。

(2)听力学症状：低频有超过10dB的气-骨导差。可能与前庭症状的机制相似。

(3)VEMP反应：声波和压力的传导阻抗降低。

4. 临床表现

(1)有前庭系统的症状与体征。

(2)声敏感与自听过响。

(3)纯音测听显示低频传导性聋，镫肌声反射正常。

(4)前庭诱发的肌源性电位检查见Tullio现象。阈值降低、振幅异常增大。

(5)颞骨高分辨率CT可以确认裂隙的存在。层厚1.0mm的颞骨CT特异性较差，易出现假阳性。斜矢状位0.5mm的螺旋

CT诊断价值较高。研究发现，一侧前半规管裂隙的患者对侧的前半规管骨壁也很薄(图13-7,图13-8)。

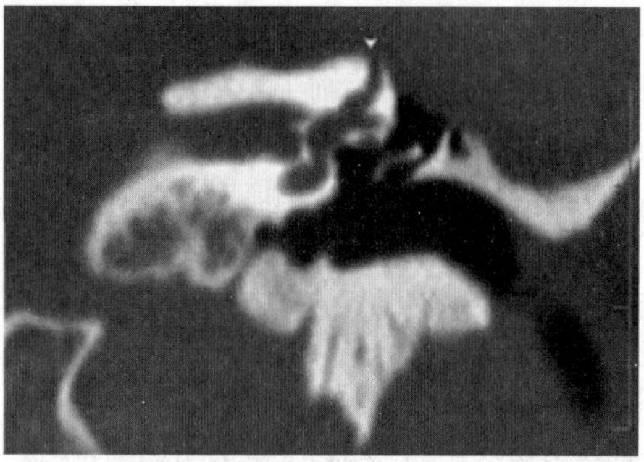

图13-7　颞骨CT扫描斜冠状位显示前半规管裂

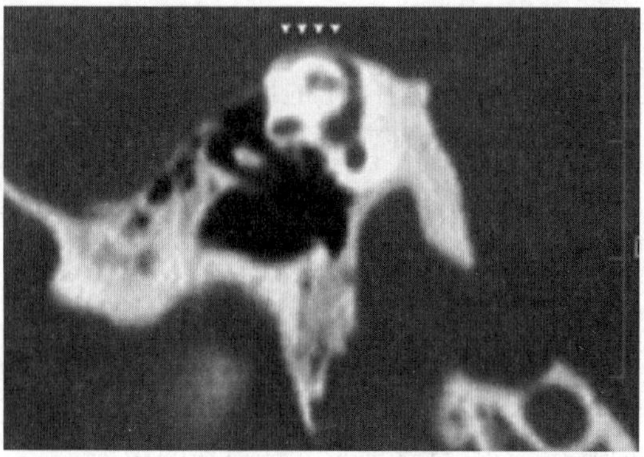

图13-8　颞骨CT扫描斜矢状位显示前半规管裂

5. 治疗

(1)保守治疗

①避免诱发因素：如用力擤鼻、剧烈咳嗽、潜水等。

②前庭康复训练：改善平衡功能。

③对症药物：短期使用前庭抑制药(如美克洛嗪)。

(2)手术治疗(症状严重者)：手术有效率为70%～90%，但可能并发感音神经性聋或脑脊液漏。

①经乳突入路裂孔修补：用骨蜡、筋膜或软骨封闭缺损。

②颅中窝入路裂孔覆盖术：适用于复杂病例。

(付　蓉)

## 参考文献


[1] 黄选兆，汪吉宝.实用耳鼻咽喉科学[M].北京：人民卫生出版社，1998:1158-1194.

[2] 黄如训，梁秀龄，刘焯霖.临床神经病学[M].北京：人民卫生出版社，1996:143-151.

[3] 韩东一.非耳源性眩晕[M].王忠植，张小伯.耳鼻咽喉科治疗学[M].北京：北京医科大学，中国协和医科大学联合出版社，1997:379-380.

[4] 刘鋋.内耳病[M].北京：人民卫生出版社，2006:557-563.

[5] 粟秀初，孔繁元.现代神经内科急诊学[M].北京：人民军医出版社，1999:111-113.

[6] 林丽蕾，林文涛，余满松.医学综合征大全[M].北京：中国科技出版社，1994:965.

[7] 朱文炳.神经系统常见症状与综合征——眩晕//史小泉.实用神经病学[M].2版.上海：上海科学技术出版社，1994:1070-1076.

[8] 郑诚东，刘梅仕.临床神经病学[M].沈阳：辽宁科技出版社，1993:418-424.

[9] 张素珍，杨伟炎.枕大孔区畸形的耳科学表现[J].中华耳鼻咽喉科杂志，1991,26(4):211.

[10] 李德香，徐玉祥，陈玉芳，等.简明神经病学[M].北京：人民卫生出版社，1996:316-327.

[11] 朱翠婷，鞠奕.脑血管疾病与眩晕或头晕[J].中国卒中杂志，2018,13(3):284-288.

[12] 钟乃川.椎-基底动脉短暂缺血性眩晕的听性脑干反应与经颅多普勒检查[J].中华耳鼻咽喉科杂志，1996,31(2):86-88.

[13] 张素珍，赵承军，等.Ramsy Hunt综合征[J].耳鼻咽喉头颈外科杂志，1996(3):131.

[14] 林庆光，赵新建，冯宗权.颈性眩晕及其手术治疗机制的探讨：附23例分析[J].中国脊柱脊髓杂志，1998,8(5):249-251.

[15] 李擎天，钟乃川，薛希均.缺血性脑血管病致眩晕的经颅多普勒检查[J].临床耳鼻咽喉科杂

志,1999,13(4):159-160.

[16] Osborne DC,Jacobson JT,Olsen ML. Cogan's syndrome: auditory and medical management [J]. J Am Acad Audiol,1992,3(3):225-229.

[17] Kessel A, Vadasz Z, Toubi E. Cogan syndrome--pathogenesis, clinical variants and treatment approaches [J]. Autoimmun Rev, 2014,13(4-5):351-354.

[18] Connor SEJ, Dudau C, Pai I, et al. Is CT or MRI the optimal imaging investigation for the diagnosis of large vestibular aqueduct syndrome and large endolymphatic sac anomaly [J]. Eur Arch Otorhinolaryngol, 2019, 276 (3):693-702.

[19] Saeed HS, Rajai A, Nash R, et al. Enlarged vestibular aqueduct: disease characterization and exploration of potential prognostic factors for cochlear implantation[J]. Otol Neurotol, 2022,43(5):e563-e570.

[20] Piker EG,Romero DJ. Diabetes and the vestibular system[J]. Semin Hear, 2019, 40(4): 300-307.

[21] Chiarella G,Russo D,Monzani F,et al. Hashimoto thyroiditis and vestibular dysfunction [J]. Endocr Pract,2017,23(7):863-868.

[22] Gad GI,Abdelateef H. Function of the audiovestibular system in children with systemic lupus erythematosus[J]. Curr Allergy Asthma Rep,2014,14(7):446.

[23] Di Stadio A,Ralli M. Systemic Lupus Erythematosus and hearing disorders: Literature review and meta-analysis of clinical and temporal bone findings[J]. J Int Med Res,2017,45(5): 1470-1480.

[24] Zhang LH, Yang HQ, Mi LX, et al. Study on the effect of multimodal strategy on patients with cervical vertigo — a retrospectively study [J]. Asian J Surg,2022(22):856-859.

[25] Steenerson KK, Hoskin J, Fife TD. Visually induced dizziness[J]. Curr Opin Neurol,2022, 35(1):113-117.

[26] Sawle G. Visual vertigo[J]. Lancet,1996,347 (9007):986-987.

[27] Boukas K, Bazoukis G. Vertigo as the first manifestation of paget's disease: a case report [J]. J Frailty Sarcopenia Falls, 2017, 2(1): 9-11.

[28] Barozzi S,Soi D,Intieri E,et al. Vestibular and audiological findings in the Alport syndrome [J]. Am J Med Genet A, 2020, 182(10): 2345-2358.

[29] Zhou F,Shi S,Wang D,et al. MR imaging and clinical characteristics of Lermoyez syndrome [J]. Acta Otolaryngol,2020,140(7):528-532.

[30] Shen KC,Young YH. Lermoyez syndrome revisited: 100-year mystery[J]. Acta Otolaryngol,2018,138(11):981-986.

[31] Kuhweide R,Van de Steene V,Vlaminck S,et al. Ramsay Hunt syndrome: pathophysiology of cochleovestibular symptoms[J]. J Laryngol Otol,2002,116(10):844-848.

[32] Ward BK,van de Berg R,van Rompaey V,et al. Superior semicircular canal dehiscence syndrome: Diagnostic criteria consensus document of the committee for the classification of vestibular disorders of the Bárány Society[J]. J Vestib Res,2021,31(3):131-141.

[33] Steenerson KK,Crane BT,Minor LB. Superior semicircular canal dehiscence syndrome[J]. Semin Neurol,2020,40(1):151-159.

# 第14章 精神性眩晕和功能性眩晕

## 第一节 精神性眩晕

精神性眩晕(psychogenic dizziness)是指与情绪(emotion)有关的头晕病症,因心理压力与精神障碍而导致反复性或长期性的平衡失调感。1986年Nedzelski等提出精神性眩晕的诊断标准,并把过度换气综合征和精神抑郁、焦虑、恐惧者归于精神性眩晕症范围内;1990年Baloh和Honrubia又把急慢性焦虑症、广场恐惧症和歇斯底里症等所产生的眩晕归类成心理生理性眩晕症(psychophysiological diziness)。由此可见,精神性眩晕症并不是一种特定的精神疾病,而是一类由多种精神心理障碍所引起的头晕病症的总称。在焦虑障碍(包括特定的恐怖症)、抑郁障碍或过度换气综合征及焦虑人格特征突出的患者中,容易产生精神性眩晕。患者的病史、临床检查及实验室辅诊检查结果不支持与器质性前庭疾病存在直接联系。近年,专家学者们提出功能性眩晕这个新的名称,用以区别以往的躯体化形式障碍性眩晕或心理躯体性眩晕,表现为前庭样症状,即眩晕、头晕和姿势失衡。这也是国际疾病分类第11版采用的前庭症状定义。目前,功能、精神疾病与结构性前庭疾病并列。因此,目前眩晕分类应该包括结构性眩晕(如耳石症、梅尼埃病)、精神性眩晕和功能性眩晕(如PPPD)。

眩晕在人群中(10岁以上)的患病率超过3%,其中约20%与精神因素相关。眩晕与精神因素的交互影响有其解剖学和生理学的基础。结构性眩晕患者中40%～60%伴有精神症状或障碍,包括焦虑、抑郁、躯体化障碍和人格障碍等。眩晕/头晕既可能是结构性眩晕自身的症状表现,也可能是其伴发的精神心理障碍的表现,或仅仅是精神心理障碍的表现形式。研究发现,眩晕的预后因其临床类型和疾病种类的不同差异很大,准确诊断和恰当处理尤为重要。精神性眩晕的患者常常在神经内科、耳鼻咽喉科、骨科和心理科多个科室就诊,难以早期识别和系统诊治。因此,有必要重视对精神心理性眩晕的认识。

精神性眩晕在耳鼻咽喉科和神经内科门诊常见。1972年Drachman及Hart发现,在神经内科门诊的125例头晕患者中,精神性眩晕占32%,其中过度换气综合征占23%,精神疾病占9%。1977年Kirk等报道的2716例神经内科门诊患者中,13.2%患有精神性疾病,其中绝大多数以头痛和头晕为主诉;1986年Nedzelski等发现,眩晕门诊中的精神性眩晕高达20%;1993年林炯堃等在耳鼻咽喉科眩晕门诊1335例患者中,13.5%(共180例)为精神性眩晕;Sloane等1994年发现,老年(>60岁)眩晕症诊所中精神性疾病仅占3%,但24.5%的眩晕发作是由于精神因素引起。

在耳科听力下降和眩晕的患者中,精神障碍的发生率要低得多,但在持久眩晕的患者中,精神因素的影响居第二位,10%～25%

的眩晕由精神因素引起或与精神因素相关，且在精神患者特别是恐惧症或焦虑症患者中，主诉眩晕和平衡功能下降者极为常见。精神性眩晕的发病年龄较轻，男性发病年龄多在 20—40 岁，女性在 20—50 岁者居多，女性发病率略多于男性。林炯堃等报道，女性占 62.8%，心理特征表现为个性急、求好心切、自我要求高的完美主义者。

## 一、精神性眩晕的认知历史沿革

自古以来，眩晕与精神症状就经常被放在一起被提及。中国古代的《素问》中就有"春脉太过，则令人善忘，忽忽眩冒而巅疾"的描述。同样，古希腊文中的术语"ilinggon"无论从字面还是隐喻上都被用于描述目前称之为"眩晕、空间和运动不适及精神错乱"的现象。19 世纪上半叶之前的许多医学文献中关于眩晕的观点认为，眩晕可能是一种脑部疾病和一种类似于忧郁或疑病症的疾病，这种描述在眩晕和精神障碍之间建立了一种正式的机制上的联系。例如，斯普尔茨海姆(1817)认为，眩晕(即我们周围所有物体的错觉旋转，包括我们自己，害怕摔倒……)既是一种原发性脑部疾病，也是一种伴随精神错乱的身体疾病，眩晕完全是一种幻觉，甚至是精神错乱的迹象。早期的文献中还描述了视觉刺激可以引发眩晕的发作，包括移动的视觉刺激激发眩晕的情境。

广场恐惧症与精神性眩晕。广场恐惧症的诊断始于 19 世纪 70 年代。莫里兹·贝内迪克特(1870)描述了一种在公共场所出现的眩晕；次年，韦斯特法尔将其定义为广场恐惧症。科德斯(1872)和韦斯特法尔(1871)在著名的《时代精神杂志》上发表了关于广场恐惧症的文章，定义了一种新的不同于神经系统疾病导致眩晕的恐惧或焦虑状态。在《波士顿医学和外科杂志》(《新英格兰医学杂志》的前身)发表的文章交流中，爱德华·威廉姆斯(1872)认为，广场恐惧症应该被视为一种伴有紧张或焦虑的眩晕。另一方面，S. G. 韦伯(1872)认为患者在穿过一个大广场时感受到的感觉类似于眩晕，广场恐惧症是由外部境况影响了感觉上的变化引起的，它本身并不是一种疾病，而只是一种症状。贝内迪克特于 1876 年提出了空间眩晕具有两种形式，即水平面上的和垂直面上的突然注视会产生眩晕。他认为广场恐惧症与恐高症均为一种正常的焦虑感，而不是一种单纯的精神性的恐惧症。异常的眼外肌本体感觉(肌肉运动)不可避免地会导致姿势稳定性的主客观紊乱、意识模糊、焦虑感和眩晕运动。寇德思(1879)描述了与该疾病相关的非旋转运动的错觉，即感觉好像地面下摇晃，个体感觉好像在船上，或者走在橡胶上。

19 世纪 70 年代科学家聚焦的基本问题是，广场恐惧症是否应该被视为一种单独的眩晕类型，它是一种眩晕的结果，还是一种单独的临床实体？接下来的 30 年里，报道一系列广场恐惧症和耳部疾病相关的病例，患者同时出现耳部疾病(迷路或耳部眩晕)和广场恐惧症症状，部分学者认为眩晕可能导致一部分患者出现广场恐惧症；患者先前存在焦虑性神经症或焦虑综合征，而耳鸣和眩晕会导致这些易感个体发生广场恐惧症。同时，他们进一步提出假设，耳鸣和眩晕的持续存在是广场恐惧症持续时间的一个影响因素。后续的相关研究进一步验证强化了焦虑状态与前庭神经障碍之间的联系。

1986 年，德国的 Brandt 和 Dieterich 提出恐惧性位置性眩晕(phobic positional vertigo，PPV)的概念，认为它是一种姿势性眩晕和不稳的综合征，这类患者常具有轻度焦虑、抑郁、强迫症及自主神经紊乱等精神行为特征。1989 年，Jacob 等提出了空间运动不适(space motion discomfort，SMD)的概念，是指对于空间定位和平衡的不安全感，静止时的摇摆或摇动感及对运动刺激的敏感性增加，人体自身运动或暴露于移动或图案化的物体环境中症状加重。1995年，英国的Bronstein基于对三级神经耳科门诊患者的观察提出了视觉性眩晕（visual vertigo，VV）的概念，描述由视觉和前庭信息冲突或复杂视觉刺激引起的头晕、定向障碍和（或）平衡受损的症状，强调了对复杂视觉刺激环境的高度敏感性而产生的一种头晕不稳感，通常在人流较多的环境里（如超市、商场等）行走时发生，过度依赖视觉信息可能是发病的诱发因素，视觉可能与其他感觉存在整合上的冲突。2009年，在前庭疾病国际分类（ICVD）中Bárány学会采用视觉诱发性头晕（visually induced dizziness，VID）代替了VV对于前庭症状的命名。1996年，Brandt等描述了姿势和步态性头晕/不稳感，称为“PPV”，强迫性的人格是PPV患者重要的精神心理特征。进入21世纪，Staab等对PPV、SMD和VV进行了深入研究，基于身心交互反应模式理论引出了慢性主观性头晕（chronic subjective dizziness，CSD）的概念，认为是前庭功能障碍与精神疾病间的交互反应而导致的一种病态代偿，强调了精神心理因素对平衡功能的影响。

## 二、病因与发病机制

精神性眩晕的发作与紧张、恐慌、焦虑和抑郁情绪等精神性因素有关，且具有焦虑人格特质的人群也容易出现眩晕症状。目前关于精神性眩晕的病因发作机制尚未完全明确，考虑与下述因素有关。

1. 神经生物学因素　功能正常的外周前庭系统是发生眩晕相关焦虑的先决条件。前庭神经与许多情绪相关的各个节点的相互联系（蓝斑、中缝背核、杏仁核、海马、大脑额叶）影响着动物模型和人类的认知及情绪调节。异常的前庭刺激可促进神经递质的释放，引发患者焦虑抑郁等负面情绪。内耳的内在神经递质、丘脑皮质和边缘通路的神经递质，以及5-HT能和非5-HT能投射等内分泌和自主神经应激反应，与焦虑有密切联系。自主神经控制、前庭-自主神经相互作用和回路内的途径（包括臂旁核网络及其与中央杏仁核、边缘下和岛叶皮质及下丘脑的相互连接）均影响情绪。

2. 精神心理因素　导致焦虑抑郁等情绪障碍的应激刺激可能会导致下丘脑-垂体-肾上腺轴功能障碍，进而导致神经内分泌发生异常，这种神经内分泌异常会影响内耳的血流供应，继而引发眩晕。负性社会心理应激导致交感神经异常兴奋、椎-基底动脉系统血流动力学改变及小脑前庭功能障碍，最终引起眩晕发作。惊恐障碍的恐慌发作会引起过度换气，使血中二氧化碳大量排出体外，导致血管收缩，血管壁阻力加大，心跳加快，出现心悸；同时，脑血管收缩、脑组织局部缺血造成头晕、无力及注意力减退；另外因体液偏碱性，血中游离钙降低，使肌肉发生强直及周五神经敏感和皮肤发麻感。惊恐焦虑情绪可短期加重眩晕患者复位后的不稳定感及椎-基底动脉系统血流动力学改变。抑郁造成脑内神经递质（5-HT、儿茶酚胺类）等物质的改变，使内耳微循环障碍，影响耳石功能，使眩晕症状不能彻底缓解。氧化应激过程中躯体的抗氧化水平降低，与IL-1β诱发的氧化应激有关。而抑郁情绪通过相似的炎症反应，如促炎细胞因子诱导内皮细胞氧化应激引起反复的血管痉挛，也会导致眩晕发生。

## 三、临床表现

1. 躯体症状　头晕是主要的临床表现，90%以上的患者会主诉头晕，常具有反复、长期、持续性的特点，但患者常不能确切描述其头晕的感觉，经常在超市或商场等拥挤的场所发作或加重。精神性眩晕的发作不同于急性前庭系统病变所引起的天旋地转似的眩晕，而是头内部转动或全身晃动感、步态不稳、虚幻不实感等。有的患者虽然有眩晕的表现，但没有伴随眩晕的恶心呕吐等症状。

部分患者有转动性眩晕(vertigo),但在Frenzel眼镜下并不能见到自发性眼震。约60%以上的患者有头痛的症状,但通常较轻,或者表现为头部不适感。患者还可以出现呼吸不畅、叹气、心悸、胸闷、四肢麻木、脸红、发热等过度换气综合征的表现。

2. 情绪症状 焦虑症状是常见的情绪症状,表现为对头晕/眩晕等躯体症状等的过度的紧张、担心不安,反复询问,即便医师给了相应的解答也不能心安。难以静心,坐立不宁等。部分患者会有惊恐发作的表现。如果眩晕等躯体症状持续较久,患者会发展出抑郁的症状。个别患者会出现不真实感等人格解体或现实解体的表现。可能具有神经质和情绪不稳定特征。部分患者具有强迫性的个性特点。

## 四、诊断和鉴别诊断

1. 病史 精神性眩晕的诊断主要来自临床诊断。首先要排除患者是否存在某种心理压力或是精神障碍。若患者不能清楚地描述其头晕的确实感觉,当对头晕患者感到"什么都像,又什么都不是"时,此时就可以考虑精神性障碍的可能。部分患者可伴随呼吸不顺畅、叹气、心悸、胸部闷痛、四肢麻木、脸红等过度换气综合征。

2. 全身物理检查 一般不会发现阳性体征,患者虽有眩晕,但神经耳科学临床检查一般正常。

3. 眼震电图检查 在Frenzel眼镜下并不能看到自发性眼震,ENG近一半患者会出现眨眼波或大而随意的眼球运动。冷热水实验检查,多数患者变温反应正常,部分患者有前庭过度反应性,可能由于过度换气时血中的二氧化碳含量降低,形成偏碱性的体液,游离钙流失,使神经元细胞膜的静息电位下降,造成神经元的兴奋性上升,产生了过强的反应。少部分患者可能出现半规管麻痹,但追问病史,这部分患者过去往往有眩晕、恶心和呕吐的病史,但后来的头晕发作不同于先前的眩晕情况,说明半规管麻痹是先前器质性眩晕的遗留征象,后来的头晕多由于焦虑或恐慌发作造成。Trimble等认为,罹患过器质性前庭病变者,容易导致如神经症等精神障碍,尤其是具有强迫性人格特征的患者容易在罹患器质性疾病后产生精神障碍。

4. 过度换气试验 该试验有助于精神性眩晕的诊断。为了引发与患者主诉相似的眩晕和恐慌发作等症状,可令患者随意地快速深呼吸,Bas等建议让患者尽可能地快速呼吸3min,每分钟约30次;Monday等建议快速深呼吸90s;林炯堃等则建议让患者尽可能地快速深呼吸20~24次,在25~50s完成,大部分患者可诱发出与发病时相似的头晕或不适感,少数正常人在过度换气后也可有面部发热、心跳加快、手麻、头晕、眼花等症状。

5. 精神心理评估 慢性主观性眩晕排除或确定前庭功能状态后,需要进行相关精神心理症状的临床评价,评估可采用临床访谈和量表评估相结合的方法。

(1)临床访谈:注意在详细询问眩晕等躯体症状发生和演变的情况时,同时要询问与眩晕等症状相关的情绪变化的情况,比如眩晕发作前后和过程中伴随的焦虑紧张、睡眠等精神心理症状,深入探索躯体症状与精神心理症状之间的联系。另外还需要了解患者的近期的生活事件、性格特点等方面的信息。访谈过程中注意应用倾听、观察、共情等方法,与患者建立良好的医患联盟,能更好的发现患者的精神心理症状,并为后续地治疗方案选择奠定基础。

(2)量表评估:量表有助于发现患者存在的焦虑抑郁情绪、性格特征等。但需要注意,由于受教育水平、文化及患者对自身症状的识别能力,以及量表评估维度的局限性,量表的评估结果不能作为诊断标准,仅供临床医师参考。临床常用量表包括患者自评量表和他评量表。患者自评量表包括患者健康问卷

(PHQ-9)、焦虑自评量表(GAD-7)、Zung焦虑自评量表(SAS)、Zung抑郁自评量表(SDS)、综合医院焦虑抑郁量表(HADS)、症状自评量表90项(SCL-90)、明尼苏达多项人格测查(MMPI)等。他评量表主要由经过专业培训的临床医师或技师完成,常用的有汉密尔顿抑郁量表[HAMD、汉密尔顿焦虑量表(HAMA)]。

6. 诊断标准　1986年Nedzelski等提出,下列6项中具有5项者便可诊断为精神性眩晕。①患者描述其病史时,旋绕曲折,不能清楚地诉说出其真正的头晕的感觉,甚至有情绪化的描述,使问诊的医师困惑不解,甚至不能顺利问诊;②头晕发作的时间很长,持续数周甚至数月以上;③缺少器质性前庭病变的症状;④合并有关的精神性疾病的症状;⑤神经耳科学检查、物理学检查及实验室检查均正常;⑥令患者过度换气后,可诱发出相似的头晕或其他不舒服症状。

7. 诊断要点

(1)躯体症状:①主观性头晕和失衡,持续≥3个月,非旋转性眩晕,头昏,头沉重感,主观性失衡;②运动敏感,持续(≥3个月),自身运动敏感,没有方向性,对环境中物体移动敏感;③视觉性眩晕,在视觉纷乱的环境头晕症状加重。

(2)神经耳科学评价:①病史与检查,无明确可以导致眩晕的疾病,或过去有眩晕症但已经治愈;②神经影像检查,头部正常;③前庭及平衡功能检查,正常或既往异常,但已完全代偿,或检查结果无法解释目前的临床症状。

(3)其他:可以伴有其他精神心理症状(常见心理疾病症状)。

8. 鉴别诊断　诊断精神性眩晕之前,需要先排除甲状腺功能亢进症、阵发性心动过速、低血糖状态、贫血或嗜铬细胞瘤等器质性疾病。主要原因是上述病症也会产生焦虑状态,导致眩晕症状的发作,因此,有必要进行甲状腺功能检查、空腹血糖和血红蛋白的检测,以及脑部CT或MRI检查以排除颅内器质性病变,必要时请精神科、神经科及内科等相关科室会诊,以免误诊。

## 五、治疗干预

良好的医患关系对于精神性眩晕患者的治疗非常重要。要求临床医师对患者的病情进行全面细致的检查和评估,提升患者对其症状的认知,指导患者建立良好的生活作息和运动规律,缓解患者眩晕症状相关的焦虑情绪,对眩晕症状也有一定的改善。非药物疗法可以考虑生物反馈放松训练、认知行为治疗、物理治疗等方法改善焦虑抑郁情绪和失眠问题。非药物疗法无效的患者,建议选用抗抑郁焦虑药物治疗。但要注意避免长期应用具有耐药性的苯二氮䓬类药物,避免药物的耐药性和依赖性。如果患者症状改善不明显或者焦虑抑郁症状严重的患者,需转诊精神科医师会诊。

## 六、与精神性眩晕有关的几种病症

1. 焦虑障碍　这是与精神性眩晕关系最为密切的一类精神问题,主要表现为广泛性焦虑障碍、急性焦虑发作和特定恐怖障碍,以及与焦虑状态密切相关的过度换气综合征。

广泛性焦虑障碍主要表现为慢性持续的焦虑状态,病程较长,多在青壮年或之前发病,可持续终身。临床主要表现为莫名的或者与现实不相称的过度的担心、紧张不安,伴随运动性不安和自主神经功能亢进的相关躯体症状,如出汗、心动过速、颤抖、头晕、过度换气等。此类患者常具有焦虑的个性特质,“神经质”或“杞人忧天”。患者会有多种躯体主诉,置身于生理应激状态下会表现为刻板、僵硬的应对方式,当生活中应激源增加时,其焦虑症状和伴随的躯体症状会加重而就诊。

惊恐障碍表现为急性的焦虑发作也称为

惊恐发作，在主诉头晕的患者，惊恐障碍的发病率较高。其特征是突然发作的急性焦虑反应，躯体症状尤为突出，可以表现为强烈的眩晕感、不真实感、心血管系统的心悸和濒死感、憋气等严重的躯体症状，一般在半小时内缓解。由于症状的突发性、不可预期性，以及强烈的躯体症状，很多患者会在发作间隙存在预期焦虑，致使眩晕等躯体症状持续存在，而最终慢性化。

特定恐怖障碍包括多种类型，对于有眩晕症状的患者，主要表现为广场恐怖症或社交恐怖症，在特定场景或者人际互动场景，由于过度紧张而出现眩晕等躯体症状。为了避免相关场所的发作，患者会限制自己的活动或生活工作方式，对其工作、家庭和社会活动等产生明显的影响，进一步加重社会功能的损害。

过度换气综合征是因焦虑引发过度换气，可引起眩晕，往往是换气过度致脑部缺血而引起头晕。过度换气的主要症状包括呼吸困难、胸痛、轻微头痛、叹气、打哈欠及额外使用胸壁和辅助呼吸肌呼吸，这是诊断的要点。典型病例可因肌肉组织低碳酸血症而导致肌肉痛和腕足痉挛；精神性症状包括焦虑、容易受惊、不真实感等。为明确诊断，可用过度换气试验，诱发出头晕、呼吸不畅等症状。

2. *抑郁障碍* 抑郁障碍主要表现为情感的低落、兴趣和愉快感丧失和精力减退，同时会表现出各种躯体症状，如失眠、食欲/性欲减退或亢进、体重降低或增加，以及各种躯体不适。可以表现出注意力不集中、记忆力减退等认知症状，严重会出现自伤、自杀等不良事件。在精神性眩晕患者中相对少见。如果发现患者有明显的轻生观念或自伤、自杀倾向，需及时转诊精神科治疗。

# 第二节 功能性眩晕

2010 年，Bárány 学会前庭疾病分类委员会委托行为委员会，检索 30 多年来有关 PPV、CSD、SMD 和 VV 的文献，在 2014 年经小组委员会讨论后认为，PPV 强调的是波动性的姿势症状和瞬间的运动幻觉，而 CSD 则强调的是持续的慢性头晕和(或)不稳的症状，认为二者属于疾病的不同亚型，其病理生理学过程相同，本质都属于功能性头晕，因此根据 PPV 和 CSD 的核心特征将其命名为持续性姿势-感知性头晕（persistent postural perceptual dizziness，PPPD）。而 SMD 和 VV 属于症状，不再属于独立的疾病体。2017 年 10 月，Bárány 学会发布了 PPPD 诊断标准。在功能性眩晕中，PPPD 是第一个有明确定义的疾病，并因此有具体的治疗方案可以帮助症状的缓解。PPPD 处于生理和心理的交界面，是一个可产生心理性后果的生理性疾病。临床上主要有以下特点：①持续性非眩晕性头晕或不稳感，或两者同时存在，病程≥3 个月；②症状存在于一天的大多数时间，常逐渐加重，但可有起伏，可因瞬间变化或突然运动自发性发作；③患者在直立位、遇运动或复杂的视觉刺激时，以及主动或被动头动时感到症状加重，但以上情况不一定具有同等激惹性；④通常发生在急性或发作性前庭或平衡疾患之后（如外周或中枢前庭疾病、偏头痛、脑震荡、体位性疾病、伴头晕的惊恐发作）。症状可从间歇性开始渐变为持续性，少数患者可以表现为逐渐发生。PPPD 可分为心因性、神经耳源性和交互性三种类型。患者多无明确的神经耳科及神经系统阳性体征，神经影像学和平衡功能检查正常或不足以解释患者症状的轻度异常，行为评估正常或合并有焦虑、抑郁。

## 一、PPPD 的诊断

PPPD 是一种慢性前庭障碍性疾病，

Bárány 学会(2017)发布了 PPPD 的诊断标准,诊断必须满足以下 5 个条件。

1. 非旋转性头晕或眩晕,伴有或不伴有不稳感,持续时间可长达 3 个月或更长。①症状持续时间较长(数小时),但严重程度可能会减弱;②症状不需要在 24h 内持续存在。

2. 持续性症状可以在无特异诱发因素下发生,但下面 3 种因素可使症状加重。①处于直立的姿势;②主动运动或被动运动,与方向及位置无明显关系;③处于移动的视觉刺激或复杂的视觉环境。

3. 这种疾病由引起头晕、眩晕、不稳或平衡障碍的疾病引起,包括急性前庭综合征、阵发性前庭综合征或慢性前庭综合征,其他神经疾病或精神心理疾病等疾病。①当诱发疾病是急性或阵发性疾病时,症状出现的形式与诊断标准 1 吻合,当诱发疾病消退后,症状首先出现间歇发作,后来形成固定或持续性的病程;②诱发疾病是慢性前庭综合征时,症状可能出现缓慢逐渐加重。

4. 症状会出现严重的功能障碍及痛苦。

5. 排除其他可能引起以上症状的疾病。

## 二、PPPD 的鉴别诊断

1. 反复发作的发作性前庭综合征:BPPV、梅尼埃病、前庭性偏头痛、短暂性脑缺血发作、前庭阵发症、上半规管裂隙综合征等。这类疾病的反复发作时间可长达数月,其临床特征与 PPPD 相似,需要排除上述疾病。

2. 急性前庭综合征:脑卒中、前庭神经炎、突发性聋伴眩晕、梅尼埃病及首次发作的前庭性偏头痛等。

3. 其他慢性前庭综合征:双侧前庭功能低下、心因性眩晕、慢性前庭性偏头痛等。

## 三、PPPD 的治疗及预后

PPPD 是一种涉及神经内科、耳鼻咽喉科、精神心理科等多学科的疾病,目前尚无规范化治疗指南,临床上常用的治疗方法主要包括心理疗法、药物疗法、前庭康复及认知-行为治疗等方法。上述方法可单独使用,可联合使用,可因病情进展需要适当调整。

1. *心理治疗法* PPPD 是一种功能性疾病,患者对该病发病机制的知情理解至关重要。医师治疗过程中应意识到某些患者可能过度“敏感化”。有效治疗 PPPD 的第一步就是心理教育,早期及时应用合理的心理治疗可以使患者了解到精神疾病导致躯体症状的大概原理,从而提高患者的治疗信心及依从性。

2. *前庭康复* 前庭康复旨在补偿或重新调节各种前庭和神经系统疾病的平衡控制障碍。根据患者功能障碍的类型,选择个性化的前庭康复方法。前庭康复的方法可以参考本书相关章节。

3. *认知行为疗法*(cognitive behavioral therapy,CBT) CBT 治疗方案包括以下组成部分。

(1)患者教育,通常被称为“心理教育”,在所有 CBT 计划中都是一个介绍病理生理学机制方面的介绍性会议。小册子、信息传单,另外互联网信息对患者的治疗也有额外的价值。

(2)在身体、情绪和心理社会层面进行引导式自我观察是打破适应不良的认知-行为周期的第一步,教育患者识别异常的姿势控制(僵硬的姿势、视觉依赖)以及对误解的正常姿势行为(如生理性自发性身体摇摆)的过度反应。

(3)识别和评估情绪和认识反应,可以帮助患者减少恐惧。

(4)心理因素,为了解决这方面因素,可以使用各种各样的暴露疗法。

(5)治疗目标应转移到有日常生活正常化,而不是完全减少症状,需要接受一定程度的头晕和摔倒的风险,以防止重新进入焦虑及其他疾病的恶性循环。

目前认为，CBT 是 PPPD 的有效干预措施。

4. *药物治疗* SSRI 和 SNRI 通常被推荐用于伴有或不伴有精神病并发症的慢性功能性眩晕。Jeffrey 等发现 SSRI 治疗 PPPD 的有效率约为 73％。在完成至少 8～10 周治疗的 PPPD 患者中，约 65％的患者症状减轻一半以上。焦虑和抑郁症状也得到明显改善。为了减少复发，PPPD 的治疗需要维持至少 1 年。SSRI 或 SNRI 作为 PPPD 的治疗选项，需要循证医学的证据。由于 PPPD 康复依赖于前庭和平衡控制系统的"重新适应"，应尽可能避免使用前庭抑制药物。

5. *电刺激治疗* 研究发现，PPPD 中脑激活和结构改变的证据，支持使用无创神经刺激的试验性治疗。PPPD 患者的左背外侧前额叶皮质经颅直流电刺激会导致刺激期间主观眩晕相关障碍的短暂较少。通过非侵入性迷走神经刺激，可使生活质量差、抑郁及头晕发作加重在一定程度上得到改善。电刺激的临床应用需要进一步研究。

## 四、展望

PPPD 仅是功能性眩晕中的一种疾病，还有一些其他症状不能够被目前已知的结构、功能或精神疾病所解释，但能够造成严重的痛苦和残疾。其中一种症状是眩晕、不稳感或头晕，它们没有因姿势、活动水平或暴露于外部运动刺激的改变发生变化。另一种眩晕症状的表现是，一种在多个平面或围绕多个旋转轴的旋转或类似于万花筒运动的全场旋转的感觉。目前缺乏对这些现象的正式研究，只有一些临床观察表明，这些现象经常出现在有多种其他躯体症状的患者中，特别是慢性疼痛和疲劳。还有一种功能性前庭神经系统的表现是随意性眼球震颤。这些问题等待着未来更好地阐明。

（*汤　勇　姜荣环*）

### 参考文献

[1] Sullivan M, Clark MR, Katon WJ, et al. Psychiatric and otologic diagnoses in patients complaining of dizziness[J]. Arch Intern Med, 1993, 153(12): 1479-1484.

[2] LinJ K, HsuW Y, LeJ T, et al. Psychogenic dizziness. Chin MedJ (TaiPei), 1993 (51): 289-295.

[3] LuxonM L. Disorder of balance//Ludman H, Wright T. Disease of ear[M]. $6^{th}$ edition. Arnold: Great Britain, 1998: 219-244.

[4] 卢静. 综合医院门诊患者抑郁/焦虑障碍现况调查[D]. 中国协和医科大学, 2008.

[5] Brandt T. Phobic postural vertigo. Neurology, 1996, 46(6): 1515-1519.

[6] Brandt T, Huppert D, Dieterich M. Phobic postural vertigo: a first follow-up[J]. J Neurol, 1994, 241(4): 191-195.

[7] Bronstein AM. Visual vertigo syndrome: clinical and posturography findings[J]. J Neurol Neurosurg Psychiatry, 1995, 59(5): 472-476.

[8] Bronstein AM. Vision and vertigo: some visual aspects of vestibular disorders[J]. J Neurol, 2004, 251(4): 381-387.

[9] Staab JP, Ruckenstein MJ. Expanding the differential diagnosis of chronic dizziness[J]. Arch Otolaryngol Head Neck Surg, 2007, 133(2): 170-176.

[10] Dieterich M, Staab JP. Functional dizziness: from phobic postural vertigo and chronic subjective dizziness to persistent postural-perceptual dizziness[J]. Curr Opin Neurol, 2017, 30(1): 107-113.

[11] 吴子明, 张素珍. 功能性眩晕-眩晕诊治的新高度[J]. 中华耳科学杂志, 2017, 15(6): 613-618.

# 第15章 偏头痛与眩晕

偏头痛是一种可以反复发作的脑功能障碍性疾病，常见于青壮年，多在青春期或青年起病，每次发病的性质及过程相似，头痛多在单侧，但也可双侧及全头部，可伴有恶心、呕吐、畏光、畏声等症状，发作间期正常。偏头痛发作具有以下特点。①排除器质性病变，持续4～72h的反复发作的头痛；②疼痛呈搏动性，局限一侧或双侧，程度为中重度，活动加重头痛或头痛时限制活动；③伴有恶心、呕吐等自主神经症状和(或)畏光畏声；④发作前可有视觉、感觉或运动方面的先兆。眩晕是偏头痛患者比较常见的症状。儿童良性阵发性眩晕一般认为与偏头痛有关，以后可能发展成偏头痛。虽然自19世纪以来就有学者注意到眩晕与偏头痛在临床上有联系，但由于头晕是一种主观症状，而且多种疾病都有可能引发患者眩晕，使得我们很难确定眩晕与偏头痛的因果关系。不过，越来越多的研究表明，偏头痛患者发生眩晕和头晕的频率明显高于正常人群，通过典型病史分析发现偏头痛是眩晕发生的高危因素。

## 第一节 偏头痛

偏头痛是一种常见的发作性脑功能障碍性疾病，多于青春期或青年时期起病，女性多见，男女之比约为1∶3。研究显示，女性在20—24岁发病率最高，男性在15—19岁发病率最高，75%的偏头痛患者报告在35岁之前出现偏头痛。世界范围内的年平均患病率约为14.4%，我国的偏头痛患病率为9.3%，在我国约有超过1亿人患有偏头痛。偏头痛是世界范围内导致失能的第二大常见疾病，仅次于下背痛，是导致50岁以下人群失能的最主要原因，每年导致健康寿命损失可达4510万人/年，占全球疾病负担的5.6%，超过所有其他神经系统疾病产生疾病负担的总和。

### 一、病因与发病机制

偏头痛的病因复杂，有关发病机制的学说很多。通常认为是复杂的神经体液因素，引起颅内外血管及神经功能失调所致。一般认为与下列因素有关。

1. 遗传因素　偏头痛发病具有家族聚集现象，遗传率估计约为42%。一项全基因组关联荟萃分析发现偏头痛有38个易感基因位点，其风险变异在血管和内脏平滑肌相关基因中富集。另一项分析结果也提示遗传标志物在神经元中富集。总之，除少数与偏头痛相关的单基因综合征(家族性偏瘫型偏头痛)之外，偏头痛的风险由多基因决定。

家族性偏瘫型偏头痛(familial hemiplegic migraine，FHM)是一种罕见的单基因常染色体显性遗传偏头痛亚型。FHM1是19号染色体的*CACNA1A*基因(钙通道)突变引起；FHM2是1号染色体q21—23的*ATP1A2*基因(Na/K-ATP 酶)突变引起;FHM3 是 2 号染色体 *SCN1A* 基因(钠通道)突变引起,也可能有其他未鉴定的基因。上述突变导致的离子通道异常可使突触间兴奋性谷氨酸浓度的增加。

2. *血管舒缩异常和血流动力学改变* 20 世纪 80 年代前,血管学说曾一度占主导地位。该学说认为,偏头痛的发作主要是头部血管的舒缩功能障碍引起的,即颅外血管的扩张与颅内血管的收缩。随着 MRI 等新型影像学技术用于偏头痛的研究,血管舒缩引起偏头痛发作的传统观念受到挑战。新的研究发现,偏头痛发作期脑血管直径与发作间期无差异,头痛和非头痛两侧大脑血管之间也无差异,偏头痛发作期未观察到大脑灌注明显下降。加之托吡酯、丙戊酸钠等一系列非血管药物的有效运用,血管学说受到质疑,血管学说已不再占主导地位。

3. *皮质扩散性抑制*(cortical spreading depression,CSD)*学说* CSD 是由大脑皮质局部神经元兴奋引起神经元过度去极化,并且过度去极化现象从局部向周围扩散,扩散速度为 3～5 mm/min。Hadjikhani 等通过血氧水平依赖功能 MRI 观察到偏头痛患者先兆症状进展与血氧信号改变几乎同期发生。CSD 还可通过激活三叉神经血管系统参与偏头痛发病。CSD 扩散方式及速度与偏头痛视觉先兆一致,很可能是偏头痛先兆症状产生的原因及偏头痛触发因素,但对于无先兆性偏头痛患者 CSD 尚需进一步研究。

4. *三叉神经血管反射学说* 三叉神经血管学说认为偏头痛是由三叉神经血管系统激活释放大量血管活性物质引起,其中降钙素基因相关肽(calcitonin gene related peptide,CGRP)起主要作用。CGRP 作用于其受体可引起肥大细胞脱颗粒、血管扩张以及血管外渗等,并且参与痛觉的中枢、外周敏化和偏头痛畏光现象的相关机制。动物实验发现,三叉神经也支配内耳结构,三叉神经脊束核与前庭神经核存在轴突连接,这可能也是偏头痛患者出现眩晕的解剖基础。曲普坦类药物是根据三叉神经血管学说研制出的一类临床有效治疗偏头痛的药物,相关机制为该药物特异性激动 5-羟色胺 1B/1D 受体,引起脑血管收缩;减少神经炎性介质(如 P 物质和 CGRP)释放,抑制神经源性炎症;并抑制脑干和上颈髓中活化的三叉神经释放神经递质(如谷氨酸),减少外周神经元的过度兴奋,从而使头痛缓解。近几年的新药 CGRP 及其受体单克隆抗体和 CGRP 受体拮抗药已在美国上市,已有多项临床试验证实,以上药物在偏头痛急性期 2h 头痛的缓解率及预防偏头痛,降低每月偏头痛天数上均取显示不错的疗效。因此,三叉神经血管学说是目前较为综合全面的假说,在偏头痛发病机制中占主导地位。

5. *中枢神经系统学说* 偏头痛被认为是一种脑功能障碍性疾病,新型影像学技术发现偏头痛患者存在脑灰质、白质纤维微结构改变以及功能连接的异常。Denuelle 等采用 PET 扫描发现,偏头痛发作时不仅中脑、脑桥被激活,下丘脑也被激活,而且在舒马曲普坦治疗头痛缓解后以上部位还持续被激活,提示下丘脑可能也参与到偏头痛的触发中。近来有研究对一位发作性偏头痛患者连续 30d 进行功能 MRI 扫描,其中完整记录到了 3 次未经治疗的偏头痛发作,发现下丘脑在头痛发作前与发作间期相比就已发生了明显的激活,被认为是偏头痛发作的起源,进一步支持上述结论。另外,MRI 基于体素的形态测量学发现偏头痛患者比正常对照组中脑导水管周围灰质(periaqueductal gray,PAG)密度增大,扣带回、杏仁核、眶额皮质、岛叶等区域灰质减少,灰质减少程度与发作频率和病程长短有相关性。功能 MRI 研究发现 PAG 与疼痛感受和体感传导通路的脑区有较强的联系,与参与疼痛调节的脑区(前额皮质,前扣带回,杏仁核)关联减弱,提示疼痛下行环路失抑制,疼痛感受区域高兴奋性。MRI弥散张量成像研究发现右额叶白质集群各向异性减少,同一区域的平均弥散和放射弥散增加,概率纤维追踪显示这些集群连接到疼痛网络(眶额皮质、岛叶、丘脑、中脑背侧),提示偏头痛患者脑部存在适应不良的可塑性改变或白质失整合。但偏头痛脑微结构和功能的改变是偏头痛的发作原因还是结果仍存在争议。

## 二、临床类型

1. *无先兆偏头痛* 是偏头痛的最常见的类型,没有明确的先兆症状,可以有一些非特异性前驱症状在头痛前数小时或数天发生,在一项为期5年的我国偏头痛患者前驱症状的研究中发现,21.5%患者存在至少一种前驱症状,该症状多在头痛发生前的数小时至2d内出现。我国患者最常见的前驱症状包括颈部僵硬感、头晕、打哈欠和困倦感等。与有先兆偏头痛相比,前者发作更频繁,患者以女性为主,更容易受到外部因素的影响,更容易伴有前驱,并且通常导致更大程度的劳动能力下降。无先兆偏头痛最易演变为慢性偏头痛,过度使用短效镇痛药物和共存某些疾患可促其转变。

2. *有先兆偏头痛* 偏头痛先兆表现为一种或连续多种逐渐出现的可逆性局灶症状,每个先兆通常持续5～60min,运动先兆可持续72h。先兆可以是单侧或双侧起源,可表现为阳性症状或阴性症状,比如失语被认为是单侧症状,构音障碍可以是单侧或双侧的,闪光和针刺感属于阳性先兆症状。皮质扩布抑制可能是偏头痛先兆的发生机制。先兆一般发生在头痛前,也可与头痛同时发生,或持续到头痛阶段。该型头痛具有无先兆性偏头痛的头痛特点,少数情况下,可以缺乏其特点或完全不出现头痛。根据先兆症状分为以下几个类型。

(1)典型先兆偏头痛:视觉先兆是最常见的先兆,多表现为闪光幻觉,通常是一些闪烁的暗点或者是“眼前冒金星”,暗点的周边时常有移动的亮光。有时候可以表现为锯齿状的曲折线或者类似城堡上的城垛。暗点出现在同向视野范围内;在一些病例中伴有暂时的同向性偏盲,视觉先兆症状通常在头痛即将出现之前发展到最高峰,然后消失。其次是感觉异常和言语症状,这3种都属于典型先兆,可以单独或接连发生,无运动、脑干或视网膜症状。先兆发生60min内无头痛出现,诊断为典型先兆不伴头痛。出现典型先兆不伴头痛、40岁以后首次出现先兆,仅有阴性症状(如偏盲)或先兆时间过长或过短都要小心鉴别其他严重的疾病(如TIA),需要完善相关检查。

(2)脑干先兆偏头痛:曾称为基底型或基底动脉型偏头痛,其先兆源自脑干,但无活动力弱。先兆包括以下可完全恢复的症状中至少2项。①构音障碍;②眩晕;③耳鸣;④听力减退;⑤复视;⑥非感觉损害引起的共济失调;⑦意识水平下降(GCS≤13),并且不能有运动和视网膜症状。有脑干先兆的偏头痛同时有典型先兆偏头痛时,两者都要诊断。当出现运动症状时则只诊断为偏瘫型偏头痛。所有这些先兆类型的偏头痛,都必须排除任何可能引起相似症状的其他原因。

(3)偏瘫型偏头痛:先兆症状出现可逆性肢体力弱时诊断偏瘫型偏头痛,此外,典型先兆视觉、感觉和言语症状也几乎总是出现于偏瘫型偏头痛。运动症状通常持续<72h,但一些患者可能持续数周。偏瘫型偏头痛分为家族性和散发性。患者一级或二级亲属中有类似的偏瘫发作是家族性偏瘫型偏头痛(FHM)诊断的关键。散发性偏瘫型偏头痛(sporadic hemiplegic migraine,SHM)先兆包括肢体无力,且在一级或二级亲属中无类似疾病家族史。散发性与家族性偏瘫型偏头痛的患病率基本相当,二者发作的临床特点

也相同。SHM常需要神经影像学和其他的检查来排除其他原因，如经食管超声和肺CTA排除心脏内外的异常分流。

(4)视网膜型偏头痛：视网膜型偏头痛为反复发作的单眼视觉障碍包括闪光、暗点、黑矇伴随符合偏头痛特征的头痛。一些患者主诉单眼视觉障碍的其实是同向性视觉先兆，需要仔细辨别。一些单纯视网膜先兆而无头痛的病例，偏头痛尚不能确定为潜在的病因。发作间期眼科检查通常正常。诊断时需要完善相关检查以除外其他疾病，如视神经病变或颈动脉夹层等。

3. 与偏头痛相关的周期综合征　主要发生于儿童，见于偏头痛患者或以后发展成偏头痛的可能性很大。主要包括复发性胃肠功能障碍、良性阵发性眩晕、良性阵发性斜颈。良性复发性胃肠功能障碍包括周期性腹痛和周期性呕吐，表现为周期性发作的腹痛或腹部不适，恶心和(或)呕吐，发作间期完全正常，检查未发现器质性胃肠道疾病。周期性呕吐，在1h内至少呕吐4次，持续1h到10d。周期性腹痛为中重度的中线腹痛，疼痛为钝痛或酸痛，可伴恶心呕吐，厌食、苍白，持续2～72h。良性阵发性眩晕发作时持续数分钟至数小时，可伴眼震、共济失调、呕吐、苍白、害怕。儿童可能不会描述眩晕，父母可通过不稳等症状来判断。良性阵发性斜颈表现为阵发性头偏向一侧，可伴随苍白、易怒、不安、呕吐、共济失调，数分钟到数天可自行缓解，需要排除颅后窝或颅颈交界病变所致斜颈，排除癫痫、扭转性肌张力障碍等其他疾病。

## 三、诊断

1. 病史及临床特点　偏头痛的临床诊断主要依据患者详尽的病史及临床特点，检查有无神经系统阳性体征。偏头痛一般在青春期或青年期发病，多反复发作，发作缓解后如正常人。发作前可有先兆症状，如闪光、暗点等视觉症状，也可有一过性侧肢体麻木、偏瘫。头痛表现为一侧或双侧搏动性中重度头痛，伴有恶心呕吐、畏光畏声。有些患者有家族史，发作可与月经及精神因素有关。

2. 诊断标准　偏头痛主要分为无先兆偏头痛和有先兆偏头痛。10%～20%的患者患有先兆偏头痛，但有些患者两种形式兼而有之，这时两种类型的偏头痛均要诊断。

(1)无先兆偏头痛：既往曾称为普通型偏头痛，单纯偏侧头痛。诊断标准如下。①符合②-④标准的头痛至少发作5次。②头痛发作持续4～72h(未治疗或治疗效果不佳)。③至少符合下列4项中的2项，即单侧、搏动性、中重度疼痛、日常体力活动加重头痛或因头痛而避免日常活动(如行走或上楼梯)。④至少符合下列2项中的1项，即恶心和(或)呕吐、畏光和畏声。⑤不能用ICHD-3中的其他诊断更好地解释。

(2)有先兆偏头痛：曾用名为典型偏头痛、经典型偏头痛、复杂性偏头痛。反复发作，持续数分钟，逐渐出现的单侧可完全恢复的视觉、感觉或其他中枢神经系统症状，通常随之出现头痛和偏头痛相关症状。诊断标准如下。①至少2次发作符合②和③。②至少有1个可完全恢复的先兆症状，即视觉、感觉、言语和(或)语言、运动、脑干、视网膜。③至少符合下列6项中的3项：至少有1个先兆持续超过5min；2个或更多的症状连续发生；每个独立先兆症状持续5～60min；至少有一个先兆是单侧的；至少有一个先兆是阳性的；与先兆伴发或在先兆出现60min内出现头痛。④不能用ICHD-3中的其他诊断更好地解释。

## 四、治疗

药物治疗主要包括头痛发作期的急性期治疗和头痛发作间期的预防性治疗。此外，应积极开展患者教育；充分利用各种非药物干预手段，包括按摩、理疗、生物反馈治疗、认知行为治疗和针灸等。

1. 发作期治疗

（1）非特异性急性期治疗药物：常用的非处方镇痛药有对乙酰氨基酚、布洛芬、萘普生、双氯芬酸，阿司匹林，以及镇痛药联合咖啡因的复方制剂。频繁使用镇痛药需要注意胃肠道损伤、肝损伤、诱发药物过量性头痛等风险。

（2）特异性急性期治疗药物

①曲普坦类药物：曲普类药物为 5-$HT_{1B/1D}$ 受体激动药，通过减少脑膜血管扩张、抑制 CGRP 的释放、阻止疼痛的传递来特异性治疗偏头痛。目前国内有舒马曲普坦、佐米曲普坦和利扎曲坦，鼻喷剂剂型较口服剂型起效快。偏头痛发作时曲普坦类药物越早应用效果越好。先兆期使用有增加脑缺血梗死风险，不建议在先兆期使用。如首次治疗无效，则改变剂型或剂量可能有效。患者对一种曲坦类无效，仍可能对另一种有效。由于其收缩血管性质，心脑血管病患者慎用。

②地坦类药物（ditan）：地坦类药物为 5-$HT_{1F}$ 受体激动药，该药物没有 5-$HT_{1B}$ 受体活性故不存在曲坦类收缩血管的不良反应。有多项临床试验表明，拉米地坦治疗偏头痛急性发作的安全性及有效性，肯定其作为偏头痛患者急性发作的较佳选择，尤其对于患有心血管疾病或处于心血管疾病风险的偏头痛患者意义显著。但是，由于该类药物具有脂溶性，易透过血脑屏障，因此存在中枢抑制作用，可能导致患者无法评估自己的驾驶能力和该药物所造成的损伤程度，故建议服药后至少 8h 不能驾驶车辆。同时需要注意的是，该药物具有导致药物过量性头痛的风险。

③吉泮类药物（gepant）：此类药物为降钙素基因相关肽受体拮抗药，通过将扩张的脑膜动脉恢复至正常而减轻偏头痛症状，且该过程不导致血管收缩。部分对曲坦类无效或者对曲坦类不能耐受的患者可能对吉泮类药物有良好的反应。

④辅助用药：如果恶心呕吐症状严重，可以联合使用甲氧氯普胺、多潘立酮等止吐和促进胃动力药物。苯二氮䓬类、巴比妥类镇静药可促使镇静、入睡，促进头痛消失，因镇静药有成瘾性，故仅适用于其他药物治疗无效的严重患者。

⑤其他治疗方法：可采用按摩、放松、生物反馈、认知疗法。此外，在偏头痛急性期可采用针灸疗法，以辨经论治为主，兼顾辨证论治，采用强刺激穴位诱导得气效应，以达到通经活络、行气止痛的目的，迅速获得镇痛效果。已有多项研究显示，针刺法对于偏头痛的治疗效果显著。近来我国学者研究显示，与安慰剂组相比，针刺组能明显降低偏头痛的次数和偏头痛的天数，以及降低头痛程度，且显示出一定的预防作用。急性期针灸方法包括毫针刺法、艾灸疗法、头针疗法、刺血疗法、火针疗法、耳针疗法等具有较强刺激的操作方式。部分神经调制治疗方法可用于偏头痛急性期，2018 年 FDA 批准将无创迷走神经电刺激 GammaCore® 用于治疗急性偏头痛；Lipton 教授的临床研究显示，接受单脉冲经颅磁刺激治疗急性期先兆性偏头痛患者在 2h 内无疼痛的比例（39%）明显高于假刺激组（22%），有一定应用前景。

2. 预防性治疗

（1）钙离子拮抗药：非特异性钙离子拮抗药氟桂利嗪对偏头痛的预防性治疗证据充足。研究表明，氟桂利嗪（5～10mg 每晚 1 次）预防性治疗，4 周末、8 周末及 12 周末的头痛情况与治疗前相比，头痛程度明显减轻，头痛频率明显减少。多项尼莫地平预防偏头痛的研究，结果均未能显示其疗效优于安慰剂，不值得推荐。

（2）抗癫痫药物：托吡酯是已获得研究证据支持的抗癫痫药物，对发作性及慢性偏头痛有效，并可能对药物过量性头痛有效。多项研究支持不同剂量托吡酯(50～200mg/d)预防偏头痛的有效性。双丙戊酸钠/丙戊酸钠(500～1800mg/d，分1或2次口服)对偏头痛预防有效，但长期使用需定时检测血常规、肝功能和淀粉酶。对女性患者需注意体重增加及卵巢功能异常(如多囊卵巢综合征)。

(3)β受体阻断药：β受体阻滞药在偏头痛预防性治疗方面效果明确，有多项随机对照试验结果支持。其中证据最为充足的是普萘洛尔(40～240mg/d)和美托洛尔(50～200mg/d)。另外，比索洛尔、噻吗洛尔和阿替洛尔可能有效，但证据质量不高。β受体阻滞药的禁忌证包括反应性呼吸道疾病、糖尿病、体位性低血压及心率减慢的某些心脏疾病。不适于运动员，可发生运动耐量减低。

(4)抗抑郁药：阿米替林(25～75mg/d)和文拉法辛(75～150mg/d)预防偏头痛的有效性已获得证实。另外最新研究发现，阿米替林对感觉神经元离子通道中具有阻断作用，为其在偏头痛中的应用提供了更为合理的理论依据。阿米替林尤其适用于合并有紧张型头痛或抑郁状态的患者。其主要不良反应为镇静。文拉法辛疗效与阿米替林类似，但不良反应更少。

(5)CGRP及其受体单克隆抗体、口服小分子CGRP受体拮抗药：该类新药是近几年来偏头痛研究领域较大的突破。CGRP单克隆抗体fremanezumab、galcanezumab、eptinezumab，CGRP、erenumab及两种口服小分子CGRP受体拮抗药atogepant、rimegepant已被美国FDA批准用于偏头痛预防治疗。该类药物具有不良反应小、不收缩全身血管、不易导致药物过量性头痛，以及按月或季度给药的特点。

(6)其他治疗方法：大剂量维生素$B_2$(400mg/d)及辅酶Q10的对照试验结果显示有效。口服镁盐的结果矛盾，一项结果阴性，另一项结果为阳性。2015年国外发表的最新一项随机、双盲、安慰剂对照多中心研究表明，含有维生素$B_2$、辅酶Q10、镁盐复方制剂对预防偏头痛发作有效，可减少偏头痛发作频率。此外，偏头痛属于中医学“头风”“脑风”等范畴，中医药治疗偏头痛已有几千年历史，积累了不少临床经验。长期以来，中药治疗偏头痛的安全性已经得到了广泛的认同，针对疗效的随机对照研究也有开展，如天舒胶囊、都梁软胶囊等均可以有效治疗偏头痛，并且联合西药治疗可能优于单纯西药治疗。推拿、针灸、生物反馈、认知行为治疗均有一定预防作用。近些年来，神经调制技术在治疗偏头痛变得越来越重要。虽然最初只针对难治性病例，但现在越来越多地在早期治疗阶段和非难治性情况下加以考虑。与药物治疗方法相比，大多数神经调制技术的耐受性更好，但目前多数证据都是基于开放性研究，在对照研究中使用的假刺激装置仍然存在问题。FDA已经批准使用经皮眶上神经刺激(Cefaly设备)预防18岁以上患者的发作性偏头痛，这是第一个在美国被批准用于预防偏头痛的设备。其他用于偏头痛预防的神经调制治疗有重复经颅磁刺激、枕大神经阻滞、经皮枕神经刺激等治疗方式。

(董　钊　陈小燕　林晓雪)

## 第二节　前庭性偏头痛

### 一、前庭性偏头痛的命名与流行病学

偏头痛是一种常见的慢性疾病，特点是严重的发作性头痛，自主神经功能障碍，在一些患者中还有先兆表现。偏头痛的患者常有前庭系统症状，可以是明显的眩晕或非特异性的头晕、不稳感和运动不耐受。大量文献显示，偏头痛相关的眩晕可作为一种疾病的实体而存在，2004 年国际头痛协会在其头痛的分类中没有包括前庭性偏头痛（vestibular migraine，VM）（儿童良性阵发性眩晕的定义为周期性发作的综合征，而且一般是作为偏头痛的前驱症状）。本部分主要讨论成年人VM，简要回顾偏头痛与眩晕之间在流行病学方面的相关性；讨论 VM 的诊断标准、鉴别诊断，并探讨与偏头痛有关的其他临床前庭系统疾病，最后提出治疗意见。

目前，对于偏头痛引起的眩晕所用的命名有前庭型偏头痛、良性复发性眩晕、偏头痛相关的眩晕、偏头痛诱发的眩晕和 VM。一些是纯描述性的，一些则提示了偏头痛和前庭系统之间的联系。目前，最常用的是 VM。偏头痛和眩晕两种疾病在普通人群中非常常见。偏头痛在欧美男性中患病率为 4%～6.5%，女性为 11.2%～18.2%，而一生中的患病率为 23%。由于患病率较高，偏头痛和眩晕肯定会有交叉，即两者之间没有因果关系。存在的问题是偏头痛和眩晕均为临床诊断，对患者病史的复述往往有一定的主观性。但很多研究者发现，偏头痛和眩晕之间是相互联系的。复发性眩晕的患者 1/3 有偏头痛。偏头痛在眩晕门诊的患者中占 38%，高于同性别、年龄对照组 24%的患病率。VM 在眩晕门诊患者中的患病率为 7%，而在偏头痛门诊患者中的患病率为 9%。

### 二、VM 的发病机制

1. *皮质扩散性抑制（CSD）学说*　CSD 学说被认为是偏头痛发病的始动机制。CSD 能够到达前庭相关皮质区域，甚至脑干前庭神经核引起前庭症状。CSD 能够通过一定机制激活三叉神经血管反射，导致头痛发作，偏头痛先兆和头痛之间的潜伏期可能反映了 CSD 枕叶皮质扩散到疼痛触发脑区的时间；偏头痛发作时某皮质区短时程的去极化扩散到相邻脑区的同时能够继发性地引起其他区域神经活动较长时程的降低，然而其并不能用来解释 VM 发作的长时程性及可能出现的半规管轻瘫和复杂的位置性眼震。与偏头痛对视觉和听觉刺激的敏感性增加相似，VM 也存在对前庭传入敏感性增加的情况。

2. *血管学说*　血管学说也是偏头痛眩晕发病机制最早的学说，VM 考虑为原发性脑血管功能障碍，外部和内部诱因导致可逆性血管痉挛，影响内听动脉及分支，引发前庭和耳蜗症状，同时引起自发性眼震；如果影响小脑前下动脉，则引起中枢性眼震。还有病例报道称在卵圆孔未闭患者中行 TCD 微栓子检查发现大量逆行的微栓子由右心直接到左心，逆流而上，造成脑干血管痉挛，导致脑缺血发作，引发偏头痛。在这个报道中发现有患者除引发偏头痛外还有眩晕发作，经过卵圆孔封堵后症状消失。

3. *三叉神经血管学说*　该机制是通过激活三叉神经前庭反射引发神经源性炎症，随后内耳血浆蛋白渗出和炎性递质的释放有助于持续激活和敏化三叉神经初级传入神经元。脑干前庭核与调节三叉神经伤害性输入的结构之间互相连接（延髓头端腹内侧区、中脑导水管周围灰质腹外侧区、蓝斑核、中缝巨

胞核)是VM病理生理的关键。三叉神经学说通路中,前庭神经下核、中核、外侧核与三叉神经核尾相互关联,偏头痛有关的神经递质经蓝斑核、背核等传入中枢前庭核,出现前庭神经元的调节异常,出现眩晕。另外一项研究发现,三叉神经元释放的某些活性物质可以引起偏头痛、眩晕、自发眼震,推论此类患者脑干结构附近易感性阈值降低,从而导致偏头痛眩晕。从上述机制中可看出,有偏头痛发作的典型偏头痛性眩晕主要为中枢机制受损所致。CGRP在三叉神经血管系统的广泛分布与偏头痛的发生有密切关系,其有扩血管作用,偏头痛发作时颅内血管的CGRP含量升高,而在肘静脉中含量并未升高。动物研究发现,三叉神经激活释放的CGRP可引起脑及脑膜血管扩张、刺激肥大细胞释放炎症介质,作用于卫星胶质细胞发挥促使感觉神经元激活及致敏的作用,同时发挥类似神经递质作用的还有5-HT、NE-DA。VM患者组的丘脑活动明显增强,而且这种丘脑活动增强的幅度与VM患者发作的频率成正相关,而丘脑的功能障碍会使患者在疾病急性期产生倾倒感及步态不稳。

4. 基因及离子通道学说　常染色体5q35和常染色体22q12异常可能与VM相关。有报道,在同一家庭中的多个亲属会以不同亚型表现存在,包括偏头痛、VM和良性发作性眩晕,推测可能与多基因调控引发多样性表现有关。此外,由于2型发作性共济失调和家族性偏瘫型偏头痛的患者均可出现发作性眩晕和头痛症状,类比推测VM可能为一种离子通道病,与电压闸门性钙离子通道基因缺陷有关。

根据笔者的临床经验,VM可能是外周、中枢两种机制作用的结果。

## 三、VM的临床诊治

1. VM的临床表现　VM的发病年龄跨度大,30－60岁是发病高峰年龄段,可能与这个年龄段精神压力大、劳累、易受外界环境刺激和激素不稳定有关。VM患者平均年龄小于后循环缺血患者(2.75∶1.00),其中女性多见(4∶1)。发作频率较其他前庭外周性眩晕更频繁,甚至1周会发作1次以上。眩晕持续时间及临床症状多变,持续时间多在5min至72h,其中有约10%患者仅持续几秒,当头部活动、视觉刺激或头部位置变化后可反复出现,有些患者可能需要3d以上才能从一次发作中完全恢复。

临床症状包括前庭症状及偏头痛样症状。前庭症状可表现为自发性眩晕、位置性眩晕、视觉引发的眩晕、头部运动引发的眩晕及运动不耐受、身体不稳、空间位置定向障碍、身体主动运动时出现不安等。偏头痛症状包括单侧头痛、搏动性头痛、畏光、畏声、视觉先兆等。眩晕发作和偏头痛的关系不固定,眩晕可发生在偏头痛之前、之中或之后,约30%的患者眩晕发作与头痛或先兆表现不同时出现。VM区别于其他前庭性疾病的临床特点可能不是偏头痛,而是畏光、畏声、头动敏感。

2. VM的诊断标准

(1)肯定VM的诊断标准:①出现5次前庭症状,持续5min至72h;②有或无先兆偏头痛病史;③至少有50%的前庭症状和1个或多个偏头痛特点,头痛为一侧、搏动、中重度发作,有恐声、恐光及视觉先兆;④不符合其他前庭疾病和偏头痛标准。

(2)可能VM的诊断标准:①出现5次前庭症状,持续5min至72h;②符合VM诊断标准中的②和③;③不符合其他前庭疾病和偏头痛标准。

3. 与偏头痛有关的其他的神经耳科学疾病　VM的鉴别诊断应该考虑其他原因的发作性眩晕,如良性和中枢性阵发性位置性眩晕、梅尼埃病、短暂性缺血发作、第Ⅷ对脑神经压迫综合征、内耳疾病和癫痫性眩晕。本书只鉴别一些与偏头痛有关的疾病。

(1)良性阵发性位置性眩晕(BPPV):尽管 BPPV 是一种特征鲜明的疾病实体,但由于近一半的 MRV 有位置性眩晕,两者容易混淆。偏头痛患者 BPPV 的发生率较高,可能是缺血致椭圆囊病损。BPPV 可以根据 Dix-Hallpike 检查阳性反应做出诊断。如果引出的位置性眼震不典型,须考虑其他类型的 BPPV 或中枢性位置性眼震。

(2)运动病:偏头痛患者比其他患者更易受到运动病的影响。偏头痛患者有视动后眼震,恶心和诱发的疼痛刺激持续时间长于对照组。三叉神经敏化在发作间期可以长期存在,如遇到微小的刺激可再次发作,系对运动病的敏感度增高。运动刺激停止后眩晕可以减轻,提示运动病,如眩晕持续存在可能是运动诱发了 MRV。

(3)基底动脉型偏头痛:基底动脉型偏头痛通常见于年轻女性,常有偏头痛家族史,首先出现类似典型偏头痛先兆的视觉现象,所不同的是累及双侧视野。患者可伴有眩晕、肢体不协调、构音障碍和双侧手足麻刺感,有时双侧嘴周围也可出现麻刺感。在 2004 年 HIS 的标准中,基底动脉型偏头痛的定义是先兆症状明显来源于脑干,或者双侧大脑半球同时受累,而无运动无力。由于眩晕是基底动脉型偏头痛最常见的症状,如果出现耳鸣和波动性听力下降,与梅尼埃病的鉴别较困难。

(4)梅尼埃病(MD):MD 患者一生中偏头痛的发生率为 56%,而同年龄、性别的对照组发生率仅有 25%。目前有两种解释:①MD 患者中可能同时就患有 VM;②MD 和 VM 之间有某种病理生理联系。但是,作为 MD 的标志之一,缓慢进行性听力下降在 MRV 中见不到,只是偶有轻度、非进行性的听力下降。前庭功能检查有可能鉴别 MD 和 MRV。

(5)伴有偏头痛和前庭症状的遗传性疾病:偏头痛性头晕和眩晕可以是某种特异性遗传性疾病的临床表现。Ⅱ型家族性发作性共济失调,定位于染色体 19p13,与钙通道异常有关,约 50%的患者有偏头痛。家族性偏瘫型偏头痛(familial hemiplegic migraine, FHM)是一种遗传性偏头痛综合征,该病有遗传性眼震、共济失调和特发性震颤(essential tremor),约一半的 FHM 与 19p13 染色体有关。偏头痛患者头晕、困倦、不稳感等非前庭主诉非常常见,这些症状可见于直立性低血压、抑郁或急性焦虑症,也可能是抗偏头痛药物的不良反应。

4. VM 的治疗

(1)非药物治疗:改善生活方式,适当锻炼,放松心情,养成良好的睡眠习惯,避免劳累及接触红酒、谷氨酸钠、巧克力、奶酪等食物可有效预防 VM 的复发;前庭康复训练有助于改善合并焦虑、抑郁的 VM 患者的自我感知能力和客观平衡功能。大气压变化或过量运动(特别是儿童)常引发 VM。很多女性 VM 患者随体内激素的变化症状有不同,月经期头痛更严重。某些乙醇(如红酒、啤酒或香槟)、咖啡、腊肉、味精、甜味剂、浓奶酪、酸奶或腌制食物等刺激,外周感觉刺激(如雪茄烟的烟雾、某种浴油、香水),亮光、重复的斜纹或几何图形等视觉刺激可引发 VM。

(2)急性发作期治疗:①5-HT 受体激动药曲坦类药物,曲坦类药物可能通过影响前庭投射系统的 5-HT 而改善偏头痛患者的晕动病;曲坦类药物为中到重度头痛最主要的对症治疗方法,给药途径有口服、经鼻、肌内注射和栓剂纳肛。曲坦类药物可引起血管收缩,对伴有缺血性心脏病、高血压、心脑血管疾病的患者及孕妇会产生不良影响。②非甾体抗炎药(NSAIDs)和激素用于 VM 治疗。③对症治疗可选用前庭抑制药,如异丙嗪、茶苯海明等,利用其镇静、催眠、止吐和抗眩晕作用。VM 发作期,苯二氮䓬有效(如每 4~6h 服用地西泮 2mg);使用止吐药,如甲氧氯普胺,可以增加胃蠕动,促进其他药物的吸收，而减轻症状；异丙嗪具有抗晕和止吐的双重作用（口服或纳肛 25mg 或 50mg）。茶苯海明（乘晕宁、晕海宁）和敏克静等镇静作用较轻的药物可用于治疗轻微的眩晕发作。

（3）预防性药物治疗：对于每月发作 3 次或更多次 VM 的患者、发作时影响正常生活的患者、对症治疗无效的患者推荐 VM 预防性治疗。通常用于预防发作的药物有 β 受体阻滞药、钙通道抑制药、抗抑郁药、抗焦虑药及其他药物。

①钙离子通道阻滞药：临床治疗偏头痛的常用药物，可抑制钙离子进入血管平滑肌，有效缓解血管痉挛，通过调节耳蜗内血流量，改善前庭器官微循环，减少眩晕发作，长期服用需注意防治锥体外系综合征，维拉帕米和尼莫地平这类钙离子通道抑制药的药效微弱或无效。

②β 受体阻滞药：普萘洛尔是其中最有效的一种 β 受体阻滞药，每日 80～120mg，如患者存在心率缓慢，需要监测平静时脉搏，有时可出现疲劳和体力下降，哮喘患者禁用。治疗开始的 2～3 周疗效可能不明显。普萘洛尔常能显著地缩短这些患者眩晕发作的时间并大大改善对运动的异常感觉。

③碳酸酐酶抑制药：乙酰唑胺能够显著降低眩晕和偏头痛发作，可预防眩晕发作，作用机制可能与神经细胞的离子通道相关。乙酰唑胺除有利尿作用外，还有轻微的酸化血液和组织（包括脑组织）的作用，对家族性 EA-2 及家族性半身麻痹性偏头痛的患者具有显著效果，这两种疾病均存在钙通道基因的突变。乙酰唑胺 250mg，2/d，可显著改善前庭性偏头痛和运动敏感的症状。1/5 的患者出现间断性的肢端或面部感觉异常，最长持续 30 min。几个月后，异常感觉持续时间缩短，频率降低。但是长期治疗会增加患肾结石的风险，可同时服用橘汁降低发生率。乙酰唑胺不能用于对磺胺过敏的患者。

④三环类抗抑郁药：可用于伴发抑郁症和焦虑症的 VM 患者。开始时给予小剂量，逐渐缓慢加量，每隔 3 个月评估治疗效果，症状发生率降到 50%以下视为有效，治疗过程中需注意防治不良反应。抗抑郁药阿米替林是一种有效预防偏头痛的药物，甚至对儿童也有效。此药的不良反应使初始剂量必须低于有效剂量，在接下来的几周逐渐加量，直到达到最佳剂量。

（4）前庭康复：前庭康复治疗对 VM 有益，尤其是病情严重的患者。建议针对患者的运动病和运动敏感等进行前庭康复治疗（参见有关章节）。

（吴子明　李　文）

# 第三节　复发性前庭病

复发性前庭病是一种表现为发作性眩晕症状的疾病，持续数分钟至数小时，没有听觉或神经体征或症状。复发性前庭病（recurrent vestibulopathy）这个诊断名称第一次由 Drachman 和 Hart 于 1972 年提出，但他们没有讨论病因和给出定义。

1981 年，加拿大多伦多大学的 Leliever 和 Barber 明确和完整地提出这一诊断名称，用这个名词描述不明原因的反复发作的单纯性眩晕，持续 5min 到 24h，类似于梅尼埃病的眩晕发作，但没有听力下降、耳鸣、耳闷等耳部症状，没有其他神经系统的症状和体征，眩晕诱发和体位变化无关。根据患者的症状和检查可以确定是前庭系统来源的眩晕，但是无法明确病因。

## 一、命名的讨论

Slater（1979）建议使用良性复发性眩晕

(benign recurrent vertigo)这个诊断名称，他认为良性复发性眩晕这个名称不会确定一个病理实质，但给患者一个目前病情的名称，这样可以解决患者的焦虑，因为这些患者常就诊过很多医师一直得不到诊断。良性的称呼是合理的，因为即使患者的前庭功能下降，就像良性肿瘤也会有症状一样，强调这个疾病是有限的一些症状，不是严重的神经或者系统性疾病。

相比较而言，良性复发性眩晕主要从症状去描述，复发性前庭病更清楚地表达了病理实质。

对这种病情的诊断，过去有学者使用"前庭型梅尼埃病"，但这一诊断名词已经从新的梅尼埃病诊断标准中去除，为了避免漏诊其他疾病，已经不建议临床使用这个诊断名词。

Kentala 发现，在诊断为良性复发性眩晕(诊断标准同复发性前庭病，下同)的患者中头痛的比例相当高(53%～81%，普通人群只有 2%～18%)，认为有可能一部分是偏头痛的病例。Rzeski 报道 41 例前庭型偏头痛的患者，眩晕可以出现在头痛之前，26 例眩晕在头痛发作之间出现，3 例主要为眩晕症状或者先有眩晕症状。Oh 调查了家族成员也有相同眩晕发作的 24 例良性复发性眩晕，结果家族成员中 2/3 的反复眩晕者为偏头痛。Rassekh 报道 80%的前庭型梅尼埃病最后被诊断为偏头痛。这些学者认为，所谓的复发性前庭病很大一部分是前庭型偏头痛或称偏头痛眩晕。偏头痛眩晕可能被隐藏在复发性前庭病或者前庭型梅尼埃病这个名词下面。当偏头痛的症状不典型时，要问患者是否对光、声、运动敏感、火花样视觉幻觉或者出现视觉盲点，这些症状要仔细问病史才能得到，因为大多数患者不会主动陈述。

Phillips 反对在这些单纯性眩晕的患者使用前庭型偏头痛或者偏头痛眩晕这个诊断。他认为与眩晕最有关的偏头痛是基底动脉型偏头痛，但患者一般有一系列的症状包括视觉问题、眩晕、共济失调、构音困难和耳鸣等，一般要有两个发作先兆。偏头痛发作先兆导致的脑干抑制仅仅局限于前庭神经核，而不影响听觉和其他神经系统，在生物学上是不可能的。部分患者出现的单侧半规管功能下降，和偏头痛的皮质功能异常不相符。用偏头痛眩晕无法解释为什么只有前庭异常。复发性前庭病这种没有听觉和其他神经系统症状的眩晕，可能有我们目前不知道的病理过程，用偏头痛眩晕来诊断是不合适的。

Leeuwen 随访了 105 位诊断为复发性前庭病的患者，平均随访 31 个月，62%患者症状自行缓解，19%症状减轻，14%维持原来症状和程度，2%症状加重，2%最后诊断为偏头痛，1%最后诊断为梅尼埃病。患者男女比例为 1.7∶1，和偏头痛不同(4∶1)，发病高峰年龄不同，偏头痛为 30－40 岁，复发性前庭病为 50－60 岁。不治疗就能痊愈的情况和偏头痛的自然病程不同，作者认为复发性前庭病和偏头痛眩晕不是一个病，是有另外的目前不知道的病因。

Leeuwen 认为单纯性眩晕反复发作也不能用复发性前庭神经炎来诊断，因为这些患者的眩晕发作比较频繁，同时 83%患者冷热试验正常，和前庭神经炎差异较大。另外，单独的反复发作眩晕也不能用后循环缺血来解释，后者应伴有视觉障碍、突然跌倒发作、站立不稳和构音困难等其他神经系统症状。因此 Leeuwen 赞同采用复发性前庭病这一诊断名称，用于无听觉和其他神经症状的不明原因的反复眩晕。

Lee 随访 138 例复发性前庭病患者，随访时间平均 5.3 年，4%的病例诊断为梅尼埃病，2%的病例诊断为偏头痛。此外，在随访期间，没有患者出现中枢神经系统疾病或良性阵发性位置性眩晕(BPPV)。大多数复发性前庭病病例不会发展为梅尼埃病，复发性前庭病的患者也不像那些被诊断为前庭型梅尼埃病的患者那样经常出现耳鸣和耳闷。复发性前庭病在每次发作时都没有显示出眼球震颤方向的变化。许多作者认为复发性前庭病是一个独立的病理生理实体，而不是偏头痛或梅尼埃病的前兆。

## 二、临床特点

除了在定义中描述的症状和体征，Leliever 报道诊断为复发性前庭病的患者，在性别、年龄和全身情况与一般梅尼埃病患者相同，但冷热试验异常的比例是梅尼埃病的1/2，83%～83.3%患者的冷热试验正常。Mcclure 发现，复发性前庭病的眼震方向不会改变，而梅尼埃病在不同的疾病期眼震方向会改变。

眩晕症状预后良好，62%～83%患者眩晕自行缓解。

冷热试验显示，活动型的复发性前庭病患者，更容易出现半规管功能减退，有些患者是双侧减弱。

## 三、可能的病因

复发性前庭病的病因尚不清楚，但其可能的病理生理机制包括内淋巴积水、第Ⅷ对脑神经异常血管压迫、复发性病毒感染等。多数学者认为，可能是常驻前庭神经节的嗜神经病毒，不定期地活跃造成眩晕反复发作。Gacek 发现1例单纯反复眩晕10年的患者，前庭神经节神经元退行性变，提出复发性前庭病可能是病毒感染引起。对于双侧发病者，应注意有无家族遗传特征，可能是基因突变引起的。Ducroz 在128例良性复发性前庭病变中，内耳钆造影磁共振成像中观察到，23%的患者存在内淋巴积水。

## 四、鉴别诊断

Rutka 总结73例平均随访8.5年，71.5%维持原来诊断，13.5%诊断变为梅尼埃病，8%最后诊断为良性阵发性位置性眩晕，6%无法明确诊断。除了梅尼埃病，很多患者最后诊断为偏头痛。复发性前庭病所描述的症状和体征，和一些疾病的早期临床表现是相同的，因此要注意这些临床表现相似疾病的特有症状的询问，在随访过程中注意症状的变化。

反过来，一部分单纯反复眩晕的患者，没有明显的前庭功能障碍，即使是前庭系统病变，也会被部分医师误诊为精神性眩晕。中枢病变有时候会表现为外周性病变的症状，在诊断复发性前庭病之前，一定要完善各种检查以排除中枢病变。

复发性前庭病作为一个临床诊断，不排除有特定的病因和病理机制，但其描述的临床表现，也是梅尼埃病和偏头痛性眩晕的早期表现。如果把它看成一个广义的概念，泛指前庭系统来源的不明原因的眩晕，那么当根据患者症状，怀疑但还无法确诊梅尼埃病、偏头痛或者其他前庭疾病时，使用复发性前庭病也是一个选择。未来要对病例做更长的随访与研究，以明确其病理机制。

（王武庆）

## 参考文献


[1] Drachman DA, Hart CW. An approach to the dizzy patient[J]. Neurology (Minneapolis), 1972(22):323-334.

[2] Leliever WC, Barber HO: Recurrent vestibulopathy[J]. Laryngoscope, 1981(91):1-6.

[3] El-Kashlan HK, Telian SA. Diagnosis and initiating treatment for peripheral system disorders: imbalance and dizziness with normal hearing[J]. Otolaryngol Clin North Am, 2000, 33(3):563-578.

[4] Slater R. Benign recurrent vertigo. Journal of Neurology, Neurosurgery, and Psychiatry, 1979(42):363-367.

[5] Heaton JM, Barton J, Ranalli P, et al. Evaluation of the dizzy patient: experience from a

multidisciplinary neurotology clinic[J]. J Laryngol Otol,1999,113(1):19-23.

[6] Committee on Hearing and Equilibrium. Committee on Hearing and Equilibrium guidelines for the diagnosis and evaluation of therapy in Menière's disease[J]. Otolaryngol Head Neck Surg,1995(113):181-185.

[7] Kentala E,Pyykko I. Benign Recurrent Vertigo-True of Artificial Diagnosis? Acta Otolaryngol(Stockh),1997,Suppl 529:101-103.

[8] Maciej Rzeski,Adam Stêpien,Zbigniew Kaczorowski. Evaluation of the function of the vestibular system in patients with migraine[J]. Neurologia i Neurochirurgia Polska,2008,42(6):518-524.

[9] Andrew KO,Hyung L,Joanna CJ,et al. Familial Benign Recurrent Vertigo[J]. American Journal of Medical Genetics,2001(100):287-291.

[10] Rassekh CH,Harker LA. The prevalence of migraine in Menière's disease[J]. Laryngoscope,1992(102):135-138.

[11] Neuhauser H,Leopold M,Brevern M,et al. The interrelations of migraine,vertigo,and migrainous vertigo[J]. NEUROLOGY,2001(56):436-441.

[12] Phillips J,Longridge N,Mallinson A,et al. Migraine and Vertigo: A Marriage of Convenience? [J]. Headache,2010(50):1362-1365.

[13] Leeuwen RB Van,Bruintjes TD. Recurrent vestibulopathy: natural course and prognostic factors[J]. The Journal of Laryngology & Otology,2010(124):19-22.

[14] Hong-Kyoung Lee,Seong-Ki Ahn,Sea-Yuong Jeon,et al. Clinical Characteristics and Natural Course of Recurrent Vestibulopathy: A Long-Term Follow-Up Study[J]. Laryngoscope,2012(122):883-886.

[15] Hyung Lee,Sung Il Sohn,Doo Kyo Jung,et al. Migraine and isolated recurrent vertigo of unknown cause[J]. Neurol Res,2002(24):663-665.

[16] Rutka JA,Barber HO. Recurrent vestibulopathy: third review[J]. J Otolaryngol,1986(15):105-107.

[17] Joanna C. Jen. Bilateral Vestibulopathy: Clinical,Diagnostic,and Genetic Considerations[J]. SEMINARS IN NEUROLOGY,2009,29(5):528-533.

[18] Richard R. Gacek. A place principle for vertigo[J]. Auris Nasus Larynx,2008(35):1-10.

[19] Richard R. Gacek,Mark R. Gacek. Meniere's Disease as a Manifestation of Vestibular Ganglionitis[J]. American Journal of Otolaryngology,2001,22(4):241-250.

[20] Claire Ducroz,Georges Dumas,Raphaële Quatre,et al. Benign recurrent vestibulopathy: MRI and vestibular tests results in a series of 128 cases[J]. Eur Arch Otorhinolaryngol,2022,279(1):169-173.

[21] Frank Thömke,Hanns Christian Hopf. Pontine lesions mimicking acute peripheral vestibulopathy[J]. J Neurol Neurosurg Psychiatry,1999(66):340-349.

[22] Ashina M. Migraine[J]. The New England Journal of Medicine,2020,383(19):1866-1876.

[23] Ashina M,Katsarava Z,Do TP,et al. Migraine: epidemiology and systems of care[J]. Lancet,2021,397(10283):1485-1495.

[24] Yu S,Liu R,Zhao G,et al. The prevalence and burden of primary headaches in China: a population based doortodoor survey[J]. Headache,2012(52):582591.

[25] GBD 2016 Neurology Collaborators. Global,regional,and national burden of neurological disorders,1990-2016: a systematic analysis for the Global Burden of Disease Study 2016[J]. Lancet Neurol,2019(18):459-480.

[26] GBD 2016 Headache Collaborators. Global,regional,and national burden of migraine and tension-type headache,1990-2016: a systematic analysis for the Global Burden of Disease Study 2016[J]. Lancet Neurol,2018(17):954-976.

[27] Polderman TJC,Benyamin B,de Leeuw CA,et al. Meta-analysis of the heritability of human traits based on fifty years of twin studies[J].

Nat Genet, 2015, 47(7): 702-709.

[28] Gormley P, Anttila V, Winsvold BS, et al. Meta-analysis of 375,000 individuals identifies 38 susceptibility loci for migraine[J]. Nat Genet, 2016, 48(8): 856-866.

[29] Ferrari MD, Klever RR, Terwindt GM, et al. Migraine pathophysiology: lessons from mouse models and human genetics[J]. Lancet Neurol 2015(14): 65-80.

[30] Tolner EA, Houben T, Terwindt GM, et al. From migraine genes to mechanisms[J]. Pain, 2015, 156(suppl 1): S64-74.

[31] Schoonman GG. Migraine headache is not associated with cerebral or meningeal vasodilatation-a 3T magnetic resonance angiography study[J]. Brain : a journal of neurology, 2008, 131(8): 2192-2200.

[32] Wang Xiaolin. Premonitory symptoms in migraine from China: A multi-clinic study of 4821 patients[J]. Cephalalgia : an international journal of headache, 2021, 41(9): 991-1003.

[33] Ran Ye. Gradually shifting clinical phenomics in migraine spectrum: a cross-sectional, multicenter study of 5438 patients[J]. The Journal of Headache and Pain, 2022(23), 189.

[34] Clemow DB, Johnson KW, Hochstetler HM, et al. Lasmiditan mechanism of action-review of a selective 5-HT1F agonist [J]. J Headache Pain, 2020, 21(1): 71.

[35] Rau JC, Navratilova E, Oyarzo J, et al. Evaluation of LY573144 (lasmiditan) in a preclinical model of medication overuse headache [J]. Cephalalgia, 2020, 40(9): 903-912.

[36] Zhao, Ling, et al. The Long-term Effect of Acupuncture for Migraine Prophylaxis: A Randomized Clinical Trial [J]. JAMA Internal Medicine, 2017, 177(4): 508-515.

[37] Russell, F A, et al. Calcitonin gene-related peptide: physiology and pathophysiology [J]. Physiological Reviews, 2014, 94(4): 1099-142.

[38] Koo JW, Balaban CD. Serotonin-induced plasma extravasation in the murine inner ear: possible mechanism of migraine-associated inner ear dysfunction[J]. Cephalalgia, 2006, 26(11): 1310-1319.

[39] 叶深琼，王相明，张月辉. 偏头痛发病机制的研究进展[J]. 医学综述，2020, 26(6): 1086-1091.

[40] 中国偏头痛防治指南[J]. 中国疼痛医学杂志，2016, 22(10): 721-727.

[41] 于生元，万琪，王伟，等. 偏头痛非药物防治中国专家共识[J]. 神经损伤与功能重建，2021, 16(1): 1-5.

[42] Lamb YN. Lasmiditan: First Approval [J]. Drugs, 2019, 79(18): 1989-1996.

[43] Bhakta M, Vuong T, Taura T, et al. Migraine therapeutics differentially modulate the CGRP pathway[J]. Cephalalgia, 2021, 1(5): 499-514.

# 第16章 儿童眩晕

眩晕是最常见的临床症状之一，在门诊的眩晕患者中发现，发病年龄有2个高峰期，第一个高峰期在4－15岁，第二个高峰期为40－60岁，由此可见，眩晕在儿童中并不少见，但由于儿童的表达能力限制，可能不能完全描述自己的症状导致很多漏诊。2009年，"*Lancet*"曾报道了1例5岁儿童因恶心、呕吐和腹部疼痛就诊被诊断为梅尼埃病的病例报道。有关于儿童眩晕在国内的研究相对于成年人而言非常有限。因此，鉴于儿童的年龄特点及在诊断与治疗上的特殊性，在接诊儿童患者时医师除了要了解小儿的生理发育与儿童眩晕的特点外，还要掌握采集小儿眩晕病史的技巧，注意观察小儿的阳性体征。值得一提的是，在儿童眩晕的诊断中，患儿的平衡能力评估是非常重要的鉴别因素和重要组成部分。

## 一、流行病学

儿童眩晕的流行病学资料比较少，Russle G. 对苏格兰一所学校5－15岁儿童(2165人，占总数10%)进行问卷调查，回收有效问卷1754份。在前一年内至少一次头晕/眩晕发作314人，有至少3次头晕/眩晕发作92人。儿童在各个年龄均有发病，其中最高峰出现在12岁。Niemensivu R. 等在苏格兰赫尔辛基大学医院1－15岁的儿童共1050人进行问卷调查，回收有效问卷938份，其中75人(8%)经历过眩晕。他们将儿童分为2－5岁组、6－10岁组及11－15岁组，结果显示随着年龄增加，眩晕儿童人数逐渐增加。而临床医师报道的儿童眩晕的概率<1%，这可能也与儿童眩晕消失比较快，导致就诊人数相对较少有关。

## 二、儿童眩晕的临床症状和表现

由于眩晕是一种自我感觉的异常，因此要准确地掌握儿童眩晕的症状相比成年患者而言更为困难。所以，要耐心地面对小儿和他们的家长，以便获得有价值的病史资料。

1. 儿童的眩晕病史采集　对眩晕疾病的诊断而言，完整而正确的病史至关重要。因此，病史询问是非常重要的一个环节，对于儿童眩晕患者而言，病史的问诊内容与成人一致，但是询问中要以一些儿童能理解的语言讲明旋转性眩晕的特点，要鉴别出真性眩晕的特征。特别要询问是否有眩晕家族史，因为运动病和良性发作性眩晕等有比较明显的家族倾向，问诊时特别要注意询问母亲家族的发病情况及母亲幼年时的眩晕发作情况。要注意眩晕发作前有无诱因，询问内容要详细具体，尽可能要求家长回忆小儿发病前的情况。此外，还要注意询问儿童心理及情绪上的变化和与之相关的诱因。眩晕发作时神志是否清楚，有无眼、口角和四肢的抽搐等小动作，这是与癫痫鉴别的重要依据。

2. 是否伴有听力损失和耳鸣　耳源性眩晕占儿童眩晕原因的首位，多数伴有听力损失和耳鸣症状。但幼儿往往不会诉说准确的症状，常用虫虫叫形容或以耳痒、挖耳、拽耳等动作表现，家长和医师、护士应密切注意观察小儿的异常动作和神态，必要时可通过客观听力检查协助诊断。由于儿童眩晕的原因比较广泛也比较复杂，一些临床研究指出，中耳炎和中耳积液是主要原因，但当鼓膜正常时，偏头痛和良性阵发性眩晕是造成儿童眩晕的主要原因。同时提到，病毒感染也是儿童眩晕的一大因素，同时指出儿童前10年视觉系统的发展导致视觉异常也常以眩晕症状出现。这些都与成人眩晕有很大不同，在成人中常见的疾病在儿童中比较罕见。

3. *儿童的成长发育史* 在平衡发育中的关联性需要关注了解平衡系统的发育规律是与儿童生长发育密切相关的，而且是需要关注的另一个重要话题。理论研究已经证明，动作发育的协调与婴儿期前庭系统基本反射参与姿势控制有关。约在1岁，前庭眼反射系统逐渐发育成熟，更进一步完成了前庭系统和其他系统协调的平衡维持作用。良好的姿势控制是依赖于所有系统的完整性和整合能力的，而且后天训练和反复体验可以加强平衡的控制能力。伴有半规管功能下降的听力障碍儿童在出生后的前2～3年会出现粗大运动与平衡和运动功能的发育延缓，此后患儿的多数粗大动作如头部控制、独自直立、行走和奔跑等可以随着年龄增长得到逐步发育。因此，了解准确的病史不仅有助于疾病的诊断，同样有助于指导康复。因为，前庭中枢的代偿作用在帮助先天性前庭功能低下的婴儿或儿童发展运动能力上发挥重要作用。

4. *家族史和运动病史* 在儿童眩晕患者的病史调查中同样重要。患儿家族中如果母亲或姥姥有眩晕病史，则患儿出现前庭功能异常的发生率相对较高，当然判断患儿眩晕是否具有遗传性仍需要大样本数据和进一步的基因学检查。

## 三、儿童眩晕的临床检查

1. *一般检查* 对儿童眩晕患者，医师既要关注相关疾病的发病情况，也要关注儿童的生长发育特点和生活特点。

2. *眼科和耳鼻咽喉科检查* 小儿屈光不正、斜视、弱视与先天性眼震均会引起眩晕，因此对眩晕儿童要进行详细的眼科检查，如检查视力、眼肌功能等；要注意眼动和眼震的检查。

(1)自发性眼震：用手指或笔在距眼球50cm外，齐眉水平，引动眼球向上、下、左、右方向移动各30°，观察眼球注视及运动情况。记录眼震的方向、振幅及有无快慢相。如有条件最好戴上Frenzel眼镜，可以观察得更清晰。

(2)位置性眼震：对能合作的儿童，眩晕与头位有关时应做这项检查，注意要与家长配合好，观察不同头位是否可诱发眼震、眼震方向，有无潜伏期和持续时间等。

此外，小儿鼻炎、鼻窦炎也会引起头晕，在询问病史和体检时要考虑一些常见的五官科疾病。儿童眩晕中常见的病因还有外、中耳疾病，如外耳道耵聍栓塞与异物、化脓性中耳炎和分泌性中耳炎等。

3. *儿科检查* 凡有眩晕主诉之儿童，均应在儿科做全面体检。心、肺、血管系的疾病如低血压、贫血、低血糖、肠蛔虫症、胃肠系统慢性疾病、电解质紊乱及内分泌系疾病等，均能诱发眩晕。眼科应详查视力及眼底，小儿屈光不正与先天性眼震均可导致眩晕。在儿童的体格检查中，神经系统应作为重点检查，包括角膜反射、面肌运动、面部感觉、行走步态及共济失调体征等，小脑病变时可呈臂中肌步态(鸭步)，指鼻或跟胫试验时可有颤抖。

4. *听力学检查* 听力检查可根据患儿年龄大小，选择合适的听力学检查。所有儿童均可进行声导抗测试、耳声发射、听觉诱发电位、ABR、耳蜗电图。纯音测听适合4－5岁或以上儿童，刚出生的婴幼儿可以选择，以及多频稳态诱发电位，6个月后可以做小儿行为测听。

5. *平衡功能检查* 人体平衡与前庭系

统、视觉系统及本体感觉系统相关，三者在儿童时期尚未发育完全，相互间的联系也未完全建立，故儿童的平衡功能检查要依患儿年龄及发病情况，选择可行的检查项目并对结果综合分析。

(1)站立与步态试验：临床常用的方法，这类检查方便灵活，不受设备限制，比较适合在诊室内、床旁应用，常用的检查包括以下几个。

①闭目直立试验(即 Romberg 试验)：双脚并拢，头位保持正位、直立。先睁眼，后闭眼，观察 60s，观察其有无摇晃和倾倒。

②Mann 试验：让患儿双脚前后放在一条直线上，即一脚尖顶住另一脚跟后面，先睁眼后闭眼，左右脚更换位置，闭目站 30s，观察有无晃动或倾倒。

③单脚直立检查：单脚直立，另一脚轻轻举起，大腿抬平，闭目站 30s，同上法观察。

④步行试验：先观察站立、步行有无不稳，再闭目向前步行。前庭功能有低下者，步行偏向病侧，小脑病变也偏向患侧。

(2)平衡仪检查：是客观评估眩晕患者动静态平衡能力的设备，检查受检儿童在睁眼及闭目站立时身体重心移动面积和移动轨迹长度。

6. 其他　视动检查、冷热试验、旋转试验及影像学检查与成人相同。

## 四、儿童眩晕的诊断原则和常见疾病

儿童眩晕的诊断首先要鉴别眩晕是中枢性的还是外周性的，前庭病变引起的眩晕多为发作性，持续十几分钟到数小时，为一过性发作，发作间歇期症状可完全缓解。中枢性疾病往往缓慢起病且持续时间较长，症状不易完全缓解。

儿童眩晕的原因比较复杂，在成人中常见的良性阵发性位置性眩晕(BPPV)、梅尼埃病(MD)在儿童中却不常见，Balatsouras DG 等调查了 3－16 岁儿童眩晕患者后指出儿童常见的眩晕依次为前庭神经炎、良性阵发性眩晕(benign paroxysmal vertigo，BPV)及偏头痛等。而 Erbek SH 等对 4－17 岁儿童调查指出常见病依次为偏头痛、BPV、BPPV、心因性障碍等。

1. 儿童眩晕的诊断原则　对于不同的急性和慢性眩晕患者来说，诊断程序和治疗计划完全不同。在评估一个首次发病的急性眩晕患者时，除需做出初步的诊断外，还应排除可能存在的神经或心血管疾病等危及生命的病因。

对于初诊眩晕的儿童患者首先要鉴别是否为外周性眩晕，如非外周性眩晕则应迅速判断属何科疾病，及时转科或邀请有关专家会诊，协同处理。临床医师应在全面细致的病史调查和临床检查基础上进行综合判断，更要积极与儿科、小儿神经科合作共同查找原因，减少儿童眩晕的误诊、漏诊。如符合外周性眩晕则按初诊印象予适当处理。如能明确原因则针对病因治疗，否则对症治疗。

2. 儿童眩晕的常见疾病

(1)BPV：这是一种儿童期常见的眩晕疾病。此病于 1964 年由 Basser 首次描述，发生在神经学正常的儿童中，呈现阵发性的、非癫痫、反复发作的主客观眩晕，患病率为 2%～2.6%，发病年龄为 2－5 岁，发病突然，常伴随自主神经症状。很多研究认为，BPV 与偏头痛是有联系的，一些早期为 BPV 的儿童在几年后出现偏头痛，在这些 BPV 儿童中有 50%有偏头痛家族史。

目前，BPV 的病因尚不明确，有些学者认为是前庭功能异常导致的，也有学者认为是前庭神经核和前庭小脑通路障碍引起的中枢性眩晕。而前庭功能的检查结果并不一致。诊断此病的前提要确定脑电图、头 CT/MRI、神经系统检查、听力是正常的。眩晕发作无预兆，发作无定期，可间歇几日至数月，预后较好。

(2)晕动病:这是儿童时期常常引起眩晕的疾病,是一种由于人体处于主客观运动状态环境下,受不适宜的运动环境或其中的不习惯因素刺激所致的综合征,亦称运动病,常表现为急性平衡与空间定向功能紊乱并伴有自主神经系统反应,可有晕机、晕船、晕车等表现形式,4—10 岁时最敏感。病因机制尚不明确,目前存在许多学说,大多数学者支持感觉冲突学说。预后更好。

(3)大前庭导水管综合征(large vestibular aqueduct syndrome,LVAS):这是一种先天性内耳畸形,1978 年被正式命名为 LVAS。以渐进性波动性听力下降为特点,可同时伴有反复发作的耳鸣或眩晕等一系列临床症候群;听力检查通常表现为感音神经性聋,也有部分患者表现为混合型聋。

此病虽为先天性畸形,但出生时听力多正常,多数婴幼儿期发病并呈波动性听力下降趋势。大前庭导水管综合征的病因尚不明确,一种认为是胚胎发育异常,另一种可能为遗传所致,目前已经发现致病基因,*GJB*2 和 *SLC*26*A*4(7q31)的 9 个位点。据保守估计,至少 1%~1.5%的感音神经性聋和平衡问题的患者会有大前庭导水管综合征。此病的防治关键在于早期诊断和有效的预防,当出现听力下降时要积极治疗,不可治愈的中重度感音神经性聋可依据适应证选择助听器和人工耳蜗进行听力重建康复。

(4)中枢性疾病:儿童眩晕一定要注意除外中枢系统疾病。1—3 岁的小儿脑膜炎常以突然的不稳定开始,一周后出现无规律的舞蹈样不同步眼震。约 3/4 的脑肿瘤患者会有前庭功能紊乱的现象,应引起高度警惕。小儿的神经胶质瘤比较多见,可发生在颅内不同部位,第四脑室附近的肿瘤多伴有眩晕症状,CT 及 MRI 等检查可明确诊断。

## 五、儿童眩晕的治疗原则

在全面认真的病史调查、检查分析并做出明确诊断后,一般应采取积极的治疗措施。临床上以处理病因、控制症状、减少发作、加强功能锻炼、促进前庭康复与代偿为目的,必要时可考虑外科手术治疗。

1. *对症治疗*　急性眩晕发作时常常伴有恶心、呕吐,应给予镇静药,适当使用降低中枢神经系统兴奋性的药物。呕吐严重时可肌内注射爱茂尔或甲氧氯普胺。眩晕严重不能进食者,可静脉滴注 5%碳酸氢钠,50%葡萄糖,并注意维持水、电解质平衡,卧床休息。

2. *对因治疗*　对于病因明确者,应给予积极的治疗,如疑有中耳炎、胆脂瘤及迷路瘘管等合并症者,应手术清除病灶或予以修补;颅内病变如明确诊断并定位清楚,适应证适合者应及时手术;如因肠蛔虫症、贫血、屈光不正等症诱发眩晕,应针对病因进行矫治。

3. *加强功能练习,促进前庭功能恢复与代偿*　对于成长发育期的儿童患者而言,加强功能锻炼是有益的,特别是对病毒感染、外伤、术后及药物中毒性眩晕等患者。按摩、体操、适当的头部运动等都能奏效。晕动病的患儿可逐步由短距离的乘车、慢速转椅、原地踏步转动等开始,反复多次乘坐该交通工具,逐步加大活动量,要持之以恒,症状可明显减轻。

4. *解除精神顾虑*　对于反复发作眩晕,会使患儿及家长精神都十分紧张,因此,要特别地注意态度,给予必要的安慰。患儿应有充分的睡眠、规律的生活、舒适的环境及少油腻、易消化的饮食,特别是在炎热的夏天。部分精神过于紧张者应给予少量镇静药。

5. *外科手术*　对于诊断明确,疑有中耳炎、胆脂瘤或迷路瘘管等并发症、颅内占位病变等,具有明确病因和手术指征的,应选择手术治疗。

## 六、结语和展望

眩晕在临床各科均可见到,在儿科、耳科、眼科和神经内科更为多见。因此,除了一些经典的儿童眩晕疾病外，对儿童眩晕患者还要注意与儿科常见疾病相鉴别，如儿童生长发育异常、儿童蛔虫症、儿童血液疾病、儿童心脑血管疾病、儿童抑郁症与孤独症、儿童癫痫、儿童期运动病等。

临床医师应注意，当面对儿童眩晕患者时要注重体现多科室协作和家长的配合参与，要做到耐心周到的问诊、全面细致的检查、准确的鉴别诊断、积极的治疗和康复训练，多数患儿可得到良好的预后。最后引用刘铤教授的一句话：在常见的外周性眩晕的发病机制、鉴别诊断和治疗策略等方面都有值得继续探索的空间，前庭学研究的不断创新是我们大家的共同认识和期待。关注儿童眩晕的发病原因、诊断和治疗也将是未来前庭医学发展的重要方向。

（刘　博）

# 第17章 颈性头晕

颈性头晕(cervicogenic dizziness,CD)是由颈部各种病变引起的以头晕或眩晕症状为主的自主神经功能紊乱症候群。法国学者J. A. Barré在1925年将此类症候群作为"颈后部植物神经功能紊乱症候群"首次发表,其原著提出了4个症状,即以后头痛为主的头痛、与头部转动有关的眩晕、耳鸣和不伴有客观视力异常的视物不适。此外,尚有声音嘶哑,颈部存在异常感、低血压及易疲劳症状;且无明确阳性体征。J. A. Barré认为本病源于颈后部交感神经的异常刺激而引发;此后经其学生Y. C. Liéou收集了一些这样的病例进一步完善并作为论文向斯坦堡大学提交,被统称为Barré-Liéou综合征(巴-列综合征),1955年Ryan和Cope称其为颈性眩晕(cervical vertigo,CV)。在大量的临床实践中我们注意到,几乎所有此类患者都有头晕症状,且覆盖(或包含)了部分具有眩晕症状者。因此,我们认为将此类症候群称之为颈性头晕更为合适。

头晕或眩晕是多学科共有的临床症状,与耳鼻咽喉科、神经内科、骨科、妇产科、眼科、心内科、精神科等学科疾病有关,据Mangat在1987统计研究,确定能引起眩晕症状的疾病有80余种;头晕或眩晕的发病率,国内外学者均进行了统计研究,其波动在25.8%~32.1%。

## 一、病因与发病机制

CD症状复杂,患者往往在神经内科、耳鼻咽喉科、眼科、心内科、妇科、骨科及精神科等眩晕相关学科往复就诊。由于CD以头晕或眩晕症状等主诉为主,难以制作出相应的动物模型。本病发病机制的相关研究多年来进展不大,主要有如下几种。

1. *CD发病机制的研究现状* CD通常在头颈部过伸、过屈、左右旋转等异常体位或异常活动时发病,出现头晕、眩晕、恶心、呕吐、视物模糊、心悸、出汗等一系列自主神经功能紊乱症状。这些患者往往存在着颈椎不稳的影像学表现,而当采用颈椎硬膜外封闭阻断自主神经传导时这些症状立即消失或不再发生。我们通常把这种临床现象解释为颈椎不稳刺激自主神经导致其神经传导异常或其神经功能异常而发病,但依据不充分。多年来,围绕着颈性头晕的发病机制进行了许多相关研究。

2. *椎间盘组织中神经末梢及其周围的炎性介质相关研究* 在CD发病机制的基础研究中,颈椎间盘退变一直受到国内外学者的重视。在颈椎间盘退变过程中,间盘组织多种神经递质的表达增高,一方面提高了椎间盘免疫反应水平,另一方面作用于神经末梢引起神经兴奋。Binch等通过观察退行性病变患者的间盘组织,发现腰椎间盘退变的过程中,神经和血管数量出现了明显的增加。Feng等通过体外培养手术取出的间盘纤维环组织,发现纤维环细胞可高表达NSE,而NSE是神经元和神经内分泌细胞所特有的一种酸性蛋白酶,也是反映神经元损伤的一个重要指标;Okada等通过对44例手术切除的黄韧带进行组织学检查,发现软骨细胞分泌 S100，参与并加重椎间盘急性炎症过程。Dimitroulias 等指出，S100 可作为神经末梢标志物，参与椎间盘的机械感受器的功能调节。Waberwenger 等通过对比格犬的感觉神经纤维和交感神经纤维染色、观察，发现交感神经纤维和感觉神经纤维上 NPY 和 CGRP 的表达，参与椎间盘病变过程中的疼痛感知。神经递质 P 物质、CGRP、NPY 参与老年人关节囊退行性病变过程。Koerner 等对大鼠椎间盘体外培养，分别应用 P 物质、P 物质拮抗药对照，发现 P 物质可以增加椎间盘中 IL-6 的释放，参与体内的炎性反应。

Navone 等认为，椎间盘退变过程与免疫炎症反应紧密相关；Cunha 等通过针刺大鼠椎间盘模拟间盘退变，发现大鼠椎间盘退变和突出过程中，CD68 阳性细胞数量与间盘突出体积成正比。Wang 等通过人工建立退行性椎间盘模型，发现 TNF-α 和 NF-κB p65 参与髓核细胞炎症反应过程；Pereira 等指出，炎症因子引起的过度炎症反应可能进一步增加交感神经敏感性。Kazuhide 等通过大鼠的椎间盘损伤模型，发现大鼠椎间盘损伤模型中，TNF-α 抑制药可以减轻 CGRP 等疼痛相关神经递质的释放。Sainoh 等通过小鼠椎间盘损伤模型，发现小鼠在间盘损伤过程中，IL-6 及 IL-6R 在椎间盘高表达，而注射 IL-6 抑制药后，背根神经节中神经递质 CGRP 表达量降低。血管内皮生长因子(VEGF)能直接作用于血管内皮细胞促进血管内皮细胞增殖，增加血管通透性，并能在体内诱导血管新生。Binch 等通过 qRT-PCR 技术对人体椎间盘髓核细胞进行体外培养，发现经过 IL-6 刺激，VEGF 表达增加。

3. *神经异常刺激假说*　颈交感神经异常刺激假说认为颈性头晕是由两部分异常所致，一方面是颈椎局部异常的机械性刺激，使颈髓中的前庭内侧束和脊髓束受到激惹引起反射性眩晕；另一方面是分布在椎动脉周围的交感神经丛、交感神经干及灰交通支受到刺激引起椎动脉反射性收缩、痉挛，后循环障碍，引起前庭系统短暂性缺血而导致眩晕。

2013 年，姜东杰、王新伟等通过电刺激比格犬的后纵韧带，记录到了颈交感神经节的信号变化，认为颈椎后纵韧带上的神经纤维与颈交感神经节之间存在着神经通路，而阻断或抑制该神经通路，可在一定程度上缓解交感神经症状的发生。推断交感神经症状与椎间盘退变、髓核突出释放的炎性因子及化学因子直接刺激后纵韧带及硬膜囊有关。王占超等建立比格犬后纵韧带受压模型，提取后纵韧带组织进行染色，观察神经形态分布，并使用免疫组化学交感神经末梢形态学和放射免疫法 NPY 定量计算神经纤维含量，结果提示比格犬后纵韧带慢性压迫可导致后纵韧带上交感神经数量增加。

上述"颈椎后纵韧带上的神经纤维与颈交感神经节之间存在着神经通路"的推论，在左金良等的研究中得到了证实。左金良等通过对新西兰大白兔脊神经节内注入 4%荧光金溶液，在 4d 后取得的颈上、下交感神经节内发现了荧光显像，证实颈脊神经节至颈交感神经节之间存在神经纤维联系，其分布具有明显的节段性规律，推断可能与颈性头晕发病有关。

4. *体液因子异常假说*　该假说认为 CD 患者体内存在着异常的炎性因子、神经递质等物质。其作用于颈部硬膜囊、后纵韧带、血管、关节囊、筋膜等处的交感神经受体，引起血管收缩，导致脑供血不足，诱发眩晕。Kang 等分别对人退变的与非退变的颈椎间盘进行组织培养，观察到退行性病变的间盘产生更多的 NO、IL-6、PGE2 等炎性因子。

血液里的体液因子主要由血管内皮细胞及交感神经元细胞分泌，还有一部分是腺体分泌；通过与血管壁内的相应受体结合而发挥缩血管作用。血浆中 ET 和 CGRP 是已知最强的内源性缩血管因子和舒血管因子；神经肽 Y(NPY)是一种高效的缩血管因子,它不仅可以直接作用于血管平滑肌细胞使血管收缩,还可以增强内皮素(ET)、α 受体激动药、组胺、血管紧张素Ⅱ、5-羟色胺、前列腺素(PG)等的缩血管作用。

宋坤锋等对 CD 患者治疗前后的血浆中神经肽 Y(NPY)、血浆内皮素-1(ET-1)和降钙素基因相关肽(CGRP)水平变化进行观察,发现治疗后患者眩晕症状血浆 NPY、ET-1 浓度与眩晕程度呈正相关,即患者 NPY、ET-1 浓度越高,眩晕程度越严重;而血浆 CGRP 浓度与眩晕评分呈负相关,即患者 CGRP 浓度越高,眩晕程度越轻。

5. *缺血定位研究*　关于 CD,尽管“脑缺血”一直是人们热议的话题,但由于研究者难以在其发作状态下对其进行有效检测。眩晕是否由脑缺血引起？脑的哪部分缺血？脑缺血与眩晕发作是否有直接关系？眩晕发作时脑血流究竟是增加还是减少了等一系列问题均属未知。

作者团队自行设计了可以使 CD 发作的诱发试验——颈椎运动负荷试验,并于 1997—2017 年在诱发颈性头晕发作状态下利用近红外光谱仪对其脑血流动态变化进行了系列性临床研究,得出以下结论。①颈椎不稳是 CD 发病的重要因素,后循环血流量变化是 CD 发作的重要基础。②CD 的发生与颈动脉供血区的脑血流情况无明确相关性,与椎-基底供血区脑血流改变有相关性。③CD 的发生与颈椎不稳有相关性,颈部外伤并非诱发本病的必要因素。④通过听性脑干反应对近红外光谱仪检查异常的 CD 患者进行研究,结果 40%的 CD 患者发病时脑干功能发生了异常改变。⑤对 CD 患者左右椎动脉供血区进行检测,结果发现左右两侧椎动脉供血在 CD 患者发病中权重相当,并把 CD 患者的脑血流变化直接锁定在了椎动脉。⑥在对一组手术治疗 CD 患者的中长期疗效观察中,证实了手术治疗重度 CD 的有效性与彻底性,同时验证了颈椎不稳定是 CD 发病的重要原因。在通过功能磁共振(fMRI)对 CD 患者眩晕进行脑血流变化的研究中。⑦证实 CD 发病时后循环系统发生了障碍,提示其眩晕发作与前庭核血流减少有密切关系。

6. *颈性头晕发病假说*　基于 CD 通常在头颈部过伸、过屈、左右旋转等异常体位或异常活动时发病,发生眩晕、恶心、呕吐、视物模糊、心悸、出汗等一系列交感神经症状这一临床事实,结合国内外对颈部电生理、组织学相关研究成果,作者做出以下推论。①存在于颈椎间盘等组织的交感神经感受器、位置觉感受器受到异常刺激可直接或通过脊神经-交感神经通路间接使交感神经兴奋。②交感神经感受器和位置觉感受器周围存在着的异常的炎性因子及神经递质可使其兴奋性增加,引起交感神经兴奋而发病。③颈椎不稳的局部因素是产生异常机械性刺激及异常的炎性因子、神经递质的基础。以上 3 点是 CD 发病机制的核心(图 17-1)。

## 二、临床表现

1. *症状及体征*　与颈椎活动相关联的头晕或眩晕是 CD 的主要症状,常伴有颈痛或颈部酸胀等不适症状。此外,还常伴有恶心、呕吐、耳鸣、视物模糊(眼睛干、胀、涩)、不敢睁眼、心悸、出汗、便意,少数患者尚有脑鸣、记忆减退、站立及步态不稳等症状。多于颈椎屈伸、旋转活动如起卧床、长时间低头、左右旋转后诱发,症状持续数分钟至数小时,平卧休息后可缓解;症状持续时间因人而异,可持续数小时或数日以至数周。患者阳性体征少,高血压多见,低血压少见,也可表现为血压不稳。发作与劳累或强迫体位有关;部分患者有耳鸣症状,持续存在耳鸣者发作前后耳鸣的强度或声调有变化。

2. *诱发试验——颈椎运动负荷试验*　测试者取端坐位,按每秒 1 次速度做尽可能大幅度的颈椎过伸过屈运动 30 次,出现头晕

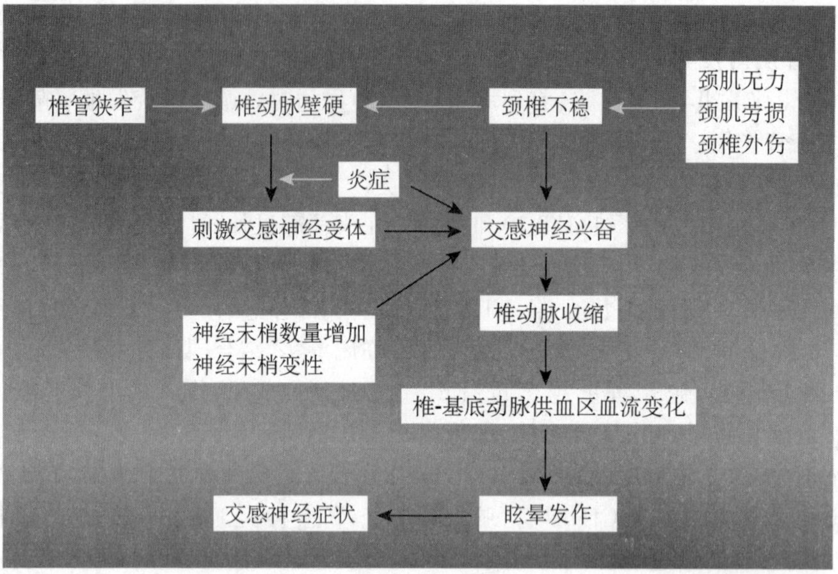


图 17-1 颈性头晕发病机制

或眩晕症状即可终止测试，为阳性[10 次以内出现症状者为重度(+++)，20 次以内出现症状者为中度(++)，30 次以内出现症状者为轻度(+)]；不出现上述症状者为阴性。

3. 影像学表现

(1)颈椎功能位 X 线侧位片：可有颈椎退变、不稳、椎管狭窄等异常。颈椎不稳分为屈曲型不稳、过伸型不稳和混合型不稳 3 种情况(图 17-2)。

(2)功能位 MRI：颈椎功能位 MRI 可显示普通体位 MRI 所不见的硬膜囊或脊髓受压情况(图 17-3)。

(3)脑功能性 MRI：应用颈椎运动负荷试验诱发颈性头晕发作前后，相同部位脑 MRI 进行比较，可见脑部血流量变化(图 17-4)。

4. 颈硬膜外封闭　对于症状复杂、诊断不明确的患者，可在麻醉医师协助下行颈硬膜外封闭检查。颈硬膜外穿刺成功后行局部阻滞，对比观察患者颈硬膜外阻滞前后其症状和体征的变化。

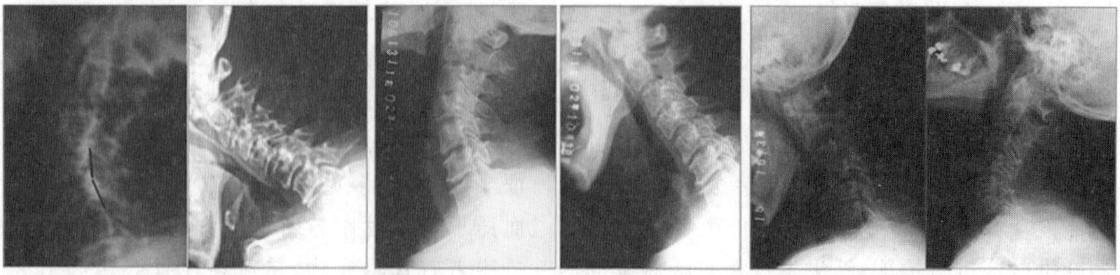

A　　B　　C

图 17-2 颈椎功能位 X 线侧位片

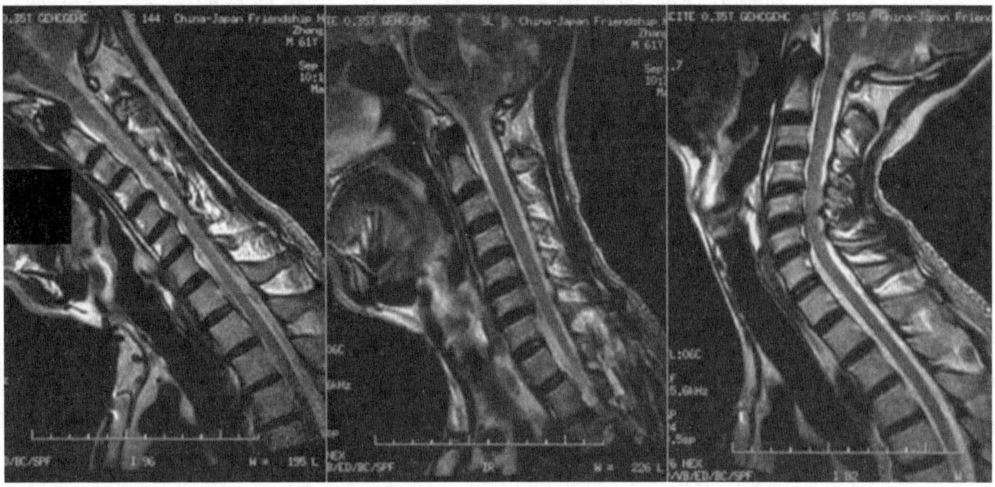

图 17-3　颈椎功能位 MRI

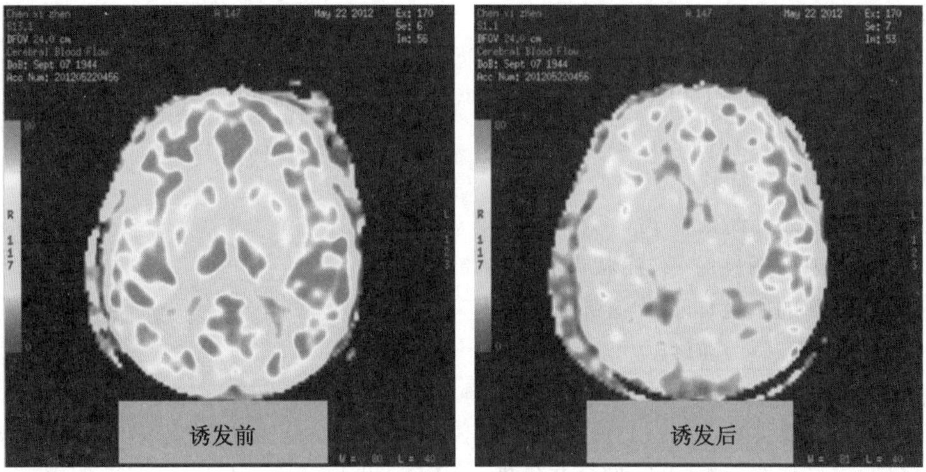


图 17-4　颈椎运动负荷试验诱发颈性头晕发作前后脑部血流量变化

## 三、诊断

1. 首先排除耳鼻咽喉科的良性位置性眩晕(benign positional paroxysmal vertigo, BPPV)、梅尼埃病(Meniere's disease, MD)；神经内科的脑血管病、心血管异常、更年期头晕、精神性头晕及药物性等头晕或眩晕。

2. 在排除诊断基础上，根据上述颈性头晕发作及缓解特点、影像学异常及颈硬膜外封闭检查结果多能做出诊断。

## 四、鉴别诊断

1. BPPV　是耳鼻咽喉科常见的一种可以引起眩晕的疾病，属于自限性的周围性前庭类疾病，最需要与本病相鉴别。其临床特点主要是在患者头部运动达到一定的位置后，即引起短暂性眩晕。BPPV 的发病主要与前庭系统兴奋失衡有关，当双侧的前庭功能差异超出一定程度后，就会引起大脑运动错觉，引起眩晕症状眩晕。有研究认为，

BPPV 主要是由于患者附着于卵圆囊斑上的耳石发生脱落,并在脱落后进入了半规管与壶腹嵴,从而使得壶腹嵴顶和淋巴液平衡被破坏,增加了其对重力的敏感性,因此,在头位发生较大变化时,致使眩晕与眼震的发生。

2. MD　其发病机制尚不明确,法国人 Meniere 于 1861 年首次报道并详述了 MD;Hallpike 和 Yamakawa 报道了在 MD 患者的颞骨标本中发现了内淋巴积水的现象,其基本病理改变为膜迷路积水。临床上将不明原因的具有眩晕、耳鸣和听力下降的三征者称为 MD 综合征。

3. 短暂性脑缺血发作(transient ischemic attack,TIA)　为神经内科常见病、多发病,该病是由多种因素造成椎-基底动脉或颈动脉短暂性供血不足而引起的脑组织暂时性局灶性缺血、缺氧的疾病,TIA 常突然发病且相应症状与体征持续时间短,患者会出现短暂的、一过性的头晕症状。

4. 器质性缺血缺氧性脑病　为神经内科常见病,常表现为恶性眩晕,症状严重,不容易缓解,有明确的阳性体征及脑部影像学可见的器质性改变,易于确诊。

5. 更年期头晕　更年期女性由于内分泌功能紊乱,会出现头晕、焦虑、心悸、出汗等一系列症状,应与颈椎病相鉴别,如合并颈椎病者需要妇科医师帮助确诊鉴别。

6. 精神性头晕　焦虑、抑郁等精神性头晕或眩晕,需要专科医师鉴别诊断。

## 五、治疗原则与方法

1. 非手术治疗　绝大多数 CD 患者虽然反复发作,但可以通过非手术疗法治愈,也有部分患者可以自愈。对于 CD 患者,常用的非手术治疗方法有以下几种。

(1)卧床休息与静养。

(2)颈椎外固定颈托外固定可以减轻颈椎负荷,缓解颈椎不稳症状。多数患者通过颈托外固定可以缓解眩晕症状。然而,长期的颈托外固定会导致患者颈部肌肉的力量进一步减弱,故而仅适于临床协助诊断和急性期的症状缓解,不建议作为治疗使用。

(3)大部分 CD 患者可以通过药物治疗来缓解症状,如中草药。

(4)按摩、针刀、低温等离子消融等治疗方法也多见于临床报道,临床疗效不一。

(5)颈部肌肉力量训练,CD 的发病基础是颈部肌肉力量过弱,椎体不稳。对于轻度 CD 的患者,可以通过颈部肌肉力量的训练,逐渐恢复颈部肌肉力量,阻断颈椎不稳的进一步加重,缓解症状。

2. 手术治疗　对于非手术治疗无效、严重影响生活及工作半年以上诊断明确的重度 CD 患者,经过严格的鉴别诊断后可行手术治疗。手术的关键在于责任节段的稳定性固定。对不稳的节段采取前路或后路减压融合内固定,可以取得满意的疗效。

(李中实　娄雅浩)

### 参考文献

[1] 中华医学会神经病学分会,中华神经科杂志编辑委员会. 眩晕诊治专家共识[J]. 中华神经科杂志,2010,43(5):369-374.

[2] 孙中治. 老年眩晕的社区调查与相关因素分析[J]. 中国卫生产业,2015,12(35):194-196.

[3] Bisdorff A, Bosser G, Gueguen R, et al. The epidemiology of vertigo, dizziness, and unsteadiness and its links to co-morbidities[J]. Frontiers in Neurology, 2012(4):29.

[4] Lee CC, Ho HC, Su YC, et al. Increased risk of vascular events in emergency room patients discharged home with diagnosis of dizziness or vertigo: a 3-year follow-up study [J]. PLOS One, 2012, 7(4): e35923.

[5] 刘旭辉,冯亚群,郑常龙. 老年人眩晕的流行病学调查与相关因素分析[J]. 临床医学工程,

2013,20(7):895-896.

[6] Binch AL, Cole AA, Breakwell LM, et al. Nerves are more abundant than blood vessels in the degenerate human intervertebral disc [J]. Arthritis Research & Therapy, 2015, 17 (1):370.

[7] Feng G, Yang X, Shang H, et al. Multipotential differentiation of human anulusfibrosus cells: an in vitro study[J]. Journal of Bone & Joint Surgery, 2010, 92(3):675.

[8] Okada K, Hoshi N, Kawamura K, et al. Membranocystic lesion in lumbar yellow ligament [J]. Spine, 1999, 24(11):1147-1150.

[9] Dimitroulias A, Tsonidis C, Natsis K. An immunohistochemical study of mechanoreceptors in lumbar spine intervertebral discs[J]. Journal of Clinical Neuroscience, 2010, 17 (6): 742-745.

[10] Waberwenger B, Forterre F, Kuehniboghenbor K, et al. Sensory innervation of the dorsal longitudinal ligament and the meninges in the lumbar spine of the dog[J]. Histochemistry and Cell Biology, 2014, 142(4):433-447.

[11] Brismée JM, Jr SP, Dedrick GS, et al. Immunohistochemical and histological study of human uncovertebral joints: a preliminary investigation[J]. Spine, 2009, 34(12):1257-1263.

[12] Navone SE, Marfia G, Giannoni A, et al. Inflammatory mediators and signalling pathways controlling intervertebral disc degeneration [J]. Histology & Histopathology, 2016 (11):846.

[13] Pereira, MR and PE Leite, The Involvement of Parasympathetic and Sympathetic Nerve in the Inflammatory Reflex[J]. J Cell Physiol, 2016, 231(9):1862-1869.

[14] Kazuhide I, Sumihisa O, Kazuyo Y, et al. Dose Optimization for Single Intradiscal Administration of the Tumor Necrosis Factor-α Inhibitor, Etanercept, in Rat Disc Injury Models[J]. Asian Spine Journal, 2016, 10(4):619-623.

[15] Sainoh T, Orita S, Miyagi M, et al. Interleukin-6 and interleukin-6 receptor expression, localization, and involvement in pain-sensing neuron activation in a mouse intervertebral disc injury model[J]. Journal of Orthopaedic Research Official Publication of the Orthopaedic Research Society, 2015, 33(10):1508-1514.

[16] Binch A L, Cole AA, Breakwell LM, et al. Expression and regulation of neurotrophic and angiogenic factors during human intervertebral disc degeneration[J]. Arthritis Research & Therapy, 2014, 16(4):1-15.

[17] 姜东杰. 刺激比格犬后纵韧带对颈交感神经节电信号的影响及意义[D]. 第二军医大学,2013.

[18] 王占超. 比格犬颈椎后纵韧带压迫模型的建立及其交感神经分布研究[D]. 第二军医大学,2012.

[19] Zuo J, Han J, Qiu S, et al. Neural reflex pathway between cervical spinal and sympathetic ganglia in rabbits: implication for pathogenesis of cervical vertigo[J]. Spine Journal, 2014, 14 (6):1005.

[20] Kang JD, Stefanovic-Racic M, Mcintyre LA, et al. Toward a biochemical understanding of human intervertebral disc degeneration and herniation. Contributions of nitric oxide, interleukins, prostaglandin E2, and matrix metalloproteinases[J]. Spine, 1997, 22(10):1065.

[21] Jordan W, Decker M, Kamrowski H, et al. Effects of cerebrovascular challenges on plasma endothelin [J]. Neuroscience Research, 2002, 43(2):127.

[22] Ziv I, Fleminger G, Djaldetti R, et al. Increased plasma endothelin-1 in acute ischemic stroke [J]. Stroke: a journal of cerebral circulation, 1992, 23(7):1014.

[23] Dumont Y, Martel JC, Fournier A, et al. Neuropeptide Y and neuropeptide Y receptor subtypes in brain and peripheral tissues[J]. Progress in Neurobiology, 1992, 38(2):125.

[24] Li L, Jönsson-Rylander AC, Abe K, et al. Chronic stress induces rapid occlusion of angioplasty-injured rat carotid artery by activating neuropeptide Y and its Y1 receptors[J].

Arteriosclerosis Thrombosis & Vascular Biology,2005,25(10):2075.

[25] 宋坤锋.颈性眩晕患者血浆NPY、ET-1、CGRP的变化及意义[D].河南大学,2013.

[26] 李中实,石东平,刘成刚,等.颈椎运动负荷试验对颈性头晕的诊断意义[J].中国脊柱脊髓杂志,2004,14(10):584-586.

[27] 石东平.应用近红外光谱仪探讨颈性眩晕的发病机制[D].北京中医药大学,2003.

[28] 伍亮.听性脑干反应在颈性眩晕诊断中的应用[D].北京中医药大学,2006.

[29] 杨磊.颈性眩晕病人双侧椎动脉供血区血流变化的研究[D].北京中医药大学,2007.

[30] 陈栋.颈性眩晕发病与脑血流变化关系的研究[D].中日友好临床医学研究所,中日友好医院,2009.

[31] 冉强.近红外光谱仪结合颈椎运动负荷试验对颈性眩晕诊断的意义[D].北京中医药大学,2013.

[32] 徐琦.颈性眩晕个案报道及文献回顾分析[D].北京中医药大学,2013.

[33] 娄雅浩.颈椎不稳是颈性眩晕发病的重要因素[D].北京中医药大学,2014.

[34] 赵鑫,李中实.颈性眩晕的诊断及鉴别诊断[J].中日友好医院学报,2016,30(2):3.

[35] 熊彬彬,吴子明,刘兴健,等.良性阵发性位置性眩晕的临床特征分析[J].中华耳科学杂志,2012,10(2):208-211.

[36] 吴萍,王海涛,吴子明.梅尼埃病的流行病学与精神心理[J].中华耳科学杂志,2011,9(4):387-390.

[37] 马堃,陈燕霞.中西医治疗围绝经期综合征策略的探讨[J].中国中药杂志,2015,40(20):3899-3906.

# 第18章 中医学对眩晕症的辨证施治

## 第一节 概 述

眩晕是目眩和头晕的总称，以眼花、视物不清和昏暗发黑为眩；以视物昏花旋转，或如天旋地转不能站立为晕。因两者常同时并见，故称眩晕。因眩晕常伴有发热头痛、耳聋耳鸣、恶心呕吐、面红目赤、心悸汗出、肢体震颤等症状，故在历代医学文献中有“头眩”“掉眩”“眩冒”“冒眩”“癫眩”“风眩”“头晕”“眩运”等记载，自清代以后才统一称为“眩晕”。

关于眩晕的病因，历代医者也有多种论述，《内经》以肝风主论，如《素问・至真要大论》曰：“诸风掉眩，皆属于肝。”《素问・六元正纪大论》曰：“木郁之发……甚则耳鸣眩转。”在《灵枢》提出脑髓病因学说，如《灵枢・海论》中说：“脑为髓之海，其输上在于其盖，下为风府。……髓海不足，则脑转耳鸣，胫酸眩冒，目无所见，懈怠安卧。”汉代张仲景提出气血两虚学说，如《伤寒论》说：“太阳病发汗，汗出不解，其人仍发汗，心下悸，头眩，身瞤动，振振欲擗地者。”金元时代的刘完素提出了风火学说，如在《素问・玄机原病式・五运主病》中说：“风火皆属阳，多为兼化；阳主乎动，两动相搏，则为之旋转。”朱丹溪提出七情和痰致眩晕学说，如《丹溪心法・头眩》说：“头眩，痰挟气虚并火”“又或七情，郁而生痰动火，随气上逆，此七情至虚而眩晕也。”明、清时代，对眩晕的认识日臻完善，如徐春甫《古今医统大全・眩运门》提出“四气乘虚”，四气指风、寒、暑、湿，虚指气虚、血虚、阳虚。“七情郁而生痰动火”“淫欲过度，肾家不能纳气归元”等以虚实分论的致病学说。虞抟提出血瘀致眩的论点，如《医学正传・卷四・眩运》中说：“外有因坠损而眩运者，胸中有死血迷闭心窍而然。”限于历史的条件，以上诸多医者，多从病证推测其发病之因，有一定局限性。

而今，中医学在经过2700多年临床实践中对于眩晕病的治疗凸显出多环节、多途径及多靶点诊治的优势，不但具备相当完整的理论体系，而且还有清晰明了的辨证思路、实用规范的理法方药。现在，中医学一般都运用病证和中西医结合的诊断方法，确诊眩晕症的病因，然后再进行辨证施治，既提高了辨证的确切性，也提高了临床疗效。

## 第二节 辨证与治疗

首先应辨明眩晕病因的虚实和寒热，然后进行辨证施治，外邪为主的眩晕以祛邪为主；内因所致眩晕，多以标本兼治，补虚泻实，调理阴阳，补气养血为主；血瘀的眩晕，以活血通脉，醒神开窍为主；气血虚的眩晕，以补气养血，滋肾健脾为主。

## 一、风火上扰型

主要见于高血压、前庭神经元炎、梅尼埃病、突发性聋伴眩晕等因外感而诱发者。

1. 主症　恶寒发热，头痛眩晕，鼻塞流涕，咽喉肿痛，干咳少痰，心烦性急，面红耳赤，汗出溲黄，脉弦数，苔白腻，舌质红暗。

2. 病机　平素阳盛，又感风邪，两阳相搏，上扰头脑，故见头痛眩晕，心烦性急，面红耳赤；风寒束表，故发热恶寒，鼻塞流涕，咽痛汗出；风邪犯肺，则干咳少痰，两阳相搏，则脉弦数，舌质红暗。

3. 治法　清热解表，平肝息风。

4. 方药运用

(1)常用方药：银翘散合天麻钩藤饮加减，基本方为金银花 15g，连翘 15g，荆芥穗 8g，薄荷 6g，天麻 12g，钩藤 15g，石决明 15g，黄芩 15g，杏仁 12g，益母草 15g，杜仲 12g。

(2)辨证加减：高热头痛者，加柴胡 15g，生石膏 20g，板蓝根 15g，羚羊角粉(分冲)2g，藁本 10g；咳嗽痰黄者，加金莲花 14g，知母 15g，川贝 12g，百部 15g，橘红 12g，桔梗 10g；项背周身痛者，加葛根 15g，白芍 15g，羌活 12g，独活 12g，桑寄生 15g；恶心纳呆者，加白术 12g，半夏曲 10g，白扁豆 12g，香薷 8g。

5. 针灸疗法

(1)体针：主穴，太阳、百会、曲池、天突、太冲。配穴，印堂、足三里、风府、合谷、丰隆、头维、列缺。每次取主、配穴各 2 个，采用中强捻转手法。留针 30min，也可不留针，每日 1 次。

(2)耳针：肺、内鼻、肾上腺、皮质下、神门、内分泌。采用中强刺激手法，留针 30min。

6. 中成药

(1)清眩片：主要成分为生石膏、白芷、荆芥穗、薄荷、川芎。每片 0.55g，每次 4～6 片，每日 3 次。

(2)羚羊感冒片：主要成分为金银花、连翘、羚羊角粉、淡竹叶、牛蒡子等。每片 0.3g，每次 4～6 片，每日 2 次。

(3)抗热牛黄散：主要成分为牛黄、水牛角、郁金、栀子、黄芩、黄连、朱砂、珍珠、雄黄、麝香、冰片。每次 0.6～1.2g，病重者每日 2～3 次。

(4)双黄连口服液：主要成分为金银花、黄芩、连翘。每支 10ml，每次 2 支，每日 2 次。

## 二、肝阳上亢型

主要见于前庭神经元炎、高血压、梅尼埃病急性发作期、前庭性偏头痛、视觉性眩晕。

1. 主症　头晕、头痛、头胀耳鸣，甚者恶心呕吐，心悸胸闷，少寝多梦，腰酸多尿，面部潮红，脉弦，苔白或黄垢，舌质红暗。

2. 病机　肝肾阴虚，阴阳失衡，肝阳上亢，形成上盛下虚，故见头晕、头痛、头胀，面红腰酸，恶心呕吐等。肾阴亏虚，心肾失交，故见心悸失眠，耳鸣尿频，失眠多梦等本虚标实之证。

3. 治法　调理阴阳，平肝潜阳。

4. 方药运用

(1)常用方药：二仙汤、杞菊地黄丸合天麻钩藤饮化裁，基本方为天麻 12g，钩藤(后下)15g，杜仲 12g，石决明 15g，牛膝 15g，益母草 15g，桑寄生 15g，淫羊藿 12g，仙茅 10g，山茱萸 12g，泽泻 12g，菊花 15g，枸杞子 15g，当归 15g，丹参 15g。

(2)辨证加减：腑热便秘者，加酒军、玄参。胸闷心悸者，加川芎、石菖蒲、葛根、延胡索。恶心呕吐者，加陈皮、半夏、竹茹。失眠多梦者，加枣仁、夜交藤、远志、珍珠母、龙骨。眩晕欲仆、肢麻震颤者，加羚羊角粉、生龙齿、灵磁石、葛根。腰膝酸软、烦热盗汗者，加鳖甲、地骨皮、生地黄、何首乌、女贞子、川续断。

5. 针灸疗法

(1)体针：①百会、风池、足三里；②翳风、太阳、行间、阳陵泉。每次取一组穴，采用中刺激手法，留针 30min。

（2）耳针：皮质下、降压沟、神门、心区、交感、肾上腺、耳尖、内分泌、脑干。每次取穴 2～3 对，采用中等刺激手法，留针 1～2h。

6. 中成药及验方

（1）天智胶囊：主要成分为天麻、钩藤、石决明、杜仲、桑寄生、茯神、首乌藤、槐花、栀子、黄芩、川牛膝、益母草。每次 3～5 粒，每日 3 次。

注意事项：低血压患者或孕妇禁用。

（2）全天麻胶囊：每次 2～6 粒，每日 3 次。

（3）当归龙荟丸（片、胶囊）：主要成分为酒当归、芦荟、青黛、酒大黄、龙胆（酒炙）、酒黄连、酒黄芩、栀子、盐黄柏、木香、人工麝香等。每次 3 粒（片），每日 2 次。

（4）天麻眩晕宁颗粒（合剂）：主要成分为天麻、钩藤、泽泻（制）、半夏（制）、白术、茯苓、白芍、竹茹、川芎、炙甘草、陈皮、生姜、石决明、杜仲。每次 30g(ml)，每日 3 次。

（5）龙胆泻肝丸：主要成分为龙胆草、柴胡、黄芩、栀子（炒）、泽泻、木通、车前子（盐炒）、当归（酒炒）、地黄、炙甘草。每次 3～6g，每日 2 次。

（6）晕可平颗粒：主要成分为赭石、夏枯草、法半夏、车前草。每次 10g，每日 3 次。

（7）强力定眩片：主要成分为天麻、杜仲、野菊花、杜仲叶、川芎、野菊花、杜仲叶等。每次 4～6 片，每日 3 次。

（8）安宫降压丸：主要成分为郁金、黄连、栀子、黄芩、天麻、珍珠母、黄芪、白芍、党参、麦冬、醋五味子、川芎、人工牛黄、水牛角浓缩粉、冰片。每次 1～2 丸，每日 2 次（舌苔白腻者慎用）。

（9）山楂降压丸：主要成分为山楂、夏枯草、菊花、炒决明子、泽泻等。每丸重 7g，每次 1～2 丸，每日 2 次。

（10）复方杜仲片：主要成分为杜仲、夏枯草、钩藤、益母草等。每片 0.3g，每次 5 片，每日 3 次。

（11）降压袋泡茶：主要成分为夏枯草、茺蔚子、决明子、黄芩、钩藤、茶叶，每袋 4.4g（相当于生药 13g），每次 1 袋，开水浸泡后服，每日 3 次。

（12）足浴液：主要成分为磁石、石决明、吴茱萸、当归、桑叶、白蒺藜、杜仲、独活、菊花、川牛膝。煎水适量，浸泡双脚，每日 2 次，每次 1h，10d 为 1 个疗程。

## 三、痰浊中阻型

主要见于高血压伴高脂血症，梅尼埃病急性发作期，良性眩晕伴高脂血症，良性阵发性位置性眩晕，颈源性眩晕颈椎病等。

1. 主症　头晕、头沉、眩晕、健忘、嗜睡，头重如裹、胸闷恶心、食少多寐。四肢或半身发麻，倦怠乏力，舌胖，苔白腻，脉濡滑。

2. 病机　脾失健运，不能运化水湿，内生痰饮；痰阻中焦，清阳不升，浊阴蒙蔽清窍，则头眩晕，倦怠乏力等，湿性重浊，则头重如裹，浊气不降，上壅上焦则胸闷恶心，运化失司则食少多寐。

3. 治法　补气养血，化瘀通脉。

4. 方药运用

（1）常用方药：半夏天麻汤加减，主要成分为半夏、白术、天麻、陈皮各 10g，柴胡、川芎、茯苓各 15g，甘草 6g，葛根 30～60g，丹参、赤芍各 30g。每日 1 剂，水煎服，10d 为 1 个疗程，均用 2 个疗程。

（2）辨证加减：肝阳上亢者，加石决明、珍珠母、菊花；肝肾阴虚者加生地黄、熟地黄、枸杞子；肾气虚者，加桑寄生、杜仲、巴戟天；气虚者，加黄芪、党参；痰湿重者，加天南星、水菖蒲；肢麻痛者，加威灵仙、片姜黄、蜈蚣。

5. 针灸疗法

（1）体针：风池、肾俞、太溪、复溜。每穴行平补平泻手法 1min，留针 40min，15d 为 1 个疗程。

（2）耳针：心、皮质下、肾、小肠、脾。将

"王不留行籽"用胶布固定耳穴上，稍加压力，以患者感到局部胀痛或发热为宜，隔日1次，10次为1个疗程，两耳交替运用。

6. 中成药及验方

(1)眩晕宁片(颗粒)：主要成分为泽泻、白术、茯苓、半夏(制)、女贞子、墨旱莲、菊花、牛膝、陈皮、甘草。每次2～3片(g)，每日3～4次。

(2)半夏天麻丸：主要成分为法半夏、天麻、黄芪(蜜炙)、人参、苍术(米泔炙)、白术(麸炒)、茯苓、陈皮、泽泻、六神曲(麸炒)、麦芽(炒)、黄柏等。每次6g(1袋)，每日2～3次。

(3)眩晕灵胶囊：主要成分为天麻、葛根、钩藤、丹参、川芎、僵蚕、半夏、甘草、茯苓。每次4～6粒，每日3次。

(4)通脉定眩汤：主要成分为鸡血藤、葛根、钩藤、枸杞子、沙苑子、泽泻等。肝阳偏亢者，重用天麻、钩藤；痰浊较盛者，重用法半夏、白术；瘀血甚者，重用鸡血藤、葛根；肝肾不足者，重用沙苑子、山茱萸、枸杞子、女贞子、何首乌；气虚者，重用黄芪。

## 四、肝肾阴虚型

主要见于梅尼埃病迁延日久伴听力下降明显者、高龄良性阵发性位置性眩晕者、颈椎病、视源性眩晕。

1. 主症　眩晕，如坐舟船，耳聋，耳鸣，常突然发作，常伴有恶心呕吐，不敢翻身或转动头部，失眠多梦，记忆力减退，腰膝酸软，脉细数，苔白，舌质淡红。

2. 病机　七情内伤或劳累，致脏腑亏虚，肾精亏耗，脑海空虚，则眩晕，耳鸣，听力下降，记忆减退；肝肾阴虚，肝阳上扰，则头痛，头晕，肝气横逆，使脾虚失运，胃气失降，则恶心呕吐。

3. 治法　滋补肝肾，健脾和胃。

4. 方药运用

(1)常用方药：杞菊地黄汤合半夏白术天麻汤化裁，姜半夏10g，陈皮12g，党参15g，白术15g，生姜3g，竹茹10g，枸杞子15g，菊花15g，山茱萸10g，泽泻15g，熟地黄10g，葛根15g，川芎15g。

(2)辨证加减：肝火旺者，加夏枯草、钩藤、珍珠母、决明子；腰膝酸软者，加骨碎补、狗脊、鹿角；记忆力减退者，加益智仁、核桃仁、石菖蒲；失眠多梦者，加酸枣仁、远志、合欢皮、百合；耳聋、耳鸣者，加沙苑子、灵磁石、蝉衣、泽泻；烦热盗汗者，加地骨皮、制鳖甲、浮小麦、竹叶、知母。胸闷气短、心悸、心律不齐者，加丹参、石菖蒲、当归、桂枝、黄连、生龙骨。

5. 针灸疗法

(1)体针：一组，翳明、合谷、太冲穴。二组，内关、四渎、风池穴。每次取一组，用毫针采用泻法，不留针。

(2)耳针：内耳、交感、神门、内分泌、肾上腺、枕。采用中强刺激，留针60min，也可用贴压"王不留行籽"法。

6. 中成药及验方

(1)抑眩宁胶囊：主要成分为胆南星、枸杞子、生铁落、煅牡蛎、茯苓等。每次4～6粒，每日3次。

(2)晕复静片：主要成分为马钱子、珍珠等。每次1～3片，每日3次。

(3)晕可平糖浆：主要成分为半夏、夏枯草、车前草、代赭石等。每次20～30ml，每日3次。

(4)补肾丸：主要成分为何首乌、巴戟天、党参、山药、枸杞子、当归、淮牛膝、泽泻、杜仲、肉苁蓉、白术、甘草、远志等。蜜丸，每丸重9g，每次1丸，每日2次。

(5)天麻眩晕宁：主要成分为天麻、钩藤、陈皮、半夏(制)、茯苓、泽泻、白术、竹茹、川芎、生姜等。口服液，每次10ml，每日3次。

(6)仙鹤宁眩灵：仙鹤草30～60g，生地黄、天麻各15g，白术、代赭石、白芍、生龙骨、生牡蛎各30g，泽泻20～30g，菊花15g，生姜6g。肝阳上亢者，加钩藤、龙胆草；气血虚者，加党参、黄芪；肾阴不足者，加女贞子、枸杞子；呕吐剧烈者，加清半夏；心烦失眠者，加炒枣仁、朱砂(冲服)；耳鸣者，加石菖蒲。

## 五、气血两虚型

主要见于贫血、低血压、梅尼埃病、良性阵发性位置性眩晕、后循环缺血、前庭性偏头痛、视觉性眩晕。

1. *主症* 头晕、头昏，两目昏花，面色苍白，疲乏无力，心悸气短，活动后加重，记忆力减退，心烦失眠，脉细沉，苔薄白，舌质淡红。

2. *病机* 禀赋不足，脾胃虚弱，化源不足，或久病不愈，脏腑亏虚，或失血耗气。中医学认为，“血为气母，气为血帅”，故临床多气血虚并见，气血虚不能濡养神窍，则见头晕眼花、记忆力减退，心烦失眠；心失血养，则心悸气短，面色苍白，脉细沉。

3. *治法* 益气养血，健脾强心。

4. *方药运用*

(1)常用方药：八珍汤合补中益气汤加减，基本方为人参 6g(党参 15g)，白术 15g，炙甘草 8g，炙黄芪 20g，当归 15g，熟地黄 10g，枸杞子 15g，阿胶(烊化)10g，升麻 12g，白芍 15g。

(2)辨证加减：血压偏低者，加熟附片、肉桂、刺五加；贫血者，加龙眼肉、大枣、黑桑椹、鸡血藤；心悸、心律失常者，加麦冬、五味子、丹参、石菖蒲、炒枣仁；失眠多梦者，加炒枣仁、夜交藤、远志、合欢皮；记忆力减退者，加益智仁、核桃仁。

5. *针灸疗法*

(1)体针：脾俞、心俞、足三里、三阴交、内关穴。用毫针采用补法，留针 30min。

(2)耳针：心、脾、肾上腺、内分泌、交感。采用中度刺激手法，留针 1～2h，或用“王不留行籽”贴压法。

6. *中成药及验方*

(1)人参大补膏：主要成分为人参、黄芪、阿胶、当归、枸杞子、五味子、女贞子、茯神、谷芽、麦芽等。每次 20g，每日 2 次，开水冲服。

(2)补中益气丸(口服液)：主要成分为黄芪(蜜炙)、党参、甘草(蜜炙)、当归、白术、升麻、陈皮、柴胡(口服液是在原方基础上加陈皮、生姜、大枣)。适用于体质虚弱、免疫力低下的气虚眩晕患者。每次 1 丸(大蜜丸)或 1 支，每日 3 次。

(3)益气聪明丸(片)：主要成分为党参、黄芪、甘草、葛根、蔓荆子、赤芍、黄柏。适用于气虚所致老年性耳鸣或听力损失、梅尼埃病、听力下降伴记忆力减退等。每次 9g(片)，每日 1 次。

(4)人参固本丸：主要成分为人参、熟地黄、生地黄、山茱萸(酒炙)、山药、麦冬、天冬、泽泻、牡丹皮、茯苓。适用于阴阳、气血皆不足的顽固性眩晕患者。每次 1 丸，每日 2 次。

(5)人参归脾丸：主要成分为人参、白术(麸炒)、茯苓、甘草(蜜炙)、黄芪(蜜炙)、当归、木香、远志(去心甘草炙)、龙眼肉、酸枣仁(炒)。每次 1 丸，每日 2 次。

(6)安神补心丸(胶囊、颗粒、片)：主要成分为丹参、五味子(蒸)、石菖蒲、安神膏。丸剂，每次 15 丸，每日 3 次；胶囊剂，每次 4 粒，每日 3 次；颗粒剂，每次 1 袋，每日 3 次。片剂：一次 5 片，一天 3 次。

(7)驴胶补血颗粒：主要成分为黄芪、党参、熟地黄、当归等，每次 12g，每日 2 次，开水冲服。

(8)十全大补丸：主要成分为人参、白术、黄芪、当归、熟地黄、白芍、甘草、茯苓等。每次 9g，每日 3 次。

(9)养血当归精口服液：主要成分为当归、川芎、党参、熟地黄、茯苓、白芍、阿胶、黄芪、甘草等。每次 10ml，每日 2 次。

(10)归参补血片：主要成分为红参、黄芪、当归、何首乌(制)、枸杞子、龙眼肉、三七、睾丸浸膏、肝粉、牛骨髓提取物、脾脏浸膏粉。

每日 2～4 片，每日 2～3 次。

## 六、瘀血内阻型

主要见于脑外伤、脑震荡，耳眩晕。

1. 主症　头晕、头痛、眩晕、劳累和午后加重，思维迟钝，精神萎靡，健忘多梦，持久不愈，有头部外伤史，脉弦紧，苔白，舌质淡红。

2. 病机　跌仆碰撞，头脑受伤，瘀血停聚，脑神失荣，故见头昏头痛，甚者眩晕，健忘多梦，思维迟钝等症。

3. 治法　活血化瘀，益脑醒神。

4. 方药运用

(1)常用方药：血府逐瘀汤合宁神丸化裁，当归 15g，川芎 15g，赤芍 15g，桃仁 10g，红花 10g，黄芪 15g，葛根 15g，酸枣仁 15g，茯苓 15g，远志 12g，陈皮 10g，麦冬 15g，石菖蒲 15g，郁金 12g。

(2)辨证加减：头痛者，加延胡索、藁本、细辛；头眩晕者，加天麻、钩藤、菊花；失眠多梦者，加夜交藤、合欢皮、灵芝、琥珀；气虚乏力者，加党参、白术；思维迟钝者，加益智仁、核桃仁、丹参。

5. 针灸疗法

(1)体针：太阳、印堂、列缺、三阴交穴。采用中度捻转手法，留针 30min，也可不留针，每日 1 次，10d 为 1 个疗程。

(2)耳针：脑干、额、枕、神门、心、皮质下。采用中等刺激手法，留针 60min，或用王不留行籽贴压法，15d 为 1 个疗程。

6. 中成药及验方

(1)紫丹活血片：适用于微循环障碍所致的突发听力损失伴眩晕、腔隙性脑梗死、后循环缺血等。主要成分为三七总皂苷、紫丹参。每次 2 片，每日 3 次。

(2)血栓心脉宁胶囊(片)：主要成分为川芎、槐花、丹参、毛冬青、水蛭、人工麝香、人工牛黄、蟾酥、冰片、人参茎叶总皂苷。适用于微循环障碍所致的突发听力损失伴眩晕、腔隙性脑梗死、后循环缺血等。每次 2 片，每日 3 次。

(3)脑血康胶囊：主要成分为水蛭(烫)。适用于微循环障碍所致的梅尼埃病、突发听力损失伴眩晕、腔隙性脑梗死、后循环缺血、视觉性眩晕等。每次 1 粒，每日 3 次。

(4)华佗再造丸：主要成分为当归、川芎、红花、吴茱萸、天南星、马钱子、冰片。适用于微循环障碍所致的梅尼埃病、突发听力损失伴眩晕、腔隙性脑梗死、后循环缺血、视觉性眩晕等。每次 4～8g，每日 2～3 次。

(5)血府逐瘀丸：主要成分为柴胡、当归、地黄、赤芍、红花、桃仁、麸炒枳壳、甘草、川芎、牛膝、桔梗。每次 6 粒，每日 2 次。

(6)晕痛定胶囊：主要成分为密环菌粉、川芎。每次 3 粒，每日 3 次。

(7)消眩止晕片：主要成分为火炭母、鸡矢藤、姜半夏、白术、天麻、丹参、当归、白芍、茯苓、木瓜、枳实、砂仁、石菖蒲、白芷。每次 5 片，每日 1 次，4 周 1 个疗程。

(8)颅脑愈震汤：主要成分为归尾、天麻、白芷、䗪虫、地龙、制半夏各 9g，桃仁 12g，细辛、广木香各 6g，茯苓 15g。头痛者，加藁本、蔓荆子、川芎；头晕甚者，加钩藤、石决明、菊花；耳聋耳鸣者，加磁石、菖蒲；抽搐者，加白蒺藜、钩藤；恶心呕吐者，加竹茹、赭石；心烦失眠者，加合欢皮、夜交藤、远志；心悸者，加生龙牡；便秘者，加大黄、火麻仁。每日 1 剂，水煎服，18d 为 1 个疗程。

(9)丹参龙琥汤：主要成分为丹参、茯神各 30g，龙齿、川牛膝各 15g，琥珀粉、三七粉各 3g(均冲服)，川芎 10g，菊花、桑叶各 9g，木通 6g。头顶痛者，加藁本、荆芥穗；太阳穴痛者加白芷；后头部痛者，加羌活、细辛；心烦胸闷者加淡豆豉、郁金；恶心呕吐者加砂仁、赭石；失眠者加远志、枣仁、夜交藤；纳呆者加神曲、炒谷芽、炒麦芽。每日 1 剂，水煎服，10d 为 1 个疗程。

## 第三节　辨证调护

未病先防是中医防治疾病的首要原则，眩晕的防治也是如此。临床防治眩晕，必须树立起“防治并举、防重于治”的思想。眩晕未成之时即须以防为主，随时注意“三调”，即调饮食、调情志、调睡眠。

### 一、调饮食

眩晕患者可采用食疗药膳的方式来预防眩晕的再次发生。中医学认为，五脏中脾主湿，有湿则自生痰，脾失健运可助虚生痰，应采取健运脾胃的饮食原则，加强饮食调理，饮食宜清淡利湿之品，如冬瓜、玉米汤或荷叶粥，素食为主，忌肥甘厚味、辛辣生冷瓜果、烟酒甜食、荤腥之品，以免损伤脾胃、助湿生痰。肥胖者要注重节食，可多食豆类（如赤小豆）、蔬菜（如冬瓜、竹笋）、玉米和山药粥。日常饮食对眩晕的防治起到举足轻重的作用，眩晕患者应根据病情虚实而分别选择适宜的食物。

1. 气血不足证宜吃具有补益心脾、养血补气作用的食物，忌吃寒凉、生冷耗气的食品。食疗方法为红枣肉桂白木耳汤。

2. 肾精亏损证宜吃具有滋养肝肾、填精补髓作用的食品，忌吃辛辣、温燥、伤阴的食物。为阴虚者，用甲鱼汤、银耳汤。阳虚者，用羊肉汤、狗肉汤、炖鲤鱼汤。

3. 肝阳上亢证宜食具有清泻肝热、养阴平肝作用的食物，忌食辛辣香燥、性热助火的食品。食疗方法为菊花茶或菊槐绿茶饮。

4. 痰浊中阻证宜食化痰健脾、和胃作用的清淡食物，忌吃滋腻肥甘。食疗方法是薏米党参粥。

另外，眩晕患者提倡低盐低脂饮食。《灵枢·五味论》：“血与咸相得则凝。”又有张介宾曰：“咸从水化，故伤心血，水胜火也。血得咸则凝结不流也。”吴昆曰：“咸，阴也；血亦阴也，同气相求，故咸走血，血得咸则凝结而不流，故血病禁咸。”可见食盐过多可致瘀。眩晕患者每日食盐量不能超过6g。现代医学的血脂当归属中医学膏脂范畴，膏脂集聚，伏于脉道，血行不畅，滞而为瘀，痰瘀共结，髓海失充，发生眩晕。故眩晕患者还应注意低油饮食，每日油摄入量不能超过25g。《内经》提出健康人的基本饮食原则：“五谷为养，五果为助，五畜为益，五菜为充，气味合而服之，以补益精气。”这与现代提出的“营养膳食宝塔”理论相同。

### 二、调情志

《黄帝内经》中记载“百病皆生于气也”，这个气指的就是怒、喜、思、忧、悲、恐、惊七种情志的病理变化。《素问·阴阳应象大论》中“怒伤肝，喜伤心，思伤脾，忧伤肺，恐伤肾”说明了情志与疾病的关系十分密切。情志调畅，气机通达，则五脏和调。临床实践发现，眩晕日久的患者经常出现焦虑、抑郁等情志的失常，易怒、易思、易忧、易恐，所以平时要重视对其的语言开导，使其精神愉快，心情舒畅。正如叶天士所云：“然药乃片时之效，欲得久安，以怡悦心志为要旨耳。”中医们经常通过调畅患者情志来达到预防和治疗眩晕的目的，也正是基于中医倡导的“三分治，七分养”的理论。

中医调情志的方法很多，音乐疗法是具有代表性的一种方法。说起音乐疗法，中医学认为五音与脏腑相通。《灵枢·雅客篇》从五行归类而言，角（木）、徵（火）、宫（土）、商（金）、羽（水）五音分别与肝、心、脾、肺、肾五脏，以及怒、喜、思、忧、恐五志相对应。

中国人最早创造了自成一体的实用音乐疗法体系。如角音的代表《江南丝竹乐》《江南好》，属木入肝，能促进全身气机的展放，调节肝胆的疏泄，主治抑郁、失眠等症。徵音的代表《步步高》《喜洋洋》，属火入心，能温养心气，益助心阳，主治失眠、脉迟、心胸憋闷等症。中医藏象学说强调“心主神志”，这里的心和西医学的“心”不是一个概念。中医的心除了解剖器官外，还包括功能。宫音的代表《春江花月夜》《月儿高》，具有土质醇厚特性，属土入脾，能调和脾胃，可运用于脾胃虚弱、多思顾虑之人。商音的代表《嘎达梅林》《悲怆》，属金入肺，能调节肺气的宣发和肃降，适用于治疗肺气不足，精神萎靡之人。羽音的代表《二泉映月》《梁祝》，属水入肾，能调节肾与膀胱的功能，用于治疗肾虚的各种患者。

以五音治疗眩晕当以辨证为先，酌情选乐。主要有以下几种形式。

1. 相应属“反治”范畴，即用与病变脏腑相同的乐曲。《礼记·乐礼》记载：“宫动脾、商动肺、角动肝、徵动心、羽动肾。”例如，肝阳上亢的眩晕我们可以选听《江南丝竹乐》。

2. 相生按照虚则补其母的原则，当一脏为虚证时，选择其母脏相对应的乐曲。按照实则泻其子的原则，当一脏为实证时，选择其子脏相对应的乐曲（中医基础理论认为，五脏对应五行，五脏相生关系犹如母子关系，可以相互影响，也可相关制约）。例如，肾虚引起的眩晕我们也可以选择商音的音乐。因为肺属金，肾属水，金生水，故肺为肾母，商动肺，故商音也可治疗肾虚引起的眩晕。

3. 相胜属“正治”范畴。根据五行相克的原理，采用与病变脏腑相克的乐曲治疗。例如，肝阳上亢的患者我们也可以商音的音乐来听。

音乐疗法一般以每天 30～40min 为宜，音量控制在 50dB 以下。

### 三、调睡眠

天人合一是中医学的一个十分重要的理论，日常起居是否与自然界相应决定着疾病的易感性。从《黄帝内经》提出“法于阴阳，和于术数，食饮有节，起居有常，不妄作劳”时起，日常饮食起居就被医家广泛重视。随着社会现代化步伐的加快，人们生活普遍没有规律，当日节律、月节律被人为打乱后，阴阳平衡即被打破，因而发病。因此，注重日常的起居对于眩晕的预防尤为重要。

眩晕患者常伴有失眠。人体的睡眠具有一定的生物节律性，传统医学认为，肝的藏血功能与生物的节律性有明显的关系，情绪的波动均会导致肝脏的疏泄功能及藏血功能失调，可使节律性发生紊乱，从而引起失眠。此时可结合中医外治法及中药辨证论治疗眩晕患者的失眠。

## 第四节　小结及展望

中医学认为，诊治眩晕思维更重要，诊治眩晕需心身同治。临床上如果只重视前庭功能检查和局部表象，忽视患者体质特征、生活习惯、性情嗜好、生活环境、情感等细节，就会天地不清“霾”当道。目前，中医学正是通过详细的望、闻、问、切、查五诊合参来辨证论治、审证求因的。在治疗方面，则采用中药或成药内服，结合针灸、小针刀、推拿、穴位贴敷、足浴、食疗、太极拳、音乐等物理疗法，多方位、多靶点治疗眩晕。

中医学博大精深，中医药诊疗眩晕仍还有大量的工作等待探究，希望通过对这一块的学习，有更多的有识之士加入对中医学眩晕诊治的传承、创新与发展中来！由于时间紧迫，本章节内容编写难免有不当之处，请学者海涵并提出宝贵建议。

（秦　琼）

## 参考文献


[1] 王永炎，鲁兆麟. 中医内科学[M]. 北京：人民卫生出版社，2007.

[2] 王士贞. 中医耳鼻喉科学[M]. 2 版. 北京：中国中医药出版社，2008.

[3] 王士贞. 中医耳鼻咽喉科临床研究[M]. 北京：中国中医药出版社，2009.

[4] 吕明. 推拿学[M]. 北京：中国医药科技出版社，2012.

[5] 郭霞珍. 中医基础理论专论[M]. 北京：中国中医药出版社，2010.

[6] 谢慧. 中医耳鼻咽喉科常用外治法辑要[M]. 北京：人民卫生出版社，2017.

[7] 罗红强，诸红萍，钟慧球，等. 颅息穴隔姜灸结合摇头训练治疗高龄良性阵发性位置性眩晕16 例[J]. 江西中医药大学学报，2018，30(5)：58-61.

[8] 姚国新，罗仁翰. 雷火灸与六经辨证中药联用治疗眩晕 37 例[J]. 云南中医中药杂志，2013，34(9)：49-50.

[9] 王媛媛，曲芳. 平眩足浴方治疗眩晕肝阳上亢证 80 例[J]. 中国医药指南，2019，17(9)：166-167.

[10] 田秋姣. 眩晕患者的饮食调护[J]. 时珍国医国药，2001，12(4)：383.

[11] 葛可佑，杨晓光，程义勇. 平衡膳食合理营养促进健康——解读《中国居民膳食指南(2007)》[J]. 中国食物与营养，2008(5)：58-61.

[12] 曾翔云. 中国居民平衡膳食宝塔解析[J]. 中国食品，2004(3)：42-43.

[13] 邵丹，潘聿，张丹. 中医五音理论用于治疗疾病及养生概述[J]. 云南中医学院学报，2011，34(6)：62-66.

[14] 郭祥轩. 太极拳训练对前庭神经元炎的干预治疗[M]. 北京：北京体育大学出版社，2017.

[15] 王琦，于明，张晓林，等. 天舒胶囊治疗偏头痛性眩晕的临床观察[J]. 中医药导报，2016，22(3)：69-70.

[16] 耿志岩，牟方波，孙燕，等. 当归龙荟丸加味治疗肝火上炎型眩晕 34 例临床观察[J]. 湖南中医杂志，2018，34(1)：50-51.

[17] 朱晓娜，李天浩，郭珍，等. 天麻眩晕宁合剂治疗颈性眩晕 92 例[J]. 陕西中医药大学学报，2018，41(1)：32-34.

[18] 李云燕，谢艳，冯小莉，等. 敏使朗联合眩晕宁治疗良性阵发性位置性眩晕疗效观察[J]. 实用中医药杂志，2016，32(12)：1205-1206.

# 第 19 章 前庭外科治疗

前庭外科治疗包括内淋巴囊手术、三个半规管阻塞术、前庭神经切断术、迷路切除术等。虽然有很多学者在不断努力推荐和探索前庭外科治疗手段，但是大部分眩晕患者通过休息、药物及功能锻炼等非手术治疗就可以获得满意疗效。因此，前庭外科的适应证需要有严格的限制，应该针对一小部分症状较重，正常的工作及生活受到很大威胁甚至丧失生活自理能力的眩晕患者选择外科治疗。

中华耳鼻咽喉头颈外科杂志编辑委员会和中华医学会耳鼻咽喉头颈外科学分会组织国内专家多次研讨，在参考借鉴国外最新指南的同时，结合自身的临床实践经验和中国国情，出台了新版《梅尼埃病诊断和治疗指南(2017)》，将手术适应证限定为眩晕发作频繁、剧烈，6 个月非手术治疗无效的患者。①顽固性梅尼埃病(梅尼埃病)；②良性阵发性位置性眩晕(BBPV)；③前庭神经血管压迫症，国外又称失能性位置性眩晕(DPV)；④其他，如前庭神经元炎、颞骨骨折、继发于感音神经性聋的迟发性膜迷路积水等，只有当系统内科治疗无效患者强烈要求手术时才考虑外科治疗。

前庭外科治疗是建立在前庭通路的解剖基础上，针对眩晕的生理机制进行相应的治疗，主要包括：①针对病因和发病机制的治疗，其外科手术原理是减轻内淋巴积水的压力，从而减轻其对内耳的压力影响。包括内淋巴囊减压术、内淋巴蛛网膜下腔分流术、内淋巴乳突腔分流术。②针对前庭传导通路的手术，主要原理是阻断眩晕冲动的传导(眩晕冲动通过三个半规管壶腹嵴纤毛的摆动传入中枢)。包括前庭神经切断术、迷路切除术、半规管阻塞术(包括外半规管阻塞、外后半规管阻塞、三个半规管阻塞)，以及恢复受损耳蜗及其他功能的手术(包括人工前庭植入手术、迷路阻塞＋人工耳蜗植入手术)。

## 一、内淋巴囊的外科手术

内淋巴囊手术主要用于梅尼埃病的外科治疗，其原理基于缓解内淋巴积水产生的机械性压力，在眩晕控制的同时，避免听力受到进一步损害。其属于保留听力的功能性手术，手术方法简便、安全，并发症低。由于疾病发展不同阶段的病理状态不尽一致，因此不同时期完成的手术眩晕控制率也不尽相同，总体眩晕控制率 60%～80%。2002 年 Paparella MM 报道 2000 例内淋巴囊减压术，眩晕控制率在 75%；2014 年 Sood A 检索总结 PubMed 在 1970－2013 年公开发表的英文文献，三种内淋巴囊手术(减压、乳突分流、蛛网膜下腔分流)远期眩晕控制率无差别，总控制率在 75%左右。

1. 内淋巴囊手术演变过程　1927 年，Guild 首次揭示了内淋巴囊在内淋巴引流中的关键作用，为内淋巴囊手术的创立奠定了解剖学基础。同年，法国医师 Portmann 创立内淋巴囊切开术；1938 年，Hallpoke 等发现了梅尼埃病患者的病理形态学特征为膜迷路积水，为内淋巴囊手术提供了理论支撑；

1954年，Yamakawa等提出淋巴液向脑脊液（蛛网膜下隙）进行分流；1966年，Shea对Portmann手术进行改良，提出内淋巴囊乳突腔引流手术；同年，Shambaugh创立了内淋巴囊减压术。时至今日，内淋巴囊手术方法已先后衍生发展出十余种，但国内外主要开展的术式有3种，即内淋巴囊减压术（endolymphatic sac decompression，ESD）、内淋巴囊乳突腔引流术（endolymphatic mastoid shunting，EMS）和内淋巴囊蛛网膜下腔分流术（endolymphatic subarachnoid shunting，ESS）。

2. *梅尼埃病外科治疗方案的选择* 中华医学会梅尼埃病诊断和治疗指南（2017）中，主要推荐内淋巴囊减压术和三个半规管阻塞术，根据梅尼埃病临床分期选择手术方式：①Ⅱ期（平均听阈25～40dB），部分有强烈手术意愿的患者，医师给予一般性建议，实施内淋巴囊减压术；②Ⅲ期（平均听阈41～70dB），可实施内淋巴囊减压术，医师给予推荐性建议；③Ⅳ期（平均听阈＞70dB），实施三个半规管阻塞术，三个半规管阻塞术尚适合部分Ⅲ期、内淋巴囊手术无效、言语识别率＜50％且强烈要求手术的患者。

针对梅尼埃病，除了内淋巴囊手术，还可以选择不同半规管的阻塞术，手术原理是将骨性半规管管腔填塞（膜迷路外填塞），阻断内淋巴液流动，迫使壶腹嵴纤毛停止摆动，抑制眩晕信号的传递控制达到控制眩晕的目的。根据所阻塞半规管的不同，又分为以下两种。

（1）内淋巴囊减压＋外后半规管阻塞：鉴于内淋巴囊减压眩晕控制60％～80％，但听力保存较好，而三个半规管阻塞眩晕控制率高但听力下降率高的特点，建议对于Ⅲ期患者中，听力较差（在55～70dBHL）时，可以选择内淋巴囊减压＋外后半规管阻塞，达到较高的眩晕控制率和较低的听力下降率，寻求在控制眩晕与听力保存之间达到平衡点。其理论依据在于内淋巴囊减压在发病机制上控制眩晕发作，但半规管阻塞后内淋巴腔隙压力增高，故首先去除内淋巴囊表面骨质，既达到内淋巴囊减压的目的，又能缓解半规管阻塞后内淋巴压力的增加，减少对耳蜗的损伤，减缓听力下降的风险；外、后半规管阻塞，是在眩晕传导通路上阻断信号传导，加强内淋巴囊减压的效果。内淋巴积水眩晕主要表现为水平旋转性且眼震以水平旋转为主，故水平半规管阻塞为主要手术部位，同时增加后半规管阻塞，理论上较单纯外半规管阻塞更能够控制眩晕，同时较三个半规管阻塞导致听力下降的风险相对较低。

（2）三个半规管阻塞＋内淋巴囊减压：对于Ⅳ期患者，鉴于听力损失重，为从眩晕发作的多个环节进行控制，可以实施三个半规管阻塞术的同时选择内淋巴囊减压；甚至必要时还可以选择人工耳蜗植入，以实现控制眩晕和恢复听力的目的。

3. *内淋巴囊手术的生理和病理基础* 内淋巴囊减压术（ESD）的创立是从内淋巴囊所处的解剖位置考虑。内淋巴囊的后内方紧贴硬脑膜，需要承受来自颅后窝的颅内压力，前外壁紧贴颅后窝骨板而没有缓冲的余地。ESD术中去除颅后窝骨板，使内淋巴囊不再受到骨性限制，即使术后周围有广泛的瘢痕组织形成，在内淋巴系统积水导致内淋巴压力急剧升高的时候，内淋巴囊也可以有足够的空间进行扩张，缓冲内耳组织所受到的压力，起到控制梅尼埃病眩晕症状的作用。

内耳的内淋巴液由耳蜗血管纹缘细胞及前庭暗细胞生成，经内淋巴管进入内淋巴囊后被吸收或过滤至蛛网膜下腔，尽管内淋巴液的循环总量不超过半滴，但对内淋巴系统的切开引流理论上可以缓解内淋巴系统积水。而已知内淋巴积水是梅尼埃病的关键病理形态学改变，那么缓解内淋巴积水应该可以达到控制梅尼埃病临床症状的目的。此即为传统的内淋巴囊分流、引流手术的理论基础。

国内外多数学者认为，内淋巴囊手术在眩晕缓解率及保存听力方面均优于非手术治疗。因此，对有手术适应证的患者应尽快手术。Maddox发现，在眩晕控制方面，早期手术有75%的改善率，晚期手术有55%的改善率，听力改善方面没有区别。Brown认为早期病变是可逆的。

4. 内淋巴囊手术的术前准备　术前必须评估患者听力及前庭功能是否适宜手术治疗。确定需要手术治疗者，可以选择全麻或局麻，但近年来多选择全麻。除按全麻常规准备外，还需要完善耳部影像学检查。此外还要评估患者的中枢神经功能和心理状态，以及在前庭破坏性手术后的代偿能力。对有些患者，如高龄、心血管功能差、视力差、严重的关节炎、严重的神经肌肉病变导致功能障碍等患者缺乏代偿潜能，手术后会遗留长期的不平衡感，决定是否手术治疗时应慎重。在手术前，需要对疗效进行慎重预判，并与患者要进行充分沟通。

5. 内淋巴囊手术的分类

(1)内淋巴囊乳突引流术：内淋巴囊乳突引流术是在内淋巴囊与乳突腔之间建立引流通道，以缓解内淋巴积水。1927年Portmann首次介绍了这种手术，当时眩晕改善率是93%。之后Paparella报道了84%的手术有效率。后来，此类文章在梅尼埃病外科治疗中一直占据主导地位。引流管的种类多种多样：Goldenberg发明L形硅胶引流管；Huang用扇形硅胶引流管；Morrison及Gibson用尼龙毛细管；Arenberg的活瓣引流管系从青光眼前房减压装置改进而成；据Huang的研究，该活瓣引流管优于其他引流管。术中剪开内淋巴囊外侧壁，将外侧壁翻转或者以硅胶等引流条置入其中，持续引流内淋巴液进入乳突腔。但几乎都会因术后粘连和切口形成瘢痕狭窄等失去引流作用。尽管如此，毕竟实现了内淋巴囊减压的目的，因此还有国内外学者在临床应用，也可以起到较好的临床效果。手术的关键在于严防感染，避免出现迷路炎症引起的并发症。

(2)内淋巴囊蛛网膜下隙引流术：House于1962年首先介绍了内淋巴囊蛛网膜下隙引流术。而后，Shea(1966)、Brackmann(1987)、Luetje(1988)、Gardener和Aglan(1988)相继介绍了此种手术的各种改进型手术。根据Brackmann和Nissen(1987)的分析，内淋巴囊乳突引流与内淋巴囊蛛网膜下隙引流术在眩晕控制、听力保存、改善耳胀满感及耳鸣方面无明显区别。术中同时剪开内淋巴囊的外侧壁和内壁，由于正常人内淋巴液总量仅约2.76μl，而桥小脑池蛛网膜下隙的压力约为－5mmHg(坐位)至＋350mmHg(平卧)，巨大的压力波动影响了内淋巴液的稳定状态，且一旦发生术后感染极易向颅内蔓延。因此目前已极少采用。

(3)内淋巴囊减压术：1966年Shambaugh首先介绍了这种手术，即内淋巴囊、乙状窦(从窦脑膜角到颈静脉球)的广泛减压，然后用颞肌填塞术腔。该手术对内淋巴囊缺血的患者取得了较好疗效，机制不明，有以下假说。①内淋巴囊周围压力减轻；②内淋巴囊及周围区域新血管再生；③内淋巴与内淋巴囊及其周围之间的被动扩散吸收增强。该手术的主要优点，在于手术操作相对简单，无须精确定位并切开内淋巴囊，从而避免误切脑膜后半规管损伤及感音神经性聋。Graham Kemink(1984)报道了49例减压术，70%眩晕消失，10%明显减轻，听力改善21%，听力稳定的有65%，没有全聋发生，而内淋巴囊乳突引流术并发全聋的发生率在1%～2%。Wright比较内淋巴囊减压术与内淋巴囊乳突引流术发现，在控制眩晕方面，后者稍好；在听力改善方面，两种手术效果一致。Brown(1983)比较各种内淋巴囊手术与迷路切除的效果，发现内淋巴囊减压术的手术效果最好。Huang(1987)发现，仅内淋巴囊的局限性减压没有包括乙状窦颈静脉球广泛的减压效果好。

(4)再次内淋巴囊手术：对于内淋巴囊手术失败的患者有必要再次手术，是再次内淋巴囊手术还是选择迷路切除或前庭神经切断术？目前认为再次内淋巴囊手术简便易行，效果良好，较之迷路切除或前庭神经切断术，应优先考虑。对于听力出现下降的患者，也可同时进行半规管的阻塞术。House(1997)报道，在788例内淋巴囊蛛网膜下隙引流术中，有81例再次手术中发现内淋巴囊内纤维组织增生及胶状物质堵塞引流管，分解粘连后，可换新引流管。再次手术病例中55%眩晕消失，29%改善；30%听力改善，19%稳定。Paparella(1988)报道，7%的内淋巴囊乳突引流术患者需再次手术，22例再次手术中，12例眩晕完全消失，10例改善；13例听力改善，9例稳定。术中发现骨质增生、囊外瘢痕堵塞内淋巴流入乳突的通道。但因为考虑到内淋巴囊引流失败仍可以实现内淋巴囊减压的目的，所以再次手术多结合其他处理手段，如部分或三个半规管阻塞等。而且随着侧颅底外科、人工听觉植入经验的提升，前庭神经切断术、迷路切除，或者迷路部分切除＋人工耳蜗植入等也成为前庭外科更加常用的治疗手段，单侧的内淋巴囊再次手术的应用范围更加局限。

6. *内淋巴囊手术的应用解剖*　正确定位内淋巴囊，进行充分显露，避免误伤是手术成功的关键所在。内淋巴囊窝位于岩骨后面，乙状窦沟的前方，其前内有一骨裂，即内淋巴囊裂，裂底有一小孔，即前庭水管外口，骨性前庭水管向前内上走向，直通到前庭内壁椭圆囊隐窝的下方，即前庭水管内口。内淋巴囊窝中有内淋巴囊。内淋巴囊位于岩骨后面两层硬脑膜之间，骨性前庭水管中有内淋巴管，内淋巴管与球囊相通，在内淋巴囊管的整个行程中又分为近侧部、中间部、远侧部。内淋巴囊表面有较多的小血管，和周围的脑膜有明显差异。

从手术位置看，在完成乳突轮廓化后，经外半规管做一延长线(Donaldson线)，在后半规管走行的后方，Donaldson线下方打开颅后窝脑板，显露硬脑膜，内淋巴囊2/3位于Donaldson线的下方，上下径5.5～12.2mm，平均8.9mm，前后径5.5～11.2mm，平均9mm。内淋巴囊的后外侧为乙状窦，前方为面神经，前上为后半规管，下方为颈静脉球。正常人内淋巴囊的位置变异很大，相当大一部分患者内淋巴囊偏下偏内，接近颈静脉球。

如果内淋巴囊手术同时要进行外和(或)后半规管阻塞时，可以先磨除部分骨迷路，精准显现半规管的“蓝线”，之后更容易定位内淋巴囊。但应该先解剖显露内淋巴囊，之后再开放半规管的骨迷路，将内淋巴囊和膜迷路均充分显露。再进行内淋巴囊手术，最后阻塞半规管及下一步的手术处理。

对于乳突气化欠佳或者手术标志不是非常清晰的患者，手术时如果外半规管或者后半规管的定位不是非常确定时，在手术显露顺序上要适当调整，即可以先行显露乙状窦和颅后窝硬脑膜，用磨光钻小心去除岩骨后方表面骨质，但要小心操作，避免损伤乙状窦后硬脑膜。然后根据乙状窦走行定位颈静脉球，在颈静脉球上方寻找内淋巴囊，可以最大限度降低后半规管损伤的风险。

7. *内淋巴囊的手术要点*

(1)手术显露内淋巴囊

①全麻后，仰卧，头偏健侧，注意规范摆放患者头位。

②耳后常规切口，显露乳突外侧骨质。

③行乳突轮廓化，磨出水平及后半规管轮廓，一般不必磨出蓝线。

④在后半规管走行的后方，Donaldson线下方打开颅后窝脑板，显露内淋巴囊，可以

贴岩骨后面，向内探查内淋巴管，可探到前庭水管的外口。

⑤严密止血，将骨粉充分冲洗干净。

(2)内淋巴囊减压术(ESD)：充分去除内淋巴囊前方的骨质即可，保护内淋巴管不受损伤，将颞肌填塞入乳突腔。一般不需要放置引流管，分层缝合切口，加压包扎。因ESD操作简单、破坏小、术后并发症少，且已有研究表明EMS和ESD在眩晕控制率方面两者差异无统计学意义，正逐渐成为国内外内淋巴囊手术的主流术式。

(3)内淋巴囊乳突引流术(EMS)：切开内淋巴囊外壁，可做一蒂在内侧的瓣，将其向前翻转，压到岩部后方，以保持引流通畅；也可做一前后走行切口放置，放置各式引流管。一般不需要放置引流，分层缝合切口，加压包扎。

(4)内淋巴囊蛛网膜下腔引流术(ESS)

①在内淋巴囊上缘切开内淋巴囊外壁，显露其内壁后，并做一横行切口，此时脑脊液外流，随即放置硅胶引流管，不要伤及小脑表面的血管。

②回复内淋巴囊外壁，外壁切口用颞肌筋膜覆盖，用脂肪填塞乳突术腔。

③如果没有出血和脑脊液流出，一般不需要放置引流，分层缝合切口，加压包扎。

(5)再次内淋巴囊手术：对于内淋巴囊手术失败的患者可以再次手术，再次内淋巴囊手术方法、风险和第一次手术基本一致。

(6)主要并发症

①感音神经性聋：一般是后半规管损伤，一旦出现应取筋膜修补；有1%～2%患者后半规管未暴露，即便手术过程也顺利，最后也出现感音神经性聋。原因不明，可能是切开内淋巴囊后，对内耳有干扰。

②脑脊液漏(3%)、脑膜炎：多为寻找内淋巴囊时，误切脑膜所致。术中脑膜撕裂应及时发现，给予缝合或以自体或人工脑膜修复材料进行修补。

③面瘫(0～4%)：当乙状窦前移时，内淋巴囊不易找到，向前扩充视野时，易损伤面神经垂直段。术中应注意面神经标志，操作仔细，并可以应用面神经监测仪器进行定位以避免损伤。

④颈静脉球损伤：在低位内淋巴囊时易发生，尽量小心操作，避免损伤。颈静脉球微小损伤也可造成术野明显出血，此时严禁盲目操作，术者可以手指等钝性器械压迫出血部位，以先行控制出血，再用吸引器小心清除术区鲜血和血块，以暴露出血点，再用止血材料压迫止血(勿塞入血管中)，止血后可以游离颞肌筋膜予以加固和保护。如果发生颈静脉球的较大撕裂，此为该手术的严重并发症，特别是发生在乙状窦优势回流侧时，出血量较大，除压迫控制出血部位外，一定用大块止血材料压迫血管撕裂处(勿塞入血管中)，注意压迫时间不宜过短；止血后可以游离颞肌筋膜予以加固和保护压迫止血。一旦发生损伤，术后要严密观察，避免因静脉回流受阻导致的脑水肿和颅内高压。

8. 内淋巴囊的外科手术后处理

(1)眩晕：内淋巴囊术后患者可以出现不同程度的眩晕，一般经过对症处理后可以在短期内缓解。对症处理的方法，包括头部制动、减少声光刺激、应用抗眩晕药物等，必要时可以应用镇静药物。

(2)并发症的观察与处理：虽然内淋巴囊手术安全性较好，但术后需要仔细观察有无相应的并发症，特别是听力下降、迷路炎症等，一旦发生，可以按照梅尼埃病的内科药物治疗。对于脑水肿、脑出血、颅内感染等罕见严重并发症，重点在于早期发现和早期相应治疗。

(3)前庭康复训练：一般而言，术后2～3d后就可以开展相应的前庭康复训练，以促进前庭功能的早期代偿恢复。

(4)心理康复：对于严重眩晕选择外科治疗的患者，术后一定要密切关注其心理康复，予以相应疏导，必要时可以联合心理科医师共同进行康复。

（赵　辉）

## 二、前庭神经切断术

前庭神经切断术是破坏性手术，需要严格把握手术适应证。手术目的是切断患侧前庭神经，彻底阻断病变侧前庭周围信号向中枢的传入通路，控制眩晕的发作，同时保存听力。大量临床研究显示，对于尚存有实用听力的MD病例，内淋巴囊手术依然是首选，一旦手术效果不佳，可选择半规管阻塞术，多可获得满意的眩晕控制效果。尽管前庭神经切断术在听力保留方面略优于半规管阻塞术，但眩晕控制率相似，而手术创伤和风险却显著增加，有可能出现面神经损伤、脑脊液漏、颅内感染等并发症。因此，前庭神经切断术在临床上已较少采用，仅对其他治疗方式无效的有实用听力的单侧MD患者才作考虑。

Frazier（1904）首次通过颅后窝切除第Ⅷ对脑神经来治疗MD。McKenzie（1931）切除第Ⅷ对脑神经的前庭神经部分治疗MD。Dandy（1932）报道了624例前庭神经切断术，在当时是最多的，但由于较高的面瘫及耳聋发生率，在Dandy之后前庭神经切断术被迷路破坏术取代。Schuknecht（1956）及Cawthorne（1957）创立了前庭神经切断术的当前术式，大幅度地降低了并发症发生率，使该手术获得了新生。W. House（1961）开创了颅中窝途径前庭神经切断术。Fish（1977）及Glasscock（1984）改进了颅中窝技术（包括切除Scarpa神经节），取得了较好的眩晕改善及听力保存率。由于手术技巧上的极高要求，颅中窝途径前庭神经切断术在美国及欧洲从未受到普遍的欢迎。Silverstein（1979）采用经乳突迷路后入路，1987年采用迷路后乙状窦后联合入路。目前，在美国绝大多数前庭神经切断术是通过颅后窝途径完成的。

### （一）手术适应证及禁忌证

1. 适应证

（1）眩晕反复发作、其他治疗方式无效的单侧四期MD患者，以及复发性前庭神经炎、创伤性迷路炎等其他非MD性眩晕，当非手术治疗无效，患者生活工作受到极大干扰，患者强烈要求手术时才考虑外科治疗。

（2）对于不能控制的顽固耳鸣，在做前庭神经切断的同时切断耳蜗神经可缓解2/3患者的耳鸣。

2. 禁忌证

（1）双侧前庭病变所致的眩晕。

（2）由唯一有听力耳侧病变所致的眩晕。

（3）中枢性眩晕。

（4）全身情况差。

（5）超过60岁不考虑颅中窝入路，颅后窝途径可在较大年龄的患者身上采用。

前庭神经切断术有颅中窝和颅后窝途径，颅后窝途径包括：①迷路后；②乙状窦后；③迷路后乙状窦后联合入路。

### （二）颅中窝进路

House（1961）开创了颅中窝途径前庭神经切断术，极大地丰富了前庭神经切断术的内容。Fish（1977）及Glasscock（1984）改进了颅中窝进路技术（包括切除Scarpa神经节），取得了较好的眩晕改善及听力保存率。Silverstein（1972－1978）报道27例，93%眩晕完全缓解，22%听力减退10～26dB，8%全聋，92%听力得以保存，其中78%与术前在一个水平；3例患者暂时性面瘫，后完全恢复。

1. 手术步骤

（1）全麻后，仰卧，头偏健侧，术者位于患者头端，颅中窝途径常规切口，即耳轮前0.5～1cm，从颧弓平面垂直向上延伸7cm（图19-1）。

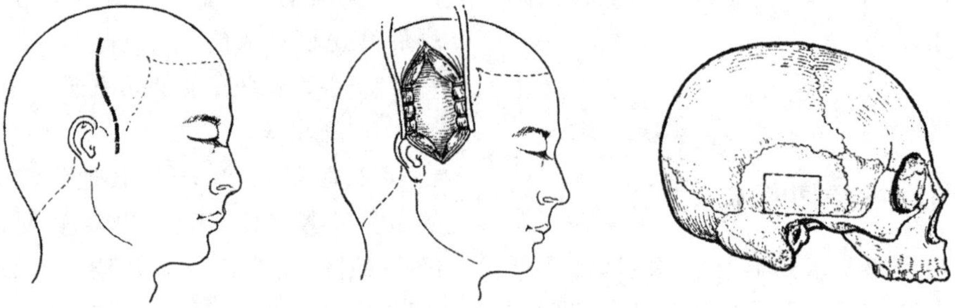


图 19-1 颅中窝进路

(2)切开颞肌筋膜，从骨面上连同骨膜一起分开颞肌，显露颧弓根及颞鳞部，靠近颧弓根水平做骨窗，骨窗的前 2/3 位于骨性外耳道前壁延长线之前，后 1/3 位于骨性外耳道前壁延长线之后，骨窗 3cm×4cm。骨瓣保存在生理盐水中。

(3)沿颞骨岩面抬起颞叶及脑膜，显露棘孔、岩大浅神经、弓状隆起。轻磨弓状隆起，露出前半规管蓝线。沿前半规管蓝线走行前60°角假想线打开内听道的上壁，约占周长的1/3，勿显露面神经迷路段，切开硬脑膜，显露内听道全长。

(4)正常人垂直嵴分隔前上方的面神经与后上的前庭上神经，水平嵴分隔前庭上下神经，前庭神经内段膨大形成 Scarpa 神经节。切断面神经前庭上神经吻合支，切断前庭上下神经，包括切除 Scarpa 神经节，但保留前庭下神经椭圆囊支(图 19-2)。如为重度感音神经性聋伴严重耳鸣，可切除一段蜗神经。

(5)用带蒂颞肌筋膜填塞内听道缺损，防止脑脊液耳漏，回复颞叶及骨瓣，放置引流，分层缝合切口，包扎。

2. 主要并发症

(1)感音神经性聋：因蜗神经或耳蜗血供受损，发生率 8%。

(2)脑脊液漏、脑膜炎：术中带蒂颞肌筋膜填塞内听道缺损，用肌肉或脂肪填塞开放

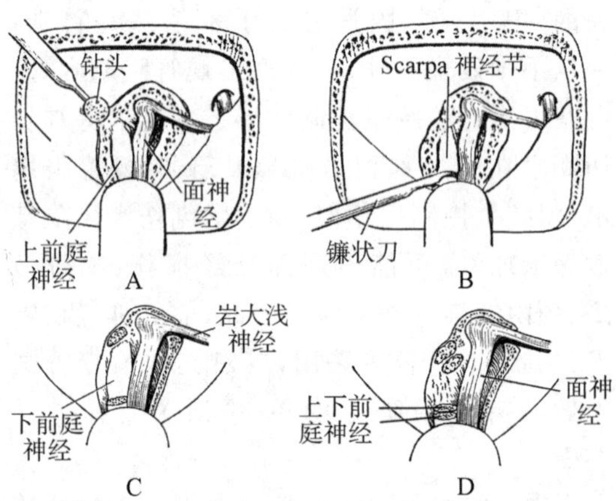


图 19-2 颅中窝前庭神经切断术

A. 磨开内听道上壁，显露面神经和上前庭神经；B. 直角钩刀切断上前庭神经；C. 显露下前庭神经；D. 上、下前庭神经已切断，面神经无损。

的乳突气房，另外可采取利尿、腰穿放脑脊液来促使瘘口闭合。严格无菌技术，杜绝脑脊液漏及围术期预防性抗菌药物的应用，是防止发生脑膜炎的根本措施。

(3)面瘫：多为暂时性，可用激素治疗；如面神经断离可行面神经吻合或移植。

(4)硬脑膜外血肿：术中将硬脑膜固定在骨瓣边缘，关闭术腔之前硬脑膜表面彻底止血。若术后出现头痛、意识障碍，应想到硬脑膜外血肿的可能，及时行 CT 检查，手术止血。

(5)脑水肿：多发生在术后 48h 之内，术

中颞叶受压创伤所致，给予甘露醇及地塞米松治疗。

**(三)迷路后前庭神经切断术**

迷路后前庭神经切断术是从迷路后乙状窦前显露脑桥小脑角，选择性地切断前庭神经的一种术式。此术式对小脑损伤小，手术安全、直接，不足之处在于视野小，不能直接看到内听道。Silverstein(1972－1978)报道78例，88%眩晕完全缓解，7%部分缓解，37%的术后纯音听力保存在术前听力10dB以内，言语识别率保存在术前识别率15%以内，另外23%有＞10dB的纯音听力改善或15%的言语识别率改善，有60%的患者听力保持在术前水平。

1. 手术步骤

(1)全麻后，仰卧，头偏健侧，耳后切口。

(2)行乳突轮廓化，磨出水平及后半规管轮廓，不必磨出蓝线。

(3)在后半规管后方，去除内淋巴囊、乙状窦表面的骨质。

(4)在乙状窦前缘切开硬脑膜，放脑脊液，放置特制的颅后窝牵开器，显露脑桥小脑角及进入内听道的耳蜗、前庭神经及面神经。

(5)鉴别耳蜗、前庭及面神经，从图19-3看脑桥小脑角到内听道蜗神经、前庭神经及面神经的位置发生了转位；从术者的角度，后方为蜗神经和前庭神经，蜗神经在上，前庭神经靠下，它们粗看像一根神经，在显微镜下可看清两者之间的缝隙，但越靠近脑干两者越难分；两者之间颜色也有细微区别，前庭神经更灰暗。也有学者用面神经刺激器、ABR来鉴别神经。前方为面神经，在3束神经之间有一较细的中间神经。

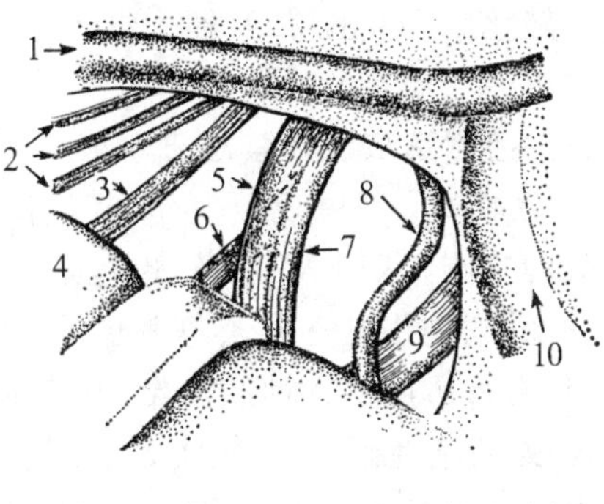


**图19-3 迷路后进路显露脑桥小脑角**

1. 面神经；2. 迷走神经；3. 舌咽神经；4. 侧窦；5. 蜗神经；6. 面神经颅内段；7. 前庭神经；8. 血管；9. 三叉神经；10. 半规管。

(6)靠近内听道分开前庭蜗神经，切断前庭神经。

(7)严密止血后，缝合硬脑膜，乳突腔填以脂肪，放置引流，分层缝合切口，包扎。

2. 主要并发症

(1)感音神经性聋：误伤蜗神经或耳蜗血供受损。

(2)脑脊液漏：发生率较高(约10%)，主要是硬脑膜缝合时张力较大所致，必要时可用颞肌筋膜修补，手术结束时，必须严密封闭鼓窦入口，并用肌肉或脂肪填塞乳突术腔，术区加压包扎1周以上。另外可采取利尿、腰穿放脑脊液来促使瘘口闭合。

(3)面瘫：多为暂时性，可用激素治疗。如面神经断离可行面神经吻合或移植术。

(4)小脑前下动脉后下动脉及Dandy静脉出血：会导致严重后果，术中谨慎操作，切勿损伤。

(5)硬脑膜外血肿：关闭术腔之前硬脑膜表面彻底止血。若术后出现头痛、意识障碍，应想到硬脑膜外血肿的可能，及时行CT检查，手术止血。

(6)脑水肿：多发生在术后48h之内，给予甘露醇及地塞米松治疗。

**(四)乙状窦后前庭神经切断术**

乙状窦后进路相对迷路后进路有以下优点。①视野大，能看到内听道开口；②硬脑膜缝合时张力小，脑脊液漏发生率低。该进路更适合慢性乳突炎、硬化乳突及乙状窦前移的患者。在1990年以前在美国通常还将内听道后壁磨到单孔神经管处，前庭上及单孔神经在此平面被切除。但术后75%常遗留头痛，估计是骨渣进入蛛网膜下隙引起蛛网膜炎所致，目前已较少应用。Silverstein（1972－1978）报道14例，90%眩晕完全缓解，71%的患者听力保持在术前水平。

1. 手术步骤

（1）全麻后，仰卧，头偏健侧，耳后切口。

（2）在乙状窦投影以后，横窦投影以下做一3cm×3cm的骨窗。

（3）切开硬脑膜，放脑脊液，将小脑半球推向后内方，显露脑桥小脑角池及进入内听道的耳蜗、前庭及面神经。

（4）靠近内听道口分开前庭蜗神经，切断前庭神经。如不能分开蜗神经及前庭神经，可进一步磨开内听道后壁到单孔神经管处，再切断前庭神经；也可在靠近脑干处切断第Ⅲ对脑神经的上半部。

其他同迷路后前庭神经切断术。

2. 主要并发症　本术式显露小脑半球较多，术中须推压之，有损伤小脑表面血管及脑组织，引起出血及脑组织肿胀的可能，应特别警惕，其他同迷路后前庭神经切断术。

**（五）迷路后乙状窦后联合入路**

1987年由Silverstein开创，目的是希望能紧密缝合硬脑膜，显露内听道，使手术过程更顺畅。Silverstein报道124例，眩晕控制效果与迷路后进路相同，而听力保存效果更好，85%保持在术前水平，另外7%听力有较大改善。

1. 手术步骤

（1）全麻后，仰卧，头偏健侧，耳后切口；

（2）行乳突轮廓化，去除乙状窦表面的骨质，从横窦到颈静脉球，乙状窦后硬脑膜显露1.5～2.0cm。

（3）距乙状窦后缘3mm，平行乙状窦切开硬脑膜，放脑脊液，牵拉乙状窦前移，显露脑桥小脑角及进入内听道的蜗神经、前庭神经及面神经。

其他同乙状窦后前庭神经切断术。

2. 主要并发症　同迷路后前庭神经切断术。

（吴　南）

## 三、迷路切除术

1895年Jasen首先介绍了迷路切除术，当时他在给1例慢性中耳炎患者行乳突根治时，通过打开外半规管去除了迷路的神经上皮。1900年，Lake及Milligan也报道了通过外半规管去除迷路神经上皮的操作。1903年Crockett报道了经耳道，取出镫骨，经前庭窗去除部分迷路上皮的操作。1948年Lempert提倡取出骨后吸出前庭内容物。以上为迷路切除术开创初期的原始术式。迷路切除术的现代术式是由Schuknecht（1957）及Puleck（1969）开创的。Schuknecht开创了经耳道途径，先行镫骨切除术，再行迷路切除术。Puleck开创了乳突径路迷路切除术。这两种术式至今未有改变。从理论上讲迷路切除术如有神经上皮残留可能形成创伤性神经瘤，会复发眩晕。为避免这一理论上的并发症，目前很多术者在行迷路切除的同时切断第Ⅷ对脑神经。迷路切除术（包括或不包括神经切除）的眩晕治愈率＞95%。该术式完全破坏前庭及耳蜗功能，将波动性前庭外周病变转化为静止性永久前庭功能低下，以利于中枢建立稳定的代偿。

**（一）手术适应证及禁忌证**

1. 适应证　眩晕反复发作、其他治疗方式无效的单侧四期MD患者，也包括复发性前庭神经炎、创伤性迷路炎等其他非MD性眩晕，伴有极重度感音神经性聋，当其他治疗方式无效，患者生活工作受到极大干扰，患者强烈要求手术时才考虑此术式。2018年，欧洲耳科及神经耳科学会及梅尼埃病国际共识均推荐双侧感音神经性聋患者行迷路切除术同期行人工耳蜗植入术。

听力下降的手术指征，不同的学者有差

异。普遍认为，听力无实用价值的标准为：言语识别阈须＞50dB，言语识别率须＜50％。有些作者提出了更严格的标准，Nadol 和 Mckenna 言语识别阈＞75dB，言语识别率＜20％；Silverstein 言语识别阈＞80dB，言语识别率＜20％。

2. 禁忌证　①双侧前庭病变所致的眩晕；②由唯一听力耳病变所致的眩晕；③中枢性眩晕；④全身情况差；⑤估计术后无代偿能力的患者，如高龄、视力差、严重的关节炎、严重的神经肌肉病变导致功能障碍等。

**(二)经耳道路径迷路切除术**

该手术不须凿开乳突和打开半规管，创伤小，术后不遗留术腔，无须经常换药，是最直接、最简便的手术。

1. 手术步骤

(1)全麻后，仰卧，头偏健侧，耳内式镫骨手术切口。

(2)翻开皮瓣，进入鼓室，磨除上鼓室盾板及部分外耳道后壁，显露前庭窗、圆窗及鼓岬。

(3)摘除砧骨和镫骨，亦可只摘除蹬骨，磨除前庭窗及圆窗间的骨质，广泛显露前庭池。

(4)切除球囊及椭圆囊斑神经上皮，然后用直角钩伸入前庭，向前上破坏前半规管壶腹，正上破坏外半规管壶腹，后下破坏后半规管壶腹。因后半规管壶腹不易达到，国外一些术者常同时行后壶腹神经(单孔神经)切断：磨除圆窗龛，显露圆窗膜，紧靠圆窗下壁向后下内磨一圆盘状凹陷，深度 1～2mm 即可见到单孔神经，予以磨除。

(5)切除神经上皮后，内耳可滴入无水乙醇，或放入蘸有氨基糖苷类抗生素的明胶海绵，再用中胚叶组织充填前庭术腔。

(6)回复外耳道皮瓣，碘仿纱条填塞耳道。缝合切口，包扎。

2. 主要并发症

(1)眩晕：迷路切除术如有神经上皮残留将导致创伤性神经瘤，眩晕会复发，为避免这一并发症，目前很多手术者在行迷路切除的同时切断第Ⅷ对脑神经。

(2)脑脊液漏：术中刮除球囊斑时应小心，前庭内壁较薄，易于损伤。一旦穿破，则发生脑脊液漏。如发生，用肌肉或脂肪填塞开放的前庭。

(3)面瘫：迷路切除时面神经水平段及垂直段易损伤，术者应熟悉面神经标志，术中谨慎操作，如面神经被断离可行面神经吻合或移植。

**(三)乳突路径迷路切除术**

1. 手术步骤

(1)全麻后，仰卧，头偏健侧，耳后常规切口。

(2)行乳突轮廓化，磨出外、前及后半规管轮廓。

(3)磨开 3 个半规管，在面神经管深面进入前庭池，剔除膜半规管及前庭池内之神经上皮(图 19-4)。

(4)用带蒂的颞肌填塞术腔。放置引流，分层缝合切口，包扎。

2. 主要并发症　同经耳道路径迷路切除术。

**(四)经耳道路径迷路及第Ⅷ对脑神经切除术**

1. 手术步骤

(1)全麻后，仰卧，头偏健侧，耳内式镫骨手术切口。

(2)翻开皮瓣，进入鼓室，磨除上鼓室盾板及部分外耳道后壁，显露前庭窗、圆窗及鼓岬。

(3)摘除砧镫骨，磨除前庭窗及圆窗间鼓岬的骨质，广泛显露前庭池。

(4)切除球囊及椭圆囊神经上皮，然后用直角钩伸入前庭，前上破坏前半规管壶腹，正上破坏外半规管壶腹，后下破坏后半规管壶腹。

(5)磨除圆窗龛，显露圆窗膜，紧靠圆窗

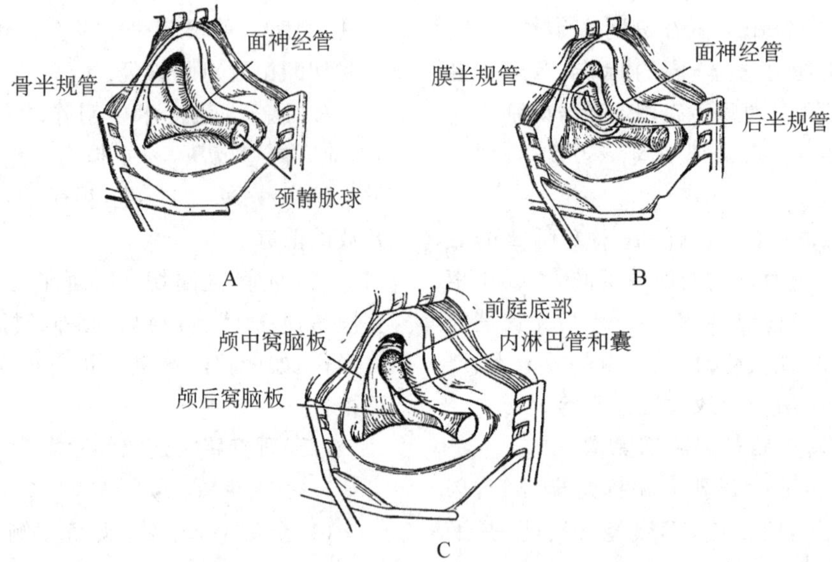


**图 19-4　经乳突迷路切除术**

A. 轮廓化乳突腔；B. 磨开三半规管，切除膜迷路；C. 切除前庭池内之球及椭圆囊斑，显露前庭底。

下壁向后下内磨一圆盘状凹陷，深度 1～2mm 即可见到后壶腹神经（单孔神经）跟踪它到内听道，显露和切除水平嵴，磨开内听道后下部，打开耳蜗基底转以鉴别蜗神经，打开硬脑膜，切断蜗神经及前庭神经。

（6）用颞肌填塞前庭术腔，防止脑脊液漏。

（7）回复外耳道皮瓣，碘仿纱条填塞耳道，缝合切口，包扎。

2. *主要并发症*　此术式有损伤面神经迷路段的可能，应注意防范，其余同经耳道路径迷路切除术。

（吴　南）

## 四、良性阵发性位置性眩晕的外科治疗

1921 年 Barany 首先把 BPPV 作为一种特殊的疾病来描述。1962 年 Schuknecht 发现 BPPV 患者患耳的后半规管壶腹有嗜碱性的物质沉积，1969 年他提出了壶腹嵴顶结石症（cupulolithiasis）的假说。Hall（1979）及 Epley（1980）修正了 Schuknecht 的理论，提出了半规管结石症（canalithiasis）的假说。

BPPV 通常是一种自限性疾病，病程从数星期到 6 个月不等。但是有 15%～20% 的患者会发展成为顽固的反复发作的眩晕。在 BPPV 的治疗上，药物治疗收效甚微；“前庭体操”（Cawthorne，Brandt 及 Semon 等提出）是主要的治疗方法。对于少部分系统非手术治疗 12 个月无效的患者，患者生活工作受到极大干扰强烈要求手术时，才考虑外科治疗。随着 BPPV 精确诊断水平的提高，手法复位及耳石复位仪辅助复位中采用红外线视频眼罩观察眼震，BPPV 非手术治疗的效果越来越好，需要手术治疗的患者数量总体趋于减少。

1972 年 Gacek 介绍了第一例单孔神经切断术，从理论上说是一理想的手术方式，但

是在技术上难度较大。在其后的大宗病例报道上，Silverstein 和 White 获得了 79%的眩晕完全缓解率，感音神经性聋的发生率为 9%；Meyerhoff 报道，眩晕完全缓解率为 88%，感音神经性聋的发生率为 9%。1990 年 Parnes 和 McClure 首次报道了 BPPV 的另一变通手术，即后半规管阻塞术。随后 Anthony（1993）、Hawthorne（1994）、Kartush（1995）等陆续报道后半规管阻塞术的手术效果，眩晕缓解率接近 100%。在所有报道的病例中，仅 Anthony 报道 1 例感音神经性聋，总发生率在 1.8%。Mass（2020）等系统文献综述认为，后半规管阻塞术治疗顽固性 BPPV 眩晕控制率 100%，术后感音神经性聋发生率约 1%（2/190），前庭功能下降约 13%（9/68）。总之，对于少数需要手术治疗的顽固性 BPPV 患者，单神经切断术和半规管阻塞术都是安全有效的，半规管阻塞术经耳后乳突入路，与单孔神经切断术相比，在技术上更容易学习和操作，疗效上更好，因此认为半规管阻塞术是顽固性 BPPV 的最佳选择。

耳石脱落后可累及任何半规管，最常见的是后半规管 BPPV，本节介绍的手术方法也主要针对后半规管 BPPV，即单孔神经切断术和后半规管阻塞术。对顽固性水平半规管 BPPV 和前半规管 BPPV，也可以行水平半规管阻塞术和前半规管阻塞术，取得良好的眩晕控制效果。

**（一）单孔神经切断术**

单孔神经即后壶腹神经，是前庭下神经的分支，其远端平行于圆窗膜的后半部，在圆窗龛的内面。戴朴（1998）通过对颞骨的连续切片进行三维重建发现，后壶腹神经长 6.32mm，圆窗龛的后下方后壶腹神经距圆窗龛最近，是显露神经的最佳部位，此点距圆窗膜中点的平均距离是 1.7mm，两点的连线与圆窗膜下边缘的夹角是 38.07°。圆窗龛到圆窗膜的距离，上 1.43mm，后 2.41mm（图 19-5）。Rudolf（1996）通过颞骨解剖发现，后壶腹神经长 4.2mm，直径 0.6mm，7/25 不能通过耳道途径显露后壶腹神经，因此他认为经耳道途径单孔神经切断术只能在部分病例上实现。

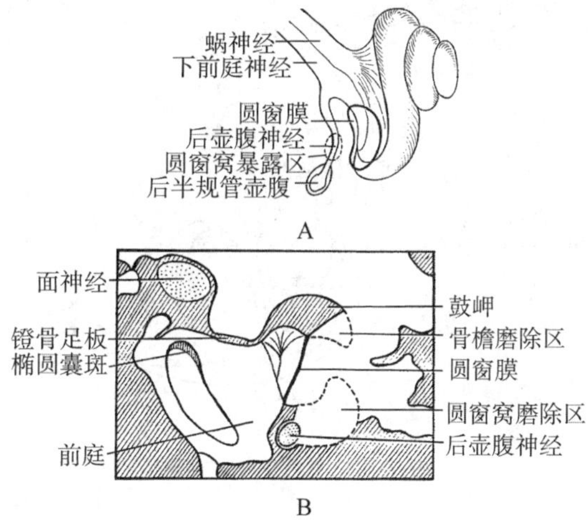


**图 19-5　后壶腹神经解剖及其与圆窗龛关系**

A. 后壶腹神经远端平行于圆窗膜后半部；B. 后壶腹神经位于圆窗龛深部。

手术治疗适用于病程在 1 年以上，非手术治疗无效、活动严重受限者。病史不到 1 年者仍宜继续观察，采用非手术治疗，除非症状明显、严重影响患者工作和生活，并经 Hallpike 位置试验、脑 CT 及 MRI 排除其他病变者可行手术治疗。

1. 手术步骤　后壶腹（单管）神经切断术具体操作方法如下（图 19-6）。在局麻下按耳内式镫骨手术切口，掀起皮肤鼓膜瓣，进入鼓室，显露鼓室后下部。必要时磨去外耳道近鼓室处部分骨壁以显露圆窗龛，若露出面神经乳突段的鞘膜，应注意避免损伤。用微型 1mm 金刚钻小心磨除龛上缘的悬垂部骨质，直至能完全看清圆窗龛为止。圆窗龛的后上部比较隐蔽，因为它与手术者的视线是平行的，轻晃镫骨可见圆窗膜同步运动有助识别。龛内细小的黏膜皱襞应尽量清除。用微型钻头在紧靠圆窗膜后上缘的略下方将

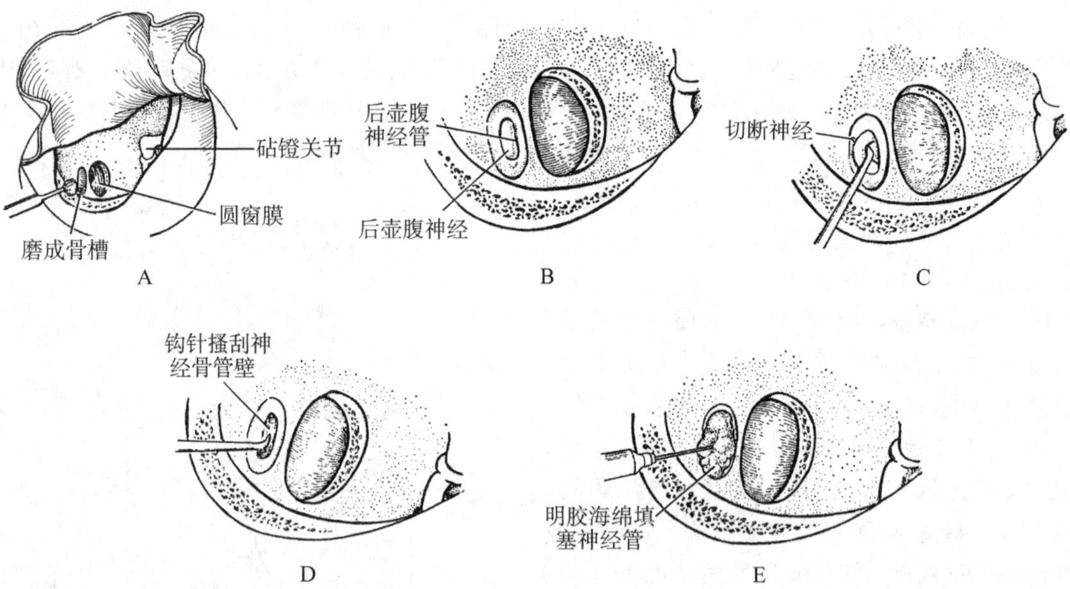


**图 19-6　后壶腹神经切断术**

A. 掀起鼓膜见圆窗龛；B. 磨开骨槽可见后壶腹神经；C. 钩针切断神经；D. 搔刮神经管；E. 海绵填塞神经管。

鼓岬骨壁钻一小洞，钻磨的方向应指向后半规管的壶腹和内听道之间，深 1.5～2mm，即可显露单管和其内的神经。磨除龛窝骨质的高度切勿超过圆窗水平，以免误入耳蜗基底周，造成感音神经性聋。当用电钻磨除龛底显露神经时，患者可感到眩晕和(或)疼痛。用小直角钩针探入单管，借患者对刺激神经的反应，可判断神经的位置并将其完全切断。最后恢复耳道皮肤鼓膜瓣的位置，骨性耳道内填以明胶海绵及碘仿纱条，缝合切口，用小纱块填压包扎 1 周。

术后患者有不同程度的眩晕和自发性垂直眼震，兼有旋转性成分，一般 24h 后消失，Hallpike 体位试验呈阴性。大部分患者遗留有非疲劳性眼震和不稳感，可能是后半规管失能后小脑蚓部的代偿性表现。术后患者可在 2～4d 后出院，2～3 周后即可恢复工作，治愈率可达 94%。以下原因可能引起手术失败：①诊断有误，常将中枢性位置性眼震误为 BPPV；②适应证选择有误，对前半规管或外半规管性 BPPV 做了后壶腹神经切断术。目前，许多学者认为本手术虽然有效，但手术技术难度大，失败率与并发症发生率均较高，在个别患者甚至不能找到后壶腹神经，这与该神经的位置变异较大有关。

2. 主要并发症

(1)感音神经性聋：误伤圆窗膜所致。

(2)脑脊液漏：搔刮后壶腹神经管时，易发生脑脊液漏。如发生，用骨蜡填塞神经管。

(3)面瘫：磨除部分外耳道后下壁时，易损伤面神经垂直段。术者应熟悉面神经标志，术中谨慎操作，如面神经被断离可行面神经吻合或移植。

**(二)后半规管阻塞术**

由 Parnes 等于 1990 年创用。其目的在于通过封闭嵴顶与阻塞部位间的液体腔隙，使嵴顶处于生理学固定状态。手术适应证：对于诊断清楚、责任半规管明确，经过 1 年以上规范的耳石复位等综合治疗仍然无效且活动严重受限的难治性患者，可考虑行半规管阻塞等手术治疗。

术前常规行听力学检查，由于半规管阻塞术后可能出现听力下降，本手术不宜用于仅一侧耳听力保存者或听力相对较好耳。颞骨高分辨率 CT 扫描有助于确定解剖结构，排除并发症，并利于确定是否能经乳突径路到达后半规管。有中耳炎病史者术前应用广谱抗生素，而急性或亚急性中耳炎是本手术的禁忌证。

1. 手术步骤　采用全麻，患者取仰卧位，头转向健侧 45°，耳后皮肤切口显露并开放乳突，无须确定天盖或二腹肌嵴。找到后半规管后，用电钻画出其轮廓。从外半规管向后画一假想线，在与后半规管(PSC)相交处，用微型金刚钻(0.7～1mm)开 1 个 1mm×(3～4)mm 的骨窗。选择此点是因为它距壶腹和椭圆囊均相对较远，不易伤及它们。开窗时不应直接磨穿骨壁，要先从周围磨起以出现“蓝色”窗框线为度，然后将磨出的“骨岛”揭除。外淋巴腔开放后宜用细棉条吸除淋巴液，切勿用吸引器直接对骨窗吸引。此时膜迷路的轮廓和边界不易分清，吸除外淋巴液后可见到膜半规管塌陷。看清膜半规管后，将用纤维蛋白胶黏合均匀的骨屑团或筋膜块经骨窗填满 PSC 管腔，将膜半规管紧压在窗孔对面的骨壁上。膜半规管韧性很强，只要不施以剪切力，一般不易破裂。填入管腔内的骨屑将会骨化而引起半规管内的完全而永久的阻塞。若没有纤维蛋白胶，可用骨膜、筋膜、骨蜡或凝血块代替。最后另用一筋膜片盖在骨窗外，其周边用生物胶黏合以防发生外淋巴漏(图 19-7)。

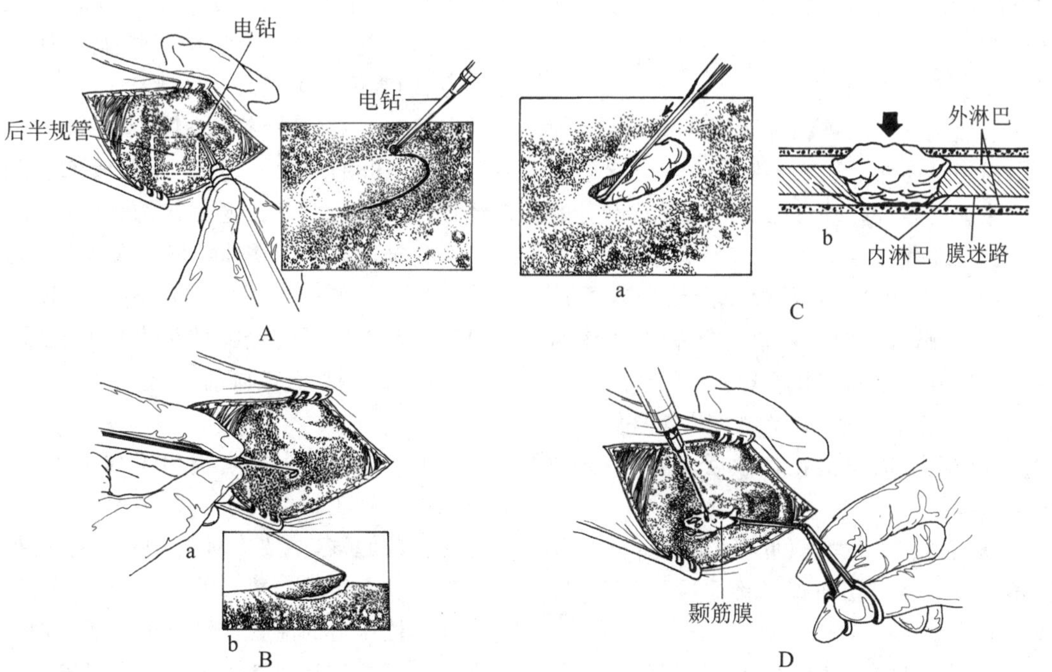


**图 19-7　后半规管开窗阻塞术**

A. 显露后半规管区及磨开 1mm×(3～4)mm 骨窗；B. 90°钩针掀起骨岛；C. 含骨屑纤维蛋白质填入骨窗(a)，截面图示膜半规管被阻塞(b)；D. 筋膜覆盖窗口。

部分患者术后有短暂的不同程度的听力下降；数天后即恢复；另有部分患者则出现眩晕及水平性眼震；1周内即有显著改善；6～8周内完全消失；这可能与局部轻微的迷路炎或迷路部分失能后的代偿有关。患者平均住院2～5d。

Anthony(1990)用氩激光行半规管开窗阻塞术；经动物实验证实，其作用是通过烧灼骨半规管，由其热效应造成膜半规管局部纤维化而闭塞，从而减少内淋巴流动而实现的，不过存在着半规管闭塞不完全的可能。为此，Kartush等(1995)应用$CO_2$激光行半规管开窗阻塞术，即在用电钻磨除半规管骨质形成开窗后，用0.5W，0.1s，600μm点径的$CO_2$激光直接烧灼膜迷路，使膜半规管皱缩闭塞。此法在术中即可迅速、完全地闭塞膜半规管，且降低了膜半规管穿孔和内淋巴漏的危险，减小了迷路创伤和术后发生感音神经性聋的可能。

2. 主要并发症

(1)感音神经性聋：原因不明确，可能为术中损伤膜迷路、浆液纤维性迷路炎或迟发性迷路感染等，内、外淋巴交汇可导致严重的感音神经性聋。

(2)外淋巴瘘：半规管开窗处填塞不严密，可出现感音神经性聋和平衡障碍，术中可用耳脑胶或骨蜡固定开窗处。

(3)脑脊液耳漏：后半规管位置靠后或乙状窦前位明显时可能损伤颅后窝脑膜，导致脑脊液漏。

(4)面瘫：发生率较低，后半规管开窗位置偏前下可能损伤面神经锥曲段，损伤乳突段可能性比较小。

(5)术后感染：切口感染、乳突腔感染、颅内感染等，术后抗生素治疗。

(6)前庭功能障碍：表现为持续性平衡失调，走路不稳感，需加强术后前庭康复训练。

（侯昭晖　王辉兵）

## 五、微血管减压术

微血管减压术(microvascular decompression，MVD)治疗眩晕的理论基础是根据其他脑神经微血管压迫综合征，如半面痉挛、三叉神经痛推断出来的。MVD治疗眩晕的历史可追溯到20世纪初，1928年Dandy报道1例MD患者，在其第Ⅷ对脑神经上有一异常血管横过。1年后另一神经外科医师将这条血管夹闭，患者症状无改善，这是有记录的第1例MVD。6年后Dandy第一个推测三叉神经痛与微血管压迫有关。36年后由于Janetta的工作(1970)，脑神经微血管减压术成为治疗半面痉挛、三叉神经痛及舌咽神经痛的一个有效的手段。1975年Janetta首次报道了MVD治疗眩晕的大宗治疗结果。Janetta提出了一个新的眩晕综合征，失能性位置性眩晕(disabling positional vertigo，DPV)，认为这类眩晕是由于微血管搏动性压迫、刺激位听神经易感区所致。

但这一推理始终没有得到广泛接受。Adams(1989)提出正常人中，血管襻与脑神经相接触的情况是普遍存在的。Sunderland(1948)报道面神经在神经根进入区与微血管接触的比例是12%。Hardy和Rhoton(1978)对无三叉神经痛的患者的尸检发现，60%的三叉神经有血管压迫，20%是双侧压迫。

但MVD的支持者提出了如下理论：脑神经微血管压迫综合征的原发病变在中枢，可能在前庭核，主要表现为中枢截断性抑制的降低。由于神经元传递的异化，使受微血管波动性压迫的前庭神经产生的活动信号异常放大、畸变，从而产生眩晕。还提出神经根进入区(root-entry-zone)是脑神经最易受血管压迫的区域，也是脑神经中枢部与周围部髓鞘相交的区域，三叉神经的神经根进入区距脑干0.5～1.0cm，而第Ⅷ对脑神经的神经根进入区延伸到整个颅内段。听神经根血管减压术是治疗前庭阵发症(vestibular paroxysmia,VP)、控制血管压迫性眩晕的有效治疗方法,同时该方法对明确诊断VP也具有一定的临床意义。对于前庭周围性眩晕采用MVD治疗仍缺乏大样本实验数据,手术方法、效果及并发症有待进一步探讨。

目前大部分文献报道为病例分析及个案报道。L. Bernard-Demanze等报道对1例84岁高龄患者行耳蜗前庭神经的血管减压术,术后患者位置性眩晕及耳鸣消失,生活质量得到很大提高。Evelyn L. Turcotte同样报道1例68岁患者行小脑前下动脉血管减压及听神经移位,术后患者眩晕及耳鸣得到很大改善。刘芳等对8例合并VP三叉神经痛、面肌痉挛肌及舌咽神经痛患者,采用局麻下经乙状窦后锁孔入路探查听神经根血管压迫情况,并进行神经血管减压治疗。结果术中8例VP患者前庭神经根部均可见责任血管压迫,7例患者可诱发血管压迫性眩晕,术后眩晕均消失;1例患者未诱发出血管压迫性眩晕,术后眩晕无明显改善。平均随访57个月,8例VP患者中,7例VP患者无血管压迫性眩晕复发,眩晕有效控制率为87.5%。证明MVD也是治疗前庭血管压迫性眩晕的一种有效治疗方法。Moller(1990)报道41例第Ⅷ对脑神经微血管减压术患者:48%的患者效果好,28%改善,14%轻微改善,10%无变化。

目前眩晕的治疗倾向于鼓室内注射而不是手术治疗,对于顽固性眩晕患者可以考虑手术治疗。另外由血管压迫引起的前庭阵发性眩晕手术治疗是有效的,而且可以有助于前庭性眩晕诊断,手术方式采取MVD。Thomas Brandt等报道,大部分引起前庭阵发症的责任血管为小脑前下动脉,其次为后下动脉及椎动脉,或者静脉。对于MVD治疗眩晕的效果也有文献指出不一样的观点,Minke J. C. van den Berge等纳入了572例患者进行系统性回顾和Meta分析,28%耳鸣及32%眩晕患者有完全缓解,62%耳鸣伴眩晕患者症状缓解。分析指出,伴耳鸣及眩晕患者对耳蜗前庭神经行MVD,术后成功率较低;另外,11%患者出现手术并发症。因此,该术式不能作为耳鸣伴眩晕的标准治疗方法,但如果明确责任血管及神经血管相关性,行MVD是合适的。对于手术治疗不能缓解的病例,再次行MVD也是可以的,Ishu Bishnoi等报道1例耳蜗前庭神经压迫综合征的患者出现反复发作眩晕,行MVD术后眩晕仍未缓解,经术前MRI检查及评估后再次行MVD术后眩晕完全缓解。因此对于有明确血管因素导致的顽固性眩晕,当非手术治疗无效时,MVD不失为一种可靠的治疗方式。

1. DPV的诊断　持续存在的严重的位置性眩晕或不稳感,使患者生活不能自理,其他的伴随症状包括恶心、耳鸣等。ABR示Ⅱ波潜伏期延长或Ⅱ波分裂,Ⅲ～Ⅴ波潜伏期正常。它与良性阵发性位置性眩晕(BPPV)有明显区别。BPPV是头偏向一侧时发生的短暂的、强烈的眩晕。而DPV是任何方向的头部移动都能诱发,持续性、无疲劳性眩晕是其特点。

2. 手术步骤

(1)全麻后,仰卧,头偏健侧,耳后切口。

(2)在乙状窦投影以后,横窦投影以下做一3cm×3cm的骨窗。

(3)切开硬脑膜,放脑脊液,将小脑半球推向后内方,显露脑桥小脑角池及进入内听道的蜗神经、前庭神经及面神经,检查有无小脑前下动脉血管襻压迫前庭神经。

(4)将明胶海绵或筋膜隔于血管与神经之间,若为静脉可凝固、切断,余同迷路后前庭神经切断术。

3. 主要并发症　同迷路后前庭神经切断术。

(陈　伟)

## 参 考 文 献

[1] Gacek RR. Technique and results of singular neurectomy for the management of benign paroxysmal positional vertigo[J]. Acta Otolaryngol(stockh),1995,115(2):154-157.

[2] Parnes LS, McClure JA. Posterior semicircularcanal occlusion for intractable benign paroxysmal positional vertigo[J]. Ann Otol Rhinol Lar-yngol,1990(99):330-334.

[3] Parnes LS. Update on posterior canal occlusionfor benign paroxysmal positional vertigo [J]. Oto-laryngol Clin North Am, 1996, 29 (2):333-342.

[4] Anthony P. Partitioning the labyrinth: application in benign paroxysmal positional vertigo [J]. Am J Otol,1991(12):388-393.

[5] Kartush JM, Sargent EW. Posterior semicircular canal occlusion for benign paroxysmal positional vertigo CO: laser-assisted technique: preliminary results [J]. Laryngoscope, 1995 (105):268-274.

[6] McKee GJ, Kerr AG, Toner JG, et al. Surgicalcontrol of vertigo in Meniere's disease[J]. Clin Otolaryngol,1991(16):216.

[7] 姜泗长. 手术学. 耳鼻咽喉科卷[M]. 北京:人民军医出版社,1994:212-234.

[8] Leuwer RM, Westhofen M. Surgical anatomyof singular nerve[J]. Acta Otol, 1996, 116(4): 576-580.

[9] Huang TS, Lin CC. Endolymphatic sac ballooning surgery for Meniere's disease[J]. Ann Otol-Rhniol-laryngol,1994(103):389-394.

[10] Tewary AK, Riley N, Kerr AG. Long tem results of vestibular nerve rection[J]. J Laryngol Otol,1998(113):1150-1153.

[11] Wackym PA, King WA, Barker FG, et al. Endoscope assisted vestibular nurectomy[J]. Laryngoscope,1998(108):1987-1993.

[12] Yazawa Y, Suzuki M, Tanaka H, et al. Surgical observation on the endolymphatic sac in Meniere's disease[J]. Am J Otol, 1998(19): 71-76.

[13] 戴朴,姜泗长,顾瑞,等. 迷路的计算机三维重建和测量[J]. 中华耳鼻咽喉科杂志,1993,28(增刊):14-16.

[14] Kemink JL, Telian SA, Graham MD, et al. Transmastoid labyrinthectomy: reliable surgical management of vertigo [J]. Otolaryngol Head Neck Surg,1989,101(1):5-10.

[15] Langman AW, Lindeman RC. Surgery for vertigo in the nonserviceable hearing ear: transmastoid labyrinthectomy or translabyrinthine vestibular nerve section [J]. Laryngoscope,1993,103(12):1321-1325.

[16] Diaz RC, LaRouere MJ, Bojrab DI, et al. Quality-of-life assessment of Ménière's disease patients after surgical labyrinthectomy[J]. Otol Neurotol,2007,28(1):74-86.

[17] Magnan J, Özgirgin ON, Trabalzini F, et al. European Position Statement on Diagnosis, and Treatment of Meniere's Disease[J]. J Int Adv Otol,2018,14(2):317-321.

[18] Nevoux J, Barbara M, Dornhoffer J, et al. International consensus(ICON) on treatment of Ménière's disease[J]. Eur Ann Otorhinolaryngol Head Neck Dis,2018,135(1s):S29-S32.

[19] Iwasaki S, Shojaku H, Murofushi T, et al. Diagnostic and therapeutic strategies for Meniere's disease of the Japan Society for Equilibrium Research [J]. Auris Nasus Larynx, 2021,48(1):15-22.

[20] Silverstein H, Norrell H, Smouha E, et al. Combined retrolab-retrosigmoid vestibular neurectomy. An evolution in approach[J]. Am J Otol,1989,10(3):166-169.

[21] 孟晴,时美娟,吕哲,等,前庭阵发症的研究现状[J]. 国际耳鼻咽喉头颈外科杂志,2017,41(4):5.

[22] Bernard-Demanze L, Elzière M, Oddon PA, et al. Effects of microvascular decompression surgery on posture control: A case report in an elderly patient[J]. Clinical Neurophysiology, 2015,45(3):191-201.

[23] Turcotte EL, Patra DP, Abi-Aad KR, et al. Microvascular Decompression and Transposition of the 8th Cranial Nerve Using a Fenestrated Clip [J]. World Neurosurgery, 2020 (135): 233.

[24] 刘芳,魏成忠,许骞森,等.锁孔入路颅神经血管减压术诊治前庭阵发症的临床观察[J].中国耳鼻咽喉头颈外科,2015,22(11):3.

[25] Liu F, Wei CZ and Huang WN. Clinical long-term observation of the keyhole microvascular decompression with local anesthesia on diagnosis and treatment of vestibular paroxysmia[J]. Acta Oto-Laryngologica, 2020, 140 (5): 378-382.

[26] van den Berge MJC, van Dijk JMC, Posthumus IA, et al. Microvascular decompression of the cochleovestibular nerve for treatment of tinnitus and vertigo: a systematic review and meta-analysis of individual patient data[J]. Journal of Neurosurgery, 2017, 127(3): 588-601.

[27] Bishnoi I, Mewada T, Singh D, et al. Redo Microvascular Decompression in a Patient of Resistant Cochleovestibular Nerve Compression Syndrome[J]. Asian Journal of Neurosurgery, 2017, 12(4): 735-737.

[28] Naples JG, Eisen MD. Surgical management for benign paroxysmal positional vertigo of the superior semicircular canal[J]. Laryngoscope, 2015, 125(8): 1965-1967.

[29] Zhu Q, Liu C, Lin C, et al. Efficacy and safety of semicircular canal occlusion for intractable horizontal semicircular benign paroxysmal positional vertigo[J]. Ann Otol Rhinol Laryngol, 2015, 124(4): 257-260.

[30] 中华耳鼻咽喉头颈外科杂志编辑委员会,中华医学会耳鼻咽喉头颈外科学分会.良性阵发性位置性眩晕诊断和治疗指南(2017)[J].中华耳鼻咽喉头颈外科杂志, 2017, 52 (3): 173-177.

[31] Maas BDPJ, van der Zaag-Loonen HJ, van Benthem PPG, et al. Effectiveness of Canal Occlusion for Intractable Posterior Canal Benign Paroxysmal Positional Vertigo: A Systematic Review [J]. Otolaryngol Head Neck Surg, 2020, 162(1): 40-49.

[32] Leveque M, Labrousse M, Seidermann L, et al. Surgical therapy in intractable benign paroxysmal positional vertigo [J]. Otolaryngol Head Neck Surg, 2007, 136(5): 693-698.

[33] Corvera Behar G, García de la Cruz MA. Surgical treatment for recurrent benign paroxysmal positional vertigo[J]. IntArch Otorhinolaryngol, 2017, 21(2): 191-194.

# 第20章 前庭康复

眩晕和平衡障碍疾病采用锻炼或康复治疗并非全新的概念。据文献记载,英国耳鼻喉科医师 Terrance Cawthorne 最早倡导采用锻炼的方法治疗前庭疾病。Cawthorne 在 1945 年先后撰文描述前庭系统的复杂性,一侧迷路切除后,患者积极活动比静卧在床者功能恢复更快。此后 Cawthorne 和 Cooksey 制订了一系列的练习方案促进中枢代偿和习服。但在两位笔者文献发表后的 25 年里,人们虽认为锻炼可作为一种治疗选择,却几乎没有任何进展。在 20 世纪 80 年代,一些文章的发表拓展了前庭代偿的理论,重新引起对前庭锻炼的认识。

1972 年,McCabe 首次提出前庭锻炼是减轻眩晕最有用的工具。他强调对患者进行教育是非常重要的,通过适当的刺激使大脑克服前庭功能丧失的影响。McCabe 把两侧前庭终器描述为"伙伴",他对前庭锻炼的一些解释有重要价值。

1. 通过仔细的研究排除神经科进行性疾病、耳科疾病和其他疾病。

2. 向患者解释清楚疾病的特点。告知患者所患疾病为平衡功能疾病,有如下特点。①两侧平衡中心为伙伴关系,互相协作而非对立;②一侧前庭不能独自完成任务;③两侧迷路兴奋性不均衡就产生前庭性眩晕;④两侧前庭兴奋性越不均衡,眩晕就越严重;⑤两侧前庭锻炼后使彼此均衡,新的平衡就建立了。

3. 让患者了解这些疾病的过程并无大碍。在锻炼时,会出现病症,这是疾病康复的前提,克服了这些症状,疾病也就治愈了。McCabe 也提到,强烈抑制前庭症状的药物也将延缓康复过程。

1980 年,Norre 和 DeWeert 根据前庭习服的理论,提出一种用于治疗外周前庭疾病的治疗计划。该组病例 50% 为阵发性位置眩晕,91% 的患者好转,64% 的患者症状减轻。一组患者给以假性前庭练习治疗,无好转。一些患者疗效差,据认为主要是不能正确进行练习的结果。治疗开始的早晚与疗效无关。

1984 年,英国 Magaret Dix 医师积极倡导前庭康复的观念,鼓励、调动患者的内在动力和患者教育是治疗成功的关键所在。她在 Cawthorne 的基础上又有所发展,增加了头动练习,有目的地激发眩晕症状。

小脑适应的可塑性是通过重复刺激,整合感知为异常的刺激,而习服则是将前庭信号视为异常。当两侧迷路对头动的反应不对称或当前庭、视觉和本体觉传入存在矛盾时,就产生了所谓的感觉冲突,典型例子是当坐在汽车上,能产生运动感或方向感知的迷惑,当对面的大卡车向前移动时,产生向后的短暂的运动错觉。前庭系统功能正常的个体,很快可以区分传入信号,并非依靠前庭反应提示本身并未移动。而前庭功能低下的患者,不能很快做出正确判断,出现平衡障碍或方向迷惑。

## 一、前庭中枢系统传递模式的特性

1. 速度存储　正常 VOR 仅对短暂的头

部运动发挥高效作用。换言之，VOR可补偿高频率的头部运动，但不能补偿低频率的头部运动。前庭神经元放电呈指数性衰减，指数变化的持续时间约为7s，放电率在7s内衰减为起始量的32%。显然，持续时间7s不够长，因为中枢神经系统不能维持反应，所以用约20s中枢持续时间代替外周7s的持续时间。通过脑干结构的速度存储机制来维持反应。速度存储机制可存储头速的信息。旋转过程中，视网膜移动速度是眼速和头速之差。视网膜移动可驱动速度存储机制，在前庭传入信息衰减以后仍保持前庭相关信息继续存在，前庭系统也运用躯体感觉和耳石信息驱动速度存储机制。

2. *头动超负荷的补偿*　人可以很容易以超过300°/s的速度移动头部。如驾车时，在听到侧面的喇叭声时，可迅速转头以看清周围的情况，避免发生碰撞。但前庭功能损伤后患者可能对高速头动反应并不完美。由于前庭系统的传出截断作用，高速头动时抑制侧前庭神经的放电率可降至0，而兴奋侧的放电率达到更高水平，单侧前庭功能丧失没有这个机制来处理超负荷的头动，头向患侧快速转动常发生前庭功能障碍。

3. *感受器的不确定性*　耳石的感觉传入信号在本质上是不确定的，线性加速度或头的倾斜可以产生相同的耳石激活模式。同样，半规管解决不确定性的过程也不是很有效，当处于旋转和倾斜过程中，如在发生强烈倾斜和(或)平移的地铁和飞机上可能就如此。视觉和触觉可被用于判断发生何种情况，只要不是必须迅速做出决定，这些感觉非常合适。另一个策略是大脑也参与从线性加速度中区分倾斜。存在多重感觉障碍的患者，不能运用其他感觉形成适当的前庭反应，感觉不确定性问题就更为明显。

4. *前庭损伤的修复*　前庭修复的能力非常强，对于外周前庭病变的修复，必须在很大程度上考虑背景依赖性。头处于直立位时，患者能够稳定地凝视目标；但在头后仰位时，往往不能稳定凝视。背景依赖性的另一种类型与前庭脊髓反射有关，前庭功能障碍的患者经过步态训练，可以改善前庭脊髓反射功能。

中枢病变的修复比外周病变更有限，这是前庭器官中最薄弱的环节。中枢病变引起的症状持续时间更长，例如小脑病变，前庭功能障碍的症状可为重度、永久的。因此，持续超过几周的自发性眼震，一般是由中枢病变引起的；外周性眼震通过完好的脑干和小脑很快得到修复。

## 二、前庭康复的原理

中枢神经系统的独特之处是能够调整稳定的外周前庭系统的不对称，而对中枢前庭通路内的病变的调节作用就差得多。这种调整过程指前庭代偿，在多数前庭病变后可以自然发生。这种可塑性要求小脑和脑干对中枢或外周病变引起的感觉冲突发生反应。多数情况下，这个过程将使前庭症状减轻，这就是前庭性平衡康复计划和特异性练习的基础。前庭代偿至少有4个独特的区域，其中3个与前庭康复训练计划的特异性练习有关，要求个体必须积极参考与锻炼。第4种是突发性外周病变的结果，无须头动和步态活动，分为静态和动态代偿。

1. *外周前庭病变的静态代偿*　急性前庭病变的眩晕通常伴有眼震和自主神经症状，如恶心、呕吐，固视不能抑制眼震和眩晕。此时，并不说明中枢神经系统疾病，只是反映前庭神经急性病变时双侧前庭兴奋性的差异明显。眼震强度在没有固视抑制时增加。随着外周前庭病变的静态期代偿的开始，主观症状明显减轻，眼震逐渐消失。开始是前庭核紧张性静息电位的再平衡。这些改变可以减少两侧次级神经元紧张性发放的差异。病变24～72h后，剧烈的眩晕和呕吐症状就可缓解。然而，患者还有明显的平衡障碍，因为前庭系统对前庭传入的正常头部运动刺激不能产生适当的反应。因此，在剧烈的眩晕控制后，运动激发的眩晕还会持续存在，直到动态代偿完成为止。

2. 动态代偿　前庭病变后，为了消除持续的平衡障碍和运动诱发的眩晕，前庭系统必须对头动产生准确的反应。动态代偿期是通过脑干和小脑通路的再组织实现的。该过程较静态代偿缓慢，一般要求对头动和姿势控制程序重调。这需要对凝视稳定性和姿势控制系统都有刺激。同侧前庭核对对侧前庭神经发放改变的反应是由于联合纤维通路传导的，使得前庭系统在单侧前庭工作的情况下，中枢前庭系统仍能产生反应。前庭代偿的这种特点对于广泛的病变和前庭破坏性手术后功能恢复至关重要，如迷路切除或前庭神经切断。动态前庭代偿在下面三个方面较为活跃。

(1)适应：适应是头动激发的凝视稳定性反应长期改变的神经机制。诱导适应的神经信号主要是视网膜上的视觉影像发生视网膜滑动。这一现象是前庭-眼反射异常产生的，头动后感觉物体在运动，而实际上视觉环境是稳定的。这样所产生的错误信号可以引起前庭-眼反射发生即时改变。全视野刺激也有可能对该过程有利(甚至在没有头动的情况下)。这种视网膜滑动产生的适应过程依赖于适应的形成环境，使得对不同频率、不同方向、眼球在眶内的位置和视靶的距离改变引起的头动加以调整。这说明前庭适应过程的复杂性，以及在代偿非常好的情况下有些残留症状不可避免。前庭适应也可改善姿势稳定性，这是通过减少振动幻视对姿势控制的影响实现的。

一侧或双侧前庭功能丧失的患者，均可通过采取一些动作增加头动时的凝视稳定性。除了通过中枢神经系统实现前庭-眼反射功能的恢复外，也可发生一些行为改变和感觉替代。

①颈-眼反射传入：从20世纪早期Barany的工作开始，人们已经开始认识颈-眼反射(cervico-ocular reflex，COR)传入的问题。COR是对来自颈部肌腱、肌肉和关节的刺激的一种反射性、代偿性眼动。前庭功能正常者，COR传入对于凝视稳定不重要。一侧前庭功能丧失时，COR可能也不重要。只有两侧前庭功能丧失者，COR在头低速运动时，对眼-头运动的协调有些许的作用。

Bronstein和Hood(1986)曾报道前庭功能丧失时，COR通过以下途径发挥作用：一是启动将眼带向视靶方向的抗代偿性扫视；二是产生后续的缓慢代偿性眼动。Kasai和Zee(1978)认为，中枢程序重调在COR中发挥重要作用。正常受试者，COR只在很低的频率才起作用(0.025Hz增益最大，0.4Hz可以忽略不计)；但是对前庭功能丧失的患者，COR作用很大，起作用的频率可达0.5Hz。在正常人，由于将麻醉药注入颈部可产生一过性平衡失调和共济失调，说明COR对姿势稳定性也起一定的作用。

②扫视的改善：扫视是一种最快的眼动，可以是自主和非自主性的运动(如眼震的快相)。扫视能使患者尽快以最小的视网膜滑动实现再固视。视靶不确定时扫视启动的时间是150～250ms，视靶固定时间为76ms。研究显示，通过练习可以提高扫视的效率。Fischer(1986)报道坚持每天锻炼可以缓慢缩短潜伏期，并增加准确性。由于可预见的视靶可以明显减少反应的潜伏期，前庭功能丧失的患者动头时，可能会出现眼动的中枢程序重调。这些患者在头动相反的方向产生自主的扫视，用以代偿前庭眼反射的不足。经过反复练习和反馈，患者逐渐能够预见头动反应必要的扫视。一侧或双侧前庭功能丧失的患者都可见扫视改善的情况。

③平稳跟踪的改善：当物体在视野内来回平稳移动时，能够保持对该移动物体的视觉稳定，受小脑的调节，在头静止不动时可独自

发挥作用,或者可以与前庭-眼反射交互作用,帮助运动时维持凝视稳定。无论是正常人还是前庭功能缺陷者,平稳跟踪能力在1Hz左右都将失去作用。有报道儿童中枢神经系统的可塑性增强。成年前出现的双侧前庭功能丧失不会出现振动幻视,而在成年后出现者就有振动幻视出现。儿童期出现的双侧迷路功能障碍,平稳跟踪的频率可达3Hz。

④感觉传入的替代与减少头动:双侧前庭功能丧失后,为了维持平衡和姿势控制,要对视觉和本体觉传入的优先利用情况重新估量。开始有视觉依赖的趋势,步行时,患者可能通过视觉锁定视靶。通过这种作用,提供有关相对运动的信息。患者逐渐学会分配对视觉和本体觉的依赖。头静止不动时,前庭-眼反射缺陷对患者没有影响。因此,一些患者就采用避免快速头动的策略去避免视网膜滑动的症状。这种策略妨碍自然发生的前庭代偿过程,在快速头动时,将出现眩晕症状。

(2)习服:习服是反复接触有害刺激后反应性下降的现象。习服依赖于形成的环境,不能从一种头动推广到另一种头动。该机制对于很多头动敏感或视觉环境运动敏感的疾病非常重要。外周不对称性是这些症状的共同原因,其他常见的原因尚有中枢病变、焦虑和偏头痛。习服产生的这些调整很快,也很准确,但中枢系统要求习服传入的一致性。因此,不稳定的前庭病变不能代偿。适应和习服的主要目标是产生静态和动态的凝视稳定和姿势稳定。但凝视和姿势稳定的反应频率范围不同。为了达到凝视稳定,所依赖的机制必须从静止(无运动)到高达10 Hz的头动都能很好地执行功能;姿势稳定性主要要求在4 Hz以下的反应性。

(3)感觉替代:除了适应和习服,动态代偿的另一个关键的部分是感觉替代。感觉替代是采用另外的策略来维持凝视和姿势控制,替代丧失的或受损害的感觉功能。例如,双侧前庭功能丧失的患者主要依赖视觉和(或)本体觉维持姿势稳定性。尽管这些机制在治疗时建立,很多患者在就诊前可能通过尝试已经建立起一些替代。感觉替代虽然有用,在一些环境背景下还有可能出现适应不良,如过度依赖视觉,不能应用本体觉和残留的前庭传入维持在暗环境的平衡(在黑暗中站立和行走)。除了常见的视觉和本体觉传入外,在前庭功能丧失的情况下可能有用的机制包括:一是颈-眼反射的激活(该反射在正常人并不活跃);二是利用平稳跟踪系统和扫视。一侧和双侧前庭功能障碍患者利用矫正性扫视调整头动后前庭-眼反射诱发的眼动的减少。通过接触特异性的眼-头协调运动产生的中枢程序预编。在前庭-眼反射有缺陷时,人类可以自动利用这些眼动帮助维持凝视稳定。头动可以促进中枢代偿但不活动可造成代偿延迟。先前存在的或共存的中枢前庭功能障碍也妨碍代偿。控制急性眩晕症状的药物,如美克洛嗪(敏可静)、东莨菪碱和苯并二氮䓬类药物可引起镇静和中枢抑制。尽管这些药物在开始时可以缓解急性迷路症状,但对中枢代偿有不良反应,特别是长期应用可以导致前庭代偿延迟。此外,慢性焦虑或其他精神疾病也可能推迟或阻断代偿过程。

中枢代偿非常可靠,但有时也很脆弱。即便完全代偿后也会由于失代偿而再现症状。如果一段时间活动过少、过度疲劳、换药或患病都可激发失代偿。症状复发并不意味着有进行性的或新近出现的迷路功能低下。中枢代偿的特点决定了采取避免激发眩晕的动作和体位,以及使用前庭抑制性药物是不当的。由于功能恢复的刺激可能是反复接触运动产生的感觉冲突,一旦严重的急性期症状消失,患者应该停用抑制性药物,并鼓励其积极锻炼。对多数人而言,恢复很快且可几近完全。也有一些人,前庭功能障碍的症状可能持续存在,这些患者应行前庭康复治疗。

可望促进前庭代偿的机制，包括适应、习服和感觉替代。

## 三、前庭康复治疗技术和目标

通过前庭锻炼缓解持续性前庭症状有赖于物理治疗，治疗师需要与其他多学科的医师，包括前庭功能检查小组合作。前庭康复目前已作为很多眩晕和平衡障碍患者主要的治疗方法。前庭康复训练计划有两个目标：①促进中枢的前庭代偿过程，减轻静态和动态症状并改善前庭-眼反射功能；②改善静态和动态平衡功能和步态，可能与中枢代偿无关，但可作为康复锻炼的第一个目标。为了达到这一主要的目标，可用很多技术。每项治疗都有各自的目标，并非每个患者要进行所有的锻炼。

1. 适应性练习　改善前庭-眼反射增益。

2. 习服性练习　降低或消除对特异性刺激重复性暴露的反应。

3. 替代性练习　是在应用替代性感觉传入和运动传出通路，获得头运动信息时凝视控制的稳定及姿势和步态的控制。

4. 平衡练习　改善静态和动态姿势控制功能。太极拳是一种有效的辅助方法，特别是站立时平衡失调的患者。

5. 步态练习　改善行走能力。随着锻炼计划的进展，可获得步行时步态活动与水平转头联合的习服。

6. 一般性练习　可能最为困难，但也最重要，包括生活方式改变。维持性锻炼是持续的锻炼活动。在某些中枢神经系统疾病康复中特别重要。

## 四、前庭代偿的评价

### (一)临床病史的意义

平衡障碍患者诊断评价最重要的部分是完整的神经耳科学病史。平衡功能检查结果必须将症状和病史一并解释。一般情况下，收集的信息应包括症状的开始时间、症状特点、症状的进展、典型发作的性质和持续时间、易患因素、用药情况和其他治疗情况。应注意焦虑、抑郁和药物的影响。必须进一步了解患者前庭症状在职业方面产生的功能障碍及程度。就诊时仍有症状说明代偿是不完全的。要确定这些持续存在的症状是波动性迷路病变的结果还是前庭病变未代偿。由于中枢系统不能对变化的系统反应进行代偿，因而致使不稳定病变难以实现代偿，不稳定病变的病史特点是其症状有自发性。而对于稳定病变的失代偿，症状主要是由头动或眼动诱发的。对于后者，更应采用前庭或平衡康复为主的方法进行治疗。前庭不稳定病变患者，可以把前庭或平衡康复作为治疗方法的一部分，而不应作为主要的治疗手段。询问病史的主要目的是确定代偿尚未完成的原因。此外，如果患者有其他疾病共存，如同时有偏头痛或焦虑，也可引起前庭代偿不全。

### (二)前庭功能检查的作用

平衡功能研究最传统的目的是确定病变的侧别，着眼于感觉传入成分、运动输出成分或产生这些症状的神经通路。其次要以整合的方式评价利用感觉传入系统的功能情况，这包括摆动前后姿势的维持和凝视过程中头-眼的协调性，最后评价代偿的程度。用于确定前庭病变的范围和部位的检查不能预测前庭症状的类型、症状的严重性或功能障碍的程度。因此，还应进行这些方面的评价。

前庭康复评估旨在确定患者前庭眼反射(vestibulo-ocular reflex，VOR)和前庭脊髓反射(vestibulo-spinal reflex，VSR)的具体功能损害，量化前庭受损情况，进一步分析患者主诉中的平衡障碍和眩晕症状。评估结果用于确定患者需要解决的具体问题，为其制订可行的治疗目标，以及判定康复疗效。具体方法包括以下两大类。

1. 自我报告工具　主要是一些相关的量表，常用的有以下 8 种。①前庭康复效益调查问卷（VRBQ）；②眩晕障碍问卷（VHQ）；③原型问卷（PQ）；④加州大学洛杉矶分校眩晕问卷（UCLA-DQ）；⑤头晕残障评价（DHI）；⑥特定活动平衡信心量表（ABC）；⑦日常活动生活问卷（ADLQ）；⑧前庭障碍日常生活活动量表（VADL）。此外，还有一些标准化的评价平衡的特异性工具如Berg平衡量表（BBS）、动态步态指数和功能性伸手试验等。以上这些自我报告工具，方便进行比较，更好地描述前庭康复的结果。缺少上下文关系，逻辑性。

2. 前庭功能检查

（1）静态前庭功能检查：如前庭双温试验、SVV、OTR、自发性眼震等不适合前庭代偿的评估。

（2）动态前庭功能测试：是前庭代偿的主要评价指标。动态评估方法如下。

①视频头脉冲（video head-impulse test，vHIT）：a. 显性、隐性扫视的数量、振幅（水平）；b. PR分数，代表扫视的离散程度，数值范围0～100。

②正弦谐波旋转试验：增益、相位和对称性三个基本参数。单侧前庭病变正弦谐波旋转试验的检查结果与疾病代偿状态。a. 损伤早期，VOR低、中、高频增益减低，低频影响最大；b. 损伤后数天至数周，VOR增益恢复正常，通常见于较高频率；c. 低频相位增加可持续存在；d. SHA增益和对称性正常，仅有低频相位异常见于单侧损害的完全代偿期。

双侧前庭病变正弦谐波旋转试验检查结果与疾病代偿状态。a. 全频增益低于正常；b. 增益正常或者高频区减低，提示不完全损害；c. 相位异常随机分布，特别是在低频区。动态观察参数的变化用以了解前庭代偿情况。

## 五、前庭康复患者选择标准

可以基于前庭综合征进行前庭康复选择。根据目前前庭疾病国际分类，眩晕症可以分为3类：急性前庭综合征、发作性前庭综合征和慢性前庭综合征。其中，急性和慢性前庭综合征一般都需要前庭康复治疗，而发作性前庭综合征只有存在慢性症状时才需要前庭康复。急性前庭综合征的代表疾病为前庭神经炎，康复的方法主要是凝视稳定和姿势稳定性训练。慢性前庭综合征，根据功能障碍的类型分为平衡障碍为主、视觉性眩晕为主和既有平衡障碍还有视觉性眩晕三种类型，可以根据需要选择不同的康复方法。发作性前庭综合征，前庭康复的目的是解决持续存在的慢性症状，比如梅尼埃病可能长期存在不稳感、振动幻视等问题，但此时在本质上已经属于慢性前庭综合征的范畴。

1. 前庭康复作为主要的治疗方法　前庭康复训练可作为老年人以平衡障碍为特征的疾病的主要治疗方法。利用非个体化的治疗方案如Cawthorne练习治疗良性阵发性体位性眩晕（BPPV）已有很长的历史，也非常成功。但很多患者，Cawthorne练习过于剧烈，经常引起严重的前庭症状，有时伴恶心和呕吐。BPPV非个体化练习是Brandt-Daroff练习。另一种治疗管结石症的方法是颗粒复位法。如果这些方法不能使眩晕缓解，应该介绍患者接受个体化的治疗方案。前庭康复治疗主要用于一侧稳定的外周或中枢神经系统功能低下，而自然代偿又不完全的患者。如果没有进行性或波动性的病变，前庭康复治疗的疗效优于前庭抑制药。多数有稳定的前庭疾病的患者，长期应用前庭抑制药没有意义。但是，在前庭病变的急性期或在康复治疗的开始阶段，前庭抑制药可以减轻患者的症状，使得患者能够坚持所需要的练习。从姿势控制练习和个体化的训练计划获得很大的益处。在康复训练的过程中，患者应多与医师交流。为了康复锻炼的安全，可以应用一些辅助设备。

2. 前庭康复作为辅助性治疗方法　前庭康复可作为以下患者的辅助治疗方法。前庭手术后，如前庭施万（雪旺）细胞瘤切除术、迷路切除或前庭神经切断及梅尼埃病化学迷路切除术后，选择性的前庭康复可使手术的结果达到最佳。不稳定前庭病变破坏性手术后，疗效不满意可能归因于术后代偿不完全或延迟。应鼓励这些患者在术后早期进行个体化的前庭康复治疗。由于头部外伤也影响到中枢前庭，前庭康复技术可作为多学科的综合治疗的补充。与此相似，焦虑症患者通常会寻求治疗不明确的前庭症状。经过适当的评价后，前庭康复治疗可以作为辅助手段。如果焦虑症较轻，前庭康复可以作为与恐惧症暴露治疗相似的行为干预治疗。如果焦虑明显，也可进行精神病学干预。偏头痛性眩晕在其他治疗的同时也可辅以前庭康复治疗。如果梅尼埃病发作少或已停止发作康复治疗预后较好。

3. *前庭康复作为尝试性治疗*　医师常常不能确定患者的主诉是由于前庭病变代偿不良还是迷路功能不稳定，可以尝试应用前庭康复技术来辅助诊断。如果前庭康复无效，说明该疾病可能为不稳定的或进行性病变，患者可以接受适当的手术治疗。这种方法对外淋巴漏特别有优势。在外淋巴漏诊断明确之前，应在康复治疗无效后行手术探查，除非有影响听力的危险。这种情况特别适用于自发性外淋巴漏诊断有争议的患者。有时难于确定术后症状复发是前庭疾病进展还是中枢失代偿。例如，很多外科医师认为经乳突迷路切除术对外周性眩晕控制的疗效最为肯定。这样，就必须解释为什么会有失败的情况。术后早期的失败可能归因于诊断错误、手术不彻底或中枢代偿不良。后期失败可能由于"迷路切除后神经瘤"。迷路全切除后症状复发的另一种解释是后期的失代偿，这种情况经前庭康复治疗应该很快获效。除了采用手术治疗外，前庭康复治疗也适用于代偿不全或失代偿的情况。

4. *平衡功能研究在患者选择中的作用*　要认识到前庭康复治疗是根据症状决定的。主要根据患者的症状决定是否接受前庭康复治疗。应用前庭康复治疗主要指征是可由头或视觉运动激发的症状及平衡、步态障碍。动态姿势描记最有可能说明患者是否适合进行前庭康复治疗。动态姿势控制的评价结果可用于辅助设计和监测个体化的前庭康复训练计划。如果患者的临床表现已经提示可进行前庭康复治疗，动态姿势描记可以进一步支持这种结论，转椅检查发现有前庭-眼反射缺陷，支持应用适应性练习可改善功能。但不能用于监测前庭康复计划是否有效。如果患者功能改善不明显，可复查眼震图和(或)转椅检查，用以确定是否患者的外周或中枢前庭系统已发生变化而影响患者康复治疗效果。

5. *前庭康复可能无效的患者*　患者的症状如果是严格的自发性、间断和发作性的，如梅尼埃病的症状，前庭康复治疗可能无效。如果没有激发运动就可引发症状，或体位可以引发症状，且在评价时没有姿势控制的异常，患者最好采用药物或手术治疗。但是，这类患者也应鼓励其保持积极活动，改善身体的一般状况。

## 六、前庭康复常用技术

前庭康复治疗可以采用多种技术，主要包括如下几种。

1. *适应性练习*　主要目标是改善前庭-眼反射增益和凝视稳定性异常，这种异常在前庭-眼反射检查中可以发现缺陷并可出现头动诱发的症状。前庭-眼反射缺陷包括冷热反应不对称、转椅检查时间常数异常等。眼-头协调运动称为前庭-眼反射注视练习，能够改善前庭-眼反射增益和功能。

2. *习服练习*　对有位置性眼震的患者，治疗的主要目标是在代偿不完全的情况下消除残留的病理反应。应先明确患者激发症状最明显的体位，为患者提供简单、渐进式的锻炼计划。这些锻炼计划一般每天进行2～3次，持续时间和重复次数取决于症状的严重程度，开始锻炼时症状会加重，但是随后逐渐减轻。在治疗结束时会出现短暂的习服。如果患者坚持锻炼，位置性眩晕多在4～6周后明显减轻。适应性练习和习服训练有明显的重叠。习服锻炼也可降低视觉运动激发症状的敏感性。

3. *替代练习*　这种练习是让患者应用替代性策略和感觉传入补偿有缺陷的或完全缺失的功能。用视觉或本体觉替代前庭系统的功能缺陷或用前庭信息替代本体觉信息的作用是有限度的。这主要是由于传入频率和各种运动和感知的传出功能的差异。尽管替代有局限性，但可通过中枢预编程序改善凝视稳定性和姿势控制。

4. *姿势控制和步态练习*　如果发现姿势控制异常，在运动处方应着重加以处理。训练计划的设计是针对纠正重心支撑点的不对称性、重心的灵活性受限和感觉传入选择问题。例如，尽管有准确的视觉信号，仍然依赖本体感觉传入，治疗计划中应包括在厚垫子上的练习。并分别在睁眼和闭眼情况下练习。静态平衡只是治疗的一个方面，应联合其他复杂的运动，如迈步跨过物体或同时进行左右或上下头动。也可要求患者在不同的支持面练习行走，如有弹性的软垫或不规则的沙砾场地。这些活动设计的目的是增强日常活动的稳定性。双侧前庭功能低下的患者应进行感觉替代练习，这些练习包括在不同亮度的房间内步行，以改善本体觉替代，在不同难度的支持面练习平衡以促进视觉替代。

5. *一般性锻炼和维持活动*　多数眩晕和平衡障碍的患者常减少活动以避免出现症状。主要原因是患者功能障碍和功能恢复的延迟。因此，所有接受个体化治疗的患者，都要建议他们进行与年龄、健康情况和兴趣相匹配的一般性的练习。对多数患者，至少应包括一个循序渐进的步行练习，以及慢跑、踏车、有氧运动或自行车运动。一些需要眼、头和身体运动相互协调的活动如高尔夫球运动、保龄球运动、手球运动或网球运动也可向患者推荐。在水中，由于相对失重，常出现定向力障碍，游泳运动必须慎重。

6. *初始结果的维持*　患者完成开始阶段的治疗后，应评价和调整锻炼计划。免去不再引起症状的练习，代之以新的项目。这样的过程一直持续到功能改善进入平台期。此后，患者应进行维持性锻炼，保持锻炼结果的稳定性。维持性练习包括一般性练习和姿势控制活动。如果症状再度出现，应重新开始练习。累及小脑的中枢神经系统病变，应进行持续积极的锻炼计划。

7. *患者教育的作用*　医师在平衡障碍患者治疗中的作用是让患者了解关于自己疾病的知识、纠正一些错误的信息。其中的支持性作用对于预后不好的患者尤为重要。受过良好教育的患者较易理解前庭功能障碍的特性和前庭康复的原理。他们能够理解这些方法是单纯的治疗技术，让患者在康复治疗中可采取更加积极主动的态度。

8. *前庭康复的预期结果*　Whitney和Rossi总结文献认为前庭康复治疗对于术后一侧前庭功能丧失的患者非常有益。稳定的一侧前庭病变如前庭神经炎与迷路炎疗效相似。管结石症应用颗粒复位法治疗，有效率超过90%，但该病的复发率达30%。习服锻炼也有相似的结果，但不能马上缓解。双侧前庭病变患者用前庭康复治疗可以明显改善行走的速度和登楼梯、姿势稳定性。对有多种感觉缺陷的老年人，平衡康复有特别重要的意义，医师要仔细向患者解释、推荐强化练习和辅助设备。下列疾病前庭康复的预后较差：严重的双侧前庭外周病变、头颅外伤后前庭中枢-外周联合病变和头痛综合征，已有长期的功能障碍者。对于以偏头痛或焦虑疾病为主要症状的患者，前庭康复与原发病共同治疗效果较好。尽管一些老年人有多种感觉功能障碍，康复的进展缓慢，仍然有益。应用前庭抑制药将延缓前庭代偿的时程。如果药物为治疗所必需，可以继续应用，用以减轻前庭康复治疗时的症状，这些药物对最终的治疗结果无明显影响。

## 七、前庭康复的临床应用

1. *一侧前庭功能丧失的治疗*　一侧前庭功能正常，另一侧前庭功能低下或丧失的治疗一般采用适应性治疗。以下为适应性治疗的目标：①促进前庭核团张力性失衡的再平衡；②通过习服治疗，减轻与头动相关的症状；③通过眼动能力的改善和增强，增加凝视稳定性；④通过感觉整合训练，提高姿势稳定性。康复治疗方法见表 20-1。

2. *双侧前庭功能丧失的治疗*　双侧前庭功能丧失的治疗设计基于如下假设：对头动没有残余的外周前庭反应和没有前庭-眼反射功能者。无前庭-眼反射功能的患者相对应的治疗是替代治疗。替代治疗的目标如

**表 20-1　一侧前庭功能丧失的康复治疗**

| |
|---|
| 扫视：提高扫视眼动的准确性，缩短扫视眼动的潜伏期 |
| 跟踪：促进平稳跟踪能力，增强运动物体的动态视敏度 |
| 头动：促进习服和前庭-眼反射稳定性 |
| 头动注视视靶：通过扫视和平稳跟踪，改善前庭-眼反射的视抑制 |
| 转头时注视：改善前庭-眼反射增益，增加前庭-眼反射的稳定性 |
| 转头时注视：改善前庭-眼反射增益，增加前庭-眼反射的稳定性 |
| 踝关节摆动：促进适当应用踝关节，预防倾倒，增强稳定的范围；增加腿部力量，增加移位性前庭-眼反射的稳定性和重心控制 |
| 环形摆动：同踝关节摆动练习 |
| 平衡球跳动-固视练习：促进垂直前庭-眼反射的稳定性和踝关节功能 |
| 平衡板练习：促进适当应用踝关节和髋关节，预防倾倒，增强对本体感觉传入的意识，提高前庭眼-反射的稳定性和重心控制 |
| 持球划圈练习：增强前庭-眼反射的稳定性姿势稳定性与习服 |
| 踢球练习：促进眼-足协调性，重心控制训练可预防倾倒(重心移动)和视跟踪能力 |
| 传球练习：促进眼-手协调练习、重心练习和视觉跟踪 |
| 屈身-取物练习：促进前庭-眼反射稳定性和垂直方向运动的习服 |
| 平衡球练习：增强垂直方向前庭-眼反射的稳定性，适当应用髋关节 |
| 双脚交替练习：增强步行或攀登楼梯时的步态控制和单腿平衡能力 |
| 面膝练习：增强运动和位置性眩晕的习服 |
| 软垫步行练习：增强在不平表面的步态控制 |
| 跨越障碍练习：增强现实生活中步态稳定性 |
| 靠墙壁滚动练习：增强前庭-眼反射稳定性和习服 |
| 坐-站立练习：增强与眩晕相关的运动的习服；增强前庭-眼反射稳定性和腿部力量 |
| 站立练习：增强静态姿势控制和重心控制 |
| 蹦床踝关节摆动练习：增强在软或不平的平面的踝关节活动功能 |
| 蹦床环形摆动：增强在软或不平的平面的踝关节活动功能 |
| 蹦床踏步：增强在软或不平的平面的步态稳定性 |
| 步行急停：增强步行停顿时步态稳定性和站立平衡 |
| 步行转头：增强习服、前庭-眼反射稳定性、感觉整合和步态稳定性 |
| 步行转身：增强习服、前庭-眼反射稳定性和步态稳定性 |

下：①前庭功能丧失时，增强替代性感觉传入的应用，诸如视觉和本体觉；②通过加强眼动能力和颈-眼反射能力，增强替代性凝视稳定性策略；③教会患者识别替代性感觉信息不能获得和不可靠的情况；④提供关于预防倾倒的方法，减少倾倒的危险。

促进双侧前庭功能丧失功能康复的练习。见表 20-2 和表 20-3。

**表 20-2 双侧前庭功能丧失的康复练习**

| |
|---|
| 头动：促进习服和前庭-眼反射稳定性 |
| 头动注视视靶：通过扫视和平稳跟踪，改善前庭-眼反射的视抑制 |
| 踝关节摆动：促进适当应用踝关节策略预防倾倒，增加稳定的范围；增加腿部力量，增加移位性前庭-眼反射的稳定性和重心控制 |
| 平衡球跳动-固视练习：促进垂直前庭-眼反射的稳定性和踝关节策略 |
| 平衡板练习：促进适当应用踝关节和髋关节预防倾倒，增强对本体感觉传入的意识，提高前庭-眼反射的稳定性和重心控制 |
| 屈身-取物练习：促进前庭-眼反射稳定性和垂直方向运动的习服 |
| 平衡球练习：增强垂直方向前庭-眼反射的稳定性，适当应用髋关节 |
| 双脚交替练习：增强步行或攀登楼梯时的步态控制和单腿平衡能力 |
| 软垫步行练习：增强在不平表面的步态控制 |
| 跨越障碍练习：增强现实生活中步态稳定性 |
| 坐-站立练习：增强与眩晕相关的运动的习服；增加前庭-眼反射稳定性和腿部力量 |
| 站立练习：增强静态姿势控制和重心控制 |
| 步行急停：增强步行打断时步态稳定性和站立平衡 |
| 步行转头：增强习服、前庭-眼反射稳定性、感觉整合和步态稳定性 |
| 步行转身：增强习服、前庭-眼反射稳定性和步态稳定性 |
| 平衡木练习：增强对本体觉传入的感知和应用髋关节的能力 |
| 想象视靶练习：强化颈-眼反射 |
| 移动扫视：增强替代性凝视稳定策略 |
| 单腿站立练习：通过重心移动增强姿势稳定性 |
| 方格迈步练习：增强眼-脚协调性和单腿站立能力 |

**表 20-3 增强凝视稳定性练习**

| |
|---|
| 两手间传球：促进眼-手协调练习、重心练习和视觉跟踪 |
| 扫视：促进扫视眼动的准确性，缩短扫视眼动的潜伏期 |
| 跟踪：促进平稳跟踪能力，增强运动物体的动态视敏度 |
| 头动：促进习服和前庭-眼反射稳定性 |
| 头动注视视靶：通过扫视和平稳跟踪，改善前庭-眼反射的视抑制 |
| 转头时注视：改善前庭-眼反射增益，提高前庭-眼反射的稳定性 |
| 平衡球跳动-固视练习：促进垂直前庭-眼反射的稳定性和踝关节功能 |
| 踢球练习：促进眼-足协调性，重心控制训练预防倾倒（重心移动）和视跟踪能力 |
| 平衡球练习：增强垂直方向前庭-眼反射的稳定性，适当应用髋关节 |
| 走路时转头：提高前庭-眼反射和步行稳定性 |
| 双脚交替练习：增强步行或攀登楼梯时的步态控制和单腿平衡能力 |
| 想象视靶练习：强化颈-眼反射 |

还有一类患者，常规的前庭功能检查正常，以高于常规检查的头速仍无前庭-眼反射缺陷。高频转椅检查才能发现异常，多表现为快速头动后的视觉模糊。一般认为在很大的程度上已经获得中枢适应和代偿。减轻这些患者症状的练习参见凝视稳定性练习或眼-头协调练习。这些练习既适于确诊的一侧或双侧前庭功能丧失的患者，也适于 BPPV 治愈后残余平衡功能障碍者。

3. 倾倒的预防　虽然经过了前庭康复治疗，前庭功能丧失的患者仍然有倾倒的危险，特别是没有视觉和本体觉信息或两者不可靠者。倾倒是与老化相关的一个最严重的问题。据估计，1/3～1/2 的 65 岁以上老年人，至少有过 1 次倾倒。事实上，倾倒是老年人外伤最重要的原因。美国每年就有 20 万老人因倾倒导致髋骨骨折。其中，1/4 的患者不能恢复到原来的状态，可能将永远改变患者的生活。

倾倒的因素很多，包括外周神经病变、直立性低血压和脑短暂缺血发作。最常见的原因是视、前庭和本体觉向大脑传递的有关平衡和运动的信息效率降低。老年人一般视敏度下降，他们还需要更亮的光线去看清周围的环境，同时对炫目的光线的耐受性也较差。老年人需要花更长的时间去适应光线的明暗变化。这意味着维持平衡的能力下降。老年人在很多情况下，反应时间延长。年轻人在绊倒或滑倒时可以很快反应并及时控制好自己。老年人反应慢，倾倒发生率高。

随着年龄的增长，肌肉的体积和力量都将下降。为了维持平衡，或从失衡中重新恢复平衡，必须有足够的腿部力量。此外，很多老年人由于循环系统疾病，下肢感觉功能减退，使得在站立时身体与外界接触的感觉不可靠，可用性降低。

正如前面提到的，前庭康复有其局限性，在某种情况下，前庭功能丧失的患者可能更易于倾倒。就这些患者而言，应告知倾倒的潜在危险，对患者所处的环境进行一些改造，降低倾倒发生时的危害。了解更多有关倾倒预防的环境评价和改善老年人的生活环境。

4. 治疗结果的评价与治愈标准　结果评价分为两大类：客观上功能完成情况和患者的自我感觉改善情况。客观上功能完成情况可用旋转检查增益、头动时视敏度的增加或者姿势图姿势稳定性增强来表述。尽管应用这些数据阐明治疗的进展和判断有效性有其实用的一面，但这些数据可能与现实中患者功能的改善相关性较差。患者自我感觉的评价虽然主观，却反映了最重要的问题——症状。决定是否结束治疗应视治疗开始设定的目标及患者主观上功能的改善情况而定。

治疗前获得的评价数据非常重要。这些主、客观指标可在治疗时或治疗后再次获得，并可进行比较。前庭康复能明显改善 DHI 中的功能和躯体症状，而对情感亚项得分影响不明显。在治疗过程中录像可以提供一些治疗活动的资料，也能很好显示取得的进步。治疗师可让患者对比某一目标治疗前后的完成情况。

5. 前庭康复的局限性　平衡是一种多感觉功能的问题，因此在设计前庭康复计划的时候，必须考虑任何一感觉系统受损都可影响前庭康复。在向患侧快速头动时，持续存在前庭-眼反射损害。Fetter(1988)报道一侧迷路切除数年后，向患侧的快速头脉冲活动时前庭-眼反射的增益仍明显低于正常侧。很多代偿良好的患者，当头速超过 2Hz 时，没有有效的策略去矫正视网膜滑动，这是症状持续存在的原因。

(1)不稳定病变：前庭不稳定病变康复治疗的疗效不佳。不稳定病变包括梅尼埃病和外淋巴瘘等疾病。中枢神经系统适应性的建立依赖前庭核团的稳定的不对称性。如果梅尼埃病发作不频繁(如发作间期数周)，前庭康复治疗还是有帮助的。但在每次发作后都要进行强化治疗。有时可采用破坏性的方法产生稳定性病变。这种情况下，应尽早开始康复治疗。

(2)小脑功能障碍：小脑卒中或退行性变可抑制前庭的康复。前庭-眼反射的张力性再平衡和增益的提高依赖于小脑的可塑性。若小脑存在功能障碍，适应过程将变得缓慢，并受限制。中枢神经系统异常(如脑血管意外)，如果病变不在前庭通路上，可能对前庭代偿没有影响，但这些患者需要更长的康复。此外，一些前庭或中枢抑制性药物也可引起小脑功能障碍。因为这些药物的作用目标是通过抑制前庭核活动和小脑反应减轻不对称性，但这种不对称性又可成为适应和代偿的刺激。

(3)中枢病变的前庭康复治疗：中枢病变的患者长期存在姿势不稳的症状。长期以来，人们认为前庭治疗疗效差而被排斥在大多数前庭康复的研究之外。由于适应的过程发生在小脑和脑干内，这些中枢区域的损害可能限制前庭适应，不利于前庭损伤后的代偿。

动态姿势描记检查(Cass，1996)在SOT检查中显示前庭功能丧失者经个体化康复治疗后，姿势稳定性改善明显；而SOT无特异表现的患者，在以往都归于中枢前庭系统功能障碍，经过相似的治疗后症状无明显改善。

相反，研究发现(Fiebert，1979)新近出现的小脑血管意外的患者，经过2周前庭刺激治疗后，行走能力改善优于未接受治疗者。尽管中枢或混合性中枢病变前庭治疗需要的时间更长，预后仍是满意的。前庭康复对小脑病变(Gill-Body，1997)患者仍可改善姿势稳定性、凝视稳定性和平衡的自我感知。

(4)视觉、骨骼肌和认知缺陷：视敏度下降，下肢力量和感觉的减退在老年人群并不少见。如果患者视觉和本体觉功能减退，潜在的感觉替代将受到限制。伴随老化引起的视觉改变，包括继发于角膜变化的夜视力下降和视盘对光线改变反应性下降。双眼视觉对深度知觉和相对运动的视觉反馈意义重大。单眼视觉或视力不对称也不少见，特别是接受白内障手术的患者。放大镜可导致前庭-眼反射增益的改变。患者使用不同的透镜时，可引起放大倍数的改变，这可引起振动幻视和视觉障碍。使用双焦距眼镜时，由于不断改变眼镜的放大倍数，可能会阻碍前庭-眼反射增益的改变。正常人对于不同的距离会有不同的前庭-眼反射增益，佩戴双目镜对多数前庭病变患者不构成问题。为了最大限度地恢复前庭-眼反射，需要视网膜滑动的视觉刺激。视觉受损的患者，治疗时可能看不清视靶。视觉剥夺可阻碍水平前庭-眼反射功能的恢复。

如果患者有外周神经病变，或外伤致下肢无力，可能会限制应用本体感觉的反馈。运动中肌肉的控制是平衡中的重要一环。当肌力、运动范围和耐力受损后，平衡功能就要受影响。特定的骨骼肌无力，可导致特定的平衡障碍。老年人肌肉质量下降近50%，腿部的力量是有效利用踝关节功能所必需的。踝关节背屈能力下降会降低向前的稳定性，髋关节伸肌和展肌无力会损害维持平衡的髋关节。已有骨骼肌无力者应进行训练和加强力量练习。因此，治疗时必须考虑这些情况。

与年龄和头外伤相关的认知缺陷也是治疗成功的障碍。很多患者的功能障碍可能不仅仅是单纯的平衡或前庭功能缺陷。前庭康复治疗可作为头外伤后全面、多学科治疗计划的辅助措施。如果患者遵从前庭康复练习的指导，无疑会对其功能的恢复产生积极的影响。

(5)患者的依从性：患者的依从性是前庭康复治疗成功的关键。Yardley(1998)报道只有2%的患者认为自己有导致功能障碍的眩晕，并愿意接受正规的门诊前庭康复治疗。很多推荐行康复治疗者未参加治疗计划，大多是对康复治疗不感兴趣，这可能是患者缺乏对前庭康复治疗的动力和信心的结果。如果医师不接受前庭康复的理念，可能更会加深患者的这种态度。因此,必须加强门诊咨询的力度,提高前庭康复治疗的依从性。

6. *一般治疗与个体化治疗* Cawthorne-Cooksey练习在过去用于前庭疾病的标准化治疗。近来,一些学者研究了根据患者诊断和主诉的个体化治疗方案的疗效。在比较强化个体化治疗(产生视网膜滑动)和增加姿势控制与Cawthorne-Cooksey练习之后,发现个体化治疗组站立平衡能力明显改善,前庭-眼反射的不对称性也明显下降。而家庭训练Cawthorne-Cooksey练习者无明显改善。如果患者开始接受家庭治疗,最终再给予个体化治疗,也可达到与一开始就进行个体化治疗组相似的结果。因此,强化的个体化治疗比普通治疗有效。

Shepard和Telian(1995)发现,慢性前庭疾病患者在进行个体化的康复治疗后,84%可以完全恢复或明显改善症状,而普通治疗组只有64%的患者可以达到这种疗效。个体化治疗组各项平衡功能明显改善,而普通前庭锻炼组只在站立平衡方面改善明显。Cohen(1994)评价了强化的门诊治疗方案与普通家庭训练计划的疗效后发现,甚至每天进行微小的、简单的头动练习都可能增强功能。如果患者在专业理疗师的指导下进行更为严格的训练,疗效更佳。

尽管前庭康复锻炼的观念得到越来越多的认同,目前得到前庭康复治疗还是不容易的。目前主要问题是患者难以找到前庭康复机构。患者要定期接受指导需要耗费时间,因此患者的依从性较差。如果给患者安排家庭训练计划,依从性会好得多。给患者一些文字的指导材料在家里练习时参考较为理想。患者学会后在家里每天练习。患者服用前庭抑制药、抗抑郁药、镇静药和解痉药等与未服药的患者相比可以达到相同的代偿水平,但服药组治疗的时间要延长很多。

(吴子明)

## 参考文献


[1] Cass SP, Borello-France D, Furman JM. Functional outcome of vestibular rehabilitation in patients with abnormal sensory-organization testing[J]. Am J Otol, 1996(17): 581.

[2] Cohen H. Vestibular rehabilitation improves daily life function[J]. Am J Occup Ther, 1994 (48): 919.

[3] Cowand JL, Wrisley DM, Walker M, et al. Efficacy of vestibular rehabilitation[J]. Otolaryngol Head Neck Surg, 1998(118): 49.

[4] Crane BT, Demer JL. Human gaze stabilization during natural activities: translation, rotation, magnification and target distance effects[J]. J Neurophysiol, 1997(78): 2129.

[5] Gacek RR. Singular neurectomy update Ⅱ. Review of 102 cases[J]. Laryngoscope, 1991, 101 (8): 855.

[6] Gill-Body KM, Popat RA, Parker SW, et al. Rehabilitation of balance in two patients with cerebellar dysfunction [J]. Phys Ther, 1997 (77): 534.

[7] Herdman S, Schubert M, Tusa R. Role of central preprogramming in the dynamic visual acuity with vestibular loss[J]. Arch Otolaryngol Head Neck Surg, 2001(127): 1205.

[8] Leigh RJ, Huebner WP, Gordon JL. Supplementation of the human vestibule-ocular reflex by visual fixation and smooth pursuit [J]. J VestRes, 1994(4): 347.

[9] Shelhamer M, Robinson DA, Tan HS. Context specific adaptation of the gain of the vestibule ocular reflex in humans[J]. J Vestib Res, 1992 (2): 89.

[10] Shepard NT and others. Vestibular and balancere habilitation therapy[J]. Ann Otol Rhinol Laryngol, 1993(102): 198.

[11] Shepard NT, Telian SA. Programmatic vestibular rehabilitation[J]. Otolaryngol Head Neck Surg, 1995(112): 173.

[12] Shumway-Cook A, Horak FB. Rehabilitation strategies for patients with vestibular deficits [J]. Neurol Clin,1990(8):441.

[13] Suarez H and others. Changes in postural control parameters after vestibular rehabilitation in patients with central vestibular disorders [J]. Acta Otolaryngo,2003(123):143.

[14] Voorhees RL. Dynamic posturography findings in central nervous system disorders[J]. Otolaryngol Head Neck Surg,1990(103):96.

[15] Whitney SL,Rossi MM. Efficacy of vestibular rehabilitation//Shepard NT,Solomon D. Practicalissues in the management of the dizzy and balance disorder patient[J]. Otolaryngol ClinNorth Am,2000(33):659.

[16] Yardley L. Overview of the psychologic effects of chronic dizziness and balance disorders // Shepard NT,Solomon D. Practical issues in the management of the dizzy and balance disorder patient, Otolaryngol Clin North Am, 2000 (33):603.

[17] 吴子明,任丽丽,张素珍. 前庭康复的原理、步骤、原则与监测[J]. 中华耳鼻咽喉头颈外科杂志,2022,57(3):363-366.